XINXUEGUAN JIBING
LINCHUANG ZHENDUAN SIWEI

心血管 疾病
临床诊断思维

主编 黄志文 等

河南大学出版社
HENAN UNIVERSITY PRESS

·郑州·

图书在版编目（CIP）数据

心血管疾病临床诊断思维 / 黄志文等主编 . -- 郑州：
河南大学出版社，2022.3
　ISBN 978-7-5649-5059-0

　Ⅰ . ①心… Ⅱ . ①黄… Ⅲ . ①心脏血管疾病 – 诊断
Ⅳ . ① R540.4

中国版本图书馆 CIP 数据核字（2022）第 046559 号

责任编辑：刘利晓
责任校对：聂会佳
封面设计：毕晨星

出版发行：河南大学出版社
　　　　　地址：郑州市郑东新区商务外环中华大厦 2401 号
　　　　　邮编：450046
　　　　　电话：0371-86059750（高等教育与职业教育出版分社）
　　　　　　　　0371-86059701（营销部）
　　　　　网址：hupress.henu.edu.cn
印　　刷：广东虎彩云印刷有限公司
版　　次：2022 年 3 月第 1 版
印　　次：2022 年 3 月第 1 次印刷
开　　本：787 mm × 1092 mm　1/16
印　　张：30.75
字　　数：691 千字
定　　价：128.00 元

（本书如有质量问题，请与河南大学出版社营销部联系调换）

主 编 ZHU BIAN

○ 黄志文　　广东医科大学附属医院

○ 林　杰　　深圳大学总医院

○ 方　毅　　深圳市第二人民医院（深圳大学第一附属医院）

○ 杨　勇　　南方医科大学深圳医院

○ 郭良才　　广州中医药大学东莞医院（东莞市中医院）

○ 赵　亮　　山西省中医院

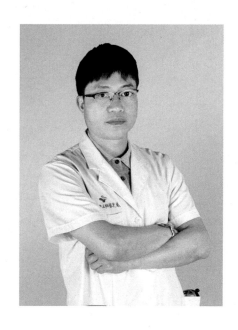

黄志文

　　黄志文，2005 年 7 月毕业于广东医科大学临床医学内科学专业，硕士研究生。现工作于广东医科大学附属医院心血管内科，主任医师，在解决心血管内科专业复杂疑难的重大技术问题、疑难危重病人的抢救工作方面有丰富的临床实践经验，在冠心病、高血压病、心力衰竭诊治方面有独到造诣，特别擅长冠心病的介入治疗。熟练掌握心肺复苏术、电除颤、心包穿刺、床边临时起搏器植入、主动脉内球囊反搏术等心血管内科急救技术。获得广东医科大学附属医院"百人计划"项目赞助（冠脉介入技术深造），担任广东医科大学内科学的临床诊治思维课程教学工作，担任广东省心脏内科学专委会委员。以第一作者发表医学期刊论文十余篇，其中一篇被 SCI 收录，影响因子：2.236。主持及参与国家级、省级、市级课题多项。

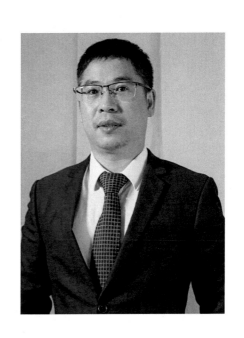

■ 林 杰

　　林杰，博士，副主任医师，临床工作经验丰富，擅长心律失常、冠心病、心力衰竭的诊治，专长于心脏起搏电生理介入。主要研究方向：衰老和房性心律失常的关系。在国内外期刊发表论文十余篇，担任《心血管病学进展》青年编委，担任中国大湾心脏协会心律失常专业委员会委员，广东省医院协会心脏疾病质控房颤小组委员，深圳市医院协会介入委员会委员。

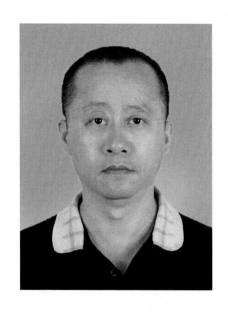

方　毅 ▊

　　方毅，1988年毕业于中山医科大学。现就职于深圳市第二人民医院，主任医师，长期从事心内科重症患者的诊疗，擅长心力衰竭和高血压的诊疗。担任深圳市中西结合学会高血压专业委员会副主任委员，主持并参与深圳市科研项目三项，发表论文十余篇。

医学是一门飞速发展的科学，新的知识、研究成果和临床经验的积累不断提高我们对疾病的认识和治疗水平。随着心内科临床的急速发展，各种心内科疾病的治疗也更加规范化。然而，在临床实践中，同一种疾病在不同个体其临床特征和基础条件也不尽相同，诊断的准确性及治疗的个体化需要更加精确。人又是一个整体，诊断和治疗过程中不能把每个系统孤立起来，病种复杂，一种疾病的诊断、治疗往往涉及多个学科。所以，心内科临床医生需要博采众长，扩大知识面，不断学习，与时俱进，交流诊疗经验，治疗结合预防，熟悉和掌握新诊疗进展才能为患者提供更高质量的诊疗服务。

本书将相关的临床和基础问题进行横向联系，理论与实际相结合，力求用最简洁的方式阐述高血压、心律失常、心力衰竭、冠心病等疾病的病因、发病机制、诊断及治疗。部分章节后加入临床真实病例，所选择病例均为多发病、常见病，不能包罗万象，但均具有代表性，病例中展现了该疾病的发展过程，联系了该疾病的基础知识，指出了临床诊断思路，阐述了治疗过程，在疾病的诊断与治疗中融入了各临床经验和思维方式，对临床医师具有一定的参考价值。

近年来，伴随着心血管领域基础与临床研究的不断深入，大量的循证医学证据不断涌现，要求我们不断探索，抽丝剥茧，有机地掌握知识，归纳出关键问题，梳理出清晰的思路，不断学习和总结经验。

编　者
2021 年 12 月

目录

第一章　高血压　1

第一节　原发性高血压 　　　　　　　　　　　　　　　　　　　　　1

第二节　继发性高血压 　　　　　　　　　　　　　　　　　　　　　9

第三节　白大衣高血压 　　　　　　　　　　　　　　　　　　　　21

病例　高血压 3 级（很高危组）　　　　　　　　　　　　　　　29

第二章　急性心律失常　32

第一节　窦性心动过速 　　　　　　　　　　　　　　　　　　　　32

第二节　期前收缩 　　　　　　　　　　　　　　　　　　　　　　34

第三节　窦房结折返性心动过速 　　　　　　　　　　　　　　　　39

第四节　房性心动过速 　　　　　　　　　　　　　　　　　　　　40

第五节　非阵发性房室交界性心动过速 　　　　　　　　　　　　　43

第六节　心房扑动 　　　　　　　　　　　　　　　　　　　　　　44

第七节　心房颤动 　　　　　　　　　　　　　　　　　　　　　　46

第八节　室上性心动过速 　　　　　　　　　　　　　　　　　　　54

第九节　室性心动过速 　　　　　　　　　　　　　　　　　　　　64

第十节　心室扑动与室颤 　　　　　　　　　　　　　　　　　　　78

病例 01　心律失常 - 阵发性房性心动过速 　　　　　　　　　　　79

病例 02　心律失常 　　　　　　　　　　　　　　　　　　　　　81

病例 03　持续性心房颤动（左心耳封堵术后）　　　　　　　　　83

病例 04　阵发性心房扑动　三尖瓣峡部依赖的逆钟向大折返性心房扑动

　　　　　　　　　　　　　　　　　　　　　　　　　　　　　86

第三章　慢性心律失常　91

第一节　窦性心动过缓　　　　　　　　　　　　　　　　　91

第二节　窦房传导阻滞　　　　　　　　　　　　　　　　　92

第三节　窦性停搏或窦性静止　　　　　　　　　　　　　　94

第四节　病态窦房结综合征　　　　　　　　　　　　　　　95

第五节　房内传导阻滞　　　　　　　　　　　　　　　　　100

第六节　房室传导阻滞　　　　　　　　　　　　　　　　　101

第七节　室内传导阻滞　　　　　　　　　　　　　　　　　109

第八节　逸搏和逸搏心律　　　　　　　　　　　　　　　　117

第四章　心力衰竭　123

第一节　急性心力衰竭　　　　　　　　　　　　　　　　　123

第二节　慢性左心衰竭　　　　　　　　　　　　　　　　　141

第三节　慢性右心衰竭　　　　　　　　　　　　　　　　　168

第四节　难治性心力衰竭　　　　　　　　　　　　　　　　179

第五章　心脏瓣膜病　187

第一节　二尖瓣疾病　　　　　　　　　　　　　　　　　　187

第二节　主动脉瓣疾病　　　　　　　　　　　　　　　　　197

第三节　老年退行性心脏瓣膜病　　　　　　　　　　　　　206

第四节　感染性心内膜炎　　　　　　　　　　　　　　　　210

第六章　冠状动脉粥样硬化性心脏病　232

第一节　稳定型心绞痛　　　　　　　　　　　　　　　　　232

第二节　急性冠状动脉综合征　　　　　　　　　　　　　　242

第三节　非 ST 段抬高型急性冠状动脉综合征　252

第四节　ST 段抬高型心肌梗死　264

病例 01　冠状动脉粥样硬化性心脏病 PCI 术后　288

病例 02　冠心病　亚急性下壁心肌梗死　295

第七章　心肌疾病　299

第一节　扩张型心肌病　299

第二节　肥厚型心肌病　309

第三节　限制型心肌病　317

第四节　乙醇性心肌病　323

第五节　围生期心肌病　326

第六节　心肌炎　331

第七节　缺血性心肌病　335

病例 01　心尖肥厚型心肌病　338

病例 02　应激性心肌病　339

第八章　心脏电生理　343

第一节　房室结内折返性心动过速　343

第二节　房室折返性心动过速　346

第三节　房性心动过速　349

第四节　心房扑动　353

第五节　心房颤动　355

第六节　室性心动过速　360

第九章　心血管疾病介入治疗　365

第一节　冠状动脉粥样硬化性心脏病的介入治疗　365

第二节　心律失常起搏器治疗 393

第三节　心力衰竭起搏器治疗 398

第十章　心血管疾病中医治疗　407

第一节　心悸 407

第二节　心瘅 414

第三节　心痛 418

第四节　心衰 439

第五节　不寐 456

第六节　多寐 460

第七节　支饮 462

第八节　心胀 466

第九节　郁症 470

病例 01　心悸 473

病例 02　胸痹 475

病例 03　真心痛 478

病例 04　心衰 480

参考文献　484

第一章 高血压

第一节 原发性高血压

原发性高血压（EH）是一种以体循环动脉压升高为主要临床表现而病因未明的独立性疾病，占所有高血压90%以上。2005年美国高血压协会（ASH）将高血压定义为：高血压是由多种复杂和相关因素引起的处于不断进展状态的心血管综合征，在血压持续升高以前即有早期标志物出现，其发展过程与心血管功能和结构的异常密切相关，最终导致心脏、肾脏、大脑、血管和其他器官的损害。近年来有关高血压的临床研究为高血压的治疗积累了大量循证医学证据。因此，用循证医学结果指导临床科学控制血压，早期干预各种危险因素，改善糖、脂代谢紊乱，预防和逆转靶器官的不良重塑已成为防治高血压的重要途径。

一、流行病学

高血压是心血管疾病中最常见的疾病之一。据2002年调查资料显示，我国18岁及以上居民高血压患病率为18.8%，相比1991年上升了31%，全国约有高血压患者2.0亿人。中国南北方共14省市的自然人群调查显示，高血压总患病率为27.86%，且北方多于南方。国外资料显示，美国现有高血压患者约5000万，而全球约有10亿。预计2025年全球高血压的患病率将增长60%，达15.6亿。2002年，我国高血压的知晓率、治疗率及控制率分别为30.2%、24.7%、6.1%，远远低于美国（2000年）的70%、59%、34%。血压升高使脑卒中、冠心病事件、终末期肾病的风险显著增加。高血压是脑卒中的最重要危险因素。资料显示，高血压患者的死亡率比无高血压者高48%。根据WHO调查，每年大约有1700万人死于高血压。目前我国每年用于治疗高血压及其导致的相关心脑血管疾病费用高达3000亿元。高血压已经成为危害人类健康的主要疾病之一。

二、病因

高血压是一种多因素多基因联合作用而导致的疾病，其具体发病原因并不十分清楚。研究发现，父母均患高血压，其子女的高血压发生率可达46%，父母中一人患高血压，子女高血压发生率为28%，显示高血压与遗传因素有关。不良生活方式如膳食过多的钠盐、脂肪，以及缺少体力活动、长期精神紧张、吸烟、过量饮酒均可引发高血压。资料表明，每天摄入食盐增加 2 g，则收缩压和舒张压分别升高 2.0 mmHg 及 1.2 mmHg。男性持续饮酒者比不饮酒者 4 年内高血压发生危险增加 40%。年龄、性别及肥胖也与高血压密切相关。另外，糖尿病和胰岛素抵抗也是高血压的重要危险因素，据 WHO 资料，糖尿病患者中高血压的患病率为 20% ~ 40%。近来研究发现，炎症及细胞因子、氧化应激、睡眠呼吸暂停等均是高血压发病的重要原因。

三、发病机制

高血压的发病机制较为复杂。心排血量升高、交感神经过度兴奋、肾素分泌过多、血管内皮细胞分泌过多内皮素等是高血压的传统发病机制，其中 RAS 的过度激活起着至关重要的作用。这些因素通过中枢神经和交感神经系统功能亢进、肾脏水钠潴留、离子转运异常、血管内皮细胞功能异常、胰岛素抵抗等环节促使动脉内皮反复痉挛缺氧，不能承受血管内压力而被分开，血浆蛋白渗入，中膜平滑肌细胞肥大和增生，中膜内胶原、弹性纤维及蛋白多糖增加，最后导致血管的结构和功能发生改变，即血管重塑。因此，外周血管重塑、顺应性下降、血管阻力增加是高血压的主要病理生理表现。随着病情的进一步发展，血压不断升高，最终导致心脏、大脑、肾脏及眼底等靶器官循环障碍、功能受损。

四、诊断

（一）血压水平

《中国高血压防治指南》（2010 修订版）（以下简称我国指南）将血压分为正常、正常高值及高血压三类，见表 1-1。高血压诊断标准采用国际公认标准，即在未用抗高血压药情况下，收缩压 ≥ 140 mmHg 和（或）舒张压 ≥ 90 mmHg。由于血压水平与心血管发病危险之间的关系呈连续性特点，各国在血压水平定义上也不完全一样。我国指南将血压 120 ~ 139/80 ~ 89 mmHg 定为正常高值，该人群 10 年中心血管发病危险较 < 110/75 mmHg 水平者增加约 1 倍以上。而美国高血压预防、检测、评估和治疗联合委员会第七份报告（简称 JNC-7）则将血压 120 ~ 139/80 ~ 89 mmHg 定为高血压前期，目的是对高血压进行提前干预，而将收缩压 ≥ 160 mmHg 或舒张压 ≥ 100 mmHg 定为 2 级高血压，不设 3 级高血压，认为 2 级以上高血压其临床处理相似，操作更为简便。收缩压 ≥ 140 mmHg 和舒张压 < 90 mmHg 单列为单纯性收缩期高血压。

（二）危险分层

根据高血压危险因素、靶器官的损害程度及血压水平对患者进行危险分层及风险评估。2007ESC/ESH 欧洲高血压指南（以下简称 2007 欧洲指南）强调"高血压诊断分类中要综合考虑总体心血管危险的重要性"，认为高血压的治疗与预后不单纯取决于血压升高水平，同时也取决于总体心血管危险，并提出临床上应更加关注亚临床靶器官损害，包括颈动脉增厚

（IMT ＞ 0.9 mm）或斑块形成、颈股动脉脉搏波速率 ＞ 12 m/s、踝臂血压指数 ＜ 0.9、轻度血肌酐升高（男 1.3 ~ 1.5 mg/dL，女 1.2 ~ 1.4 mg/dL）、肾小球滤过率或肌酐清除率降低、微量白蛋白尿（30 ~ 300 mg/24 h）等。虽然亚临床靶器官损害常常无明显临床表现，但与预后密切相关，研究表明纠正上述亚临床损害可降低患者的心血管病发病率与死亡率。

表 1-1　血压水平的定义和分类

类别	收缩压 /mmHg	舒张压 /mmHg
正常血压	120	＜ 80
正常高值	120 ~ 139	80 ~ 89
高血压	≥ 140	90 ~ 99
1 级高血压（轻度）	140 ~ 159	100 ~ 109
2 级高血压（中度）	160 ~ 179	≥ 110
3 级高血压（重度）	≥ 180	＜ 90
单纯收缩期高血压	≥ 140	＜ 90

注：摘自《中国高血压防治指南》（2010 年修订版）。

五、治疗

降压治疗的最终目的是降低患者心血管总体危险水平，减少靶器官的损害，进而最大限度改善患者的预后。

降压目标：我国指南建议，普通高血压患者血压降至 ＜ 140/90 mmHg；老年人收缩压降至 ＜ 150 mmHg，如能耐受，还可进一步降低；年轻人或糖尿病及肾病患者降至 ＜ 130/80 mmHg；糖尿病患者尿蛋白排泄量如达到 1 g/24 h，血压控制则应低于 125/75 mmHg。将血压降低到目标水平可以显著降低心脑血管并发症的风险。但在达到上述治疗目标后，进一步降低血压是否仍能获益，尚不确定。有研究显示，将老年糖尿病患者或冠心病患者的舒张压降低到 60 mmHg 以下时，可能会增加心血管事件的风险。

1. 非药物治疗

主要是进行生活方式的干预。资料显示，进行生活方式干预可有效预防和控制高血压，降低心血管风险，并且可提高降压药的效果。我国指南认为血压在正常高值时，就应进行早期干预；JNC–7 设定"高血压前期"，也是强调早期血压控制及进行健康生活方式干预的重要性；2007 欧洲指南更是强调高血压的防治要考虑"总的心血管危险因素"，说明非药物治疗的重要性及必要性。非药物治疗措施包括减轻体重，减少钠盐及脂肪摄入，多吃水果和蔬菜，限制饮酒、戒烟，减轻精神压力，适当有氧运动等。低脂饮食不仅可使血脂水平降低，还可以延缓动脉粥样硬化的进程。WHO 建议每人每日食盐量不超过 6 g，建议高血压患者饮酒越少越好。目前非药物治疗已成为高血压防治必不可少的有效手段。

2. 药物治疗

大量的临床试验研究证实，降压治疗的主要收益来自于降压本身，且血压降低的幅度与心血管事件的发生率直接相关。因此，进行非药物治疗的同时，还要进行药物降压治疗。其用药原则：早期、长期、联合、用药个体化。目前常用于降压的药物主要有以下 5 类，即利尿剂、血管紧张素转换酶抑制剂（ACEI）、血管紧张素 II 受体阻滞剂（ARB）、钙拮抗剂（CCB）、β－受体阻滞剂。

（1）利尿剂：利尿剂用于高血压的治疗已有半个世纪了。多年来的临床经验证明，无论单用或联合使用都能有效降压并减少心血管事件危险，是抗高血压的常用一线药物之一。传统复方降压制剂如复方降压片、北京降压 0 号及海捷亚等均含有利尿剂。但随着 ACEI、ARB 及长效 CCB 等新药的开发，加之长期使用利尿剂所带来的糖脂代谢异常副作用，使利尿剂在高血压中的地位也经受过考验。2002 年发表的迄今为止规模最大的降压试验 ALLHAT 显示，利尿剂氯噻酮在减少主要终点事件（致死性冠心病和非致死性心肌梗死发生率）上与 CCB 氨氯地平或 ACEI 赖诺普利无差别，但在减少两个次要终点（脑卒中和联合的心血管事件）上利尿剂优于赖诺普利，而且氯噻酮组心衰发生率较氨氯地平组低 38%，较 ACEI 组低 19%，脑卒中发生率减少 15%。利尿剂减少心衰及卒中发生率的作用在 CONVINCE 及 HYVET 试验中也得到证实。HYVET 研究显示，在收缩压 160 mmHg 以上的高龄老年（80 岁）高血压患者中进行降压治疗，采用缓释吲达帕胺 1.5 mg/d 可减少脑卒中及死亡危险。但 ALLHAT 试验发现氯噻酮组的新发糖尿病的发生率为 11.6%，明显高于赖诺普利组或氨氯地平组。后来的 ASCOTBPLA 的研究也证实，利尿剂与 β－受体阻滞剂搭配使用死亡率比 CCB 和 ACEI 高 11%，新发生的糖尿病的比率大于 30%，提示利尿剂与 β－受体阻滞剂合用时有更大的副作用。

但是另外一些大规模临床试验（SHEP、STOP 和 MRC）证实，利尿剂与其他降压药一样不仅具有良好的降压效果，而且小剂量对糖、脂肪、电解质代谢无不良影响，其相关不良反应呈剂量依赖性。美国的一项近 24 万人的 42 个临床试验分析表明，小剂量利尿剂在预防心血管病方面比其他抗高血压药更为有效。基于大量的临床试验证据，JNC-7 将噻嗪类利尿剂作为降压的首选药物，并提出大多数患者需首选利尿剂或以其作为联合用药的基础。我国指南及 2007 欧洲指南也将利尿剂作为一线和基础用药，适用于轻中度高血压患者、老年人单纯收缩期高血压、肥胖及高血压合并心力衰竭的患者；慎用于有糖耐量降低或糖尿病、高血脂、高尿酸、痛风以及代谢综合征的患者，特别注意不要与 β－受体阻滞剂联合使用。常用量：双氢克尿噻片 12.5 ～ 25 mg/d。

（2）ACEI：ACEI 用于治疗高血压始于 20 世纪 80 年代。通过抑制 RAS、减少 Ang II 的生成及醛固酮分泌、增加缓激肽及前列腺素释放等机制降低血压。ACEI 在高血压的治疗中疗效明确，作用肯定。CAPPP 和 ALLHAT 试验发现，ACEI、利尿剂或 CCB 长期治疗能同等程度地降低主要终点事件和死亡率。BPLTTC 的汇总分析表明，使用 ACEI 治疗使高血压患者的脑卒中发生率降低 28%，冠心病事件减少 20%，心力衰竭减少 18%，主要心血管病事件减少 92%，心血管病死亡率降低 20%，总死亡率降低 18%。

大量循证医学证据也证实，ACEI 具有很好的靶器官保护作用，如 SOLVD、CONSENSUS 及 V-HeFT Ⅱ 试验证实 ACEI 能显著降低心力衰竭的总死亡率。SAVE、AIRE 及 TRACE 均证实，ACEI 不仅使心肌梗死患者的死亡率显著降低且能防止心梗复发。HOPE、ANBP2 发现，ACEI 对冠心病高危人群预防干预有重要作用。ALLHAT 试验中 ACEI 显著减少新发糖尿病风险。PROGRESS 证实，脑卒中后无论患者血压是否升高，ACEI 与利尿剂合用有益于预防脑卒中复发。BENEDICT 研究结果显示，ACEI 单独应用也能够预防和减少 2 型糖尿病时微量白蛋白尿的发生。AIPRI 及新近 ESBARI 研究均证明贝那普利对肾功能作用的很好保护作用。基于大量的循证医学证据，在 JNC-7 中，ACEI 拥有心力衰竭、心肌梗死后、冠心病高危因素、糖尿病、慢性肾病、预防脑卒中复发 6 个强适应证。研究发现，ACEI 可以与多种降压药组合使用，与利尿剂搭配可增加降压疗效，降低副作用。ADVANCE 研究结果显示，在糖尿病患者中采用低剂量培哚普利（2 ~ 4 mg）/ 吲达帕胺（0.625 ~ 1.25 mg）复方制剂进行降压治疗，可降低大血管和微血管联合终点事件 9%。ASCOTBPLA、INVEST 显示，ACEI 和钙拮抗剂组合使总死亡率、心血管病死亡率、脑卒中及新发生糖尿病均显著降低，被誉为最合理组合。我国指南也将其作为一线和基础降压用药。其用法注意从小剂量开始，逐渐加量以防首剂低血压。

（3）ARB：近十多年来，ARB 在心血管药物治疗领域得到迅速发展。它能阻断 RAS 的 AT_1 受体，降低外周血管阻力，抑制反射性交感激活及增强水钠排泄，改善胰岛素抵抗和减少尿蛋白，其降压平稳而持久，长期应用耐受性好。在 LIFE 研究中，ARB 氯沙坦与 β-受体阻滞剂阿替洛尔降压效果相似，但前者可使高血压伴左室肥厚的患者心血管事件发生率显著降低 13%，卒中发生率降低 25%，新发糖尿病的危险进一步下降 25%。SCOPE 研究发现，老年高血压患者使用 ARB 坎地沙坦的降压效果优于对照组，同时该药显著减少非致死性卒中的发生。MOSES 证实高血压合并脑血管病史的患者，ARB 依普沙坦较尼群地平更能显著减少心血管事件和再发卒中的发生。

虽然 VALUE 试验未显示出缬沙坦用于高危高血压治疗的总体心脏预后优于氨氯地平，但发现前者比后者心力衰竭发生率显著降低 19%，新发糖尿病显著减少 23%。IRMA2 及 IDNT 提示 ARB 能降低 2 型糖尿病患者患肾病的风险，其效应与降压无关。最近的 JIKEIHEART 研究认为，高血压合并冠心病、心衰、糖尿病等高危因素的患者加用 ARB 缬沙坦，不但增强降压效果，而且卒中发生率较对照组显著降低 40%，充分说明 ARB 在抗高血压的同时具有超越降压以外的心脑血管保护作用。鉴于 ARB 的突出表现，2007 欧洲指南指出 ARB 可广泛用于心血管病：心力衰竭、心肌梗死后、糖尿病肾病、蛋白尿 / 微量蛋白尿、左室肥厚、心房颤动、代谢综合征以及 ACEI 所致咳嗽。但是否 ARB 可以完全代替 ACEI 呢？有关 ARB 与 ACEI 的对照研究（ELLITE2、OPTIMAL、VALIANT 等）均未能证实 ARB 在高危高血压患者或合并心力衰竭的患者中降低终点事件方面优于 ACEI。但最近 HIJCREATE 结果显示，合并高血压的冠心病患者应用 ARB 与应用 ACEI 相比，两者对心血管事件的复合终点的影响相似，但前者在预防新发糖尿病及保护肾功能方面具有更多优势，推测合并高血压的冠心病患者可能更适于应用 ARB 类药物治疗。但这方面的证据目前尚不多。建议不能耐受 ACEI 者可选用 ARB。ONTARCET 试验提示，ARB 或 ACEI 等治疗心血管高危人群（冠心病、脑卒中、周围血管病、伴靶器官损害的糖尿病），可预防心血管事件的发生。

（4）CCB：CCB 用于治疗高血压已有 20 多年的历史。常用的抗高血压药代表药为硝苯地平，现已发展到第三代氨氯地平。大量研究证实，CCB 的降压幅度与利尿剂、ACEI、β-受体阻滞剂及 ARB 相似。ALLHAT 试验发现，与赖诺普利组相比，氨氯地平组致死性与非致死性脑卒中发生率显著下降 23%，我国 FEVER 研究证实，CCB 与利尿剂联用可进一步降低脑卒中事件。PREVENT、CAMELOT 以及 IDNT 的结果表明，氨氯地平在平均降低收缩压 5 mmHg 的情况下，可使心肌梗死危险下降 31%。VALUE 与 IDNT 的研究提示氨氯地平在预防卒中及冠心病、心肌梗死方面均显著优于 ARB。虽然在预防新发糖尿病风险方面，VALUE、IDNT 及 ALLHAT 证实 CCB 不及 ARB；但在 HOT 和 ALLHAT 研究中证实，长效 CCB 在糖尿病高血压患者中应用具有很好的安全性和有效性，降压的同时能延缓或阻止肾功能损害进展。CHIEF 研究阶段报告表明，初始用小剂量氨氯地平与替米沙坦或复方阿米洛利联合治疗，可明显降低高血压患者的血压水平，高血压的控制率可达 80% 左右，提示以钙通道阻断剂为基础的联合治疗方案是我国高血压患者的优化降压方案之一。另外，PREVENT、INSIGHT、BPLT、Syst-Eur 及中国几组研究也证明，CCB 对老年人、SBP、ISH、颈动脉粥样硬化、糖尿病及外周血管病均有良好效果。研究发现，在 ALLHAT 中单用 CCB 苯磺酸氨氯地平或 ACEI 赖诺普利其疗效并未优于传统药物噻嗪类利尿剂，但在 ASCOT 试验中两药联合使用时疗效却明显优于传统组合，不但显著减少了总的冠心病事件，而且大幅度减少了新发糖尿病的发生率，充分显示新药组合带来的良好收益。目前我国指南、2007 欧洲指南、JNC-7 及 2006 英国成人高血压指南都将 CCB 作为一线降压药。JNC-7 中 CCB 的强适应证为高血压合并冠心病的高危因素及糖尿病者。我国指南及 2007 欧洲指南中其适应证为老年高血压、单纯收缩期高血压、高血压合并心绞痛、外周血管病、颈动脉粥样硬化及妊娠等。

（5）β-受体阻滞剂：β-受体阻滞剂通过对抗交感神经系统的过度激活、减轻儿茶酚胺的心脏毒性、减慢心率、抑制 RAS 的激活等发挥降压、抗心肌重构、预防猝死的作用。多年来一直作为一线降压药物使用。随着有关 β-受体阻滞剂临床试验的开展，其临床地位也备受争议。

LIFE 研究发现，氯沙坦组比阿替洛尔组新发生的糖尿病减少 25%。在高危的糖尿病亚组中结果更为显著，氯沙坦组的主要终点比阿替洛尔组减少 24.5%，总死亡率减少 39%。在 ASCOT 试验中也证实，β-受体阻滞剂 / 利尿剂组合效果不及 CCB/ACEI 组合，并证明使用 β-受体阻滞剂可以显著增加新发糖尿病的风险。学术界对此也展开了一场大讨论。2006 年英国高血压协会（BHS）指南不再将 β-受体阻滞剂作为高血压患者的首选药物，将其地位从第一线降至第四线。但后来分析发现以上有关β-受体阻滞剂研究中多选用传统药物阿替洛尔，并不能代表所有的β-受体阻滞剂，而且不同的研究对象也会产生不同的结果。在INVEST中，发现患有高血压和冠心病的患者，使用β-受体阻滞剂阿替洛尔和使用CCB维拉帕米其在降低死亡率、减少心梗发生以及预防脑卒中上的效果一样，这说明，对于高血压伴有冠心病的患者，β-受体阻滞剂仍然大有作为。BPLTTC荟萃分析显示，β-受体阻滞剂在降低血压和降低心血管危险方面与CCB或ACEI无显著差别。MAPHY研究中，美托洛尔与利尿剂具有相同的降压疗效，且总死亡率、心源性死亡、猝死发生率美托洛尔组显著低于利尿剂组。一些大型临床研究（STOPH、UKPDS、CAPP、STOP2）均证实β-受体阻滞剂治疗高血压能显著改善患者的预后。基于这些大量的荟萃分析和临床试验，2007欧洲新指南认为β-受体阻滞剂在高血压降压治疗中仍占有重要地位，并将β-受体阻滞剂仍放在一线降压药物之列。我国指南也指出，β-受体阻滞剂与其他几类降压药物一样可以作为降压治疗的起始用药和维持用药。特别适用于伴有冠心病心绞痛、心肌梗死、快速心律失常、心功能不全、β-受体功能亢进等患者，但因其对脂类和糖类代谢的不良影响，不主张与利尿剂联合使用。β-受体阻滞剂使用也应从小剂量开始，逐渐加大至最大耐受量。

3. 调脂治疗

我国高血压患者中有30%～50%伴有高脂血症。血清总胆固醇水平升高，对原发性高血压患者的冠心病危险起协同增加作用。虽然在ALLHAT中加用普伐他汀治疗没有显现出较大优势，但ASCOT研究表明，CCB（氨氯地平）组加用阿托伐他汀使冠心病事件降低了53%，而在β-受体阻滞剂（阿替洛尔）治疗组中，则只减少了16%。表明氨氯地平与阿托伐他汀联用在预防冠心病事件上存在明显的协同作用，提示对伴有高血脂的高血压患者，配合调脂治疗获益更大。有人认为以CCB为基础加上他汀的治疗方案是最好的联合治疗方案，称其为"ASCOT方案"。REVERSAL、IDEAL和ASTEROID均证明，强化降脂可以实现动脉粥样斑块的逆转。他汀类药物除降脂外，还与其降脂外作用如抗感染、抗氧化、内皮修复等有关，它能直接抑制血管壁和肝脏中的胆固醇生成，稳定或逆转动脉粥样硬化斑块，并最终降低临床心血管事件的发生率。最近的研究试图从升高HDL-C角度上寻找依据，如最新发布的ILLUMINATE试验结果，发现胆固醇酯转移蛋白（CETP）抑制剂Torcetrapib虽可显著升高HDLC水平，但增加总死亡率和主要心血管事件，这方面证据不多，尚需进一步积累。目前普遍认为，降压的同时给予调脂治疗是降压治疗的新策略。

4. 抗血小板治疗

阿司匹林抑制血小板聚集抗血栓的特性使其在心血管疾病预防中具有重要地位。目前已常规用于冠心病二级预防。以前由于抑制血小板聚集导致脑出血的危险性增加，多年来人们一直谨慎用于高血压患者。近年来的大量临床试验证实，对于既往有心脏事件史或心血管高危患者，抗血小板治疗可降低脑卒中和心肌梗死的危险。在HOT试验中，小剂量阿司匹林的应用使主要的心血管事件减少15%，心肌梗死发生危险降低36%，且对脑卒中和致死性出血的发生率无影响。CHARISMA 结果显示：对于心血管事件高危患者（一级预防）和心血管疾病患者（二级预防），单纯阿司匹林组疗效和氯吡格雷加阿司匹林组相比主要疗效终点（心肌梗死、卒中和心血管性死亡）无显著性差异，但氯吡格雷组出血并发症发生率显著高于阿司匹林组，进一步确定阿司匹林在心血管事件一级、二级预防中长期应用的基石地位。JNC-7 推荐：血压控制良好的高血压患者应该考虑使用阿司匹林。我国指南指出，小剂量阿司匹林对 50 岁以上、血清肌酐中度升高或 10 年总心血管危险 ≥ 20% 的高血压患者有益，建议对高血压伴缺血性血管病或心血管高危因素者血压控制后可给予小剂量阿司匹林。推荐 100 mg/d（75 ~ 150 mg）阿司匹林为长期使用的最佳剂量。

5. 高血压疫苗

高血压疫苗 CYT006-AngQb，主要作用于血管紧张素 Ⅱ。目前已进入 Ⅱa 期试验。研究发现注射疫苗 14 周后，日间收缩压和舒张压下降幅度分别为 5.6 mmHg 和 2.8 mmHg，明显低于基线水平。收缩压整体下降幅度也显著优于安慰剂组。特别令人感兴趣的发现是高血压疫苗可有效控制晨峰血压。研究显示，高浓度组可将凌晨收缩压稳定控制在 130 ~ 140 mmHg，而安慰剂组该时间段收缩压则在 130 ~ 160 mmHg 间变化。与降压药物相比，高血压疫苗比普通降压药更具有优势：半衰期长（123 天），可有效控制晨峰血压；每 4 月注射一次，依从性好；可有效控制血压，而降压药物只能使 1/4 的患者血压得到控制。主要不良反应表现为注射部位疼痛、皮疹或红肿等。目前研究仍在继续中。如果试验成功并最终用于临床，那么患者每年注射 2 ~ 3 次即有望控制血压，这将是高血压治疗史上具有里程碑意义的进展。

6. 基因治疗

高血压是一种多基因遗传性疾病，是某些基因结构及表达异常的结果，具有家族聚集倾向且药物控制并不十分满意，所以研究者们试图从基因水平探索新的防治方法。与降压药物相比，基因治疗特异性强、降压效果稳定、持续时间长、不良反应小，有望从根本上控制具有家族遗传倾向的高血压。

高血压基因治疗包括正义（基因转移）和反义（基因抑制）两种方式。正义基因治疗高血压是指以脂质体、腺病毒或反转录病毒为载体，通过静脉注射或靶组织局部注射将目的基因转染到体内，使之表达相应蛋白以达到治疗高血压的目的。常用的有肾上腺髓质素基因、心房利尿肽基因、一氧化氮合酶基因、血红素加氧酶基因等。反义基因治疗是根据靶基因结构特点设计反义寡核苷酸（ASODN）分子，导入靶细胞或机体后与双链 DNA 结合形成三聚体（trimer）或与 mRNA 分子结合形成 DNARNA 和 RNARNA 杂合体，从而封闭或抑制特定基因的复制或表达。目前 ASODN 在恶性肿瘤、病毒感染性疾病（肝炎、流感等）、某些遗传性疾病等试验治疗中已取得一定效果。反义基因主要有：Ⅰ 型 Ang Ⅱ 受体基因、酪氨酸羟化酶基因、血管紧张素原基因。随着心血管分子生物学的快速发展，基因技术也将不断克服困难，最终造福于广大高血压患者。

（方　毅）

第二节　继发性高血压

一、继发性高血压

（一）病因

高血压按发病机制不同分为原发性与继发性两种。继发性高血压亦称症状性高血压，是指由于某些确定的疾病或原因引起的血压升高，此种高血压存在明确的病因。因为易误诊、漏诊等原因，继发性高血压的发病率尚无很准确的统计。以前认为此种高血压占所有高血压患者的5%～10%，国内王志华等在2274例高血压患者中发现继发性高血压占14%。在继发性高血压中，肾血管性高血压占24.8%；肾性高血压占22.3%；原发性醛固酮增多症比例最高，占40.2%。新疆维吾尔自治区高血压诊断治疗研究中心自1997年成立至2005年收住院的4514例高血压患者中继发性高血压占17.9%，其中肾血管性高血压占10.5%，原发性醛固酮增多症占9.9%，嗜铬细胞瘤占6.3%。继发性高血压常是临床综合征的表现之一，与原发性高血压相似，当原发病的其他症状不多或不典型时，非常容易被误诊为原发性高血压。由于许多继发性高血压可以通过去除诱因或手术治疗而阻止病情的发展，避免对靶器官造成更加严重的损害。因此，在临床工作中对继发性高血压早期正确的诊断十分重要。

继发性高血压常具有以下共同特点：①年轻患者血压中、重度升高。②老年患者原来血压正常，突然出现了高血压。③症状、体征或实验室检查具有继发性高血压的线索，如肌无力、周期性四肢麻痹；明显怕热、多汗、消瘦；阵发性高血压伴头痛、心悸、多汗；肢体脉搏不对称或腹部闻及粗糙的血管杂音；血尿、蛋白尿；严重低血钾等。④规律地联合应用常规降压药物疗效较差。⑤急进性和恶性高血压，病程进展迅速，靶器官损害严重。

继发性高血压的原因很多，主要有以下几类：①肾脏的实质性病变，如各类型肾炎、慢性萎缩性肾盂肾炎、多囊肾、巨大肾积水、肾脏肿瘤、肾结石、肾结核等。②肾血管性疾病，如大动脉炎、肾动脉纤维性结构不良、肾动脉粥样硬化、外伤导致的肾动脉血栓等。③全身性疾病，如系统性红斑狼疮、硬皮病等风湿病；糖尿病、痛风等代谢性疾病。④内分泌疾病，如肾上腺疾病，常见为库欣综合征、嗜铬细胞瘤及原发性醛固酮增多症；甲状腺功能亢进、肾素分泌瘤等。⑤心血管疾病如主动脉瓣关闭不全、主动脉缩窄。⑥神经系统疾病，如颅压增高、间脑综合征等。

（二）诊断

继发性高血压的病因和机制非常复杂，涉及多个器官、多个系统甚至多个学科，要求专业技术人员具有非常广泛和深入的医学知识。同时高血压患者又是一个庞大的患病群体，如果盲目地对所有高血压患者进行全方位的继发性高血压的排查，势必对患者个人和社会带来沉重的医疗负担。为此，对继发性高血压的排查，建议由浅入深，分初步筛查和专科精细检查两步进行。

继发性高血压的初步筛查思路：对所有就诊的高血压患者都应想到继发性高血压的可能性，首先详细询问病史和仔细进行体格检查，并有选择性地通过血、尿常规，血糖，血脂，血浆离子，肾功，心电图，双肾B超，颈动脉B超，眼底甚至血醛固酮/肾素比值（ARR）等检查，在进行心血管危险因素评估的同时，对常见继发性高血压进行初步的排查。例如：若出现血尿、蛋白尿、肾功异常和（或）双肾结构异常，初步诊断为肾实质性高血压；若以舒张压升高为主（大于110 mmHg），腹部有血管杂音、双肾不等大伴有高血浆醛固酮、高肾素，可初步诊断为肾血管性高血压；若有向心性肥胖、皮肤紫纹、低血钾、高尿钾、高ARR或阵发性血压升高伴头痛、心悸、多汗，可初步诊断为内分泌性疾病所致的继发性高血压；若四肢脉搏不对称，下肢血压低于上肢，主动脉闻及血管杂音，可初步诊断为主动脉缩窄等等，从而更进一步地进行专科深入检查，以明确诊断。若专科精细检查不能证实初步诊断时，应重新考虑和审视自己的诊断思路。

二、肾实质性高血压

（一）病因

引起高血压的常见肾实质性病因为急性和慢性肾小球肾炎、慢性肾盂肾炎、妊娠高血压综合征、先天性肾脏病变（多囊肾、马蹄肾、肾发育不全）、肾结核、肾结石、肾肿瘤、继发性肾脏病变（各种结缔组织疾病、糖尿病性肾脏病变、肾淀粉样变、放射性肾炎、创伤和泌尿道阻塞所致的肾脏病变）等。

肾实质性高血压的发生主要是由于肾小球玻璃样变性、间质组织和结缔组织增生、肾小管萎缩、肾细小动脉狭窄等导致肾单位大量丢失。肾脏既有实质性损害也有血液供应不足，后者为肾内血管病变所引起。造成肾缺血缺氧的情况下，肾脏可以分泌多种升高血压的因子，主要是肾小球旁细胞分泌大量肾素。过多的血管紧张素Ⅱ通过直接缩血管作用、刺激醛固酮分泌导致水钠潴留和兴奋交感神经系统使血压升高。高血压反过来又可引起肾细小动脉病变，进一步升高肾小球内囊压力，加重肾脏缺血。这样互相影响，遂使血压持续增高，形成恶性循环，加重肾脏病变。近年研究结果提示，一些抗高血压因子的缺乏可能也参与肾性高血压的发病。与同等水平的原发性高血压比较，肾实质性高血压的药物疗效较差，眼底病变更重，心血管并发症多而严重，更易进展成恶性高血压。值得强调的是：肾实质性高血压又将反过来危害肾脏，明显加速肾实质损害的进程，形成恶性循环。

（二）诊断

首先详细地询问病史可以获得许多重要资料，有利于病因诊断。发病前有链球菌等细菌或病毒的感染史，伴有发热、水肿、血尿，有助于急性肾小球肾炎的诊断；如患者过去有肾小球肾炎的病史，或有反复水肿史，有利于慢性肾小球肾炎的诊断；有反复尿路感染的病史，有发热、腰酸痛、尿频、尿痛、血尿等，则提示慢性肾盂肾炎的可能。

其次尿常规、肾功能对肾实质性高血压诊断有重要价值。急性肾小球肾炎患者可有蛋白尿、红细胞和管型尿；血中尿素氮、肌酐水平可略增高。若再有较明显贫血、血浆白蛋白降低和氮质血症而视网膜病变不明显，蛋白尿出现在高血压之前、蛋白尿持续而血压增高不显著，都提示为慢性肾小球肾炎。慢性肾盂肾炎患者急性期和慢性活动期尿中白细胞增多，也可同时有蛋白、红细胞和颗粒管型，尿细菌培养多为阳性（菌落数 > 1000/mL）。后期尿浓缩功能差，为低比重尿（可在 1.012 以下）。单侧慢性肾盂肾炎患侧肾萎缩或排尿功能明显受损，膀胱中的尿主要为健侧肾所排时，则常规尿检查时可能阴性。

特殊检查项目如静脉肾盂造影有助于鉴别诊断。急性肾小球肾炎患者静脉肾盂造影常因肾小球滤过率明显降低而不显影。静脉肾盂造影如显示对比剂排泄延迟、双侧肾影缩小等情况，有利于慢性肾小球肾炎的诊断。慢性肾盂肾炎患者静脉肾盂造影可显示肾盂与肾脏的瘢痕和萎缩性变化。需要注意的是慢性肾小球肾炎的症状可能比较隐蔽，与原发性高血压肾损害的鉴别有时不易，当晚期发生肾衰竭及双侧肾影缩小时，就更不易与原发性高血压相鉴别。

原发性高血压肾损害系原发性高血压引起的良性小动脉肾硬化（又称高血压肾小动脉硬化）和恶性小动脉肾硬化，并伴有相应临床表现的疾病。发病年龄多在 40 ～ 50 岁或以上，原发性高血压史在 5 ～ 10 年或以上。早期仅有夜尿增多，继之出现蛋白尿，个别病例可因毛细血管破裂而发生短暂性肉眼血尿，但不伴明显腰痛。常合并动脉硬化性视网膜病变、左心室肥厚、冠心病、心力衰竭、脑动脉硬化和（或）脑血管意外史。病程进展缓慢，少部分渐发展成肾衰竭，多数肾功能轻度损害和尿常规异常。鉴别诊断困难者在早期应做肾活检。

三、肾血管性高血压

20 世纪 70 年代，Mexwell 等就肾血管性高血压进行了多中心的合作研究，他们对 339 例原发性高血压和 91 例动脉粥样硬化性肾血管性高血压患者的年龄、病程及临床表现进行对照，得出以下结果：后者起病年龄常 > 45 岁，病程短，不到 2 年，临床表现常为进展性高血压，眼底改变的发生率高，特别是腹部的血管杂音发生率高达 41%，而原发性高血压患者腹部的血管杂音发生率仅为 7%。

（一）病因

RVH 是由于各种病因导致单侧或双侧肾动脉主干或分支狭窄引起血流动力学严重障碍而出现的动脉血压升高。在轻、中度高血压人群中 RVH 的发生率虽 < 1%，但随着高血压的程度及人群年龄而增加。西方国家 70% ～ 90% 的肾动脉狭窄是由动脉粥样硬化引起的。以往的研究表明，大动脉炎为我国肾动脉狭窄的首位病因，占 61.9%。但北京大学第一医院 1979—2003 年间经肾动脉造影证实为肾动脉狭窄的 144 例患者中，动脉粥样硬化性肾动脉狭窄 87 例，占 60.4%，居首位；大动脉炎 43 例，占 29.9%；纤维肌性发育不良（FMD）

9例，占6.3%。动脉粥样硬化性肾动脉狭窄无论病例数还是在肾动脉狭窄中所占的比例在10余年来均明显上升。动脉粥样硬化已取代大动脉炎成为我国肾动脉狭窄的首要病因，这与近年来我国动脉粥样硬化性疾病发病率升高的趋势相符。

由于肾动脉狭窄引起肾脏血流灌注的固定性减少，肾脏缺血，激活肾素－血管紧张素醛固酮系统（RAAS）引起血压升高。

（二）诊断

1. 高血压

高血压是 RVH 最突出的临床表现，病史中有突然发生的高血压，尤其青年或老年人，高血压呈恶性，或良性高血压突然加重，舒张压呈中、重度升高以及对药物治疗无反应的高血压患者，都应怀疑 RVH。动脉粥样硬化性肾动脉狭窄患者高血压的发生率可达92%～93%，患顽固性高血压和恶性高血压的比例也高于原发性高血压患者中的比例。

2. 血管杂音

约50%的 RVH 患者腹部听诊有血管杂音，肾动脉狭窄杂音多位于脐上5～7 cm 处及两侧，有时在脊肋角处可闻及高音调的收缩－舒张期或连续性血管杂音。Davis 等报道腹部或胁部杂音的出现在筛选试验中对肾血管性高血压具有较好的预测价值。Svetkev 等发现与肾动脉狭窄相关最好的是腹部或胁部杂音，也是唯一有统计学意义的体征。腹部听诊有血管杂音的高血压患者如为年轻女性要首先考虑大动脉炎，其次为 FMD，前者在活动期尚有发热、血沉快、C 反应蛋白阳性，血 α_1、α_2 及 γ 球蛋白增多。

3. 上下肢收缩压差

正常人经动脉内直接测压时，上肢与下肢血压相等。当采用固定宽度袖带（成人为12 cm）血压计测压时，则下肢动脉收缩压水平较上肢高20～40 mmHg，乃因收缩压与肢体粗细呈正比，与袖带宽度呈反比所致。大动脉炎患者若下肢较上肢收缩压小于20 mmHg，则反映主动脉系统有狭窄存在。

4. RVH 的筛选检查

对怀疑本病者，可做以下检查：

（1）腹部超声波检查：如见一侧肾脏纵轴显著小于对侧，直径差1.5 cm 以上则高度怀疑本症。

（2）卡托普利试验和周围静脉血浆肾素活性（PRA）测定：卡托普利试验，试验前不限盐饮食，停用利尿剂及 ACEI 类药物2周，检查肾功能。试验当天不用任何降压药，口服卡托普利25 mg 后1小时测定血浆肾素活性。

试验阳性诊断标准为：刺激后的血浆肾素活性（PRA）≥ 12 μg/（L·h），PRA 增加值≥10 μg/（L·h），并且 PRA 较刺激前增加50%以上，其诊断的敏感性和特异性均≥95%。缺点是对 ACEI 类药物过敏、中至重度肾功能损害的患者（Cr＞221 μmol/L）等不适于做此试验。

采用口服卡托普利的试验可使血管紧张素Ⅱ（Ang Ⅱ）生成减少，因此醛固酮减少，血容量下降而降低了醛固酮对肾素分泌的负反馈抑制作用，使 RVH 的高肾素状态得以表现出来。

（3）静脉肾盂造影：如见一侧肾排泄对比剂迟于对侧、肾轮廓不规则或显著小于对侧（直径差 1.5 cm 以上）、对比剂密度深于对侧或输尿管上段和肾盂有压迹（可能为扩大的输尿管动脉的压迹），提示有肾血管病变的可能。

（4）放射性核素肾图测定：通过分析曲线血管相、实质相和排泄相，有助于判断两侧肾脏的血液供应、肾小管功能和排尿情况，从而估计有无肾缺血的存在。

（5）选择性肾动脉造影和分侧肾静脉 PRA 测定：选择性肾动脉造影仍是目前确诊 RVH 的金标准。对有阳性发现者，可进一步做选择性肾动脉造影和分侧肾静脉 PRA 测定。前者用以确定狭窄部位，后者通过证实患侧肾脏肾素产生增多而评定肾动脉狭窄的功能意义。分侧 PRA 测定如显示病侧的 PRA 为健侧 1.5 倍或以上，且健侧不高于下腔静脉血，可诊断本病且预测手术治愈率可达 80%～90%。也有人认为由于患侧 PRA 明显增高，通过反馈机制抑制健侧肾脏分泌肾素，故与远端下腔静脉的 PRA 相近。健侧肾静脉与远端下腔静脉 PRA 比值 < 1.3，就说明无血管病变或无有意义的病变。但必须注意如病侧的 PRA 与健侧的比值 < 1.5 者，不能排除 RVH，特别是双侧肾动脉均有狭窄者。

测定前给予一定的激发措施，包括倾斜体位、低盐饮食或给予血管扩张剂、利尿剂或转换酶抑制剂（如测定前 24 小时口服卡托普利 25 mg）可刺激患侧肾脏释放肾素。如不做激发，或测定前未停用抑制肾素分泌的降压药（β – 受体阻滞剂，交感神经抑制剂和神经节阻滞剂），可导致假阴性结果。

总之，当临床上怀疑 RVH 时，可先采用非介入检查，如：多普勒超声、磁共振及螺旋 CT 血管造影。当临床上高度怀疑 RVH 时，可直接应用肾动脉造影来证实病变，评价血流动力学和压力阶差，从而指导治疗。

四、原发性醛固酮增多症

（一）病因

原发性醛固酮增多症（PA）是 1954 年由 Conn 首次报道的，以血压升高、低血钾、高血浆醛固酮（Ald）、低血浆肾素活性（PRA）为特征的继发性高血压的常见病因之一，又称 Conn 综合征。PA 是由于肾上腺皮质肿瘤或增生，分泌过多的醛固酮所致，但以腺瘤为多见，故经手术切除肾上腺腺瘤后，PA 可得到治愈，但是如不能早期诊断和及时治疗，则长期高血压可导致严重的心、脑、肾及血管损害。

PA 患者因其肾素分泌被抑制，与正常及高血浆肾素活性的高血压患者相比，曾被认为是伴有较低的血管并发症发生率的一种相对良性的高血压。近年来研究报道在 PA 患者中，心血管并发症的发生率可高达 14%～35%，认为高醛固酮血症是心脏损害的危险因素之一。有学者研究也发现血浆醛固酮浓度与心肌肥厚程度正相关。醛固酮分泌的自主性增多可导致体内钠和水潴留，进而导致有效血容量增加和肾素释放受抑。高血压的产生部分与血容量增加有关，外周血管阻力的增高在高血压的维持中也起重要作用。低血钾是醛固酮对肾小管作用的直接结果。

（二）诊断

既往的研究资料中均认为 PA 仅占高血压患者的 0.5% ~ 2.0%。但是，已有研究报道提示 PA 的实际患病率可能被远远低估了，应用 ARR，可提高 PA 的诊断率。汪璐云等对 549 例门诊及住院的高血压患者进行 ARR 筛查发现 14%（77/549）的高血压患者诊断为 PA。对高血压伴肌无力，怀疑 PA 的患者需要进行一系列的实验室检测，通常我们用以筛选和确诊的检查有血钾、24 小时尿钾、基础血 Ald、24 小时尿 Ald 及 ARR。

1. 低血钾

近年研究认为 PA 已成为继发性高血压中最常见的形式。本症多见于成年女性，其发病年龄高峰为 30 ~ 50 岁，临床上以长期的血压增高和顽固的低血钾为特征。表现为肌无力、周期性四肢麻痹或抽搐、烦渴、多尿等。实验室检查有低血钾、高血钠、代谢性碱中毒、尿比重低而呈中性或碱性、尿中醛固酮排泄增多、血浆肾素活性低且对缺钠的反应迟钝、尿 17– 酮皮质甾体和 17 羟皮质甾体正常等发现。高血压患者伴有低血钾时要考虑到本病的可能。PA 的诊断线索主要依据：①自发性低血钾（血清 K^+ < 3.5 mmol/L）。②中度或严重低血钾（血清 K^+ < 3.0 mmol/L）。③服用常规剂量的噻嗪类利尿剂而诱发严重低血钾，并且补充大量钾盐仍难以纠正。④停用利尿剂 4 周内血清钾仍不能恢复正常。⑤除外由其他继发性原因所致的难治性高血压。但也要注意排除失钾性肾炎、长时间应用利尿剂引起尿排钾过多和各种原因所致的继发性醛固酮增多症。

传统观点认为，只有在高血压患者出现自发性低钾血症和与之不相称的尿钾增多时才考虑 PA 的诊断。新近多项研究显示，大部分 PA 患者，特别是早期患者并无低钾血症。有文献报告有 7% ~ 38% 的 PA 患者其血清钾离子浓度正常，甚至 Mosso 等发现的 37 例患者中只有 1 例患者发生低血钾。因此，血钾正常并不能排除 PA，特别是在患者饮食中限制钠盐摄入或摄钾增多的情况下。在不控制饮食的情况下所测的 PRA 和血浆或尿中醛固酮水平对 PA 的诊断没有帮助。仅以低血钾作为筛查线索常常导致漏诊，这也可能为既往 PA 发病率低的原因之一。因此有学者建议将 PA 的筛查范围扩大到整个高血压人群。

2. 醛固酮 / 血浆肾素活性比值（ARR）

1994 年 Jordon 等采用醛固酮 / 血浆肾素活性比值 ARR{ARR= Ald（ng/dL）/PRA［ng/（mL·h）］}法作为初步筛选方法，调查 199 例血清钾均正常的原发性高血压的患者，发现至少有 8.5% 患者为 PA。有学者指出，PA 的实际患病率可能被远远低估了。目前，国外越来越多的研究提示 PA 的患病率至少在 5%，可能达到 6.1% ~ 9.5%。Gordon 等采用这一方法对包括正常血钾在内的高血压人群检测，发现 ARR 以 30 为临界值时阳性率高达

10%，可使 PA 的检出率增加 10 倍，而且这一方法可以在血浆 Ald 水平还未升高的时期对 PA 做出早期诊断。Loh 对新加坡高血压人群进行研究发现，其 ARR 升高者高达 18%，而其中仅有 21% 伴有低钾血症。由此可见，自发性低钾血症仅仅是 PA 晚期的一个临床表现，如果以其作为 PA 的筛查的必要条件将会使大部分的患者漏诊。国外 ARR 标准是以 30 为临界值，国内也多以此为标准。王执兵等应用 ARR 比值法，以两次 ARR 大于 30 者作为筛查标准，随后给以高钠试验，血浆 Ald 水平不被抑制者（即 Ald > 10 ng/24 小时），诊断为 PA。从 308 例高血压患者中筛选出 11 例 PA，占调查人群的 3.6%。总之，ARR 比值法可作为疑诊患者的初筛试验之一，可提高 PA 的诊断率，尤其是在血钾正常者。此外，目前已发现有血压正常的 PA，或临床前 PA。以往的研究对象多为高血压者，对血压正常的 PA 或临床前 PA 的发病情况，有待进一步研究。

3. 醛固酮抑制试验

醛固酮抑制试验是给予患者高盐饮食 3 天，收集其 24 小时尿，检测其醛固酮、钠离子、钾离子和皮质醇水平，24 小时尿钠分泌超过 200 mEq 显示钠负荷充分，PA 患者尿醛固酮水平不被高钠负荷所抑制，24 小时尿醛固酮超过 12 μg，尿钾离子分泌超过 40 mEq。对于 ARR 检测筛查阳性者，醛固酮抑制试验具有明确诊断的价值。

4. 螺内酯（安体舒通）

试验螺内酯拮抗醛固酮受体从而对抗醛固酮在远端肾小管的潴钠排钾，可以有效控制 PA 患者的钾丢失。平衡饮食 7 天条件下测定血尿钠、钾，血 CO_2-CP 及尿 pH。之后仍在平衡饮食下每日服用螺内酯 320 ~ 400 mg，分 4 次，总共 5 ~ 7 天，最后 2 日再次测定上述指标做比较。PA 患者尿钾减少，血钾升高，血钠降低，碱中毒可纠正，部分患者血压下降。

5. 定位和分型诊断

PA 常见的亚型为醛固酮瘤（APA）和特发性醛固酮增多症（IHA），少见亚型主要为一侧肾上腺球状带增生所致单侧增生。目前所知的家族性 PA 主要有两种类型：Ⅰ型，即糖皮质激素可治性醛固酮增多症（GRA），为常染色体显性遗传，而家族性 APA 和 IHA 则归为Ⅱ型。引起 PA 的肾上腺的原发性疾病不同，其治疗方法各异，如 APA 可通过手术治疗，IHA 除手术治疗外，另需配合其他方法治疗。因此，对 APA 与 IHA 的鉴别诊断很重要。Blumenfeld 等报道，PA 者中 APA 占 60% ~ 70%，IHA 占 25% ~ 35%。Sawka 等对 97 名行一侧肾上腺切除术的 APA 和肾上腺皮质增生患者随访 29 个月，结果显示 98% 的患者高血压得到改善，并且 33% 的患者得到根治。刘定益等报道 APA 手术后患者血、尿醛固酮及血钾、血压完全恢复正常者为 65%。

（1）体位激发试验（PST）：患者于清晨 8 时卧位抽血测血 Ald 及 PRA，然后肌内注射呋塞米 0.17 mg/kg（通常 40 mg）并站立 2 小时再次抽血测定血 Ald 及 PRA。

体位激发试验是目前较常使用的 PA 患者分型诊断的方法之一。一般认为 APA 患者醛固酮分泌有一定的自主性，不受肾素血管紧张素的影响，取站立位后血醛固酮不上升；而

IHA 患者醛固酮分泌呈非自主性，且对肾素 – 血管紧张素的反应增强，在站立位时，血肾素的轻微升高即可使血醛固酮增多。韩志坚等的研究中 192 例 APA 患者中 86 例体位试验血浆醛固酮水平无显著性变化，而 39 例 IHA 患者中 15 例血浆醛固酮明显升高。因此，体位激发试验结合 B 超、CT 和 MRI 等影像学检查，可以对 APA 与 IHA 进行鉴别诊断。

（2）赛庚啶试验：当临床与生化检查支持原醛诊断，而肾上腺 CT 定位不典型时需进行增生与腺瘤的鉴别，可做赛庚啶试验。

正常饮食下晨 8 时取卧位测定血浆 Ald 作为对照，再口服赛庚啶 8 mg，于服药后 2 小时内每 30 分钟抽血，测定血浆 Ald。腺瘤患者血 Ald 较基础值下降 < 30% 或下降 < 4 ng/dL；而增生型则血清素被赛庚啶所抑制，使血清素兴奋 Ald 分泌的作用减少，因此血 Ald 明显下降。

（3）影像学检查：超声检查对于直径大于 1.3 cm 以上的醛固酮瘤可以显示出来，然而难以将直径较小的腺瘤和特发性肾上腺增生鉴别。肾上腺 CT 和磁共振可检出直径小至 5 mm 的肿瘤，当其显示一侧肾上腺单个小肿块对于诊断 APA 有重要的价值，然而双侧肾上腺增生可以表现为非对称性多个结节，肾上腺 CT 和磁共振显像难以鉴别出 APA 或 IHA。Lingam 等发现 IHA 患者的肾上腺较 APA 患者显著增大，如果将肾上腺脚的宽度大于 3 mm 作为 IHA 的诊断标准，则其敏感性为 100%，而如果将大于 5 mm 作为诊断标准，则其特异性为 100%。

（4）肾上腺静脉抽血（AVS）：肾上腺插管抽血检查，肾上腺的影像学检查在 PA 的诊断及分型诊断中有着非常重要的价值，是目前 PA 患者术前鉴别诊断的主要手段。但对于直径小于 1 cm 的肿瘤，与增生难以区别。AVS 是 PA 分型诊断的重要方法之一，被认为是确定 PA 病因的金标准，由于操作难度大，在国内尚未广泛开展，新疆高血压诊断治疗研究中心和上海瑞金医院开展了此项工作。该技术在 DSA 引导下，将导管直接插入两侧肾上腺静脉取血，测醛固酮及皮质醇，能较精确地反映患者两侧肾上腺分泌醛固酮的量。患侧醛固酮增高不到健侧 2 倍则提示为双侧增生，超过 3 倍者提示为腺瘤，可判断肾上腺的功能状态，作为影像学检查的补充。

总之，应在高血压人群中采用 ARR 来更加广泛地筛查 PA 患者，确定为 PA 者需行体位试验或影像学检查，必要时作 AVS 激素检测以明确其类型，指导治疗。对于影像学检查未能发现明显占位性病变或病灶小于 1 cm 的患者，AVS 是首选的检查。

五、皮质醇增多症

（一）病因

皮质醇增多症（Cushing 综合征）是下丘脑 – 垂体分泌 ACTH 样物质刺激肾上腺皮质增生或肾上腺皮质自身发生肿瘤，使调节糖类和盐类的肾上腺皮质激素分泌增多，导致水钠潴留和高血压。

Cushing 综合征分为：ACTH 依赖型，包括库欣病（Cushing 病）、异位 ACTH 综合征；ACTH 非依赖型，包括肾上腺皮质腺瘤、肾上腺皮质腺癌和原发性肾上腺结节性增生。

1. ACTH 依赖型

①垂体分泌 ACTH 过多（也称 Cushing 病）：最常见，有研究显示 Cushing 病占 Cushing 综合征的 59.4%。②异位 ACTH 综合征：是垂体以外肿瘤产生了 ACTH，有报道可达全部皮质醇增多症的 20%，最常见的是肺燕麦细胞癌，其次为胸腺癌和胰腺癌。

2. ACTH 非依赖型

肾上腺性皮质醇增多症，也称 Cushing 综合征。

（二）诊断

1. 临床特征

本病除高血压外，还有向心性肥胖、面色红润、皮肤紫纹、毛发增多以及血糖增高等临床特征。依发生率可排序为向心性肥胖、高血压、多血质、月经紊乱、糖代谢异常、紫纹、痤疮、多毛、水肿、精神症状、色素沉着等；有以上症状常可作为临床诊断线索。异位 ACTH 综合征多数无典型的外貌，高血钠、碱中毒和低血钾明显。色素沉着发生率以异位 ACTH 综合征最高，其次为 Cushing 病，与 ACTH 水平较高有关。

由于此症有典型的向心性肥胖及其他高皮质醇血症的体征，且血、尿皮质醇水平增高，诊断一般并不困难。但病因诊断非常重要，它对手术时部位的确定有决定性作用，常常需要借助于实验室检查进行病因诊断。

2. 实验室指标

（1）血皮质醇昼夜规律测定：测上午 8：00 血皮质醇为对照值，当日下午 4：00 及午夜 0：00 测血皮质醇，0：00 血皮质醇低于对照值的 50% 时判断为昼夜节律正常。Cushing 综合征患者昼夜节律消失，上午 8：00 高于正常，而下午 4：00、午夜 0：00 点不明显低于上午 8：00 值。

（2）午夜 0：00 1 mg 地塞米松抑制试验：第 1 日测上午 8：00 血皮质醇为对照值，当晚午夜 0：00 服地塞米松 1 mg，第 2 天测上午 8：00 血皮质醇，次日皮质醇水平高于对照值的 50% 判断为不抑制。

（3）2 日小剂量地塞米松抑制试验：口服地塞米松 0.75 mg，每 6 小时 1 次，共用 8 次，试验后观察上午 8：00 血皮质醇。判断方法有两种：①不能抑制到正常范围以下判断为不抑制；②不能被抑制到对照值的 50% 以下判断为不抑制。

地塞米松能抑制垂体 ACTH 分泌，使血浆及尿皮质甾体减少。而 Cushing 综合征患者这种反馈抑制作用不正常，血浆皮质甾体不减少。1 mg 地塞米松抑制试验及 2 日小剂量地塞米松抑制试验用于鉴别 Cushing 综合征与单纯性肥胖，正常人或单纯性肥胖者，血浆皮质醇均比对照值下降 50% 以上（包括 1 mg 和 2 mg 法）。Cushing 综合征患者服药后血浆皮质醇较对照抑制不足 50%。

（4）大剂量地塞米松抑制试验：口服地塞米松 2 mg，每 6 小时 1 次，共 8 次，观察项目同小剂量地塞米松抑制试验。判断标准，试验后可被抑制到对照值的 50% 以下为可被抑制，不能被抑制到对照值的 50% 以下为不被抑制。大剂量地塞米松抑制试验用以鉴别 Cushing 病、异位 ACTH 综合征及肾上腺肿瘤。在 Cushing 病，下丘脑垂体 - 肾上腺皮质轴可被超生理剂量的糖皮质甾体所抑制，而肾上腺皮质肿瘤及异位 ACTH 综合征患者皮质醇分泌是自主性的，不被糖皮质甾体抑制。

3. 影像学检查

用 CT、MRI、B 超、X 线等，CT、MRI 提示肾上腺有肿瘤、增生或垂体肿瘤，B 超提示肾上腺有肿瘤、增生，X 线提示蝶鞍区扩大为阳性。

六、嗜铬细胞瘤

（一）病因

嗜铬细胞瘤为起源于神经节的肿瘤，通过释放大量儿茶酚胺（肾上腺素和去甲肾上腺素）引起患者血压阵发性或持续性增高。嗜铬细胞瘤较少见，发生率仅为 1/20 万，又有"10% 肿瘤"之称，即肿瘤中 10% 双侧性、10% 多发性、10% 复发性、10% 家族性、10% 恶性、10% 异位。随着诊断技术的提高，Manger 等发现约 15% 恶性、18% 异位、20% 是家族性的，家族性嗜铬细胞瘤是嗜铬细胞瘤的一种特殊类型。

（二）诊断

1. 临床特征

（1）高血压：嗜铬细胞瘤患者最常见的临床症状即是血压增高，由于肿瘤分泌肾上腺素及去甲肾上腺素的方式不同，高血压可表现为阵发性、持续性或在持续性高血压的基础上阵发性加重。50% ~ 60% 的患者为持续性高血压，其中有半数患者呈阵发性加重；40% ~ 50% 的患者为阵发性高血压，发作持续的时间可为几分钟、几小时、1 天或数天不等；开始时发作次数较少，以后逐渐发作频繁，可由数周或数月发作一次逐渐缩短为每天发作数次或十余次；其血压明显升高，收缩压可达 200 ~ 300 mmHg，舒张压可达 150 ~ 180 mmHg 以上。阵发性高血压发作是嗜铬细胞瘤患者的特征性表现，平时血压正常，而当体位变换、压迫腹部、活动、情绪变化或排大、小便等时可诱发发作。有的患者病情进展迅速，严重高血压发作时可出现眼底视网膜血管出血、渗出、视盘水肿、视神经萎缩以致失明，甚至发生高血压脑病或心、肾严重并发症而危及生命。嗜铬细胞瘤患者高血压发作时，一般降压药治疗常无明显效果。

（2）嗜铬细胞瘤三联症：嗜铬细胞瘤高血压发作时最常见的伴发症状为头痛、心悸、多汗三联症，其发生率分别为 59% ~ 71%、50% ~ 65%、50% ~ 65%。因血压突然升高而出现剧烈头痛，甚至呈炸裂样，患者往往难以忍受；心悸常伴有胸闷、憋气、胸部压榨感或濒死感，患者感到十分恐惧；有的嗜铬细胞瘤患者平时既怕热及出汗多，发作时则大汗淋漓、面色苍白、四肢发凉。高血压发作时伴头痛、心悸、多汗三联症，对嗜铬细胞瘤的诊断有重要意义，其特异性及灵敏性均为90%以上。

阵发性血压增高伴有头痛、心悸、多汗等症状，对一般降压药无反应，高血压伴有高代谢表现和体重减轻、糖代谢异常，以及对诱导麻醉和降压药治疗的升压反应均提示为嗜铬细胞瘤可能。定性诊断主要依据尿VMA和血、尿儿茶酚胺的检测。定位诊断有B超、CT、MRI和间碘苄胍（^{131}I–MIBG）。

2. 实验室指标

（1）24小时尿儿茶酚胺、3–甲氧基–4羟基苦杏仁酸（VMA）和3–甲氧基肾上腺素测定：测定前患者须充分休息。

（2）血浆儿茶酚胺：对24小时尿儿茶酚胺、3–甲氧基–4羟基苦杏仁酸（VMA）和3–甲氧基肾上腺素增高者可作血浆儿茶酚胺（CA）测定。嗜铬细胞瘤患者的血浆儿茶酚胺水平较高血压病患者明显增高。对有一定症状而休息时血浆儿茶酚胺水平在临界状态的高血压患者，可在给予可乐定后复查血浆儿茶酚胺水平，正常人和原发性高血压患者的儿茶酚胺水平将下降，而嗜铬细胞瘤患者则不受影响。但对已在接受降压药治疗者应慎用，曾有报道可乐定抑制试验引起严重的低血压。

3. 药理试验

（1）酚妥拉明试验：酚妥拉明为肾上腺素α–受体阻滞剂，消除或减弱去甲肾上腺素的升压效应。对于血压持续 > 170/110 mmHg者及阵发性高血压型于发作持续时间较长才可进行此诊断试验。

试验前1周左右应尽可能停用降压药物，尤其利舍平，试验前8小时停用镇静药及安眠药。平卧位，静脉滴注生理盐水。基础血压需测5 ~ 10次，待血压平稳在170/110 mmHg以上时方可开始试验。

通过三通管迅速静脉注射酚妥拉明5 mg + NS 1 mL，之后每30秒测血压1次，共6次，以后每分钟测血压1次，共10次。正常人注入酚妥拉明后，血压下降 < 35/25 mmHg。嗜铬细胞瘤患者注入酚妥拉明2分钟后血压下降 > 35/25 mmHg，且持续5分钟以上。在试验前应备好升压药物（如去甲肾上腺素），防止低血压反应。凡有冠心病或脑动脉硬化者禁用此试验。

（2）可乐定抑制试验：可乐定系中枢α$_2$肾上腺素能受体兴奋剂，可抑制神经源介导的儿茶酚胺释放，但不能抑制嗜铬细胞瘤患者肿瘤自主性儿茶酚胺的释放。

空腹10小时过夜，试验日清晨平卧，测血压并抽血测定儿茶酚胺为基础值，口服可乐定0.3 mg后每30分钟测血压1次，每小时抽血1次测定儿茶酚胺共3小时。非嗜铬细胞瘤高血压患者的血浆儿茶酚胺降至500 pg/mL以下，或较用药前降低50%以上，而绝大多数嗜铬细胞瘤患者血浆儿茶酚胺仍 > 500 pg/mL。由于β–受体阻滞剂可干扰儿茶酚胺的清除而出现假阳性，因此试验前应停用。

4. 影像学检查

能明确病变的数目、位置。影像手段检查出嗜铬细胞瘤的敏感性及特异性各不相同。B 超可发现大的肿块，用 B 超进行定位诊断简便易行，可全方位扫描以及可重复，阳性率高，安全可靠，可作为嗜铬细胞瘤尤其对伴有肾上腺外嗜铬细胞瘤定位诊断的首选方法，但敏感性和特异性均不如 CT 和 MRI。CT 检查能更清晰地显示肾上腺区病变，可为定位诊断提供更详尽的影像学资料。嗜铬细胞瘤典型者直径常 > 5 cm，甚至超过 20 cm；CT 表现多样，常呈边缘清楚的混杂密度肿块，伴有囊变或中心坏死，可有钙化，肿瘤实体部分强化明显。MRI 与 CT 比较有以下优势：①无须碘对比剂，不引起变态反应。②组织分辨率高，与肝脏相比，T_1WI 上为略低信号，T_2WI 则为明显高信号，注射 Gd-DTPA 后呈明显延迟强化。③可任意方位成像，当肿瘤较大时有利于判断肿瘤的起源。当 CT 检查为阴性时，冠状位并有脂肪抑制技术的 T_1WI 特别有意义，它可发现肾上腺外的，特别是位于脊柱旁和心旁区的异位嗜铬细胞瘤。

本病的影像学特征取决于病理组织结构：瘤体较小时，病理检查可见其内含有丰富而形态一致的肿瘤细胞，分布均匀，血管及纤维很少，因而在 CT 片上肿瘤密度类似肾脏；当肿瘤增大后，其内肿瘤细胞大小不一、排列不均匀或囊性变，CT 片示肿瘤中心呈相对低密度，周边呈厚度不均匀的软组织密度。增强扫描不论肿瘤大小，其实体部位信号明显强化。大多数嗜铬细胞瘤 T_1WI 低于或类似于肝脏信号强度，半数以上增强后病灶明显强化。这是由于 T_1WI 的低或等信号区相当于横切面上的肾实质区，T_2WI 的高信号区相当于肿瘤内的坏死或液化区，因而表现为 T_1WI 低信号，T_2WI 明显高信号，加之强化效果高于其他肾上腺肿瘤，并可显示肿瘤与主动脉、腔静脉等血管的关系，故有利于与其他肾上腺肿瘤鉴别。现代影像技术的广泛应用，对无典型高血压表现，儿茶酚胺及尿 VMA 均正常的无症状嗜铬细胞瘤的检出率在迅速增加。

5. ^{131}I- 间碘苄胍（^{131}I-MIBG）嗜铬细胞瘤显像

^{131}I-MIBG 与嗜铬细胞瘤有很强的亲和力，对嗜铬细胞瘤具有功能与解剖诊断双重意义。有报道 ^{131}I-MIBG 诊断嗜铬细胞瘤的特异性达 95% ~ 100%，灵敏度为 77% ~ 90%。^{131}I-MIBG 的特异性、敏感性、分辨率高于 B 超和 CT 扫描，对恶性嗜铬细胞瘤还具有治疗作用。饮食和一些药物（如拉贝洛尔、抗抑郁药、某些钙拮抗剂等）可能干扰肿瘤摄取或贮留 ^{131}I-MIBG，检查前应避免这些因素。

近来 PET 显像用于嗜铬细胞瘤定位也较多。^{18}F- 多巴胺、^{15}F 多巴、^{18}F 脱氧葡萄糖（FDG）、^{11}C 对羟麻黄碱 PET 显像都是非常灵敏的功能显像，可以取代 ^{131}I-MIBG 或在 ^{131}I-MIBG 显像阴性时使用。Mamede 等比较了 ^{18}F- 多巴、^{18}F-FDG 和 ^{131}I-MIBG 显像，认为 ^{15}F-FDG 灵敏度更高，但只是当 ^{18}F-FDA 和 ^{131}I-MIBG 显像阴性时才建议用 ^{18}F-FDG 显像。

以上检查方法均可有假阴性存在，因此必要时可作选择性血管造影或分侧静脉插管测定局部血浆儿茶酚胺水平，但这些方法都有一定的危险性，要严格掌握应用指征。

七、主动脉缩窄

先天性主动脉缩窄或多发性大动脉炎引起的降主动脉和腹主动脉狭窄，都可引起上肢血压增高，下肢血压低，甚至测不到血压。本病多见于青少年，多为先天性血管畸形，少数为多发性大动脉炎所致。

先天性主动脉缩窄和多发性大动脉炎，可在主动脉各段造成狭窄，如狭窄发生于主动脉弓的降部至腹主动脉分叉处之间，其所引起的体循环血流变化可使下肢血液供应减少而血压降低，大量血液主要进入狭窄部位以上的主动脉弓的分支，因而头部及上肢的血液供应增加而血压升高。由于狭窄部位以下的降主动脉与腹主动脉血供不足，且肾动脉的血液供应也不足，遂使肾脏缺血的因素亦参与了这类疾病高血压的形成机制。

正常人平卧位用常规血压计测定时下肢收缩压较上肢高 20 ~ 40 mmHg。主动脉缩窄患者的特点常是上肢血压高而下肢血压不高或降低，形成反常的上下肢血压差别，下肢动脉搏动减弱或消失，有冷感和乏力感。在胸背和腰部可听到收缩期血管杂音，在肩胛间区、胸骨旁、腋部和中腹上区，可能有侧支循环动脉的搏动、震颤和杂音。胸部 X 线片可能显示肋骨受侧支循环动脉侵蚀引起的切迹，主动脉造影可以确立诊断。多发性大动脉炎在引起降主动脉或腹主动脉狭窄的同时，还可以引起主动脉弓在头臂动脉分支间的狭窄或一侧上肢动脉的狭窄，这时一侧上肢血压增高，而另一侧血压降低或测不到。

总之，继发性高血压发生的部位分布广泛，涉及的病种及学科多，在平时诊治患者的过程中，不可能对每例高血压都从头到脚、从内到外进行筛查与鉴别，也不可能将有关学科的疾患都列入考虑之中，应该按照初步诊断和筛查思路，学会从病史、临床的症状、体征及常规实验室检查中，寻找出继发性高血压的诊断线索。获得诊断线索后，再联想到继发性高血压的各种疾病及其临床特点，确定某种继发性高血压的可能性，有目的地通过专科精细检查加以确诊或排除，使更多的继发性高血压患者早期明确诊断，得到正确及时的治疗，避免对靶器官造成严重的损害。

（黄志文）

第三节　白大衣高血压

白大衣高血压（WCH）指患者仅在诊室内测得的血压升高，而在家里自己测血压正常的现象，又称诊所高血压。随着动态血压监测技术的应用，白大衣高血压越来越受到人们的关注。但至今白大衣高血压发生机制不甚明了，过去对白大衣高血压是否能影响患者心、脑、肾等重要器官的损害认识不足，甚至有些学者认为白大衣高血压不影响心、脑、肾，可以不予治疗。近年，各国专家对白大衣高血压患者进行了广泛深入的研究。现介绍白大衣高血压患者诊断标准、占高血压患者的比率、发生机制、靶器官损害情况，提出对白大衣高血压患者的处理原则和方法。

一、白大衣高血压诊断标准及占高血压的比率

（一）诊断标准

1940 年，Ayman 和 Goldshine 首次报道了 38 例未治疗的高血压患者在诊室内测量的血压高于在家测量的血压，他们认为这种诊室内血压升高是由于患者到诊室产生的应激及紧张造成的。1988 年 Pickering 首次提出白大衣高血压的定义，并指出单纯白大衣高血压患者在诊室测量血压总是升高的，在诊室外血压始终正常，尽管白大衣高血压患者多次到医院与医护人员接触，其诊室血压也不会自动降低。既往应用偶测血压方法，患者或家属在自己家里测血压来发现白大衣高血压，近年来由于动态血压监测方法的广泛应用，强调用动态血压来确诊白大衣高血压。但白大衣高血压的诊断标准尚存在争议。

1. 动态血压诊断标准

1997 年，Verdechia 等提出白大衣高血压的诊断标准为诊室偶测血压值 ≥ 140/90 mmHg，24 小时动态血压的白昼平均血压 < 135/85 mmHg。ICC7 提出最理想的诊断标准是诊室内偶测血压值 ≥ 140/90 mmHg，而 24 小时动态血压的白昼平均血压 < 130/80 mmHg。但这两种方法均未考虑夜间血压情况，众所周知在白昼血压相同的情况下，夜间血压下降率 < 10% 的高血压患者有更严重的靶器官损害，Pose Reinoa 等的研究显示在白大衣高血压患者中夜间血压下降者左室肥厚（LVH）的发生率为 28.6%；不下降者，左室肥厚（LVH）的发生率为 90.9%，两者的差异有统计学意义。所以白大衣高血压的定义似乎更应该包括诊室血压，动态血压的白昼平均血压及夜间血压。目前常用的诊断标准为：患者在诊室收缩压 ≥ 140 mmHg 和（或）舒张压 ≥ 90 mmHg，并且 24 小时动态血压的白昼平均血压 < 135/85 mmHg 或 24 小时动态血压的全天平均血压 < 130/80 mmHg。

但 Montevideo 研究 24 小时动态血压白昼平均血压值 < 125/80 mmHg 者左室肥厚发生率白大衣高血压患者仍高于血压正常者。在 pamela 研究中 Robert 等采用了诊室偶测血压 > 140/90 mmHg，24 小时动态血压白昼平均血压 < 125/79 mmHg 的标准，在未经治疗的 1563 名被调查者中，有 12% 为白大衣高血压患者，其左室体积指数及左室肥厚的发生率明显高于正常人群。Pose Reinoa 等的研究揭示 24 小时动态血压白昼平均血压 < 121/78 mmHg 时白大衣高血压患者靶器官损害程度与血压正常者相同。因此白大衣高血压诊断标准的最科学定义尚有争议。

此外，应用动态血压诊断白大衣高血压也存在一些问题：Hermida 的研究显示一个人第一次佩带动态血压仪测出的结果并不能反映其真实血压，第一个 4 小时内测得的血压值比实际血压平均高 7/4 mmHg，这种现象一直持续到第 9 个小时，称为"动态血压效应"。Hermida 的研究发现 73% 的高血压患者存在这种情况。"动态血压效应"在第 2 次或以后几次佩带动态血压仪将不再明显。这些结果显示，由于"动态血压效应"的存在，白大衣高血压的诊断若单纯依靠动态血压仪，会将一部分白大衣高血压患者误诊为持续高血压患

者。Palatini 等进行 HARVEST 试验的一个亚组的研究也反映了类似的情况：他们对 565 名诊所高血压患者和 95 名正常血压者进行为期 3 个月的动态血压监测，结果第一次佩带动态血压仪诊断为白大衣高血压患者的 90 名中有 58% 在随后的监测中归为持续高血压患者，11% 的持续高血压患者在第 2 次动态血压监测中收缩压 < 130 mmHg，舒张压 < 80 mmHg。这些数据表明只依靠一次动态血压结果诊断白大衣高血压存在选择偏差，不能总是充分、准确诊断白大衣高血压。

2. 家庭自测血压的应用

2003 年欧洲高血压协会 – 欧洲心脏病协会高血压治疗指南和一些专家提出可以应用家庭自测血压诊断白大衣高血压：患者在诊室收缩压 ≥ 140 mmHg 和（或）舒张压 ≥ 90 mmHg，并且家庭自测血压 < 135/85 mmHg。家庭自测血压应保证：①应用准确并且有效的仪器；②袖带大小合适；③测量前休息 5 分钟；④测量至少 7 天，每天早晚各测量 2 次。由于紧张和不熟练，第一天测量的结果不计算在内。由于家庭自测血压仪的精确性和测量者熟练性的限制，这种方法没有广泛地应用于临床。

3. 新的诊断方法的提出

一些学者建议把家庭自测血压和动态血压监测结合起来诊断白大衣高血压。若患者持续出现诊所高血压且无靶器官损害证据，先进行家庭自测血压（筛选试验），如果结果正常，再用动态血压监测诊断白大衣高血压（诊断试验）。然而，目前尚没有正式的国际和国内指南支持这种方法。实际上一个好的诊断标准不仅应该有较高的特异性和阴性预测值，也应有较高的灵敏性。一些试验验证了上述方法有较高的特异性（81% ~ 93%），和较高的阴性预测值（77% ~ 97%），但它的灵敏性很低（43% ~ 68%）。这意味着用常用的动态血压监测方法诊断的白大衣高血压将有 32% ~ 57% 用这种方法不能诊断。而且用动态血压监测和家庭自测血压方法诊断白大衣高血压的 Kappa 系数仅中度一致（0.38 ~ 0.42），这表明用这两种方法诊断白大衣高血压一致性不高。

总之，白大衣高血压诊断的最佳对策还没建立，需要大量循证医学证据。目前，我们建议临床上采用现在常用的标准，根据年龄及其他危险因子情况采取不同的诊疗方法。

（二）占高血压患者的比率

白大衣高血压患者占高血压患者的比率因诊断标准的不同而不同，因高血压的级别，患者年龄、性别不同而有一定差异。一项 2492 人参与的国际试验证明女性、老人、在诊室收缩压较低的患者更易发生白大衣高血压。大多数报道白大衣高血压在 1 级高血压患者中占 20% ~ 30%，在老年人中甚至高达 40%。所以白大衣高血压的诊断和治疗应该予以重视。

二、白大衣高血压的发生机制与转归

（一）发生机制

白大衣高血压的发病因素及机制尚未明了，近期的一些试验提示白大衣高血压的发生可能与以下因素有关。

1. 应激反应

Mancia 等发现医生出现在诊室给患者测血压时，一些患者的血压明显升高。而由护士测血压则较少引起这种现象。Germn 等的研究发现，白大衣高血压患者的血压升高不是医生出现才出现，而是当患者到诊所时这一现象就已经发生。提示白大衣高血压是一种与对某种医疗环境的防御反应和警觉反应相关的应激反应。

2. 神经调节异常

齐藤等对 25 例正常血压者、25 例白大衣高血压患者、23 例持续高血压患者的研究发现，白大衣高血压患者、持续高血压患者在门诊所测得的血浆肾上腺素浓度、肾素活性、醛固酮浓度及皮质醇浓度均较血压正常者高，脉率也比正常人加快，提示白大衣高血压的发生与交感神经系统、肾素–血管紧张素–醛固酮系统、垂体肾上腺皮质系统亢进有关。Grassi 等用钨微电极研究白大衣高血压患者的骨骼肌和皮肤的交感神经节后纤维传出的神经活性，发现皮肤交感神经的传出活性显著增强，在骨骼肌则被抑制，说明白大衣高血压可能存在交感神经系统活动亢进。Smith PA、Graham LN 等利用微神经图比较白大衣高血压组、持续高血压组和正常血压组的 MSNA 与 sMSNA，结果白大衣高血压组 MSNA 和 sMSNA 均高于血压正常组，提示白大衣高血压的形成与交感神经过度兴奋有关。Serina 等通过研究白大衣高血压组、持续高血压组、血压正常组的心率变异性证实白大衣高血压患者中存在心脏交感神经、副交感神经功能失调，交感神经活动亢进，副交感神经活动受到限制。这种失调与持续高血压者相同。

3. 心理因素

有些学者认为白大衣高血压的发生还可能与心理因素有关。Muneta 等对 49 名白大衣高血压患者和 53 名持续高血压患者进行心理测试，结果发现白大衣高血压患者更易压抑自我的情感，对周围环境适应障碍，证明心理因素与白大衣高血压发生有相关关系。Nakao 等对 11 例白大衣高血压患者和 10 例持续高血压患者进行心理计算反应测试，发现白大衣高血压患者的升压反应明显较高，说明白大衣高血压患者对心理应激格外敏感。

4. 代谢紊乱

Curgunlu 对 33 名白大衣高血压患者、35 名持续高血压患者和 32 名正常血压者随诊 20 年，结果显示白大衣高血压患者和持续高血压患者比血压正常者胰岛素敏感性降低，空腹葡萄糖升高，血清胰岛素水平升高。一些试验分别对白大衣高血压患者和血压正常者进行调查发现，后者比前者有更好的血脂构成，提示代谢性因素可能是白大衣高血压发生的原因之一。

5. 内皮功能失调

Curgunlu 研究发现白大衣高血压患者的血浆同型半胱氨酸浓度大于血压正常者，小于持续高血压患者。有研究显示高血压的发生与血浆同型半胱氨酸浓度升高和血管内皮功能失调有关，血浆同型半胱氨酸升高可以使内皮依赖性舒张因子减少，血压升高。然而，

Framingham heart 研究及 Stehouwer 证实血浆同型半胱氨酸浓度升高与血压升高的关系不确切。但最近一些试验显示白大衣高血压患者比血压正常者更多地出现内皮功能失调，其内皮功能与持续高血压患者相似或更好。因此，血管内皮功能失调可能是导致白大衣高血压发生的又一个原因。

（二）白大衣高血压患者的转归

目前研究证明，交感神经兴奋导致儿茶酚胺升高，为高血压发生的启动因素。白大衣高血压患者因受环境因素影响，交感神经兴奋性增强，出现血压升高。有些学者认为白大衣高血压是良性的，是介于持续性高血压和正常血压之间的中间状态；另一些学者认为不能认为白大衣高血压是无害的，白大衣高血压患者已经存在代谢异常，这是将来发生动脉硬化的强有力的预测因子。因此，白大衣高血压不是一种良性状态。Marquez 等设计了一项前瞻性队列研究，将观察对象分为血压正常组 43 例，白大衣高血压组 43 例，用动态血压仪分别监测两组的临床血压、动态血压，比较两组持续高血压的发生率。在 1 年的随访期间，血压正常组持续高血压的发生率为 9.8%（95% 可信区间为 0.31 ～ 1），而白大衣高血压组持续高血压的发生率为 46.3%（95% 可信区间为 0.205 ～ 0.721）。Ugajin 等的研究也显示了相似的结果，他们对 128 名白大衣高血压患者和 649 名血压正常者进行为期 8 年的随访，研究结束时，60 名（46.9%）白大衣高血压患者发展为持续高血压患者，144 名（22.2%）血压正常者发展为持续高血压患者。因此，白大衣高血压不是一种良性状态。

三、白大衣高血压患者的靶器官损害

白大衣高血压患者靶器官损害的发生率及程度是评价白大衣高血压预后及决定治疗原则和方法最有力的指标。但大量临床试验得出的结论不尽相同。以往一些研究显示白大衣高血压是一种良性状态，无明显的靶器官损害；但近年来的研究证明白大衣高血压是介于持续高血压和正常血压之间的一种中间状态，且已经存在靶器官损害。而且白大衣高血压常与心血管病的其他危险因素并存如血糖升高、血脂异常、吸烟等，其他危险因素的严重程度可能对白大衣高血压本身所引起的危险性起了决定性作用。Strandberg 的一项 21 年的随访研究也支持这一观点，当白大衣效应 > 30 mmHg 时，男性患者的病死率显著增高。Riberiro 等的研究证实单纯的不伴有其他危险因素的白大衣高血压不会增加心血管病的发生率。

（一）对心脏的影响

1. 对心脏结构的影响

长期血压升高，使左室后负荷增加，代偿性左室心肌肥厚，早期以向心性肥厚为主，此时舒张功能受限而收缩功能正常。随着病程的延长，形成离心性肥厚，心脏的收缩和舒张功能均受限。

目前多采用左心室质量指数（LVMI）反映心脏结构的变化。

2. 对心脏功能的影响

（1）对心脏舒张功能的影响：金伟东对 35 例白大衣高血压患者、30 例持续性高血压患者、30 例血压正常人群用超声心动图检查发现，二尖瓣 E/A 比值在三组人群中分别为 1.17 ± 0.28、0.78 ± 0.18、1.40 ± 0.39，持续性高血压患者与白大衣高血压患者的 E/A 比值明显低于血压正常人群（$P < 0.05$）。李静等对 65 名白大衣高血压患者、169 名持续性高血压患者、18 名血压正常人群用超声心动图测量 E 波流速峰值（E）、A 波流速峰值（A）、舒张早期流速积分（ETVI）、心房收缩期流速积分（ATIV）用于判定白大衣高血压对舒张功能的影响，结果显示白大衣高血压对舒张功能的影响与持续高血压相当，二者与血压正常者的差别有统计学意义。Bjoklund 对 49 例白大衣高血压患者、158 例持续性高血压患者、81 例血压正常人群进行研究，也同样证实白大衣高血压患者 E/A 比值低于血压正常者。白大衣高血压患者为 0.94 ± 0.3，血压正常者为 1.03 ± 0.4（$P < 0.005$）。邵也常等将观察对象分为白大衣高血压组 32 例、持续性高血压组 32 例、血压正常组 30 例，各组年龄、性别无差异，用彩色多普勒超声诊断仪测量相关参数，发现白大衣高血压组左心室舒张功能下降与血压正常组比较有显著性差异。综上所述，白大衣高血压患者已出现左心室舒张功能明显异常。

（2）对心脏收缩功能的影响：金伟东对 35 例白大衣高血压患者、30 例持续性高血压患者、30 例血压正常人群用超声心动图检查发现，左室射血分数在三组人群中分别为 0.66 ± 0.10、0.64 ± 0.11、0.67 ± 0.08，其差别没有统计学意义。Bjoklund 的研究显示白大衣高血压组、持续高血压组、血压正常组的左室射血分数分别为 0.66 ± 0.07、0.66 ± 0.09、0.66 ± 0.08，P=0.8。李静等的研究也发现在左室收缩功能方面白大衣高血压患者与血压正常者无显著性差异。

（二）对肾脏的影响

高血压可导致肾脏损害，容易引起肾小动脉硬化，动脉基层肥厚，内膜纤维组织增生及全层玻璃样变性，从而造成血管管腔狭窄，肾小球及肾小管血供不足。由于肾小管对缺血较肾小球敏感，故高血压患者临床上首先出现远端肾小管浓缩功能受损表现，继而出现轻度蛋白尿或伴少许红细胞及管型。对于白大衣高血压患者的肾功能改变，学者们进行了一些观察与分析，学者们对白大衣高血压患者、持续性高血压患者、血压正常者进行了肾功能指标的观察与分析。

① Bjorklund 等研究发现持续性高血压患者与白大衣高血压患者微量蛋白尿发生率及尿蛋白分泌率均高于血压正常者，但白大衣高血压患者低于持续性高血压患者（$P < 0.001$）。② Karter 的研究显示白大衣高血压患者、持续性高血压患者的尿蛋白排泄率高于血压正常者，但其差异无统计学意义。综上所述，白大衣高血压患者已引起肾功能轻度损害。

（三）对动脉结构和粥样硬化的影响

颈动脉内膜增厚、管腔直径和颈动脉粥样斑块的发生率常被用来判断高血压对动脉的影响。颈动脉内膜增厚与压力负荷导致的动脉粥样硬化和动脉壁重构有关，与冠状动脉疾病和心肌梗死呈相关关系。颈动脉粥样硬化可使颈动脉狭窄甚至闭塞，造成脑供血障碍，引起 TIA 发作。血栓、斑块的脱落可致脑梗死，故颈动脉厚度和粥样斑块的发生率是评价高血压时靶器官损害的重要指标。

Muldoon 研究发现白大衣高血压组颈动脉内膜厚度和动脉粥样硬化指数较正常血压组为高，与持续高血压组相似。Landray 等经研究认为白大衣高血压组颈动脉粥样硬化的发生率高于血压正常组。Cavallini 等通过颈动脉超声发现颈动脉粥样硬化的发生率，持续性高血压组为 50%，白大衣高血压组 25%，血压正常人群为 21%（P < 0.05）。Nakashima 对 30 名白大衣高血压患者、30 名持续性高血压患者、30 名血压正常者进行研究，结果白大衣高血压组和持续性高血压组的颈总动脉内膜厚度和横截面积明显大于血压正常组。综上所述，白大衣高血压可以引起血管顺应性、弹性下降，内膜增厚，并发生动脉粥样硬化。

四、白大衣高血压患者的治疗

（一）是否治疗

高血压患者存在心、脑、肾等靶器官损害，抗高血压治疗能保护患者心、脑、肾等重要器官的功能。对白大衣高血压患者是否需要治疗过去存有争议。1997 年，Staessen 等发现根据动态血压或诊所血压调整降压药剂量将导致动态血压组用药量小，但血压控制程度和左室肥厚的发生率两组相似，提示白大衣高血压的预后不能通过降压药物得到改善。最近，他用家庭自测血压代替动态血压重新做了上述实验发现：在家庭自测血压组用药量小，12 个月后的血压控制情况差于另一组，但总的获益及左室肥厚的发生率两组的差异无统计学意义。从试验结果来看，对白大衣高血压患者采用药物治疗似乎并无益处。然而，值得注意的是试验入选的高血压患者诊所基线血压仅为 159/101 mmHg，而许多评价降压药物疗效的大型临床试验，如 LIFE 试验（基线血压 174/98 mmHg）、HOP 试验（基线血压 175/105 mmHg）、INSIGHT 试验（基线血压 173/99 mmHg）入选者的血压明显高于 Staessen 的试验入选者血压。我们知道，降压治疗能使高血压患者获益，且血压越高，获益越明显，但白大衣高血压多发生于轻、中度高血压患者中，降压药物的益处不容易观察。而且，就 Staessen 的试验本身而言，12 个月后诊所血压组血压控制情况差于家庭自测血压组，很易推断后者的长期预后好于前者。

学者认为对于白大衣高血压患者应积极降压，原因如下：①很多白大衣高血压患者有明显的症状，影响日常工作、学习。②白大衣高血压容易发展成持续性高血压，已经 Marquez 和 Ugajin 的试验证实。③白大衣高血压常与心血管病的其他危险因素并存，其他危险因素的严重程度可能对白大衣高血压本身所引起的危险性起了决定性作用。2003 年欧洲高血压协会 - 欧洲心脏病协会高血压治疗指南提出：是否开始初始的药物治疗取决于心血管病的其他危险因素是否存在及是否有靶器官的损害。④白大衣高血压患者多已经存在靶器官损害：Montevideo 研究 24 小时动态血压白昼平均血压值 < 125/80 mmHg 者左室肥厚发生率白大衣高血压患者仍高于血压正常者。Pose Reinoa 等的研究揭示 24 小时动态血压白昼平均血压 < 121/78 mmHg 时白大衣高血压患者靶器官损害程度与血压正常者相同。

（二）白大衣高血压患者的治疗

对白大衣高血压患者治疗的具体措施：①对白大衣高血压患者心、脑、肾等靶器官的结构与功能密切观察。②按时随访：建议白大衣高血压患者每半年至 1 年随访动态血压，因为研究发现白大衣高血压患者发展为持续性高血压患者的概率为正常人群的 2 倍。③改善患者生活方式，如戒烟、戒酒、低盐低脂饮食、增加活动以及减肥。一项 20 年随访研究发现白大衣高血压患者与持续性高血压患者之间存在体重指数（BMI）和脂肪摄入的差异［前者在 50 岁时的 BMI（23.9 ± 2.5）kg/m^2，后者（24.7 ± 2.7）kg/m^2（$P < 0.01$）］。脂肪摄入更合理，脂肪摄入占总能量的比例：（33.8 ± 5.2）% vs（35.5 ± 5.7）%（$P < 0.01$）；而糖类摄入较高，糖类占总能量的比例：（49.2 ± 5.6）% vs（47.7 ± 6.0）%（$P < 0.05$）。中国的台湾学者对 43 例白大衣患者进行研究，其中 23 例每周进行 3 次运动，12 周后与对照组比较收缩压下降 11 mmHg，舒张压下降 5 mmHg，同时血脂也明显下降，而每人每日摄入食盐量增加 2 g，收缩压升高 2 mmHg，舒张压升高 1.2 mmHg。可见改善生活方式可以控制白大衣高血压患者的血压。④松弛能应对压力。⑤选用药物要针对白大衣高血压产生机制来用药，同时强调应用生理性降压药物。因此，β – 受体阻滞剂、血管紧张素转换酶抑制剂、钙拮抗剂均可以用于临床，但应进一步通过密切设计的临床试验或长期随诊来验证。

（三）白大衣高血压对评价抗高血压药物及治疗方案效果的影响

有研究表明，部分患者尽管应用了 3 种或 3 种以上降压药物，在诊室内测血压仍然高，而在诊室以外的地方测血压是正常的。因此，高血压患者当治疗无效时应该考虑到白大衣高血压的可能。反过来说，白大衣高血压患者降压药的疗效可能被低估。在 MRC 试验中的 8654 例随机接受安慰剂治疗的 1 级高血压患者，进行 5 年随访，其中有 339 例发生心血管事件，并证实心血管病危险性单独与血压、吸烟、高胆固醇血症呈正相关。在与血压的相关中，与进入试验时护士测量的血压的关系要强，而与医生测量的关系要弱。这种结果的一个重要原因是：在患者心目中对护士的白大衣效应比医师要低一些。女性在进入试验时血压升高较明显，而女性比男性心血管病危险性要低。因此，在白大衣高血压中的心血管的危险性与血压的高度并不成平行关系，这就是白大衣高血压对研究的影响。这也提示在进行高血压处理和安慰剂对照设计中需要改变这种影响，当我们了解到上述现象后，在临床与科研中应该注意以下几方面：①对于确诊的白大衣高血压患者，在应用抗高血压药物时，不应因诊室血压不降而过多增加降压药的种类及剂量。②对于临床难以治疗的顽固性高血压，并无明显靶器官损害的临床证据者，应考虑白大衣高血压，让患者或家属在自己家里测血压和（或）24 小时动态血压监测，如果在家里测血压正常或平均白昼动态血压正常者，应劝患者放松紧张情绪，以家里测量的血压作为评价疗效的依据。③在开展评价某一药物或抗高血压治疗方案时，应注意到白大衣高血压会给实验带来的影响。

（郭良才）

病例 高血压 3 级（很高危组）

一、病历摘要

姓名：×××　　　　　性别：男　　　　　年龄：68 岁

过敏史：无。

主诉：头晕 3 天。

现病史：缘患者 3 天前无明显诱因下出现头晕，呈阵发性，头昏沉感，转颈时加重，无天旋地转感，无视物黑蒙，无胸闷胸痛，无恶心呕吐，无意识障碍，无二便失禁，无单侧肢体偏瘫，无口眼歪斜，少许言语不清，无咳嗽咳痰，无发热恶寒，遂今日来我院门诊就诊，查 BP 180/90 mmHg，现为求进一步诊治，由门诊拟"头晕查因：高血压病？脑血管意外？"收入院。发病以来，无夜间阵发性呼吸困难，胃纳、睡眠一般，二便可。近期体重无明显变化。

二、查体

体格检查：T 36.5℃，P 62 次 / 分，R 20 次 / 分，BP 160/75 mmHg。神志清楚，精神尚可，发育正常，营养中等，体位自如，查体合作，对答切题。全身皮肤黏膜无黄染、皮疹和出血点，浅表淋巴结未触及肿大。头颅大小正常，五官端正，双瞳孔等大等圆，对光反射存在，伸舌居中。咽不红，扁桃体无肿大。颈软，气管居中，颈静脉无怒张，甲状腺未扪及。胸廓对称无畸形，双肺呼吸音清，双肺未闻及干湿性啰音。心率 62 次 / 分，律齐，各瓣膜听诊区未闻及病理性杂音。腹软，未见胃肠型和蠕动波，全腹无压痛、反跳痛，肝脾肋下未扪及，肝肾区无叩击痛，腹水移动性浊音阴性，肠鸣音正常。脊柱四肢无畸形，双下肢无水肿。

专科检查：BP 160/75 mmHg，心率 62 次 / 分，律齐，各瓣膜听诊区未闻及病理性杂音。四肢肌力、肌张力正常，生理反射存在，病理反射未引出。舌暗淡，苔白腻，脉弦滑。

辅助检查：肾功，尿酸 556.7μmol/L；肌酐 113.6μmol/L。血脂 1 组，甘油三酯 2.41 mmol/L；糖化血红蛋白 6.9%；肌红蛋白、CK-MB、肌钙蛋白 I、D 二聚体、NT-ProBNP、血常规、凝血四项、快速离子、血糖、肝功、甲功、肿瘤标志物未见明显异常。胸部 CT 示：①右肺中叶内侧段、左肺上叶舌段少许纤维灶。②主动脉硬化，冠状动脉走行区致密影，考虑钙化与支架鉴别。B 超示双侧颈动脉内－中膜增厚。双侧颈动脉斑块形成。双侧椎动脉血流通畅。左室舒张功能减退。脂肪肝。左肾萎缩。前列腺稍大。餐后胆囊。

胰、脾、右肾、膀胱未见明显异常。腹主动脉硬化斑块形成。双下肢动脉硬化斑块形成。所检双下肢静脉未见明显血栓形成。颅脑 MR 示：①左侧顶枕叶、右侧顶叶、左侧丘脑软化灶并周围胶质增生。②脑萎缩、脑白质疏松，并脑缺血改变。③鼻旁窦轻度炎症。24 小时动态心电图示，窦性心律，偶发房性期前收缩，心率变异减低。动态血压示，收缩压负荷值升高。

三、诊断

初步诊断：

1. 高血压 3 级（很高危组）
2. 脑梗死待排
3. 2 型糖尿病
4. 痛风性关节炎

鉴别诊断：

本病须与急性脑血管意外相鉴别。急性脑血管意外亦有头晕伴血压升高，可有偏身麻木，口角歪斜、语言不利等特征，完善头颅 CT 或 MR 可以鉴别。

最终诊断：

1. 高血压 3 级（很高危组）
2. 脑梗死
3. 房性期前收缩（偶发）
4. 痛风性关节炎
5. 2 型糖尿病
6. 脂肪肝

四、诊疗经过

入院后完善相关检查。肾功：尿酸 556.7μmol/L；肌酐 113.6μmol/L。血脂 1 组，甘油三酯 2.41 mmol/L；糖化血红蛋白 6.9%；肌红蛋白、CK-MB、肌钙蛋白 I、D 二聚体、NT-ProBNP、血常规、凝血四项、快速离子、血糖、肝功、甲功、肿瘤标志物未见明显异常。

五、出院情况

患者神清，无头晕头痛，无视物黑蒙，无胸闷胸痛，无恶心呕吐，无意识障碍，无口眼歪斜，无咳嗽咳痰，无发热恶寒，二便可。BP 130/72 mmHg，胸廓对称无畸形，双肺呼吸音清，未闻及干湿性啰音。心率 80 次 / 分，律齐，各瓣膜听诊区未闻及杂音。

六、讨论

对于高血压病患者，在服用降压药基础上，中医药也提供多种方法配合治疗。对有眩晕、头痛、心烦心悸、失眠多梦、急躁易怒、面潮红、乏力等症状患者，中药调理有其独特的功效。根据不同症型患者，配以不同方药，起到相应作用。比如本例患者，中医以健脾化湿、除痰熄风、活血通络为主治法治疗，拟方半夏白术天麻汤加减。方中半夏功善燥湿化痰，且能降逆止呕，天麻擅长平肝熄风而止眩晕。两药相配，化痰息风而止晕之力尤强，共为君药。臣以白术、茯苓健脾祛湿，以治生痰之源。佐以竹茹、枳实理气燥湿化痰，和胃降逆，则气顺则痰消。使以甘草和中而调和诸药。同时配以针刺、穴位贴敷、红外线治疗等中医理疗手段会起到较好效果。饮食上中医辨证施膳：忌高脂肪、油腻、厚味食物，以免助湿生痰。平素可用陈皮、茯苓、白术、山药、薏苡仁、砂仁等煮粳米粥或熬汤。

（郭良才）

第二章 急性心律失常

第一节 窦性心动过速

正常窦房结发放冲动的频率易受自主神经的影响，且取决于交感神经与迷走神经的相互作用，此外，还受其他许多因素的影响，包括缺氧、酸中毒、温度、机械张力和激素（如三碘甲状腺原氨酸）等。

窦性心律一般在 60 ~ 100 次 / 分，成人的窦性心律超过 100 次 / 分即为窦性心动过速（sinus tachycardia），包括生理性窦性心动过速和不适当窦性心动过速。

生理性窦性心动过速（physiological sinus tachycardia）是一种人体对适当的生理刺激或病理刺激的正常反应，是常见的窦性心动过速。

不适当窦性心动过速（inappropriate sinus tachycardia）是指静息状态下窦性心律持续增快，或窦性心律的增快与生理、情绪、病理状态或药物作用水平无关或不相一致，是少见的一种非阵发性窦性心动过速。

一、病因

生理性窦性心动过速与生理、情绪、病理状态或药物作用有关。健康人运动、情绪紧张和激动、体力活动、吸烟、饮酒、喝茶和咖啡，及感染、发热、贫血、失血、低血压、血容量不足、休克、缺氧、甲状腺功能亢进、呼吸功能不全、心力衰竭、心肌炎和心肌缺血等均可引起窦性心动过速。药物的应用如儿茶酚胺类药物、阿托品、氨茶碱和甲状腺素制剂等也是引起窦性心动过速的原因。其发生机制通常认为是由于窦房结细胞舒张期 4 相除极加速引起了窦性心动过速。窦房结内起搏细胞的位置上移也可使发放冲动的频率增加。

不适当窦性心动过速见于健康人。其发生机制可能是窦房结本身的自律性增高，或者是自主神经对窦房结的调节失衡，表现为交感神经兴奋性增高，迷走神经张力减低。也见于导管射频消融治疗房室结折返性心动过速术后。

二、临床表现

生理性窦性心动过速时，频率通常逐渐加快，再逐渐减慢至正常，心率一般在 100 ~ 180 次 / 分，有时可高达 200 次 / 分。刺激迷走神经的操作如按摩颈动脉窦、Valsalva 动作等均可使窦性心动过速逐渐减慢，当增高的迷走神经张力减弱或消失时，心率可恢复到以前的水平。患者大多感觉心悸不适，其他症状取决于原发疾病。

不适当窦性心动过速患者绝大多数为女性，约占 90%。主要症状为心悸，也可有头晕、眩晕、先兆晕厥、胸痛、气短等不适表现。轻者可无症状，只是在体格检查时发现重者活动能力受限制。

三、心电图检查

（一）生理性窦性心动过速

表现为窦性 P 波，频率 > 100 次 / 分，PP 间期可有轻度变化，P 波形态正常，但振幅可变大或高尖。PR 间期一般固定。心率较快时，有时 P 波可重叠在前一心搏的 T 波上。

（二）不适当窦性心动过速

诊断有赖于有创性和无创性的检查。

（1）心动过速及其症状呈非阵发性。

（2）动态心电图提示患者出现持续性窦性心动过速，心率超过 100 次 / 分。

（3）P 波的形态和心内激动顺序与窦性心律时完全相同。

（4）排除继发性窦性心动过速的原因，如甲状腺功能亢进等。

四、治疗

（一）生理性窦性心动过速

生理性窦性心动过速的治疗主要在于积极查找并去除诱因，治疗原发疾病，如戒烟、避免饮酒、勿饮用浓茶和咖啡；感染者应予以控制，发热者应退热，贫血者应纠治，血容量不足者应补液等。少数患者可短期服用镇静剂，必要时选用 β - 受体阻滞剂、非二氢吡啶类钙通道阻滞剂等以减慢心率。

（二）不适当窦性心动过速

不适当窦性心动过速是否需要治疗主要取决于症状。药物治疗首选 β - 受体阻滞剂，非二氢吡啶类钙通道阻滞剂也能奏效。对于症状明显、药物疗效不佳的顽固性不适当窦性心动过速患者，有报道采用导管射频消融改善窦房结功能取得了较好的效果。利用外科手术切除窦房结或闭塞窦房结动脉的方法进行治疗也有成功的个案报道。

（林 杰）

第二节　期前收缩

期前收缩（premature beats）也称期前收缩、期外收缩或额外收缩，是指起源于窦房结以外的异位起搏点提前发出的激动。期前收缩是临床上最常见的心律失常。

期前收缩可起源于窦房结（包括窦房交界区）、心房、房室交界区和心室，分别称为窦性、房性、房室交界性和室性期前收缩。前3种起源于希氏束分叉以上，统称为室上性期前收缩。室性期前收缩起源于希氏束分叉以下部位。在各类期前收缩中，以室性期前收缩最为常见，房性和交界性期前收缩次之，而窦性期前收缩极为罕见，且根据心电图不易做出肯定的诊断。

（1）根据期前收缩发生的频度可分为偶发和频发期前收缩。一般将每分钟发作 < 5 次称为偶发期前收缩，每分钟发作 ≥ 5 次称为频发期前收缩。

（2）根据期前收缩的形态可分为单形性和多形性期前收缩。

（3）依据发生部位分为单源性和多源性期前收缩，单源性期前收缩是指期前收缩的形态和配对间期均相同，而多源性期前收缩的形态和配对间期均不同。

期前收缩与主导心律心搏成组出现称为"联律"。"二联律""三联律"和"四联律"指主导心律搏动和期前收缩交替出现，每个主导心律搏动后出现一个期前收缩称为二联律，每两个主导心律搏动后出现一个期前收缩称为三联律，每3个主导心律搏动后出现一个期前收缩称为四联律。两个期前收缩连续出现称为成对的期前收缩，3 ~ 5 次期前收缩连续出现称为成串或连发的期前收缩。一般将 ≥ 3 次连续出现的期前收缩称为心动过速。

期前收缩按照发生机制可分为自律性增高、触发激动和折返激动。目前认为折返激动是期前收缩发生的主要原因，也是大部分心动过速发生的主要机制。

一、病因

期前收缩可发生于正常的人，但器质性心脏病患者更常见，也可以由心脏以外的因素诱发。期前收缩可以发生于任何年龄，在儿童相对少见，但随着年龄增长发病率升高，在老年人较多见。炎症、缺血、缺氧、麻醉、心导管检查、外科手术和左心室假腱索等均可使心肌受到机械、电、化学性刺激而发生期前收缩。期前收缩常见于冠心病、心肌病、风湿性心脏病、肺心病、高血压左心室肥厚、二尖瓣脱垂患者，尤其是在发生急性心肌梗死和心力衰竭时。洋地黄、酒石酸锑钾、普鲁卡因胺、奎尼丁、三环类抗抑郁药中毒等也可以引起期前收缩。电解质紊乱可诱发期前收缩，特别是低钾。期前收缩也可以因神经功能性因素引起，如激烈运动，精神紧张，长期失眠，过量摄入烟、酒、茶、咖啡等。

二、临床表现

期前收缩患者的主要症状是心悸，表现为短暂心搏停止的漏搏感。偶发期前收缩者可以无任何症状，或仅有心悸、"停跳"感。期前收缩次数过多者可以有头晕、乏力、胸闷甚至晕厥等症状。

心脏体检听诊时，发现节律不齐，有提前出现的心脏冲动，其后有较长的停搏间歇。期前收缩的第一心音可明显增强，也可减弱，主要与期前收缩时房室瓣的位置有关。第二心音大多减弱或消失。室性期前收缩因左、右心室收缩不同步而常引起第一、第二心音的分裂。期前收缩发生越早，心室的充盈量和搏出量越少，桡动脉搏动也相应地减弱，甚至完全不能扪及。

三、心电图检查

（一）窦性期前收缩

窦性期前收缩（sinus premature beats）是窦房结起搏点提前发放激动或在窦房结内折返引起的期前收缩。

心电图特点：①在窦性心律的基础上提前出现 P 波，与窦性 P 波完全相同；②期前收缩的配对间期多相同；③等周期代偿间歇，即代偿间歇与基本窦性周期相同；④期前收缩下传的 QRS 波群多与基本窦性周期的 QRS 波群相同，少数也可伴室内差异性传导而呈宽大畸形。

（二）房性期前收缩

房性期前收缩（atrial premature beats）是起源于心房并提前出现的期前收缩。

心电图特点：①提前出现的房波（P'波），P'波有时与窦性 P 波很相似，但是多数情况下二者有明显差别；当基础窦性节律不断变化时，房性期前收缩较难判断，但房波（P'波与窦性 P 波）之间形态的差异可提示诊断；发生很早的房性期前收缩的 P'波可重叠在前一心搏的 T 波上而不易辨认造成漏诊，仔细比较 T 波形态的差别有助于识别 P'波。②P'R 间期正常或延长。③房性期前收缩发生在舒张早期，如果适逢房室交界区仍处于前次激动过后的不应期，该期前收缩可产生传导的中断（称为未下传的房性期前收缩）或传导延迟（下传的 P'R 间期延长，> 120 ms）；前者表现为 P'波后无 QRS 波群，P'波未能被识别时可误诊为窦性停搏或窦房阻滞。④房性期前收缩多数呈不完全代偿间歇，因P'波逆传使窦房结提前除极，包括房性期前收缩 P'波在内的前后两个窦性下传 P 波的间距短于窦性 PP 间距的 2 倍，称为不完全代偿间歇；若房性期前收缩发生较晚或窦房结周围组织的不应期较长，P'波未能影响窦房结的节律，期前收缩前后两个窦性下传 P 波的间距等于窦性 PP 间距的两倍，称为完全代偿间歇。⑤房性期前收缩下传的 QRS 波群大多与基本窦性周期的 QRS 波群相同，也可伴室内差异性传导而呈宽大畸形（图 2-1）。

（三）房室交界性期前收缩

房室交界性期前收缩（junctional premature beats）是起源于房室交界区并提前出现的期前收缩。提前的异位激动可前传激动心室和逆传激动心房（P'波）。

心电图特点：①提前出现的 QRS 波群，形态与窦性相同，部分可伴室内差异性传导而呈宽大畸形；②逆行 P'波可出现在 QRS 波群之前（P'R 间期 < 0.12 s），之后（RP'间期 < 0.20 s），也可埋藏在 QRS 波群之中；③完全代偿间歇，因房室交界性期前收缩起源点远离窦房结，逆行激动常与窦性激动在房室交界区或窦房交界区发生干扰，窦房结的节律不受影响，表现为包含房室交界性期前收缩在内的前后两个窦性 P 波的间距等于窦性节律 PP 间距的两倍（图 2-2）。

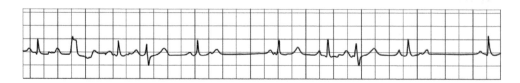

图 2-1　房性期前收缩

提前发生的 P'波，形态不同于窦性 P 波，落在其前的 QRS 波群的 ST 段上，P'R 间期延长，在 T 波后产生 QRS 波群，呈不同程度的心室内差异性传导，有的未下传，无 QRS 波群，均有不完全代偿间歇

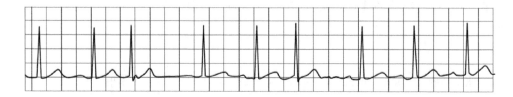

图 2-2　房室交界性期前收缩

第 3 个和第 6 个 QRS 波群提前发生，畸形不明显，前无相关 P 波，后无逆行的 P'波，完全代偿间歇

（四）室性期前收缩

室性期前收缩（ventricular premature beats）是由希氏束分叉以下的异位起搏点提前激动产生的期前收缩。

心电图特点：①提前发生的宽大畸形的 QRS 波群，时限通常 ≥ 0.12 s，T 波方向多与 QRS 波群的主波方向相反；②提前的 QRS 波群前无 P 波或无相关的 P 波；③完全代偿间歇，因室性期前收缩很少能逆传侵入窦房结，故窦房结的节律不受室性期前收缩的影响，表现为包含室性期前收缩在内的前后 2 个窦性下传搏动的间距等于窦性节律 RR 间距的 2 倍（图 2-3）。

室性期前收缩可表现为多种类型。①插入性室性期前收缩：这种期前收缩发生在两个正常窦性搏动之间，无代偿间歇。②单源性室性期前收缩：起源于同一室性异位起搏点的期前收缩，形态和配对间期完全相同。③多源性室性期前收缩：同一导联出现两种或两种以上形态和配对间期不同的室性期前收缩。④多形性室性期前收缩：在同一导联上配对间期相同但形态不同的室性期前收缩。⑤室性期前收缩二联律：每一个室性期前收缩和一个窦性搏动交替发生，具有固定的配对间期。⑥室性期前收缩三联律：每两个窦性搏动后出现一个室性期前收缩。⑦成对的室性期前收缩：室性期前收缩成对出现。⑧ R-on-T 型室性期前收缩：室性期前收缩落在前一个窦性心搏的 T 波上。⑨室性反复心搏：少数室性期前收缩的冲动可逆传至心房，产生逆行 P 波（P'波），后者可再次下传激动心室，形成反复心搏。⑩室性并行心律：室性期前收缩的异位起搏点以固定间期或固定间期的倍数规律地自动发放冲动，并能防止窦房结冲动的入侵，其心电图表现为室性期前收缩的配对间期不固定而 QRS 波群的形态一致，异位搏动的间距有固定的倍数关系，偶有室性融合波。

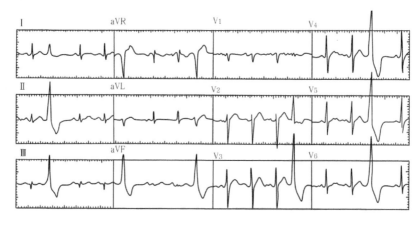

图 2-3　室性期前收缩

各导联均可见提前发生的宽大畸形 QRS 波群及 T 波倒置，前无 P 波，代偿间歇完全

四、诊断

患者的心悸等不适症状可提示期前收缩的诊断线索。体检时心脏听诊大多容易诊断期前收缩。频发的期前收缩有时不易与心房颤动等相鉴别，但后者心室律更为不整齐；运动后心率增快时部分期前收缩可减少或消失。心搏呈二联律者，大多数由期前收缩引起，此外也可以是房室传导阻滞 3∶2 房室传导。

心电图检查是明确期前收缩诊断的重要步骤，并能进一步确定期前收缩的类型。尤其是某些特殊类型的期前收缩，如未下传的房性期前收缩、插入性期前收缩、多源性期前收缩等，更需要心电图确诊。

五、治疗

（一）窦性期前收缩

通常不需治疗，应针对原发病处理。

（二）房性期前收缩

一般不需治疗，频繁发作伴有明显症状或引发心动过速者，应适当治疗，主要包括去除诱因、消除症状和控制发作。患者应避免劳累、精神过度紧张和情绪激动，戒烟戒酒，不要饮用浓茶和咖啡。有心力衰竭时应适当给予洋地黄制剂。治疗的药物可酌情选用 β-受体阻滞剂、钙通道阻滞剂、普罗帕酮及胺碘酮等。

（三）房室交界性期前收缩

通常不需治疗。由心力衰竭引起的房室交界性期前收缩，适当给予洋地黄制剂即可控制。频繁发作伴有明显症状者，可酌情选用 β-受体阻滞剂、钙通道阻滞剂、普罗帕酮等。起源于房室结远端的期前收缩，有可能由于发生在心动周期的早期而诱发快速性室性心律失常，这种情况下，治疗与室性期前收缩相同。

（四）室性期前收缩

首先应积极消除引起室性期前收缩的诱因，治疗基础疾病。室性期前收缩本身是否需要治疗取决于室性期前收缩的临床意义。

（1）临床上大多数室性期前收缩患者无器质性心脏病，室性期前收缩不增加这类患者心源性猝死的危险，可视为良性室性期前收缩，如果无明显症状则不需要药物治疗。对于这些患者，不应过分强调治疗室性期前收缩，以避免引起过度紧张焦虑。如果患者症状明显，则给予治疗，目的在于消除症状。患者应避免劳累、精神过度紧张和焦虑，戒烟戒酒，不饮用浓茶和咖啡等，鼓励适当的活动，如果无效则应给予药物治疗，包括镇静剂、抗心律失常药物等。β-受体阻滞剂可首先选用，如果室性期前收缩随心率的增加而增多，β-受体阻滞剂特别有效。无效时可改用的其他药物有美西律、普罗帕酮等。

患者无器质性心脏病客观依据，若室性期前收缩起源于右心室流出道，可首选 β-受体阻滞剂，也可选用普罗帕酮；若室性期前收缩起源于左心室间隔，首选维拉帕米。对于室性期前收缩频发、症状明显、药物治疗效果不佳的患者，可考虑射频导管消融治疗，大多数患者能取得良好的效果。

（2）发生于急性心肌梗死早期的室性期前收缩，尤其是频发、成对、多源、R-on-T型室性期前收缩，应首先静脉使用胺碘酮，也可选用利多卡因。如果急性心肌梗死患者早期出现窦性心动过速伴发室性期前收缩，则早期静脉使用 β-受体阻滞剂等能有效减少室颤的发生。室性期前收缩发生于某些暂时性心肌缺血的情况下，如变异型心绞痛、溶栓和冠状动脉介入治疗后的再灌注心律失常等，可静脉使用利多卡因。

器质性心脏病伴轻度心功能不全（EF 40%～50%）时发生的室性期前收缩，如果无症状，原则上积极治疗基础心脏病，并去除诱因，不必针对室性期前收缩采用药物治疗。如果症状明显，可选用 β-受体阻滞剂、美西律、普罗帕酮、莫雷西嗪、胺碘酮。

器质性心脏病合并中重度心力衰竭时发生的室性期前收缩，心源性猝死的危险性增加。β-受体阻滞剂对于减少室性期前收缩的疗效虽不明显，但能降低心肌梗死后猝死的发生率。胺碘酮对于心肌梗死后心力衰竭伴有室性期前收缩的患者能有效抑制室性期前收缩，致心律失常作用发生率低，对心功能抑制轻微，可小剂量维持使用以减少不良反应的发生。CAST 试验结果显示，某些Ⅰc类抗心律失常药物用于治疗心肌梗死后室性期前收缩，尽管药物能有效控制室性期前收缩，但是总死亡率反而显著增加，原因是这些药物本身具有致心律失常作用。因此，心肌梗死后室性期前收缩应当避免使用Ⅰ类，特别是Ⅰc类抗心律失常药物。

二尖瓣脱垂患者常见室性期前收缩，但很少出现预后不良，治疗可依照无器质性心脏病并发室性期前收缩的处理原则。如患者合并二尖瓣反流及心电图异常表现，发生室性期前收缩时有一定的危险，可首先选用 β-受体阻滞剂，无效时再改用Ⅰ类或Ⅲ类抗心律失常药物。

（林　杰）

第三节　窦房结折返性心动过速

窦房结折返性心动过速（sinoatrial reentrant tachycardia）是由于窦房结内或其周围组织发生折返而形成的心动过速，约占室上性心动过速的 5%～10%。可见于各年龄组，尤其是高龄者，无明显性别差异。常见于器质性心脏病患者，冠心病、心肌病、风心病尤其是病态窦房结综合征是常见病因，也可见于无器质性心脏病患者。

一、心电图检查

心动过速呈阵发性，中间夹杂窦性搏动，多由房性期前收缩诱发和终止。P 波形态与窦性 P 波相同或非常相似。P 波常重叠在 T 波或 ST 段，有时不易与窦性 P 波区别。频率大多在 80～200 次 / 分，平均多在 130～140 次 / 分。PR 间期与心动过速的频率有关。心动过速的 RR 间期比 PR 间期长。PR 间期比窦性心律时稍有延长，通常在正常参考值范围内并保持 1：1 房室传导，可伴有文氏现象。刺激迷走神经可使心动过速减慢，然后突然终止。在心动过速终止前可出现房室传导时间延长或发生房室传导阻滞，但不影响窦房结折返（图 2-4）。

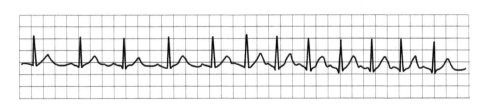

图 2-4　窦房结折返性心动过速

第 6 个 QRS 波群开始出现连续规则的心动过速，其前的 P 波形态与窦性 P 波形态基本一致

二、诊断

窦房结折返性心动过速的诊断有赖于有创性和无创性心脏电生理检查。房性期前收缩

后出现心动过速，而 P 波形态与窦性 P 波相同，应考虑窦房结折返性心动过速的诊断。以下特点高度提示窦房结折返性心动过速。

（1）心动过速及其症状呈阵发性。

（2）P 波形态与窦性 P 波相同，其向量方向是从上向下、从右向左。

（3）心房激动顺序与窦性心律时相同，是从高向低、从右向左。

（4）心房期前刺激可诱发和终止心动过速。

（5）心动过速的诱发不需要房内或房室结传导时间的延长。

（6）心动过速可被迷走神经刺激或腺苷终止。

三、治疗

由于心动过速的频率较慢，症状轻微或无症状，许多患者并未就医。对于有症状的患者，如果是与焦虑所致心动过速有关，可给予镇静药物和 β‑受体阻滞剂。刺激迷走神经的方法、β‑受体阻滞剂、非二氢吡啶类钙通道阻滞剂、洋地黄、腺苷、胺碘酮等能有效终止和预防发作。对于顽固病例，可采用射频导管消融部分或全部房室结的方法进行治疗。

（林　杰）

第四节　房性心动过速

房性心动过速（atrial tachycardia），简称房速，按照发生机制与心电图表现的不同可分为自律性房速、折返性房速和紊乱性房速。其发生机制分别为自律性增高、折返和触发活动。

一、病因

自律性房速在各年龄组均可发生。多见于器质性心脏病患者，如冠心病、肺心病、心肌病、风心病等。洋地黄中毒可发生自律性房速，常伴有房室传导阻滞。大量饮酒及各种代谢障碍均为致病原因，也可见于无器质性心脏病患者。其发生是由于心房异位起搏点自发性 4 相舒张期除极速率加快所致。

折返性房速大部分见于器质性心脏病和心脏病手术后患者，极少见于正常人。其发生是由于外科手术瘢痕周围、解剖上的障碍物和心房切开术等引起心房肌不应期和传导速度的不同，形成房内折返。

紊乱性房速也称为多源性房速，常见于慢性阻塞性肺疾病、充血性心力衰竭的老年患者，有时也可见于儿童。氨茶碱过量也可引起紊乱性房速，而洋地黄中毒引起者并不多见。一般认为紊乱性房速与触发机制有关。

二、临床表现

房速患者症状的严重程度除与基础疾病状况有关外，还与房速发作的方式、持续时间和心室率有关。房速的发作可呈短暂、间歇或持续性。短暂发作的患者绝大多数无明显症状，有些患者仅有心悸不适。持续性发作的患者可出现头晕、胸痛、心悸、先兆晕厥、晕厥、乏力和气短等症状，少数患者因心率长期增快可引起心脏增大，出现心力衰竭，类似扩张型心肌病，称为心动过速性心肌病。体检可发现心率不恒定，第一心音强度变化。颈动脉窦按摩可减慢心室率，但不能终止房速的发作。

三、心电图检查

房速的心房率一般在 150～200 次/分，房波（P'波）形态与窦性 P 波不同，通常在各导联可见等电位线，RP' > P'R。P'R 间期受房率的影响，频率快时可出现 P'R 间期延长，常有文氏现象或Ⅱ度二型房室传导阻滞。刺激迷走神经的方法通常不能终止心动过速，但能加重房室传导阻滞。P'波在 aVL 导联正向或正负双向提示房速起源于右心房，在 V₁ 导联正向提示起源于左心房。不同机制的房速，心电图和电生理检查可呈以下不同特点。

（1）自律性房速发作开始时多有"温醒"现象，心房率逐渐加快而后稳定在一定水平，通常不超过 200 次/分，而在终止前呈"冷却"现象。电生理检查时，心房期前刺激不能诱发、终止和拖带心动过速，但可被超速抑制。心动过速的发作不依赖于房内或房室结的传导延缓，心房激动顺序与窦性心律时不同。其发作的第一个 P'波与随后的 P'波形态一致，这与大多数折返性室上性心动过速发作时的情形不同，后者第一个 P'波与随后的 P'波形态有差异（图 2-5）。

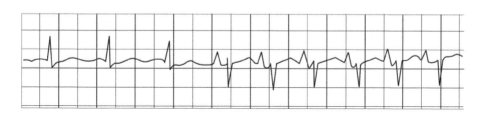

图 2-5 自律性房性心动过速

第 4 个 QRS 波群开始出现连续规则的心动过速，其前的 P 波形态与随后的 P 波一致，但与窦性 P 波形态不同，心率逐渐加快

（2）折返性房速的频率可达 140～250 次/分。电生理检查时，心房期前刺激能诱发、终止和拖带心动过速，并能用心房超速抑制刺激终止。当心房处于相对不应期而致房内传导延缓时易诱发心动过速。心房激动顺序和 P 波形态与窦性心律时不同，刺激迷走神经不能终止心动过速，但可加重房室传导阻滞，如未经电生理检查或未观察到发作的开始和终止，则不易与自律性房性心动过速相区别（图 2-6）。

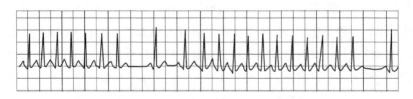

图 2-6　折返性房性心动过速

连续快速的 QRS 波群前均可见 P 波，但与第 8 及第 21 个窦性 P 波形态不同

（3）紊乱性房速通常在同一导联有 3 种或 3 种以上形态各异、振幅明显不同的 P'波，节律极不规则，心房率较慢，100 ～ 130 次 / 分，大多数 P'波可下传心室。因部分 P'波过早发生而下传受阻，心室率也不规则。紊乱性房速最终可发展为心房颤动（图 2-7）。

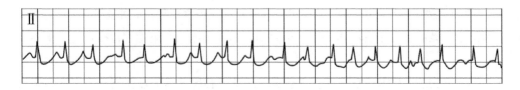

图 2-7　紊乱性房性心动过速

P'波形态各异、振幅明显不同，P'P'不规则，P'R 和 RR 间期不等，P'波之间有等电位线

四、治疗

（一）自律性房速的治疗

根据不同临床情况进行处理。

（1）非洋地黄引起者，可选用 β - 受体阻滞剂、非二氢吡啶类钙通道阻滞剂、洋地黄等药物以减慢心室率。如房速未能转复为窦性心律而持续存在，可加用Ⅰa、Ⅰc 或Ⅲ类抗心律失常药物。药物治疗无效时可采用射频导管消融。

（2）洋地黄引起者，应立即停用洋地黄。如血清钾不高，首选氯化钾口服或静脉滴注，并注意血清钾和心电图的检查，防止出现高钾；血清钾增高或不能应用氯化钾者，可选用苯妥英钠、利多卡因、β - 受体阻滞剂或普罗帕酮。对于心室率不快者，只需停用洋地黄。

（二）紊乱性房速的治疗

重点是积极治疗原发疾患。在此基础上，选用维拉帕米、胺碘酮可能有效。β - 受体阻滞剂在无禁忌证时患者如能耐受也可选用。补充钾盐和镁盐可抑制心动过速发作，也是有效方法之一。电复律和导管消融不是治疗的适应证。

（林　杰）

第五节　非阵发性房室交界性心动过速

非阵发性房室交界性心动过速（non-paroxysmal AV junctional tachycardia）的发生与房室交界区异位起搏点的自律性增高或触发活动有关。其发生与终止过程缓慢，故称非阵发性。常在窦性心律变慢、房室交界区异位起搏点的自律性超过窦房结时开始，窦性心律加快时可暂停或终止。

一、病因

最常见的病因是洋地黄中毒，通常发生于器质性心脏病患者，如急性下壁心肌梗死、急性风湿热、心肌炎、低钾血症、慢性阻塞性肺疾病及心脏手术后。此外，偶见于正常人。也常出现在房室结折返性心动过速进行导管射频消融过程中。

二、临床表现

很少引起血流动力学改变，患者多无症状，临床表现与心率和原发疾病的病因有关。体征取决于心房和心室的关系及两者的频率。第一心音可以稳定或出现变化，颈静脉可出现或不出现大炮 a 波。

三、心电图检查

非阵发性房室交界性心动过速的 QRS 波群形态与窦性心律时相同，频率大多为 70～130 次 / 分，在经过短暂的心率加快后节律常规则。洋地黄中毒引起者常合并房室交界区文氏型传导阻滞，因而心室律变得不规则。房室交界区的异位激动虽可逆传心房，但心房多由窦房结、心房或房室交界区的第 2 个异位起搏点控制，心室由房室交界区发出的激动控制，因此可出现干扰性房室分离和房性融合波（图 2-8）。

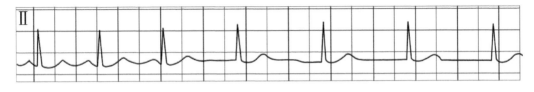

图 2-8　非阵发性房室交界性心动过速

第 4、5、6、7 个 QRS 波群推迟出现，呈室上性，其前、后无 P 波，频率 71 次 / 分

四、治疗

非阵发性房室交界性心动过速通常能自行消失，如果患者能耐受则只需密切观察。因不会引起明显的血流动力学障碍，一般不需特殊治疗，主要是针对原发疾病进行治疗。对

于洋地黄中毒者立即停药，应用钾盐、苯妥英钠、利多卡因、β-受体阻滞剂治疗。对于其他病因引起者，可选用Ⅰa、Ⅰc或Ⅲ类抗心律失常药物。

（林　杰）

第六节　心房扑动

心房扑动（atrial flutter），简称房扑，是一种大折返的房性心律失常，因其折返环通常占据了心房的大部分区域，故又称为大折返性房速。依其折返环解剖结构及心电图表现不同分为典型房扑（一型）及非典型房扑（二型）。典型房扑围绕三尖瓣环、终末嵴和欧氏嵴呈逆钟向或顺钟向折返；其他已知的确定的房扑类型还包括围绕心房手术切开瘢痕的、心房特发性纤维化区域的、心房内其他解剖结构或功能性传导屏障的大折返，由于引起这些房扑的屏障多变，因此称为非典型房扑。

一、病因

临床所见房扑较房颤为少。阵发性房扑可见于无器质性心脏病患者，而持续性房扑则多伴有器质性心脏病，如风湿性心脏病、冠心病、心肌病等。其他病因尚有房间隔缺损、肺栓塞，二尖瓣、三尖瓣狭窄或关闭不全，慢性心功能不全使心房扩大，及涉及心脏的中毒性、代谢性疾病，如甲状腺功能亢进性心脏病、心包炎、乙醇中毒等，也可见于胸腔手术后、胸部外伤，甚至子宫内的胎儿亦可发生。少数患者病因不明。儿童持续发作心房扑动增加猝死的可能性。

二、临床表现

临床表现为心悸、胸闷、乏力等症状。有些房扑患者症状较为隐匿，仅表现为活动时乏力。房扑可加重或诱发心力衰竭。

房扑可被看作是一种过渡性异常心电活动，常自行转复为窦性心律或进展为房颤，持续数月乃至数年的房扑十分罕见。房扑引发的系统栓塞少于房颤。颈动脉窦按摩一般可使房扑时心室率逐步成倍数减慢，但难以转复为窦性心律。一旦停止按摩，心室率即以相反的方式恢复如初。体力活动、增强交感神经张力或减弱副交感神经张力可成倍加快心室率。

体格检查：在颈静脉波中可见快速扑动波，如果扑动波与下传的QRS波群关系不变，则第一心音强度亦恒定不变。有时听诊可闻及心房收缩音。

三、心电图检查

典型房扑的心房率通常在250～350次/分，基本心电图特征表现为：①完全相同的规则的锯齿形扑动波（F波）及持续的电活动（扑动波之间无等电位线）；②心室律可规则或不规则；③QRS波群形态多正常，当出现室内差异性传导或原先合并有束支传导阻滞时，QRS 波群增宽，形态异常。扑动波在 Ⅱ、Ⅲ、aVF 导联或 V₁ 导联中较清楚，按摩颈动脉窦或使用腺苷可暂时减慢心室反应，有助于看清扑动波。逆钟向折返的 F 波心电图特征为 Ⅱ、Ⅲ、aVF 导联呈负向，V₁ 导联呈正向，V₆ 导联呈负向（图 2-9）；顺钟向折返的 F 波心电图特征则相反，表现为 Ⅱ、Ⅲ、aVF 导联呈正向，V₁ 导联呈负向，V₆ 导联呈正向。

典型房扑的心室率可以呈以下几种情况。在未经治疗的患者，2:1 房室传导多见，心室率快而规则，此时心室率为心房率的一半；F 波和 QRS 波群有固定时间关系，通常以 4:1、6:1 较为多见，3:1、5:1 少见，心室率慢而规则；若房扑持续时心室率明显缓慢（除外药物影响），F 波和 QRS 波群无固定时间关系，心室率慢而规则，表明有完全性房室传导阻滞的存在；F 波和 QRS 波群无固定时间关系，通常以 2:1 ~ 7:1 传导，心室率不规则。儿童、预激综合征患者，偶见于甲状腺功能亢进患者，心房扑动可以呈 1:1 的形式下传心室，造成 300 次 / 分的心室率，从而产生严重症状。由于隐匿性传导的存在，RR 间期可出现长短交替。不纯房扑（或称扑动 - 颤动）心房率常快于单纯房扑，其 F 波形态及时限亦变化多样。在某些情况下，此种心电图特点提示心房电活动的不一致。例如，一侧心房为颤动样激动，同时另一侧心房可能被相对缓慢且规整的扑动样激动所控制。现已证实，房内传导时间延长是房扑发生的危险因素之一。

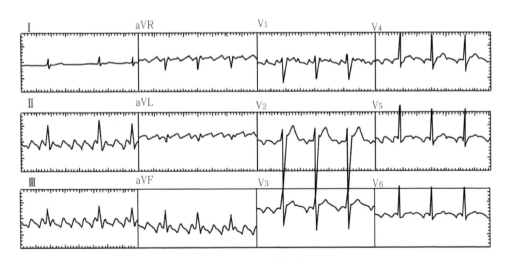

图 2-9　心房扑动

各导联 P 波消失，代之以规则的 F 波，以 Ⅱ、Ⅲ、aVF 和 V₁ 导联最为明显，QRS 波群形态正常，F 波与 QRS 波群的比为 2:1 ~ 4:1

如上所述，由于非典型房扑的折返环（不依赖下腔静脉至三尖瓣环之间的峡部）变异性很大，因此非典型房扑的大折返心电图特征存在很大差异，心房率或 F 波形态各不相同。然而，非典型房扑的 F 波频率通常与典型房扑相同，即 250 ~ 350 次 / 分。

四、治疗

（一）直流电复律

如果房扑患者有严重的血流动力学障碍或心力衰竭，应立即给予同步直流电复律，所需能量相对较低（50 J）。若电休克引起房颤，可用较高的能量再次进行电休克以求恢复窦性心律，或根据临床情况不予处理。少数患者在恢复窦性心律即刻有发生血栓栓塞的可能。

（二）心房程序调搏

食管调搏或右心房导管快速心房起搏在大多数患者中可有效终止一型房扑或部分二型房扑，恢复窦性心律或转变为伴有较慢心室率的心房颤动，临床症状改善。

（三）药物治疗

可选用胺碘酮、洋地黄、钙拮抗剂或 β - 受体阻滞剂减慢房扑时的心室率，若心房扑动持续存在，可试用Ⅰa和Ⅰc类抗心律失常药物以恢复窦性心律和预防复发。小剂量（200 mg/d）胺碘酮也可预防复发。除非心房扑动时的心室率已被洋地黄、钙拮抗剂或 β - 受体阻滞剂减慢，否则不应使用Ⅰ类和Ⅲ类抗心律失常药物，因上述药物有抗胆碱作用，且Ⅰ类抗心律失常药物能减慢F波频率，使房室传导加快，引起1∶1传导，使心室率加快。

（四）射频消融

通过导管射频消融阻断三尖瓣环和下腔静脉之间的峡部，造成双向阻滞，对于治疗典型房扑十分有效，长期成功率达90%～100%，目前已成为典型房扑首选治疗方法。其他类型的房扑消融治疗也很有效，但成功率略低于典型房扑，且各类型房扑消融治疗的成功率不同。

（杨　勇）

第七节　心房颤动

心房颤动（atrial fibrillation），简称房颤，是指心房无序除极、电活动丧失，产生快速无序的颤动波，导致心房无有效收缩，是最严重的心房电活动紊乱。有学者研究表明，30岁以上患者20年内发生心房颤动的总概率为2%，60岁以后发病率显著增加，平均每10年发病率增加1倍。目前国内房颤的流行病学资料较少，一项对14个自然人群房颤现状的大规模流行病学调查显示，房颤发生率为0.77%。在所有房颤患者中，房颤发生率按病因分类，非瓣膜性、瓣膜性和孤立性房颤所占比例分别为65.2%、12.9%和21.9%。非瓣膜性房颤发生率明显高于瓣膜性房颤和孤立性房颤，其中1/3为阵发性房颤，2/3为持续或永久性房颤。

一、病因

房颤的病因与房扑相似。阵发性房颤可见于无器质性心脏病患者，而持续性房颤则多伴有器质性心脏病，如高血压心脏病、风湿性心脏病、冠心病、心肌病等。其他病因尚有房间隔缺损、肺栓塞、二尖瓣、三尖瓣狭窄或关闭不全，慢性心功能不全使心房扩大，及涉及心脏的中毒性、代谢性疾病，如甲状腺功能亢进性心脏病、心包炎、乙醇中毒等。亦可见于胸腔手术后、胸部外伤，甚至子宫内的胎儿亦可发生。少数患者病因不明，称为特发性房颤。

房颤的发生机制主要涉及两个方面。其一是房颤的触发因素（trigger），包括交感神经和副交感神经刺激、心动过缓、房性期前收缩或心动过速、房室旁路和急性心房牵拉等。其二是房颤发生和维持的基质（substrate），这是房颤发作和维持的必要条件，以心房有效不应期的缩短和心房扩张为特征的电重构和解剖重构是房颤持续的基质，重构变化可能有利于形成多发折返子波（multiple-wavelet）。此外，还与心房某些电生理特性变化有关，包括有效不应期离散度增加、局部阻滞、传导减慢和心肌束的分隔等。

随着对局灶驱动机制、心肌袖、电重构的认识，及非药物治疗方法的不断深入，目前认为房颤是多种机制共同作用的结果。①折返机制：包括多发子波折返学说和自旋波折返假说。②触发机制：由于异位局灶自律性增强，通过触发和驱动机制发动和维持房颤，而绝大多数异位兴奋灶（90%以上）在肺静脉内，尤其是左、右上肺静脉。组织学上可看到肺静脉入口处的平滑肌细胞中有横纹肌成分，即心肌细胞呈袖套样延伸到肺静脉内，而且上肺静脉比下肺静脉的袖套样结构更宽、更完善，形成心肌袖（myocardial sleeve），肺静脉内心肌袖是产生异位兴奋的解剖学基础。腔静脉和冠状静脉窦在胚胎发育过程中也可形成肌袖，并有可以诱发房颤的异位兴奋灶存在。异位兴奋灶也可以存在于心房的其他部位，包括界嵴（crista terminalis）、房室交界区、房间隔、Marshall 韧带和心房游离壁等。③自主神经机制：心房肌的电生理特性不同程度地受自主神经系统的调节，自主神经张力改变在房颤中起着重要作用。部分学者称其为神经源性房颤，并根据发生机制的不同将其分为迷走神经性房颤和交感神经性房颤两类。前者多发生在夜间或餐后，尤其多见于无器质性心脏病的男性患者；后者多见于白昼，多由运动、情绪激动和静脉滴注异丙肾上腺素等诱发。迷走神经性房颤与不应期缩短和不应期离散性增高有关；交感神经性房颤则主要是由于心房肌细胞兴奋性增高、触发激动和微折返环形成。而在器质性心脏病中，心脏生理性的迷走神经优势逐渐丧失，交感神经性房颤更为常见。

二、分类

临床上常根据病因、起病时间、心室率、自主神经作用、发生机制及部位等对房颤进行分类。然而，到目前为止仍没有一种分类方法能满足所有的要求。目前，临床上常将房颤分为初发房颤、阵发性房颤、持续性房颤、永久性房颤。①初发房颤（initial event）：首次发现，不论其有无症状和能否自行复律。②阵发性房颤（paroxysmal AF）：持续时间 < 7 天，一般 < 48 小时，多为自限性。③持续性房颤（persistent AF）：持续时间 > 7 天，常不能自行复律，药物复律的成功率较低，常需电转复。④永久性房颤（permanent AF）：复律失败或复律后 24 小时内又复发的房颤，可以是房颤的首发表现或由反复发作的房颤发展而来，对于持续时间较长、不适合复律或患者不愿意复律的房颤也归于此类。有些房颤患者不能获得准确的房颤病史，尤其是无症状或症状轻微者，常采用新近发生的（recent onset）或新近发现的（recent discovered）房颤来命名，新近发生的房颤也可指房颤持续时间 < 24 小时。房颤的一次发作事件是指发作持续时间 > 30 s。

三、临床表现

房颤是临床上最为常见的心律失常之一。充血性心力衰竭、瓣膜性心脏病、卒中病史、左心房扩大、二尖瓣和主动脉瓣功能异常、经治疗的高血压及高龄是房颤发生的独立危险因素。阵发性房颤可见于器质性心脏病患者，尤其在情绪激动时，或急性乙醇中毒、运动、手术后，但更多见于器质性心脏病患者。持续性房颤患者多有心血管疾病，最常见于二尖瓣病变、高血压性心脏病、房间隔缺损、冠心病、肺心病等。新近发生的房颤则应考虑甲状腺功能亢进等代谢性疾病。

心房无序的颤动失去了有效的收缩与舒张，心房泵血功能恶化或丧失，加之房室结对快速心房激动的递减传导，引起心室极不规则的反应。因此，心室律（率）紊乱、心功能受损和心房附壁血栓形成是房颤患者的主要病理生理特点。房颤可有症状，也可无症状，即使对于同一患者也是如此。房颤引起的症状由多种因素决定，包括发作时的心室率、心功能、伴随的疾病、房颤持续时间及患者感知症状的敏感性等，其危害主要有三方面：①引起胸闷、心悸、体力下降等症状；②降低心泵功能；③导致系统栓塞等严重并发症。严重时可出现低血压、心绞痛、急性肺水肿、昏厥甚至猝死。

大多数患者有心悸、呼吸困难、胸痛、疲乏、头晕和黑蒙等症状，由于心房利钠肽的分泌增多还可引起多尿。部分房颤患者无任何症状，偶然的机会或者出现房颤的严重并发症如卒中、栓塞或心力衰竭时才被发现。有些患者有左心室功能不全的症状，可能继发于房颤时持续的快速心室率。晕厥并不常见，但却是一种严重的并发症，常提示存在窦房结功能障碍及房室传导功能异常、主动脉瓣狭窄、肥厚型心肌病、脑血管疾病或存在房室旁路等。

典型的房颤体征为心律绝对不规则、第一心音强弱不等、脉搏短绌。如果房颤患者心室率突然变得规整，应怀疑它可能转变成窦性心律、房性心动过速、下传比例固定的心房扑动或交界性、室性心动过速。

四、心电图检查

房颤的心电图特点为：①P 波消失，仅见心房电活动呈振幅不等、形态不一的小的不规则的基线波动，称为 f 波，频率为 350 ~ 600 次 / 分；② QRS 波群形态和振幅略有差异，RR 间期绝对不等。其原因在于大量心房冲动由于波振面的冲突而相互抵消，或侵入房室结，使房室结对后来的冲动部分地不起反应，阻滞在房室交界区未下传到心室（即隐匿性传导，导致心室律不规则），此时决定心室反应速率的主要因素是房室结的不应期和最大起搏频率（图 2-10）。

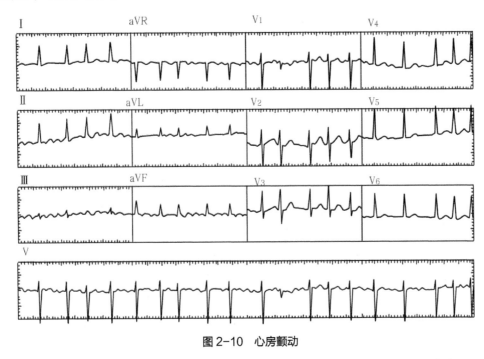

图 2-10 心房颤动

各导联 P 波消失，代之以不规则的 f 波，以 Ⅱ、Ⅲ、aVF 和 V₁ 导联为明显，QRS 波群形态正常，RR 间期绝对不等

房颤时的心室率取决于房室结的电生理特性、迷走神经和交感神经的张力水平，及药物的影响等。在未经治疗的房室传导正常的患者，则伴有不规则的快速心室反应，心室率通常在 100 ~ 160 次 / 分。当患者伴有预激综合征时，房颤的心室反应有时超过 300 次 / 分，可导致室颤。如果房颤合并房室传导阻滞，由于房室传导系统发生不同程度的传导障碍，可以出现长 RR 间期。房颤持续过程中，心室节律若快且规则（超过 100 次 / 分），提示交界性或室性心动过速；若慢且规则（30 ~ 60 次 / 分），提示完全性房室传导阻滞。如出现 RR 间期不规则的宽 QRS 波群，常提示存在房室旁路前传或束支阻滞。当 f 波细微、快速而难以辨认时，经食管或心腔内电生理检查将有助诊断。

五、治疗

房颤患者的治疗目标是减少血栓栓塞和控制症状。后者主要是控制房颤时的心室率和（或）恢复及维持窦性心律。其治疗主要包括以下 5 方面。

（一）复律治疗

对阵发性、持续性房颤和经选择的慢性房颤患者，转复为窦性心律是所希望的治疗终点。

初发 48 小时内的房颤多推荐应用药物复律，时间更长的则采用电复律。对于房颤伴较快心室率并且症状重、血流动力学不稳定的患者，包括伴有经房室旁路前传的房颤患者，则应尽早或紧急电复律。伴有潜在病因的患者，如甲状腺功能亢进、感染、电解质紊乱等，在病因未纠正前，一般不予复律。

1. 药物复律

新近发生的房颤用药物转复为窦性心律的成功率可达 70% 以上，但持续时间较长的房颤复律成功率较低。静脉注射伊布利特复律的速度最快，用 2 mg 可使房颤在 30 分钟内或以后的 30 ~ 40 分钟内转复为窦性心律，比静脉注射普鲁卡因胺或索他洛尔的疗效更好。依布利特的主要不良反应是尖端扭转型室性心动过速，对心动过缓、低钾血症、低镁血症、心室肥厚、心力衰竭者及女性患者应慎用。静脉应用普罗帕酮、普鲁卡因胺和胺碘酮也可复律。胺碘酮复律的速度较慢，虽然控制心室率的效果在给予 300 ~ 400 mg 时已达到，但静脉给药剂量 ≥ 1 g 约需要 24 小时才能复律。对持续时间较短的房颤 I c 类抗心律失常药物氟卡尼和普罗帕酮在 2.5 小时复律的效果优于胺碘酮，而氟卡尼和普罗帕酮的复律效果无差异。快速静脉应用艾司洛尔（esmolol）对复律房颤有效，而洋地黄制剂对复律无效。

目前最常用于复律的静脉药物有普罗帕酮、胺碘酮和依布利特。静脉应用抗心律失常药物时应行心电监护。如有心功能不良或器质性心脏病，首选胺碘酮；如心功能正常或无器质性心脏病，可首选普罗帕酮，也可用氟卡尼或索他洛尔。对于症状不明显的房颤患者也可口服抗心律失常药物进行复律。

对新近发生的房颤采用药物复律，需要仔细分析患者的临床情况，对拟用的抗心律失常药物的药理特性要有充分了解。无器质性心脏病的房颤患者静脉应用或口服普罗帕酮是有效和安全的，而对有缺血性心脏病、左心室射血分数降低、心力衰竭或严重传导障碍的患者，应该避免应用 I c 类药物。胺碘酮、索他洛尔和新 III 类抗心律失常药物如伊布利特和多菲利特，复律是有效的，但有少数患者（1% ~ 4%）可能并发尖端扭转型室性心动过速，因此在住院期间进行复律较为妥当。对房颤电复律失败或早期复发的病例，在择期行电复律前应先应用胺碘酮、索他洛尔等药物以提高房颤复律的成功率。对房颤持续时间 ≥ 48 小时或持续时间不明的患者，在复律前后均应常规应用华法林抗凝治疗。

2. 直流电复律

（1）体外直流电复律：体外（经胸）直流电复律对房颤转复为窦性心律十分有效和简便，并且只要操作得当则相对安全。主要的适应证是药物复律失败的阵发性或持续性房颤且必须维持窦性心律者，对于心室率快、症状重且有血流动力学恶化倾向的房颤患者常作为一线治疗。起始能量以 150 ~ 200 J 为宜，如复律失败，可用更高的能量。电复律必须与

R 波同步。

房颤患者经适当的准备和抗凝治疗，电复律并发症很少，但也可发生包括体循环栓塞、室性期前收缩、非持续性或持续性室性心动过速、窦性心动过缓、低血压、肺水肿及暂时性 ST 段抬高等症状、体征。体外电复律对左心室功能严重损害的患者要十分谨慎，因为有发生肺水肿的可能。体外直流电复律的禁忌证包括洋地黄毒性反应、低钾血症、急性感染性或炎性疾病、未代偿的心力衰竭及未满意控制的甲状腺功能亢进等。恢复窦性心律后可进一步了解窦房结功能状况或房室传导情况。如果患者疑有房室传导阻滞或窦房结功能低下，电复律前应有预防性心室起搏的准备。

（2）心内直流电复律：自 1993 年以来，复律的低能量（＜20 J）心内电击技术已用于临床。该技术采用两个表面积大的导管电极，分别置于右心房（负极）和冠状静脉窦（正极）。其中一根电极导管也可置于左肺动脉作为正极，或者因冠状静脉窦插管失败作为替代（正极）。对房颤的各种亚组患者，包括体外直流电复律失败的房颤患者，复律的成功率可达 70%～89%。该技术也可用于对电生理检查或导管消融过程中发生的房颤进行复律，但放电必须与 R 波准确同步。

（3）电复律与药物联合应用：对于反复发作的持续性房颤，约 25% 的患者电复律不能成功，或虽复律成功，但窦性心律仅能维持数个心动周期或数分钟后又转为房颤，另 25% 的患者复律成功后 2 周内复发。若电复律失败，可在应用抗心律失常药物后再次体外电复律，必要时考虑心内电复律。与电复律前给予安慰剂或频率控制药物比较，胺碘酮可提高电复律的成功率，复律后房颤复发的比例也降低。给予地尔硫䓬、氟卡尼、普鲁卡因胺、普罗帕酮和维拉帕米并不提高复律的成功率，对电复律成功后预防房颤复发的作用也不明确。有研究提示，在电复律前 28 天给予胺碘酮或索他洛尔，两者对房颤自发复律和电复律的成功率效益相同（P = 0.98）。对房颤复律失败或早期复发的病例，推荐在择期复律前给予胺碘酮、索他洛尔。

（4）植入型心房除颤器：心内直流电复律的研究已近 20 年，为了便于重复多次尽早复律，20 世纪 90 年代初已研制出一种类似植入型心律转复除颤器（implantable cardioverter defibrillator，ICD）的植入型心房除颤器（implantable atrial defibrillator，IAD）。IAD 发放低能量（＜6 J）电击，以尽早有效地终止房颤，恢复窦性心律，尽可能减少患者的不适感觉。尽管动物实验和早期的临床经验表明，低能量心房内除颤对阵发性房颤、新近发生的房颤或慢性房颤患者都有较好的疗效（75%～80%），能减少房颤负荷和住院次数，但由于该技术为创伤性的治疗方法，费用昂贵，且不能预防复发，因此不推荐常规使用。

（二）维持窦性心律

无论是阵发性还是持续性房颤，大多数房颤在转复成功后都会复发，因此，通常需要应用抗心律失常药物预防房颤复发以维持窦性心律。常选用 Ⅰa、Ⅰc 及 Ⅲ类（胺碘酮、索他洛尔）抗心律失常药物及导管消融预防复发。

在使用抗心律失常药物前，应注意检查有无心血管疾病和其他相关因素。首次发现的房颤、偶发房颤或可以耐受的阵发性房颤，很少需要预防性用药。β-受体阻滞剂对仅在运动时发生的房颤比较有效。

在选择抗心律失常药物进行窦性心律的长期维持治疗时，首先要评估药物的有效性、安全性及耐受性。有研究提示，现有的抗心律失常药物在维持窦性心律中，虽可改善患者的症状，但有效性差，不良反应较多，且不降低总病死率。

在考虑疗效的同时，药物选择还需密切注意和妥善处理以下问题。

1. 对脏器的毒性作用

普罗帕酮、氟卡尼、索他洛尔、多非利特、丙吡胺对脏器的毒性作用相对较低，如患者应用胺碘酮治疗，则需注意并尽可能防止胺碘酮对脏器的毒性作用。

2. 致心律失常作用

一般说来，在结构正常的心脏，Ⅰc类抗心律失常药物很少诱发室性心律失常。在有器质性心脏病的患者，致心律失常作用的发生率较高，其发生率及类型与所用药物和本身心脏病的类型有关。Ⅰ类抗心律失常药物一般应当避免在心肌缺血、心力衰竭和显著心室肥厚的情况下使用。选择药物的原则如下：

（1）若无器质性心脏病，首选Ⅰc类抗心律失常药物；索他洛尔、多非利特、丙吡胺和阿齐利特可作为第二选择。

（2）若伴高血压，药物的选择与第一条相同。若伴有左心室肥厚，有可能引起尖端扭转型室性心动过速，故胺碘酮可作为第二选择。但对有显著心室肥厚（室间隔厚度 ≥ 14 mm）的患者，Ⅰ类抗心律失常药物不适宜使用。

（3）若伴心肌缺血，避免使用Ⅰ类抗心律失常药物。可选择胺碘酮、索他洛尔，也可选择多非利特与β-受体阻滞剂合用。

（4）若伴心力衰竭，应慎用抗心律失常药物，必要时可考虑应用胺碘酮，或多非利特，并适当加用β-受体阻滞剂。

（5）若合并预激综合征（WPW综合征），应首选对房室旁路行射频消融治疗。

（6）对迷走神经性房颤，丙吡胺具有抗胆碱能活性，疗效肯定；不宜使用胺碘酮，因该药具有一定的β-受体阻断作用，可加重该类房颤的发作。对交感神经性房颤，β-受体阻滞剂可作为一线治疗药物，此外还可选用索他洛尔和胺碘酮。

（7）对孤立性房颤可先试用β-受体阻滞剂；普罗帕酮、索他洛尔和氟卡尼的疗效肯定；胺碘酮和多非利特仅作为替代治疗。

在药物治疗过程中，如出现明显不良反应或患者要求停药，则应该停药；如药物治疗无效或效果不肯定，应及时停药。

鉴于目前已有的抗心律失常药物的局限性和现有导管消融研究的结果，在维持窦性心律方面经导管消融优于药物治疗。

（三）控制过快的心室率

药物维持窦性心律和控制心室率的研究显示，没有发现控制心室率在死亡率和生活质量方面逊于维持窦性心律的治疗。主要原因可能是复律并维持窦性心律治疗过程中的风险，尤其是抗心律失常药物的不良反应，抵消了维持窦性心律所带来的益处，故在降低房颤复发率的同时并没有改善患者的预后。因此，长期用药时应评价抗心律失常药物的益处和风险。对于部分房颤患者而言，心室率控制后可显著减轻或消除症状，改善心功能，提高生活质量。控制心室率在以下情况下可作为一线治疗：①无转复窦性心律指征的持续性房颤；②房颤已持续数年，在没有其他方法干预的情况下（如经导管消融治疗），即使转复为窦性心律也很难维持；③抗心律失常药物复律和维持窦性心律的风险大于房颤本身；④心脏器质性疾病，如左心房内径大于 55 mm、二尖瓣狭窄等，如未纠正，很难长期保持窦性节律。

控制房颤患者过快心室率，使患者静息时心室率维持在 60 ~ 80 次/分，运动时维持在 90 ~ 115 次/分，可采用洋地黄制剂、钙通道阻滞剂（地尔硫草、维拉帕米）及 β - 受体阻滞剂单独应用或联合应用某些抗心律失常药物。β - 受体阻滞剂是房颤时控制心室率的一线药物，钙拮抗剂如维拉帕米和地尔硫草也是常用的一线药物，对控制运动时快速心室率的效果比地高辛好，β - 受体阻滞剂和地高辛合用控制心室率的效果优于单独使用。洋地黄制剂（例如地高辛）对控制静息时的心室率有效，但对控制运动时的心室率无效，仅用于伴有慢性心力衰竭的房颤患者，对其他房颤患者不单独作为一线药物。对伴有房室旁路前传的房颤患者，禁用钙拮抗剂、洋地黄制剂和 β - 受体阻滞剂，因房颤时心房激动经房室结前传受到抑制后可使其经房室旁路前传加快，致心室率明显加快，产生严重血流动力学障碍，甚或诱发室性心动过速和（或）室颤。对伴有房室旁路前传且血流动力学不稳定的房颤患者，首选直流电复律；血流动力学异常不明显者，静脉注射普罗帕酮、胺碘酮或普鲁卡因胺。为了迅速地控制心室率，可经静脉应用 β - 受体阻滞剂或维拉帕米、地尔硫草。

对于发作频繁、药物不能控制的快速心室率患者或不能耐受药物治疗且症状严重的患者，可考虑导管消融改良房室结以减慢心室率、消融房室结阻断房室传导后植入永久性人工心脏起搏器治疗。

（四）抗凝治疗

房颤是卒中的独立危险因素，房颤患者发生卒中的危险是窦性心律者的 5 ~ 6 倍。在有血栓栓塞危险因素的房颤患者中，应用华法林进行抗凝治疗是目前唯一可明确改善患者预后的药物治疗手段。任何有血栓栓塞危险因素的房颤患者如无抗凝治疗禁忌证均应给予长期口服华法林治疗，并使其国际标准化比率（INR）维持在 2.0 ~ 3.0，而最佳值为 2.5 左右，75 岁以上患者的 INR 宜维持在 2.0 ~ 2.5。INR < 1.5 不可能有抗凝效果，INR > 3.0 出血风险明显增加。对年龄 < 65 岁无其他危险因素的房颤患者可不予以抗凝剂，65 ~ 75

岁无危险因素的持续性房颤患者可给予阿司匹林 300 ~ 325 mg/d 预防治疗。

对阵发性或持续性房颤，如行复律治疗，当房颤持续时间在 48 小时以内，复律前不需要抗凝。当房颤持续时间不明或 ≥ 48 小时，临床可有两种抗凝方案。一种是先开始华法林抗凝治疗，使 INR 达到 2.0 ~ 3.0，三个星期后复律。在 3 周有效抗凝治疗之前，不应开始抗心律失常药物治疗。另一种是行经食管超声心动图检查，且静脉注射肝素，如果没有发现心房血栓，可进行复律。复律后肝素和华法林合用，直到 INR ≥ 2.0 停用肝素，继续应用华法林。在转复为窦性心律后几周，患者仍然有全身性血栓栓塞的可能，不论房颤是自行转复为窦性心律或是经药物或直流电复律，均需再行抗凝治疗至少 4 周，复律后在短时间内心房的收缩功能尚未完全恢复。

华法林抗凝治疗可显著降低缺血性脑卒中的发生率，但应注意其出血性事件的危险，对每例患者应当评估风险 / 效益比。华法林初始剂量 2.5 ~ 3 mg/d，2 ~ 4 日起效，5 ~ 7日达治疗高峰。因此，在开始治疗时应隔天监测 INR，直到 INR 连续 2 次在目标范围内，然后每周监测 2 次，共 1 ~ 2 周。稳定后，每月复查 2 次。华法林剂量根据 INR 调整，如果 INR 低于 1.5，则增加华法林的剂量，如高于 3.0，则减少华法林的剂量。华法林剂量每次增减的幅度一般在 0.625 mg/d 以内，剂量调整后需重新监测 INR。由于华法林的药代动力学受多种食物、药物、乙醇等的影响，因此，华法林的治疗需长期监测和随访，将 INR控制在治疗范围内。

阿司匹林有预防血栓栓塞事件的作用，但其效果远比华法林差，仅应用于对华法林有禁忌证或者脑卒中的低危患者。因阿司匹林与华法林联合应用的抗凝作用并不优于单独应用华法林，而出血的危险却明显增加，因此不建议两者联用。氯吡格雷也可用于预防血栓形成，临床多用 75 mg 顿服，其优点是不需要监测 INR，出血危险性低，但预防脑卒中的效益远不如华法林，即使氯吡格雷与阿司匹林合用，其预防卒中的作用也不如华法林。

（五）非药物治疗

对一部分反复发作、症状较重而药物治疗效果不理想的患者，可选择进行非药物治疗，包括心房起搏、导管消融及心房除颤器等。

（杨　勇）

第八节　室上性心动过速

室上性心动过速（supraventricular tachycardia，SVT）是临床上最常见的心律失常之一。经典的定义是指异位快速激动形成和（或）折返环路位于希氏束分叉以上的心动过速，传统上分为起源于心房和房室交界区的室上性快速性心律失常；包括许多起源部位、传导路径和电生理机制及临床表现、预后意义很不相同的一组心律失常。临床实践中，室上性心动过速包括多种类型，发生部位除了涉及心房、房室结、希氏束外，心室也参与房室折返性心动过速的形成，后者也归属于室上性心动过速的范畴。因此，有学者将其重新定义为激动的起源和维持需要心房或房室交界区参与的心动过速。

按照新定义，室上性心动过速包括窦房结折返性心动过速、房性心动过速、房室结折返性心动过速、房室折返性心动过速、房扑、房颤及其他旁路参与的心动过速。

心电图上室上性心动过速除了功能性和原有的束支阻滞、旁路前传引起 QRS 波群增宽（QRS 时限 ≥ 0.12 s）外，表现为窄 QRS 波群（QRS 时限 < 0.12 s）。虽然室上性心动过速的名称应用较广，但"窄 QRS 波群心动过速"这一术语较之更合适，且有临床价值。从心电图形态上可以将窄 QRS 波群心动过速和宽 QRS 波群心动过速容易地区别开来。

电生理研究表明，室上性心动过速的发生机制包括折返性、自律性增高和触发活动，其中绝大多数为折返性。

本节主要叙述房室结折返性心动过速、房室折返性心动过速，及其他旁路参与的心动过速。窦房结折返性心动过速、房性心动过速、房扑和房颤在其他章节讨论。

一、房室结折返性心动过速

（一）病因

房室结折返性心动过速（atrioventricular nodal reentrant tachycardia，AVNRT）是阵发性室上性心动过速（paroxysmal supraventricular tachycardia，PSVT）最常见的类型。患者通常无器质性心脏病的客观证据，不同年龄和性别均可发病，但 20 ~ 40 岁是大多数患者的首发年龄，多见于女性。

（二）发病机制

AVNRT 的电生理基础是房室结双径路（DAVNP）或多径路。Mines 在 1913 年就首次提出 DAVNP 的概念，以后由 Moe 等证实在房室结内存在电生理特性不同的两条传导路径，其中一条传导速度快（AH 间期短），但不应期较长，称为快径路（β 径路），另外一条传导速度慢（AH 间期长），但不应期较短，称为慢径路（α 径路）。正常窦性心律时，心房激动沿快径路和慢径路同时下传，因快径路传导速度快，沿快径路下传的激动先抵达希氏束，当沿慢径路下传的激动抵达时，因希氏束正处于不应期而传导受阻。由于 DAVNP（或多径路）的存在，并且传导速度和不应期不一致，分别构成折返环路的前向支和逆向支，一个适时的房性或室性期前刺激可诱发 AVNRT。

AVNRT 有 3 种不同的临床类型。一种是慢 – 快型，又称为常见型，其折返方式是激动沿慢径路前传、快径路逆传；另一种是快 – 慢型，又称为少见型，其折返方式是激动沿快径路前传、慢径路逆传。此外，还有一种慢 – 慢型，是罕见的类型，折返方式是激动沿一条慢径路前传，再沿另一条电生理特性不同的慢径路逆传。

典型的 AVNRT（慢 – 快型）是最常见的类型，占 90%。当一个适时的房性期前收缩下传恰逢快径路不应期时，激动不能沿快径路传导，但能沿不应期较短的慢径路缓慢传导，当激动抵达远端共同通路时，快径路因获得足够时间再次恢复应激性，激动从快径路远端逆传抵达近端共同通路，此时慢径路可再次应激折返形成环形运动。若反复折返便形成慢－快型 AVNRT。

非典型 AVNRT（快－慢型）较少见，约占 5%～10%。当快径路不应期短于慢径路，并且适时的房性期前收缩或程序期前刺激下传恰遇慢径路不应期时，激动便由快径路前传再沿慢径路逆传，若反复折返形成环形运动，则形成快－慢型 AVNRT。

慢－慢型 AVNRT 的形成是由于多径路的存在，房性期前收缩下传恰逢快径路不应期而不能下传，只能沿慢径路下传，因快径路没有逆传功能或者不应期太长，激动便沿另一条慢径路逆传，若反复折返形成环形运动，则形成慢－慢型 AVNRT。

DAVNP 是否有解剖学基础一直存在争议。近年的研究显示，快径路纤维主要位于房室结前上方与心房肌相连，而慢径路纤维主要位于下后方与冠状窦口相连，两者在近端和远端分别形成近端、远端共同通路，组成折返环。导管消融的实践证实，在快、慢径路所在的区域进行消融能选择性地阻断快、慢径路的传导。由于房室结快、慢径路在组织学上尚无明显差别，目前仍然以房室结功能性纵向分离为主导学说进行解释，认为 DAVNP 可能与房室结的复杂结构形成了非均一的各向异性传导有关。

（三）临床表现

AVNRT 患者心动过速发作呈突然发作、突然终止的特点，症状包括心悸、紧张、焦虑，可出现心力衰竭、休克、心绞痛、眩晕甚至晕厥。症状的严重程度取决于心动过速的频率、持续时间及有无基础心脏病等。心动过速的频率通常在 160～200 次/分，有时可低至 110 次/分，高达 240 次/分。每次发作持续时间为数秒至数小时，可反复发作。持续时间较长的患者常自行尝试通过兴奋迷走神经的方法终止心动过速，包括 Valsalva 动作、咳嗽、平躺后平静呼吸、刺激咽喉催吐等。

心脏体检听诊可发现规则快速的心率（律），心尖区第一心音无变化。

（四）心电图检查

1. 慢－快型 AVNRT（图 2-11～图 2-13）

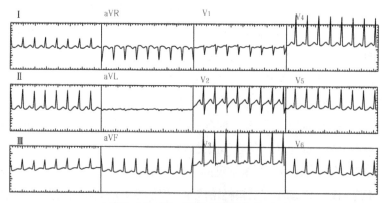

图 2-11　慢－快型 AVNRT（一）

心动过速 RR 周期匀齐，窄 QRS 波群、QRS 波群前后无逆行 P 波，V_1 导联出现假性 r' 波

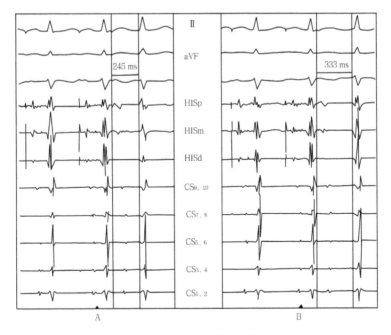

图 2-12　房室结跳跃性前传

同一病例，自上至下依次为体表心电图 II、aVF、V₁ 导联和希氏束近中远（HISp、HISm、HISd）和冠状静脉窦由近至远（CS₉, ₁₀ ~ CS₁, ₂）心内记录。A 图为心房 S₁S₁/S₁S₂=500/290 ms 刺激，AV 间期 = 245 ms；B 图为心房 S₁S₁/S₁S₂= 500/280 ms 刺激时房室结跳跃性前传，AV 间期 = 333 ms

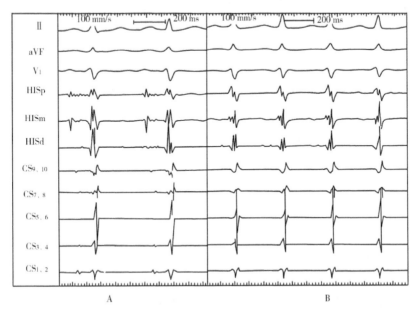

图 2-13　慢－快型 AVNRT（二）

同一病例，A 图为窦性心律记录，B 图为心动过速记录。心动过速周长 320 ms，希氏束部位逆行心房激动最早，希氏束部位记录（HISd）呈 HAV 关系，VA 间期 =0，HA 间期 =50 ms，AH 间期 = 270 ms，符合典型 AVNRT 诊断

（1）房性或室性期前收缩能诱发和终止心动过速，诱发心搏的 P'R 间期或 AH 间期突然延长 ≥ 50 ms，呈 DAVNP 的跳跃现象。

（2）心动过速呈窄 QRS 波群，少数因功能性或原有的束支阻滞，QRS 波群增宽（QRS 时限 ≥ 0.12 s）、畸形；RR 周期匀齐，心室率大多在 160 ~ 200 次 / 分。

（3）由于快速逆传，心房、心室几乎同时除极，体表心电图 P'波多埋藏在 QRS 波群中而无法辨认，少数情况下逆行 P'波（Ⅱ、Ⅲ、aVF 导联倒置）位于 QRS 波群终末部分，在 Ⅱ、Ⅲ、aVF 导联出现假性 S 波，在 V_1 导联出现假性 r'波，RP'间期 < 70 ms，RP'间期 < P'R 间期。

（4）心动过速时逆行 A'波呈向心性激动，即最早心房激动点位于希氏束附近，希氏束电图上 VA 间期 < 70 ms。

（5）兴奋迷走神经、期前收缩或期前刺激可使心动过速终止。

（6）心动过速时，心房与心室多数呈 1 : 1 传导关系。由于折返环路局限于房室交界区及其周围的组织，心房、希氏束和心室不是折返环的必需组成部分。因此，心动过速时房室和室房可出现文氏型和 2 : 1 传导阻滞，或出现房室分离。

2. 快 – 慢型 AVNRT

（1）不需要期前刺激，心率增快时即可诱发，且反复发作，发作时无 P'R 间期或 AH 间期突然延长；房性或室性期前收缩也能诱发和终止心动过速，一些患者可出现室房传导的跳跃现象。

（2）心动过速呈窄 QRS 波群，少数因功能性或原有的束支阻滞，QRS 波群增宽（QRS 时限 ≥ 0.12 s）、畸形；RR 周期匀齐，心室率大多在 100 ~ 150 次 / 分。

（3）由于前传较快、逆传较慢，逆行 P'波（Ⅱ、Ⅲ、aVF 导联倒置）出现较晚，与 T 波融合或在 T 波上，位于下一个 QRS 波群之前，故 RP'间期 > P'R 间期。

（4）心动过速时逆行 A'波的最早激动点位于冠状窦口附近，希氏束电图上 HA'间期 > A'H 间期。

（5）刺激迷走神经、期前收缩或期前刺激可使心动过速终止，药物治疗效果较差，但可自行终止。

3. 慢 – 慢型 AVNRT（图 2-14）

（1）房性或室性期前收缩能诱发和终止心动过速，诱发心搏的 P'R 间期或 AH 间期突然延长 ≥ 50 ms，常有一次以上的跳跃现象。

（2）心动过速呈窄 QRS 波群，少数因功能性或原有的束支阻滞，QRS 波群增宽（QRS 时限 ≥ 0.12 s）、畸形；RR 周期匀齐。

（3）逆行 P'波（Ⅱ、Ⅲ、aVF 导联倒置）出现稍晚，位于 ST 段上，RP'间期 < P'R 间期。

（4）心动过速时逆行 A'波的最早激动点位于冠状窦口附近，希氏束电图上 HA'间期 > A'H 间期。

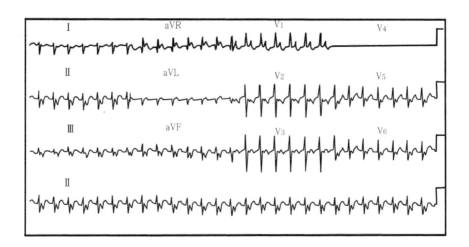

图 2-14 慢-慢型 AVNRT

心动过速周长 370 ms，RR 周期匀齐，窄 QRS 波群，Ⅱ、Ⅲ、aVF 导联 P 波倒置，V₁
导联 P 波直立，RP'间期 < P'R 间期

（五）治疗

1. 急性发作的处理

根据患者有无器质性心脏病、既往的发作情况及患者的耐受程度做出适当的处理。有
些患者仅需休息或镇静即可终止心动过速发作，有些患者采用兴奋迷走神经的方法就能终
止发作，但大多数患者需要进一步的处理，包括药物治疗、食管心房调搏甚至直流电复律
等。洋地黄制剂、钙拮抗剂、β-受体阻滞剂和腺苷等可通过抑制慢径路的前向传导而终
止发作，Ⅰa、Ⅰc 类抗心律失常药物则通过抑制快径路的逆向传导而终止心动过速。

2. 预防发作

频繁发作者可选用钙拮抗剂（维拉帕米）、β-受体阻滞剂（美托洛尔或比索洛尔）、
Ⅰc 类抗心律失常药物（普罗帕酮）、洋地黄制剂等作为预防用药。

3. 射频导管消融

反复发作、症状明显而又不愿服药或不能耐受药物不良反应的患者，进行射频导管消
融能达到根治的目的，是治疗的首选。目前，AVNRT 的射频导管消融治疗成功率达 98% 以
上，复发率低于 5%，二度和三度房室传导阻滞的发生率低于 1%。

二、房室折返性心动过速

房室折返性心动过速（atrioventricular reentrant tachycardia，AVRT）是预激综合征最常见
的快速性心律失常。其发生机制是由于预激房室旁路参与房室折返环的形成。折返环包括心
房、房室交界区、希普系统、心室和旁路。按照折返过程中激动的运行方向，AVRT 分为两
种类型：顺向型房室折返性心动过速（orthodromic AVRT，O-AVRT）和逆向型房室折返性心
动过速（antidromic AVRT，A-AVRT）。前者的折返激动运行方向是沿房室交界区、希普系

统前向激动心室，然后沿房室旁路逆向激动心房；后者的折返激动运行方向正相反，经房室旁路前向激动心室，然后经希普系统、房室交界区逆向传导或沿另一条旁路逆向激动心房。

房室旁路及其参与的 AVRT 具有以下电生理特征：

（1）心室刺激时，房室旁路的室房传导表现为"全或无"的传导形式，而无文氏现象。

（2）心室刺激或心动过速发作时，室房传导呈偏心性，即希氏束旁记录的 A 波激动较其他部位晚（希氏束旁路例外）。

（3）心动过速发作时，在希氏束不应期给予心室期前收缩刺激，可提早激动心房。

（4）心动过速发作时，体表心电图大多可见逆传 P 波，且 RP'间期 > 80 ms。

（5）发生旁路同侧束支阻滞时，心动过速的心率减慢。

（6）心房和心室是折返环的组成部分，两者均参与心动过速，不可能合并房室传导阻滞。

（一）顺向型房室折返性心动过速

O-AVRT 是预激综合征最常见的心动过速，约占 AVRT 的 90% ~ 95%。房室交界区和希普系统作为折返环的前传支，而房室旁路作为逆传支。心动过速多由房性（或室性）期前收缩诱发，一个适合的房性期前收缩恰好遇到旁路的不应期，在旁路形成单向阻滞，而由房室交界区下传心室，由于激动在房室交界区传导缓慢，心室除极后旁路已脱离不应期恢复了传导性，激动便沿旁路逆传激动心房，形成折返回波，如反复折返即形成 O-AVRT。

心电图表现：心室律规则，频率通常在 150 ~ 240 次 / 分；QRS 波群时限正常（除非有功能性或原有束支阻滞），无 δ 波；如出现逆行 P'波，则逆行 P'波紧随 QRS 波群之后，RP'间期 < P'R 间期（图 2-15）。

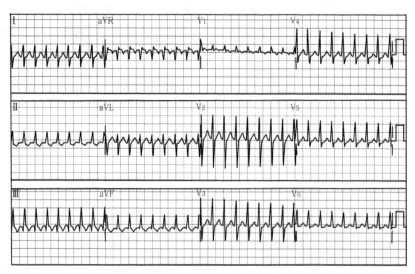

图 2-15 O-AVRT（一）

RR 周期匀齐，窄 QRS 波群，在 Ⅱ、aVF 导联 QRS 波群后隐约可见 P 波

本型应与 P'波位于 QRS 波群之后的慢 - 快型 AVNRT 鉴别。后者心动过速时心电图

RP'间期及希氏束电图上VA间期 < 70 ms，逆行A'波呈向心性激动，即最早心房激动点位于希氏束附近；而O-AVRT患者心动过速时心电图RP'间期及希氏束电图上VA间期大多 > 80 ms，逆行A'波呈偏心性激动（图2-16）。

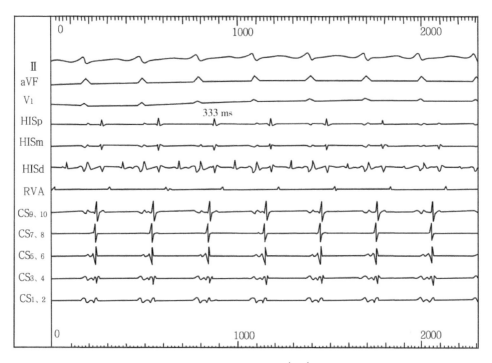

图2-16　O-AVRT（二）

同一病例，心动过速时，可见 $CS_{7、8}$ 记录的逆行心房激动最早，希氏束部位逆行激动最晚

（二）逆向型房室折返性心动过速

A-AVRT是预激综合征较少见的心动过速，约占AVRT的5% ~ 10%，有此类心动过速发作的患者多旁路的发生率较高。其发生机制与O-AVRT相似，心动过速多由房性（或室性）期前收缩诱发，房室旁路作为折返环的前传支，而逆传支可以是房室交界区、希普系统，但更多见的是另一条旁路作为逆传支，因此多旁路折返是A-AVRT的重要特征。期前收缩诱发A-AVRT需具备以下条件：完整的旁路传导、房室交界区或希普系统的前向阻滞、完整的房室交界区和希普系统逆向传导功能。

心电图表现：心室律规则，频率通常在150 ~ 240次/分；QRS波群宽大、畸形，起始部分可见到δ波；如出现逆行P'波，则逆行P'波在下一个QRS波群之前，RP'间期 > P'R间期（图2-17）。

本型因QRS波群为完全预激图形难与室性心动过速鉴别。如心动过速时P波在宽QRS波群之前而窦性心律的心电图表现为心室预激，则提示A-AVRT的诊断；如心动过速时出现房室分离或二度房室传导阻滞则可排除AVRT的诊断。

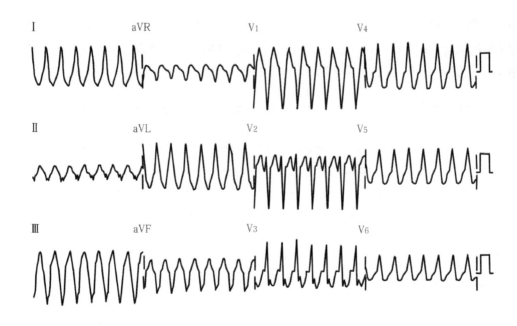

图 2-17 A-AVRT

一例右后侧壁显性旁路前传发生逆向型 AVRT，呈完全预激图形

（三）治疗

AVRT 的治疗包括心动过速发作期的治疗及非发作期的治疗两方面。治疗方法有药物治疗、物理治疗、导管消融和外科手术等。

AVRT 发作时的治疗原则是采取有效的措施终止心动过速或控制心室率。多数患者在心动过速发作后的短时间内不会复发，部分患者可反复发作，或发作后心室率很快，血流动力学不稳定或症状严重，应选择适当的治疗预防复发。心动过速发作频繁、临床症状严重、抗心律失常药物治疗无效或不愿接受药物治疗的患者，可施行射频导管消融房室旁路以达到根治的目的。并存先天性心脏病或其他需外科手术纠治的器质性心脏病患者，在外科治疗前可试行射频导管消融，成功阻断房室旁路可降低外科治疗的难度、缩短手术时间。

1. 药物治疗

药物治疗是目前终止 AVRT 发作或者减慢心动过速心率的主要方法。

（1）O-AVRT：电生理检查和临床观察心动过速的终止证实房室交界区是大多数 O-AVRT 的薄弱环节，有效抑制房室交界区传导的药物更易终止心动过速发作。希普系统、房室旁路、心房、心室也是折返环的必需成分，抑制这些部位的药物也可终止心动过速的发作。

腺苷或三磷酸腺苷（ATP）、钙拮抗剂、β-受体阻滞剂、洋地黄制剂、升压药物等，通过抑制房室交界区的前向传导终止心动过速的发作；而普罗帕酮、胺碘酮等通过抑制 O-AVRT 折返环的多个部位终止心动过速的发作。

（2）A-AVRT：A-AVRT 的药物治疗不同于 O-AVRT。单纯抑制房室交界区传导的药物对 O-AVRT 有良好的效果，但对 A-AVRT 的治疗作用较差甚至有害。一方面，多数 A-AVRT 系多房室旁路折返，房室交界区和希普系统不是心动过速的必需成分；另一方面，多数抑制房室交界区的药物对其逆向传导的抑制作用不如对前向传导的抑制作用强，单纯抑制房室交界区效果也欠佳。因此，药物治疗应针对房室旁路。

Ⅰa、Ⅰc 和Ⅲ类抗心律失常药物均可抑制房室旁路的传导，其中以普鲁卡因胺、普罗帕酮、胺碘酮较常用。这 3 种药物除可抑制房室旁路传导外，还可抑制房室交界区的传导。国内常以普罗帕酮、胺碘酮为首选终止 A-AVRT 的发作。A-AVRT 常对血流动力学有影响，所以对于心动过速引起血压下降、心功能不全、心绞痛，或既往有晕厥病史的患者，当药物不能及时有效终止心动过速时，应考虑体表直流电复律。有效复律后应继续使用抗心律失常药物以预防复发。

2. 物理治疗

主要有手法终止 O-AVRT、心脏电脉冲刺激、体表直流电复律。

（1）手法终止 O-AVRT：某些手法如 Valsalva 动作、咳嗽、刺激咽喉催吐等通过兴奋刺激迷走神经以抑制房室交界区的传导，使部分患者 O-AVRT 终止于房室交界区。

（2）心脏电脉冲刺激：主要机制是利用适时的刺激引起心房或心室侵入心动过速折返环的可激动间隙，造成前向或逆向阻滞而使心动过速终止。

食管心房调搏刺激终止 AVRT 成功率达 95% 以上，操作简便、安全，是终止 AVRT 的有效方法。但该技术并没有作为 AVRT 患者的常规治疗措施，大多数时候只是在药物治疗无效时才考虑使用。

食管心房调搏终止 AVRT 的适应证有：①抗心律失常药物治疗无效的 AVRT，尤其是经药物治疗后心动过速频率减慢但不终止者，此时食管心房调搏易使心动过速终止并转复为窦性心律。②并存有窦房结功能障碍或部分老年人，尤其是既往药物治疗心动过速后继发严重窦性心动过缓、窦性停搏或窦房传导阻滞者，或者心动过速自发终止后出现黑蒙或晕厥者，这类患者宜选择食管心房调搏终止心动过速，如果心动过速终止后继发心动过缓，可经食管临时起搏予以保护。③部分血流动力学稳定的宽 QRS 波群心动过速，食管心房刺激前可记录食管心电图，了解心动过速的房室激动关系以帮助诊断，也可根据食管心房刺激能终止心动过速来排除室性心动过速。④并存器质性心脏病或 AVRT 诱发的心功能不全，药物治疗有可能进一步抑制心功能，此时可选择食管心房调搏终止心动过速。

刺激的方式可选择短阵（8～10 次）猝发脉冲刺激（较心动过速频率快 20～40 次），如不能终止心动过速，可重复多次或换用其他刺激方式如程控期前刺激，大多能奏效。

（3）体表直流电复律是各种快速性心律失常引起血流动力学异常的首选措施。主要适用于 AVRT 频率较快伴有血压下降、心功能不全等需立即终止心动过速或各种治疗方法无效者（非常少见）。

3. 外科手术

最早的非药物治疗是外科开胸手术切断旁路，此后又经历了 20 世纪 80 年代的直流电消融房室交界区或直接毁损旁路，但效果不令人满意且并发症较多，目前已基本被射频导管消融取代。

4. 射频导管消融

1985 年以后开展的射频导管消融治疗可有效阻断房室旁路，具有成功率高、并发症少等诸多优点，且技术已相当成熟，是目前国内许多大型医疗机构治疗预激综合征合并房室折返性心动过速及房颤的首选治疗。

（杨　勇）

第九节　室性心动过速

室性心动过速（ventricular tachycardia，VT）简称室速，是临床上较为严重的一类快速性心律失常，大多数发生于器质性心脏病患者，可引起血流动力学变化，若未能得到及时有效的治疗，可导致心源性猝死。室速也可见于结构正常的无器质性心脏病患者。

室性心动过速（室速），是指发生于希氏束分叉以下的束支、普肯野纤维、心室肌的快速性心律失常。目前室速的定义大多采用 Wellens 的命名方法，将室速定义为频率超过 100 次 / 分、自发、连续 3 个或 3 个以上的室性期前搏动或程序刺激诱发的至少连续 6 个室性期前搏动。

室速的分类方法较多，各有其优缺点，但尚无统一的国际标准。根据室速的心电图表现、持续时间、发作方式、对血流动力学的影响、病因等不同特征可将室速分为不同的类型。

一、分类

（一）根据室速发作的心电图形态分类

1. 单形性室速

单形性室速是指室速发作时 QRS 波群形态在心电图同一导联上单一而稳定，既可呈短阵性（非持续性），也可呈持续性（图 2-18）。有一些患者在多次发作心动过速时，QRS 波群形态并非一致，但只要每次心动过速发作时的 QRS 波群形态单一，均可确定为单形性室速。

持续性VT

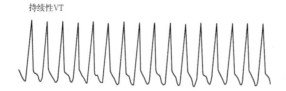

图 2-18　持续性单形性室速

QRS 波群形态在同一导联上单一而稳定

大部分的室速属单形性，根据 QRS 波群的形态可分为右束支传导阻滞型室速和左束支传导阻滞型室速。右束支传导阻滞型室速是指 V$_1$ 导联的 QRS 波群呈 rsR'、qR、RS 型或

RR'型（图2-19），而 V_1 导联的 QRS 波群呈 QS、rS 或 qrS 型则称为左束支传导阻滞型室速（图2-20）。

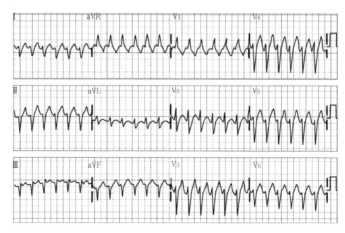

图 2-19　右束支传导阻滞型室速

V_1 导联的 QRS 波群呈 rsR' 型

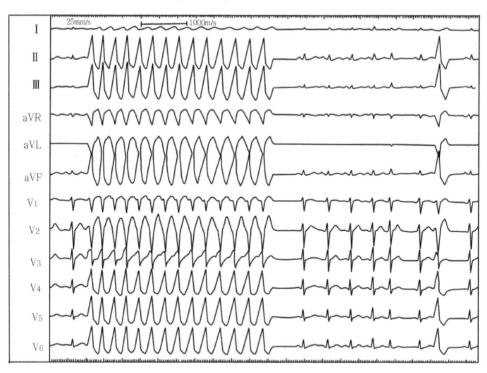

图 2-20　左束支传导阻滞型室速

V_1 导联的 QRS 波群呈 QS 型

2. 多形性室速（polymorphic VT）

多形性室速是指室速发作时 QRS 波群在心电图同一导联上出现 3 种或 3 种以上形态。

根据室速发作前基础心律的 QT 间期长短可进一步将多形性室速分为两种类型：①尖端扭转型室性心动过速（torsade de pointes，TdP）：室速发作前的 QT 间期延长，发作时 QRS 波群沿着一基线上下扭转（图 2-21）；②多形性室性心动过速：室速发作前的 QT 间期正常，发作时心电图同一导联上出现 3 种或 3 种以上形态的 QRS 波群（图 2-22）。

近几年一些学者发现，有些多形性室速患者表现为极短联律间期，无明显器质性心脏病依据。窦性心律时 QT 间期、T 波、U 波均正常，常常具有极短的联律间期，其病因尚不明确，有的发生机制可能为触发活动。

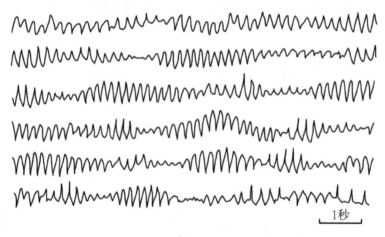

1秒

图 2-21　尖端扭转型室速

QRS 波群增宽，振幅和形态变化较大，主波方向围绕基线出现上下扭转

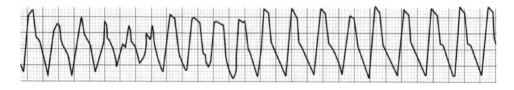

图 2-22　多形性室速

心室率 170 次 / 分，QRS 波群增宽畸形，呈 3 种以上的形态，第 4、第 5 个 QRS 波群似融合波

3. 双向性室速（bidirectional VT）

双向性室速是指室速发作时心电图的同一导联上 QRS 波群呈现两种形态并交替出现，表现为肢体导联 QRS 波群主波方向交替发生正负相反的改变，或胸前导联 QRS 波群呈现左、右束支传导阻滞图形并交替变化（图 2-23）。双向性室速在临床上比较少见，主要见于严重的器质性心脏病（如扩张型心肌病、冠心病等）或洋地黄中毒，该型室速患者的基本心律失常为心房颤动。发生在正常人的双向性室速意义不太清楚，有人认为可能对预示心脏骤停具有一定的意义。

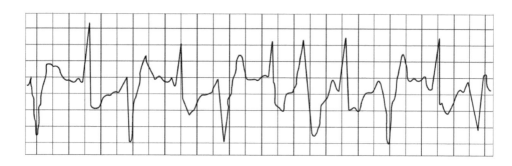

图 2-23 双向性室速

QRS 波群呈两种形态并交替出现

（二）根据室速的发作时间分类

根据室速发作的持续时间和血流动力学改变，可分为 3 种类型。

1. 持续性室速（sustained VT）

持续性室速是指心动过速的发作时间达到或超过 30 s，或虽未达到 30 s 但发作时心动过速引起严重血流动力学改变。

由于此型多见于器质性心脏病患者，室速的发作时间较长，常伴有严重血流动力学改变，患者出现心慌、胸闷、晕厥等症状，需要立即体外直流电复律。

若室速不间断发作，虽然其间有窦性心律但大部分时间为室速，称为无休止性室速。它是持续性室速的一种严重类型，发作时间持续 24 小时以上，使用各种抗心律失常药物或体外直流电复律等均不能有效终止心动过速的发作。多见于冠心病或扩张型心肌病患者，预后不良，病死率很高。

2. 非持续性室速（non-sustained VT）

非持续性室速是指室速发作持续时间较短，持续时间在 30 s 内能自行终止者。此型在临床上十分常见，在无器质性心脏病患者中占 0 ~ 6%，在器质性心脏病患者中占 13%。由于持续时间较短，一般不出现晕厥等严重血流动力学改变的症状，患者常仅有心慌、胸闷等不适。

（三）根据有无器质性心脏病分类

1. 病理性室速

各种器质性心脏病导致的室速。根据引起室速的病因，可分为冠心病室速、心肌病室速、药物性室速、右心室发育不良性室速等。

2. 特发性室速

发生在形态和结构正常的心脏的室速。根据发生部位，可分为左心室特发性室速和右心室特发性室速。

（四）根据发作方式分类

可分为阵发性室速（又称为期前收缩型室速）及非阵发性室速（又称为加速性室性自主心律）。

（五）根据室速发作的血流动力学和预后分类

1. 良性室速

室速发作时未造成明显血流动力学障碍，发生心源性猝死的危险性很低。主要见于无器质性心脏病患者。

2. 潜在恶性室速

非持续性但反复发作的室速，不常导致血流动力学障碍，但可能引起心源性猝死，患者大多有器质性心脏病的客观依据。

3. 恶性室速

反复发作持续性室速，造成明显血流动力学障碍，表现为黑蒙、晕厥或晕厥前期、心功能不全恶化、心绞痛发作甚至猝死。常发生在心脏扩大、LVEF 小于 30% 的患者。常见类型有多形性室速、尖端扭转型室速、束支折返性室速等。

（六）根据室速的发生机制分类

1. 折返性室速

由折返机制引起的室速，折返是室速最常见的发生机制。

2. 自律性增高性室速

由心室内异位起搏点自律性增高引起的室速，见于加速性室性自主心律。

3. 触发活动性室速

由后除极引起的室速，主要见于由长 QT 间期综合征引起的尖端扭转型室速、洋地黄中毒引起的室速。

（七）特殊命名的室速

包括束支折返性室速、维拉帕米敏感性室速或分支型室速、儿茶酚胺敏感性室速、致心律失常性右心室发育不良性室速、尖端扭转型室速、并行心律性室速、无休止性室速、多形性室速、双向性室速。

二、病因

1. 器质性心脏病

器质性心脏病是室速的主要病因，约 80% 的室速具有器质性心脏病的病理基础。最常见为冠心病，特别是急性心肌梗死及陈旧性心肌梗死伴有室壁瘤或心功能不全。其次为心肌病、心力衰竭、急性心肌炎、二尖瓣脱垂、心瓣膜病、先天性心脏病等。

2. 药物

除 β-受体阻滞剂外，各种抗心律失常药物都可能引起室速。常见的有 Ⅰa、Ⅰc 类抗心律失常药，索他洛尔等。拟交感神经药、洋地黄制剂、三环类抗抑郁药等大剂量使用时也可出现室速。

3. 电解质紊乱、酸碱平衡失调

特别是低钾血症时。

4. 其他病因

如先天性、获得性长 QT 间期综合征，麻醉，心脏手术和心导管操作等。

5. 特发性

约 10% 的室速无器质性心脏病客观依据和其他原因可寻，称为特发性室速。少数正常人在运动和情绪激动时也可出现室速。

三、发病机制

室速的发生机制包括折返、触发活动和自律性增高。冠心病心肌缺血及心肌梗死、心肌病等由于心肌缺血、缺氧、炎症、局部瘢痕形成、纤维化导致传导缓慢，为折返提供了形成条件，细胞外钾离子、钙离子浓度的改变，pH 降低等也影响心肌的自律性和传导性，可成为室速的诱因并参与折返的形成。触发活动是除折返外的另一种重要机制，尖端扭转型室速、洋地黄制剂中毒可能与触发活动有关。自律性增高是部分室速的发生机制。在急性心肌梗死早期，室性心律失常的发生机制包括折返、自律性增高和触发活动，陈旧性心肌梗死单形性持续性室速的机制多为折返，非持续性室速的机制可能与单形性持续性室速不同。致心律失常性右心室发育不良的室速机制可能为折返，特发性室速的发生机制主要为触发活动，也可能包括折返和自律性增高。

四、临床表现

室速发作的临床表现主要取决于室速是否导致血流动力学障碍，与室速发生的频率、持续时间、有无器质性心脏病及其严重程度、原有的心功能状态等有关。

临床上，大多数患者室速发作为阵发性，其临床特征是发病突然，一般会突感心悸、心慌、胸闷、胸痛等心前区不适，头部或颈部发胀及跳动感，严重者还可出现精神不安、恐惧、全身乏力、面色苍白、四肢厥冷，甚至黑蒙、晕厥、休克、阿-斯综合征发作，少数患者可致心脏性猝死。也有少数患者症状并不明显。若为非器质性心脏病引起者，持续时间大多短暂，症状也较轻，可自行恢复或经治疗后室速终止，虽然反复发作但预后一般良好。而具有较严重的器质性心脏病基础者，在心动过速发作后可因心肌收缩力减弱，心室和心房的收缩时间不同步，心室的充盈和心排血量明显减弱，患者可迅速出现心力衰竭、肺水肿或休克等严重后果，有的甚至可发展为室颤而致心脏性猝死。

室速发作时，体格检查可发现心率一般在 130 ~ 200 次 / 分，也有的较慢，约 70 次 / 分，少数患者的频率较快，可达 300 次 / 分，节律多较规则，有的不绝对规则（如多形性室速发作时），心尖部第一心音和外周脉搏强弱不等，可有奔马律和第一、第二心音分裂，有的甚至只能听到单一的心音或大炮音。第一心音响度和血压随每一次心搏而发生变化，提示心动过速时发生了房室分离，是室性心动过速发作时较有特征性的体征。有些室速发作时，因 QRS 波群明显增宽而第一、第二心音呈宽分裂，可见颈静脉搏动强弱不等，有时可见颈静脉搏动出现大炮波，比心尖部搏动频率慢。

五、心电图检查

室速的心电图主要有以下表现。

（1）3 个或 3 个以上连续出现畸形、增宽的 QRS 波群，QRS 间期一般 ≥ 0.12 s，伴有继发性 ST-T 改变。少数起源于希氏束分叉处的室速，QRS 间期可不超过 0.12 s。QRS 波群前无固定 P 波，心室率 > 100 次 / 分，常为 130 ~ 250 次 / 分。有些特殊类型室速的心室率低至 70 次 / 分，少数高达 300 次 / 分。单形性室速 RR 间距规整，一般相差 < 20 ms，而多形性室速 RR 间距往往不规则，差别较大。

（2）大多数患者室速发作时的心室率快于心房率，心房和心室分离，P 波与 QRS 波群无关或埋藏在增宽畸形的 QRS 波群及 ST 段上而不易辨认。部分患者可呈现 1 ∶ 1 室房传导，也有部分患者呈现室房 2 ∶ 1 或文氏传导阻滞。

（3）心室夺获：表现为室速发作伴有房室分离时，偶有适时的窦性激动下传心室，出现所谓提前的窦性心搏，QRS 波群为室上性，其前有 P 波且 PR 间期 > 0.12 s。

（4）室性融合波：为不完全性心室夺获，由下传的窦性激动和室性异位搏动共同激动心室而形成，图形介于窦性和室速的 QRS 波群之间。心室夺获和室性融合波是室速的可靠证据，但发生率较低，仅见于 5% 左右的患者。

（5）室速常由室性期前收缩诱发，即在发作前后可出现室性期前收缩，后者 QRS 波群形态与室速相同、近似或者不一致。少数情况下，室速也可由室上性心动过速诱发。

六、诊断

室速的诊断主要依靠心电图表现，病史、症状、体征等临床资料可为诊断提供线索，应与宽 QRS 波群的室上性心动过速鉴别，诊断不明确时对有适应证的患者需进行心脏电生理检查才能确诊。

（一）临床资料

一般而言，室速大多发生在有器质性心脏病的患者，而室上性心动过速患者多无器质性心脏病的依据。冠心病心肌梗死、急性心肌炎、心肌病、心力衰竭等患者发生的宽 QRS 波群心动过速，室速的可能性大。而心脏形态、结构正常，心动过速反复发作多年，甚至从年轻时就有发作，尤其是不发作时心电图有预激综合征表现者，室上性心动过速的可能性较大。发作时刺激迷走神经能终止心动过速者，大多是室上性心动过速，有时室速呈 1 ∶ 1 室房传导，刺激迷走神经虽然不能终止心动过速，但可延缓房室结传导，如果心动过速时室房由 1 ∶ 1 传导转变为 2 ∶ 1 或文氏传导，有助于室速的诊断。

体格检查时如颈静脉出现大炮波，第一心音闻及大炮音，有助于室速的诊断。

（二）心电图检查

室速发作时 QRS 波群增宽，间期 ≥ 0.12 s，表现为宽 QRS 波群心动过速。此外，室上性心动过速伴室内差异性传导、原有束支传导阻滞伴发的室上性心动过速、旁路前向传导的房性心动过速、心房扑动、心房颤动及预激综合征逆向性房室折返性心动过速均可见其 QRS 波群增宽。由于不同原因的宽 QRS 波群心动过速，其治疗和预后不尽相同，如果诊断错误导致治疗严重失误，则可能出现严重不良后果。因此，室速应与这些宽 QRS 波群的室上性心动过速相鉴别。临床上，室速是宽 QRS 波群心动过速的最常见类型，约占 80%。对于任何一例宽 QRS 波群心动过速在没有依据表明是其他机制所致以前，均初步拟诊为室速。除非有差异性传导的证据，否则不宜轻易诊断室上性心动过速伴室内差异性传导。

表 2-1 列举了室上性心动过速伴室内差异性传导与室速的区别，可供鉴别诊断参考。

表 2-1 室性心动过速与室上性心动过速伴室内差异性传导的区别

	支持室性心动过速的依据	支持室上性心动过速伴室内差异性传导的依据
P 波与 QRS 波群的关系	房室分离或逆向 P' 波	宽 QRS 波群前或后有 P' 波，呈 1∶1 关系，偶有 2∶1、3∶2 房室传导阻滞
心室夺获或室性融合波	可见到，为诊断的有力证据	无
QRS 额面电轴	常左偏（-30°～-180°）	很少左偏（3%～13%）
QRS 波形态		
右束支传导阻滞型	QRS 间期 > 0.14 s	QRS 间期为 0.12～0.14 s
V₁ 导联	R 型波或双相波（qR、QR 或 RS 型）伴 R > R'	三相波（rsR'、RSR' 型）（85%）
V₆ 导联	rs 或 QS 型，R/S < 1	qRs 型，R/S 很少小于 1
左束支传导阻滞型	QRS 间期 > 0.16 s	QRS 间期为 0.14 s
V₁ 导联	R 波 > 30 ms，R 波开始至 S 波最低点 > 60 ms，S 波顿挫	很少有左述形态
V₆ 导联	QR 或 QS 型	R 波单向
刺激迷走神经	无效	可终止发作或减慢心率
其他	V₁～V₆ 导联都呈现正向或负向 QRS 波群，QRS 波群形态与窦性心律时室性期前收缩一致	原有的束支阻滞或预激 QRS 波群形态与心动过速时一致，QRS 波群形态与室上性期前收缩伴室内差异性传导时一致

1991 年，Brugada 等对 554 例宽 QRS 波群心动过速患者进行了心内电生理检查，提出了简便有效的分步式诊断标准，显著提高了诊断室速的敏感性和特异性，两者分别为

98.7%、96.5%。诊断共分4个步骤：①首先看胸前导联 $V_1 \sim V_6$ 的 QRS 波群是否均无 RS（包括 rS、Rs）图形，如任何一个胸前导联无 RS 波，则应诊断为室速。②如发现有一个或几个胸前导联有 RS 波，则要进行第二步观察，即测量胸前导联 R 波开始至 S 波最低点之间的时限，选择最长的 RS 时限，如果超过 100 ms 则应诊断为室速；如未超过 100 ms，则应进行第三步分析。③观察有无房室分离，如有，可诊断为室速；如无，则进行最后一步分析。④观察 V_1 及 V_6 导联的 QRS 波群形态，如果这两个导联的 QRS 波群形态都符合表2-1 中室速的 QRS 波群形态特征则应诊断为室速，否则可诊断为室上性心动过速。

在临床实践中，绝大多数宽 QRS 波群心动过速可以通过仔细分析 12 导联心电图进行正确诊断，但有少数患者在进行鉴别诊断时仍然十分困难。利用希氏束电图及心脏电生理检查不但能区分室性与室上性心动过速，还可以了解心律失常的发生机制是折返还是自律性增高。室上性心动过速时，V 波前都有 H 波，且 HV 间期都大于 30 ms。室速时，V 波与H 波是脱节的，可以出现以下几种图形：①H 波与 V 波同时出现，H 波隐藏在 V 波之中，不易被发现，或者 H 波在 V 波之前出现，但 HV 间期小于 30 ms，其 H 波来自窦性搏动而V 波来自室性搏动；②H 波在 V 波后出现，H 波是室性搏动逆行激动希氏束产生的，H 波后可有心房夺获；③A 波后有 H 波，但 H 波与其后的 V 波无关，HV 时间变化不定，两者是脱节的。利用心房调搏法，给心房以高于室率的频率刺激，使心室夺获。如果夺获的QRS 波为窄的心室波，则证明原来的宽 QRS 波为室速。

七、治疗

（一）一般治疗原则

室速发作时，一部分患者可能病情很凶险，导致血流动力学障碍，出现严重症状甚至危及生命，必须立即给予药物或直流电复律及时有效地终止发作，而另一部分患者可以没有症状或者只有很轻微的症状，体检时血压无明显降低，不做任何处理，血流动力学也未见有恶化迹象。研究表明，许多抗心律失常药物有致心律失常作用，长期使用并不能减少室性心律失常的发生率，甚至增加病死率。因此，在选择治疗措施前，需要根据室速发作时患者的血流动力学状况、有无器质性心脏病，准确评估室速的风险，并采取合理的治疗对策：持续性室速患者，无论有无器质性心脏病，均应积极处理；器质性心脏病患者，无论是持续性室速还是非持续性室速，均应治疗；无器质性心脏病患者发生的非持续性室速，如无症状或血流动力学障碍，可不必药物治疗。其治疗原则主要有以下。

（1）立即终止发作：包括药物治疗、直流电复律等方法。

（2）尽力去除诱发因素：如低钾血症、洋地黄中毒等。

（3）积极治疗原发病：切除心室壁瘤，控制伴发的心功能不全等。

（4）预防复发。

（二）终止发作

1. 药物治疗

血流动力学稳定的室速，一般先采取静脉给药。

（1）发生于器质性心脏病患者的非持续性室速很可能是恶性室性心律失常的先兆，应该认真评估预后并积极寻找可能存在的诱发因素。治疗主要针对病因和诱因，即治疗器质性心脏病和纠正如心力衰竭、电解质紊乱、洋地黄中毒等诱因。对于上述治疗措施效果不佳且室速发作频繁、症状明显者，可以按持续性室速用抗心律失常药，以预防或减少发作。

（2）发生于器质性心脏病患者的持续性室速大多预后不良，容易引起心脏性猝死。除了治疗基础心脏病、认真寻找可能存在的诱发因素外，必须及时治疗室速本身。应用的药物为胺碘酮、普鲁卡因胺、β-受体阻滞剂和索他洛尔。心功能不全患者首选胺碘酮，心功能正常者也可以使用普罗帕酮，药物治疗无效时应及时使用电转复。

（3）无器质性心脏病、无心功能不全患者可以选用胺碘酮，也可以考虑应用Ⅰa类抗心律失常药（如普鲁卡因胺）或Ⅰc类抗心律失常药（如普罗帕酮、氟卡尼等），特殊病例可选用维拉帕米或普萘洛尔、艾司洛尔、硫酸镁静注。在无明显血流动力学紊乱、病情不很紧急的情况下，也可选用口服给药如β-受体阻滞剂、Ⅰb类抗心律失常药美西律或Ⅰc类抗心律失常药普罗帕酮等。

（4）尖端扭转型室性心动过速（TdP）：首先寻找并处理引起QT间期延长的原因，如血钾、血镁浓度降低或药物作用等，停用一切可能引起或加重QT间期延长的药物。采用药物终止心动过速时，首选硫酸镁，无效时，可试用利多卡因、美西律或苯妥英钠静脉给药。上述治疗效果不佳者行心脏起搏，可以缩短QT间期，消除心动过缓，预防心律失常进一步加重。异丙肾上腺素能加快心率，缩短心室复极时间，有助于控制扭转型室速，但可能使部分室速恶化为室颤，使用时应小心，适用于获得性QT间期延长综合征患者、心动过缓所致TdP而没有条件立即行心脏起搏者。

（5）洋地黄类药物中毒引起的室速应立即停用该类药物，避免直流电复律，给予苯妥英钠静脉注射，无高钾血症的患者应给予钾盐治疗；镁离子可对抗洋地黄类药物中毒引起的快速性心律失常，可静脉注射镁剂。

2. 电学治疗

（1）同步直流电复律：对持续性室速，无论是单形性或多形性，有血流动力学障碍者不考虑药物终止，而应立即同步电复律。情况紧急（如发生晕厥、多形性室速或恶化为室颤）或因QRS波严重畸形而同步有困难者，也可进行非同步转复。

（2）抗心动过速起搏：心率在200次/分以下，血流动力学稳定的单形性室速可以置右心室临时起搏电极进行抗心动过速起搏。

（三）预防复发

包括药物治疗、射频导管消融及外科手术切除室壁瘤等。

可以用于预防的药物包括胺碘酮、利多卡因、β-受体阻滞剂、普罗帕酮、美西律、硫酸镁、普鲁卡因胺等。在伴有器质性心脏病的室速中，可用 β-受体阻滞剂或胺碘酮，β-受体阻滞剂也可以和其他抗心律失常药如胺碘酮等合用。由于 CAST 试验已证实心肌梗死后抗心律失常药物（恩卡尼、氟卡尼、莫雷西嗪）治疗可增加远期病死率，因此心肌梗死后患者应避免使用恩卡尼、氟卡尼、莫雷西嗪。无器质性心脏病的室速患者，如心功能正常，也可选用普罗帕酮。

有血流动力学障碍的顽固性室速患者，在有条件的情况下，宜安装埋藏式心脏转复除颤器（ICD）。CASH 和 AVID 试验结果表明，ICD 可显著降低器质性心脏病持续性室速患者的总死亡率和心律失常猝死率，效果明显优于包括胺碘酮在内的抗心律失常药物。

八、特殊类型的室性心动过速

（一）致心律失常性右心室发育不良的室性心动过速

致心律失常性右心室发育不良（arrhythmogenic right ventricular dysplasia，ARVD），又称为致心律失常性右心室心肌病，是一种遗传性疾病，也可能与右心室感染心肌炎、右心室心肌变性或心肌进行性丧失有关。在文献中曾被称为羊皮纸心、Uhl 畸形、右心室脂肪浸润或脂肪过多症、右心室发育不良、右心室心肌病。其最常见的病理改变是右心室心肌大部分被纤维脂肪组织所替代，并伴有散在的残存心肌和纤维组织；右心室可有局限性或弥漫性扩张，在扩张部位存在不同程度的心肌变薄，而左心室和室间隔一般无变薄，也可有局限性右心室室壁瘤形成。ARVD 主要发生于年轻的成年人，尤其是男性，大多在 40 岁以前发病。临床主要表现为伴有左束支传导阻滞的各种室性心律失常，如反复发作性持续性室性心动过速；也可出现房性心律失常，如房性心动过速、心房扑动、心房颤动。患者常表现为晕厥和猝死，晕厥和猝死的原因可能是室颤，晚期可发展为心力衰竭。患者最重要的心电图异常为右胸前导联 $V_1 \sim V_3$ T 波倒置、Epsilon 波及心室晚电位阳性。右心室心肌病的诊断依据为超声心动图、螺旋 CT、心脏磁共振、心室造影等检查发现局限性或广泛性心脏结构和功能异常，仅累及右心室，无瓣膜病、先天性心脏病、活动性心肌炎和冠状动脉病变，心内膜活检有助于鉴别诊断。

其发作期的急性治疗与持续性室速的治疗相同，维持治疗可用 β-受体阻滞剂、胺碘酮，也可两者联用，但效果不确切。也有采用射频消融治疗的报道，但容易复发和出现新型室速，不作为常规手段。有晕厥病史、心脏骤停生还史、猝死家族史或不能耐受药物治疗的患者，应考虑安装 ICD。

（二）尖端扭转型室性心动过速

尖端扭转型室性心动过速（torsade de pointes，TdP）是多形性室速的一个典型类型，一般发生在原发性或继发性 QT 间期延长的患者，主要临床特征是反复晕厥，有的甚至猝死。其病因、发生机制、心电图表现和治疗与其他类型室速不同。1966 年，Dessertenne 根据该型室速发作时的心电图特征而命名。

正常人经心率校正后 QT 间期（Q-Tc）的上限为 0.40 s，当 Q-Tc 大于 0.40 s 时即为 QT 间期延长，又称为复极延迟。目前认为，TdP 与心室的复极延迟和不均一有关，其中 QT 间期延长是导致 TdP 的主要原因之一，因此将 QT 间期延长并伴有反复发生的 TdP 称为长 QT 综合征（LQTS）。

1. 长 QT 间期综合征的分类

LQTS 一般分为先天性和后天性两类。

（1）先天性 LQTS 又可分为 QT 间期延长伴有先天性耳聋（Jervell-Lange-Nielson 综合征）和不伴有耳聋（Romano-Ward 综合征），两者都有家族遗传倾向，患者多为儿童和青少年。一般在交感神经张力增高的情况下发生 TdP，被认为是肾上腺素能依赖性。

（2）后天性 LQTS 通常发生在服用延长心肌复极的药物后或有严重心动过缓、低钾 / 低镁血症等情况下，多为长间歇依赖性，触发 TdP 通常在心率较慢或短 - 长 - 短的 RR 间期序列时。

有关 TdP 的发生机制仍有争议，目前认为主要与早期后除极引起的触发活动和复极离散度增加导致的折返有关。先天性 LQTS 的发生机制与对肾上腺素能或交感神经系统刺激产生异常反应有关。某些引起先天性 LQTS 的因素是由于单基因缺陷改变了细胞内钾通道调节蛋白的功能，导致 K^+ 电流如 I_{Kr}、I_{Ks} 或 I_{to} 等减少和（或）内向除极 Na^+ /Ca^{2+} 流增强，动作电位时间和 QT 间期延长，出现早期后除极。在早期后除极幅度达阈电位时，引起触发活动而出现 TdP。后天性 LQTS 因复极离散度增加的折返机制和早期后除极的触发活动等引起 TdP。

2. 心电图特点

TdP 时 QRS 波振幅变化，并沿等电位线扭转，频率为 200 ~ 250 次 / 分，常见于心动过速与完全性心脏阻滞，LQTS 除有心动过速外，尚有心室复极延长伴 QT 间期超过 500 ms。室性期前收缩始于 T 波结束时，由 R-on-T 引起 TdP，TdP 经过数十次心搏可以自行终止并恢复窦性心律，或间隔一段时间后再次发作，TdP 也可以恶化成心室搏动。患者静息心电图上 U 波往往明显。

3. LQTS 的治疗

对 LQTS 和 TdP 有效治疗的基础是确定和消除诱因或纠正潜在的有害因素。其后在弄清离子机制的基础上，一个适当的治疗计划就可以常规展开。将来特殊的治疗可能针对减弱引起早期后除极的离子流进行，现在的治疗一般着眼于抑制或阻止早期后除极的产生和传导，可通过增强外向复极 K^+，加强对内向 Na^+ 或 Ca^{2+} 的阻滞，或抑制早复极电流从起点向周围心肌的传导实现。

（1）K^+ 通道的激活：实验已证实早期后除极和 TdP 可被 K^+ 通道的开放所抑制，但临床尚未证实。似乎有效的短期治疗包括采用超速起搏、利多卡因或注射异丙肾上腺素以增强 K^+，但异丙肾上腺素注射对于先天性 LQTS 是禁忌。

（2）Na^+通道的阻断：TdP 可被具有 Na^+、K^+ 双重阻滞功能的 Ⅰa 类药物诱发，但可被单纯 Na^+ 通道阻滞剂抑制。

（3）Ca^{2+} 通道的阻滞：在先天性 Ca^{2+} 依赖性和心动过缓依赖性 TdP 中，维拉帕米可抑制心室过早除极并减少早期后除极振幅。

（4）镁：静脉用镁是临床上一种抑制 TdP 的安全有效的方法。其作用可能是通过阻断 Ca^{2+} 或 Na^+ 电流来实现的，与动作电位时程缩短无关。

（5）异丙肾上腺素注射：肾上腺素能刺激对先天性 LQTS 相关的 TdP 是禁忌的。但临床上，异丙肾上腺素注射对长间歇依赖性很强的 LQTS 经常是有效的。虽然小剂量可能增强早期后除极所需的除极电流，但大剂量可以增强外向 K^+ 电流，加快心率和复极，抑制早期后除极和 TdP。

（6）起搏：对先天性和后天性 LQTS 持续的超速电起搏是一种有效的治疗方法。可能因为加强了复极或阻止长的间歇，从而抑制早期后除极。

（7）肾上腺素能阻滞和交感神经节切除术：所有先天性 LQTS 可采用 β - 受体阻滞剂治疗。有些权威专家认为高位左胸交感神经节切除术在单纯药物治疗失败的病例中可作为首选或辅助治疗。在心脏神经支配中占优势的左侧交感神经被认为是先天性 LQTS 的发病基础。在临床上，β - 受体阻滞剂禁忌用于后天性 LQTS，因其可减慢心率。

（8）电复律器 - 除颤器的植入：伴有先天性 LQTS 的高危患者或不能去除诱因的后天性 LQTS 患者，可能需要埋植一个电复律器 - 除颤器。有复发性晕厥、有过心脏停搏而幸存的或内科治疗无效的患者应被视为高危患者。

（三）加速性室性自主心律

加速性室性自主心律又称为加速性室性自搏心律、室性自主性心动过速、非阵发性室性心动过速或心室自律过速、加速性室性逸搏心律、心室自搏性心动过速、缓慢的室性心动过速等。

加速性室性自主心律是由于心室的异位节律点自律性增高而接近或略微超过窦性起搏点的自律性而暂时控制心室的一种心动过速。其频率大多为 60～130 次 / 分。由于室性异位起搏点周围不存在保护性的传入阻滞，因此会受到主导节律的影响。只有当异位起搏点自律性增高又无传出阻滞并超过窦性心律的频率时，心电图才显示室性自主心律，一旦窦性心律的频率增快而超过异位起搏点的自律性即可激动心室而使这种心动过速被窦性心律取代。与折返性室速不同，加速性室性自主心律的心室搏动有逐渐"升温 - 冷却"的特征，不会突然发生或终止。由于其频率不快，与窦性心律接近，因此可与窦性心律竞争，出现心室夺获或室性融合波。

心电图特征是：①宽大畸形的 QRS 波群连续出现 3 个或 3 个以上，频率为 60～130 次 / 分；②心动过速的持续时间较短，大多数患者的发作仅仅为 4～30 个心搏；③心动过速常常以舒张晚期的室性期前收缩或室性融合波开始，QRS 波群的前面无恒定的 P 波，部分 QRS 波群之后可见逆行性 P'波，有时以室性融合波结束，并随之过渡到窦性心律；④室速可与窦性心律交替出现，可出现心室夺获或室性融合波。

加速性室性自主心律在临床上比较少见，绝大多数发生在器质性心脏病如急性心肌梗死、心肌炎、洋地黄中毒或高钾血症等患者，偶见于正常人。在急性心肌梗死溶栓再灌注治疗时，若出现加速性室性自主心律，可视为治疗有效的指标之一。其发作时间短暂，多在 4～30 个室性心搏后消失，一般不会发展为心室颤动，也无明显血流动力学障碍，因此这类心律失常本身是良性的，预后较好，不需要治疗。治疗主要针对原有的基础心脏病。

（四）束支折返性室性心动过速

束支折返性室性心动过速是由左右束支作为折返环路的组成部分而构成的大折返性室性心动过速，其折返环由希氏束-普肯耶系统和心室肌等组成，具有明确的解剖学基础。其心动过速也表现为持续性单形性室性心动过速。自从 1980 年首次报告 1 例束支折返性心动过速以后，临床报告逐渐增多。一般仅见于器质性心脏病患者，最多见于中老年男性扩张型心肌病患者，也可见于缺血性心脏病、瓣膜病、肥厚型心肌病、Ebstein 畸形患者，此外也可见于希氏束-普肯耶系统传导异常伴有或不伴有左心室功能异常患者。其发生率约占室性心动过速的 6%。因此，在临床上并不少见。

心电图上束支折返性室性心动过速发作时，频率较快，一般在 200 次 / 分以上，范围 170～250 次 / 分；多呈完全性左束支传导阻滞图形，电轴正常或左偏，少数可呈右束支传导阻滞图形（图 2-24）；若出现束支阻滞，心动过速即终止。平时室速不发作时，一般均有房室传导功能障碍，如 PR 间期延长，呈一度房室传导阻滞 rQRS 波群增宽，多呈类似左束支传导阻滞图形。

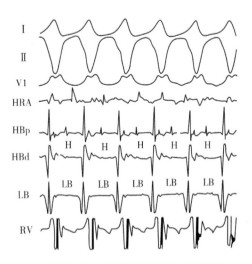

图 2-24　束支折返性室性心动过速

呈右束支阻滞型，束支折返性激动由右束支逆传，通过希氏束，然后经由左束支下传，希氏束电位（H）在左束支电位（LB）之前

由于绝大多数束支折返性室性心动过速患者都有较严重的器质性心脏病，心功能常常有不同程度的恶化，因此一旦室速发作，患者常常有明显的临床症状，如心慌、胸闷、胸痛、低血压、黑蒙、晕厥，甚至发生心脏性猝死。体格检查主要是原发性心脏病的体征，束支折返性室性心动过速发作时，常常出现心功能不全的体征。其确诊有赖于心内电生理检查。束支折返性室性心动过速发作时如不能得到及时有效的控制，常常呈加速的趋势，易转化为心室扑动或室颤。

束支折返性室性心动过速的治疗手段与其他类型室速相类似，但是药物疗效不佳；而射频导管消融阻断右束支是根治左束支传导阻滞型室速的首选方法，成功率近 100%；极少数患者需安装 ICD。

（杨 勇）

第十节 心室扑动与室颤

一、心电图检查

心室扑动（ventricular flutter）简称室扑，心电图表现为连续出现的畸形 QRS 波群，呈正弦波曲线，时限在 0.12 s 以上，无法分开 QRS 波与 T 波，也无法明确为负向波或为正向波。QRS 波频率常为 180 ~ 250 次 / 分，有时可低到 150 次 / 分，或高达 300 次 / 分，P 波看不到，QRS 波之间无等电位线；室扑常为暂时性，大多数转为室颤，也有些转为室速，或恢复为窦性心律。

心室颤动（ventricular fibrillation）简称室颤，是 P 波及 QRS-T 波消失，代之以形态和振幅均不规则的颤动波，形态极不一致（图 2-25）。颤动波的电压低（振幅 < 0.2 mV），往往是临终前的表现。颤动波之间无等电位线。颤动波的频率不等，多在 250 ~ 500 次 / 分，很慢的颤动波预示着心脏停搏即将发生。

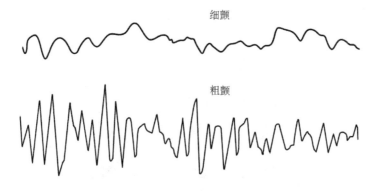

细颤

粗颤

图 2-25 心室颤动

QRS-T 波消失，代之以形态和振幅均不规则的颤动波

室扑应与阵发性室性心动过速相鉴别。后者心室率也常在 180 次 / 分左右，但 QRS 波清楚，波间有等电位线，QRS 波与 T 波之间可以分清，且 QRS 波时限不如室扑长。室扑与室颤之间的区别也应注意，室扑波呈连续而规则的畸形波，而室颤波则为电压较小的完全不规则的频率快的波。

二、临床表现

发展为室扑及室颤者其典型表现为意识丧失或四肢抽搐后意识丧失。①抽搐：为全身性，持续时间长短不一，可达数分钟，多发生于室颤后 10 s 内。②心音消失：呼吸呈叹息样，以后呼吸停止，常发生在室颤后 20 ~ 30 s 内。③昏迷：常发生在室颤后 30 s 后。④瞳孔散大：多在室扑或室颤后 30 ~ 60 s 出现。⑤血压测不到。

室颤与室扑见于许多疾患的终末期，例如冠心病、心肌缺氧及药物中毒等。在发生室颤与室扑而被复苏的患者中，冠心病占 75%，但透壁心肌梗死只占 20% ~ 30%。非梗死患者 1 年内又发生室颤者大约有 22%，2 年复发率为 40%。而心肌梗死并发室颤者，1 年中复发率为 2%。R-on-T 性室性期前收缩是诱发室颤的重要因素，窦性心律明显减慢或加快都可促进室颤发生。射血分数低、室壁运动异常、有充血性心力衰竭病史、有心肌梗死史（但不在急性期）、有室性心律失常者，室颤与室扑难以复苏，病死率高。

三、治疗

治疗室扑、室颤应遵循基本生命支持和进一步循环支持的原则。

对于室颤及神志丧失的室扑患者应该即刻进行非同步直流电除颤，一般不需麻醉，先做电除颤后再行其他心肺复苏措施，以免耽误时间。如果已恢复窦性心律，但循环衰竭，血压低，应继续胸外按压及人工通气，并连续心电检测以防心律失常复发。循环衰竭后马上会发生代谢性酸中毒。如果心律失常在 30 ~ 60 s 内终止，则酸中毒不显著。如时间较长，常需用碳酸氢钠纠正酸中毒，但其应用不应该延迟肾上腺素或电除颤的应用。

（杨　勇）

病例 01　心律失常 - 阵发性房性心动过速

一、病历摘要

姓名：×××　　性别：男　　年龄：37 岁

过敏史：无。

主诉：进食时心悸 10 天。

现病史：患者 10 天前在进食时出现心悸，呈突发快速跳动，持续数秒钟，无胸痛，无头晕。期间在进食、吞咽时可反复出现心悸，性质相似，发作频次增加，遂来院门诊就诊，静息时心电图提示窦性心律，频率 76 次 / 分，做吞咽时可见短阵房速，频率 130 次 / 分。

既往史：脂肪肝，否认高血压、糖尿病，否认胃肠病史。

二、查体

体格检查：T 36.8℃，BP 126/78 mmHg，HR 78 次 / 分，R 15 次 / 分 。皮肤、黏膜未见异常，未及浅表淋巴结肿大，颈静脉无怒张，双下肢无浮肿。胸廓对称，两肺听诊未及明显异常，腹部平软，未及包块，无压痛。

专科检查：心界不大，心律齐，各听诊瓣膜区未闻及杂音。

辅助检查：心电图（吞咽时），短阵房性心动过速。

三、诊断

初步诊断：心律失常 - 阵发性房性心动过速。

最终诊断：心律失常 - 阵发性房性心动过速（吞咽相关）。

四、诊疗经过

入院后完善各项相关生化检查及心超、动态心电图、胸部 CT 等检查，持续评估房性心动过速和吞咽关系。完善术前准备并签署房性心动过速射频消融术知情同意书。入院后第三日予行心电生理检查及射频消融术，结合术前心电图 V_1 P 波直立，下壁导联 P 波直立，考虑左房来源房性心动过速。在 CARTO3 V_6 系统，Pentaray 高密度标测电极，首先在右房进行建模及标测，患者配合吞咽诱发房性心动过速，最终在左房顶靠右上肺静脉处，标测最早 A 波，予消融，消融后吞咽不能再诱发房性心动过速，手术过程顺利，术后患者无不适。

五、出院情况

患者出院后半年复查心电图、动态心电图均未见房性心动过速，吞咽试验不再诱发房性心动过速。

六、讨论

患者年轻男性，既往无相关心脏病史，本次入院表现为反复心悸，心电图证实为吞咽相关的短阵房性心动过速。在 CARTO3 V_6 系统，Pentaray 高密度标测电极，首先在右房进行建模及标测，心房 S_1S_1，S_1S_2， Burst 刺激均不能很好诱发房速，静滴异丙肾上腺素后仍不能有效诱发房性心动过速，结合患者房性心动过速和吞咽相关，遂让患者配合吞咽矿泉水诱发房速，最终在左房顶靠右上肺静脉处，标测最早 A 波，予消融，消融后吞咽不能再诱发房性心动过速，手术过程顺利，术后患者无不适。吞咽相关的心律失常在临床上并不罕见，以左房的房性心动过速为多，但是它发作的机制尚不明确。主要有三种假说：①食管扩张刺激左房，食管和左房在解剖上临近，吞咽时扩张食管可刺激左房，从而触发房性心律失常；②左房迷走神经兴奋，食管周围分布着丰富的迷走神经的传入和传出分支，当吞咽时，食管内的压力升高，反射性地引起左房迷走神经兴奋，使心房组织不均一的相对不应期缩短；③交感神经反射，心房交感神经兴奋可引起心房组织不均一的改变动作电位时长。吞咽相关的短阵房性心动过速的药物治疗主要有Ⅰc类的抗心律失常药物，β-受体阻滞剂，CCB等药物。当药物控制不良时可采用导管消融的方法治疗吞咽相关的房性心律失常。

（林　杰）

病例 02　心律失常

一、病历摘要

姓名：×××　　性别：女　　年龄：68岁

主诉：活动时胸闷、气促2月。

现病史：患者2月前在快步赶公交车时出现胸闷、气促，伴出汗，休息数分钟可缓解，无胸痛。当时未予重视，自服复方丹参滴丸治疗。期间患者反复在活动、上楼时出现胸闷、气促，遂来门诊就诊，查心电图提示窦性心律，室性早搏，心超B超提示左室60 mm，EF 38%，二尖瓣轻中度反流，左室后壁10 mm，室间隔11 mm，拟诊：扩张性心肌病、室性早搏、心功能不全收住入院。

二、查体

体格检查：T 37.1℃，BP 130/71 mmHg，HR 91次/分，RR 17次/分。皮肤、黏膜未见异常，未及浅表淋巴结肿大，颈静脉稍充盈，双下肢无浮肿。胸廓对称，两下肺听诊可闻及少许湿啰音，腹部平软，未及包块，无压痛。

专科检查：心界左大，心律不齐，二尖瓣区可闻及2/6级SM，余各听诊瓣膜区未闻及杂音。

辅助检查：心电图，窦性心律，室性早搏。

三、诊断

初步诊断：

1．扩张性心肌病

2．室性早搏　短阵室速

3．心功能Ⅱ～Ⅲ级

最终诊断：

    1. 心律失常 特发性室性早搏（右室流出道）短阵室速

    2. 室性早搏相关心肌病 心功能 Ⅱ ~ Ⅲ 级

四、诊疗经过

入院后完善各项相关生化检查及动态心电图、胸部 CT 等检查，24 小时动态心电图提示室性早搏 28 590 次 /24 小时，短阵室速。完善冠状动脉 CTA 除外缺血性心肌病。住院期间予 ACEI、β - 受体阻滞剂，小剂量利尿剂，患者自觉症状有改善。入院后第 10 天予复查 24 小时动态心电图提示室早 25 539 次 /24 小时，短阵室速，占总心跳 21%，结合患者体表心电图考虑室早来源右室流出道，不除外室性早搏相关心肌病，予入院后第 12 天行室早射频消融，手术过程顺利，术后 24 小时，复查动态心电图未见室性早搏。

五、出院情况

患者出院后 3 月复查心电图未见室性早搏、24 小时动态心电图见室性早搏 6 个，不同于原消融室早，心超：左室 54 mm，EF 48%，患者自觉症状改善，活动能力增强。出院后 1 年复查心超提示左室 47 mm，EF 55%，较入院时明显改善。

六、讨论

患者老年女性，既往有室性早搏病史，一直未予重视，本次入院表现为反复活动相关的胸闷、气促，休息可缓解，心超提示左室增大，EF 下降，结合冠脉 CTA 可排除缺血性心肌病，24 小时动态心电图提示患者室性早搏负荷高，不除外室性早搏相关的心肌病，予相关心衰药物治疗患者症状有缓解，室性早搏负荷仍高。结合体表心电图考虑室早来源右室流出道，不除外心律失常相关的心肌病。特发性的室性早搏可通过导管消融治愈，可改善心功能。在 CARTO3 V$_6$ 系统，强生 TC 消融导管进行右室流出道建模及室早激动标测，在右室流出道前间隔标测到最早室早，予 30 W，43℃，冷盐水消融 90 秒，术后无再发室早。术后一年复查心超基本恢复正常。既往认为特发性的室早一般不会对心脏功能产生影响，但现在发现室早可导致室早相关的心肌病表现。室性早搏心肌病的发病机制主要有心动过速，左右室不同步，室早有效心搏量下降，细胞钙调节障碍。室性早搏相关的心肌病的诊断需结合病史、症状、心电图、Holter、超声心动及心脏 MRI 等检查进行。室性早搏相关的心肌病诊断的金标准，是在室早得到有效控制后，左室射血分数（LVEF）绝对值改善＞ 10% ~ 15%，或低于正常的 LVEF 恢复正常。室性相关的心肌病在药物控制不良时可行导管消融治疗。

（林 杰）

病例 03　持续性心房颤动（左心耳封堵术后）

一、病历摘要

姓名：×××　　性别：男　　年龄：77 岁

过敏史：无。

主诉：气促、水肿 3 月余。

现病史：患者约 3 月无明显诱因出现气促，平地快走约 200～300 米或爬楼 2～3 层即可出现，伴双下肢及颜面水肿，无胸闷、胸痛、心悸，无头晕、头痛、晕厥、黑蒙，无发热、咳嗽、咳痰、咯血，无恶心、腹痛、腹胀、食欲缺乏，无少尿、无尿、泡沫尿等，期间患者就诊于外院服用中药（具体不详）后未明显缓解，患者 2021-02-25 在我科行左心耳封堵术后，术后"利伐沙班、氯吡格雷"抗栓治疗，间断胸闷、气促、心悸，给予呋塞米、地高辛、螺内酯等药物治疗后改善，无皮肤瘀斑、牙龈出血、黑便等。现为复查评估封堵器情况收入院。今为进一步诊治，遂到我院门诊，门诊遂以"心功能不全"收入科。自发病以来，患者精神、睡眠尚可，饮食及大小便正常，体重无明显改变，体力有所下降。

既往史：2020-10-12 因突发胸痛于外院诊断为 STEMI，CAG 示 RCA 未见狭窄，LM 无狭窄，LAD 细小，中段狭窄 40%，D1 近段闭塞，于 D1 行药物球囊扩张术，术后服用双抗、降脂、冠心病二级预防药物治疗，约 4 月前停用阿司匹林，有高血压 3 级病史，2017 年外院诊断为心房颤动，未抗凝治疗。

二、查体

体格检查：T 36.3℃，P 60 次/分，R 16 次/分，BP 139/87 mmHg。双肺未及干湿啰音，心前区无隆起、凹陷，心尖冲动位于第五肋间左侧锁骨中线内侧 0.5 cm，心尖冲动正常，搏动范围约 2.0 cm×2.0 cm，未触及震颤，未触及心包摩擦感。心脏相对浊音界正常，心率 89 次/分，心律绝对不齐，心音强弱不等，各瓣膜听诊区未闻及病理性杂音，未闻及心包摩擦音及附加音。腹软，无压痛及反跳痛，肝脾肋下未及，肝颈静脉回流征阴性，双下肢中度水肿。

辅助检查：入院后完善相关检查，甘油三酯（TG）0.76 mmol/L，总胆固醇（CHOL）2.71 mmol/L，高密度脂蛋白胆固醇（HDL）1.48 mmol/L，低密度脂蛋白胆固醇（LDL）1.17 mmol/L；红细胞计数（RBC）4.09×10^{12}/L，血红蛋白（HGB）124 g/L，红细胞比积（HCT）35.5%，血小板计数（PLT）101×10^9/L，血小板比积（Pct）0.10%；B 型利钠肽前体（Pro-BNP）7420.00 pg/mL；D-二聚体（D-Dimer）7.94μg/mL，纤维蛋白（原）降解产物（FDP）20.12μg/mL；甘油三酯（TG）0.76 mmol/L，总胆固醇（CHOL）2.71 mmol/L，高密度脂蛋白胆固醇（HDL）1.48 mmol/L，低密度脂蛋白胆固醇（LDL）1.17 mmol/L；糖化血红蛋白

正常。B型利钠肽前体（Pro-BNP）6890.00 pg/mL；尿素（Urea）7.50 mmol/L，肌酐（Cr）108.90μmol/L；凝血酶原时间（PT）15.8 sec，国际标准化比值（INR）1.25，纤维蛋白原（FIB）1.97 g/L，D-二聚体（D-Dimer）6.86μg/mL，纤维蛋白（原）降解产物（FDP）16.72μg/mL；2021-05-31，DR胸部正位，左心耳封堵术后改变，心影增大，主动脉硬化，请结合临床。常规心电图：①异位心律-心房颤动。②T波改变。2021-05-31心脏彩超，左心耳封堵术后，封堵器周边未见明显血流信号。升主动脉增宽，管壁粥样硬化斑块形成；主动脉瓣及二尖瓣钙化。双房增大，右室略大。室间隔稍增厚。三尖瓣稍增厚伴关闭不全（中度），二尖瓣关闭不全（中度）。肺动脉增宽，肺动脉高压（中度）。左室收缩功能正常，舒张功能减低（Ⅲ级）。彩色多普勒血流示：三尖瓣反流（中量），二尖瓣反流（中量），肺动脉瓣反流（少-中量），主动脉瓣反流（少量）。2021-06-02，双侧下肢动静脉+足动脉，双侧下肢动脉管壁粥样硬化斑块形成，左侧胫前动脉管腔不同程度狭窄。双侧下肢深静脉血流通畅，未见明显血栓形成。2021-06-05查肝脏体积缩小，肝脏边缘欠规则，呈波浪状，肝脏各叶比例失调，肝裂增宽。肝实质密度欠均匀，平扫见多发大小不等稍高密度小结节影。肝内、外胆管未见明显扩张。胆囊形态、大小未见明确异常，胆囊壁未见明显增厚，腔内见泥沙样高密度影。胰腺形态、大小、密度未见明确异常，胰管未见明显扩张；胰腺周围脂肪间隙清晰。脾形态、大小、密度未见明显异常，脾静脉迂曲扩张。双肾形态、大小、密度未见明显异常，双侧肾盂肾盏未见明显扩张积水。双肾上腺形态、大小、密度未见明显异常。膀胱形态、大小未见明显异常，腔内未见明显异常密度影，膀胱壁未见明显增厚。前列腺大小约为43 mm×40 mm×36 mm。余形态及密度未见异常，各叶分界清晰。双侧精囊腺形态、大小、密度未见明显异常。胃、肠曲分布、形态及密度未见异常。肝周、脾周、盆腔内见积液。右侧腹股沟区可见血管及积液影。扫及心脏术后改变。结论：①考虑肝硬化，请结合临床。②胆囊结石。③前列腺增生。④右侧腹股沟疝。⑤腹盆腔积液。附见，心脏术后改变。

三、诊断

初步诊断：

  1. 持续性心房颤动（左心耳封堵术后）

  2. 冠状动脉粥样硬化性心脏病、陈旧性心肌梗死、心功能Ⅱ级

  3. 高血压病3级（极高危）

鉴别诊断：

1. 肾源性水肿

支持点：水肿、气促。

不支持点：无基础肾病，无少尿、无尿、乏力等。

结论：完善肾功能、泌尿系彩超明确。

2．肝源性水肿

支持点：气促、水肿。

不支持点：无基础肝病，无腹痛、腹胀、乏力等。

结论：完善肝功能明确。

最终诊断：

　　　　1．持续性心房颤动（左心耳封堵术后）

　　　　2．冠状动脉粥样硬化性心脏病、陈旧性心肌梗死、 心功能Ⅱ级

　　　　3．高血压病3级（极高危）

　　　　4．心源性肝硬化 child-pugh 评分A级

四、诊疗经过

于2021-06-07行经导管心脏射频消融术＋术中心脏电生理检查＋房间隔穿刺术＋暂时性经静脉起搏器系统的置入＋左心房造影。术中行双侧PV-CPVA及左房顶部线、左房底部线，二尖瓣峡部线消融。术后复查心电图为窦性心律。2021-06-07，心包积液探查：心包积液（微量）。06-10复查白细胞计数（WBC）$6.78×10^9$/L，淋巴细胞绝对值（Lymph#）$0.89×10^9$/L，中性粒细胞百分比（NEUT%）76.6%，淋巴细胞百分比（LYMPH%）13.2%，红细胞计数（RBC）$3.49×10^{12}$/L，血红蛋白（HGB）104 g/L，红细胞比积（HCT）30.7%，血小板计数（PLT）$85×10^9$/L，血小板比积（Pct）0.08%；给予护胃、抗凝、降尿酸、预防心律失常、利尿等对症治疗。患者未有胸闷心悸，穿刺口愈合可。请示上级医生后予出院。

五、出院情况

患者未诉胸闷心悸，一般情况可。查体：BP 121/64 mmHg。双肺未及干湿啰音，律齐，心室率62次/分，未及明显杂音。双下肢不肿。

六、讨论

该患者的心房颤动病史4年，为长程持续性心房颤动，CHA2DS2-VASc评分（房颤卒中风险评分）5分，调整后年卒中风险为6.7%，口服抗凝出血风险评估HAS-BLED评分3分，提示患者为心房颤动高卒中风险，口服抗凝药物高出血风险。初次治疗后患者心功能不全症状可缓解，考虑到患者的高卒中风险和口服抗凝高出血风险，根据《中国左心耳封堵预防心房颤动卒中专家共识（2019）》《左心耳干预预防心房颤动患者血栓栓塞事件：目前的认识和建议－2019》的意见，该患者首次治疗接受了经皮左心耳封堵手术，手术后3个月复查食道超声可见封堵器无残余漏、无器械表面血栓形成、封堵器各项参数良好。但是复查患者仍有乏力、活动耐量受限等临床症状，查B超可见胸腔和腹腔积液，多次查NT-proBNP显著升高，提示患者仍有心功能不全，且为射血分数保留的心力衰竭。在排除了冠心病缺血性心肌病、浸润性心肌病等其他类型心力衰竭病因后，心房颤动导致的心动过速

心肌病可能性较大。根据《心房颤动：目前的认识和治疗的建议 -2018》的推荐，对于合并心力衰竭的长程持续性房颤，在综合考虑中心的经验、患者的意愿、充分沟通的情况下，积极地行房颤射频消融手术是 Ⅱ A 类推荐，因此在左心耳封堵后 3 个月和患者、家属充分的知情同意后，实施了房颤的射频消融手术，术中实施了双侧 PV-CPVA 及左房顶部线、左房底部线、二尖瓣峡部线消融，最终经过电复律后恢复了窦性心律。长程持续性房颤的术式尚无固定的消融策略，单纯的双侧 CPVA 并不能对左房房颤的基质进行充分的干预，必要的线性消融可以提高长程持续性房颤消融的成功率。该患者术后维持了窦性心律，心功能的改善情况还需要密切的随访和观察。ARNI 类药物和心力衰竭的标准化药物治疗对于心功能的改善也具有重要作用。

（杨　勇）

病例 04　阵发性心房扑动　三尖瓣峡部依赖的逆钟向大折返性心房扑动

一、病历摘要

姓名：×××　　性别：女　　年龄：31 岁

主诉：反复心悸 3 年，再发 9 小时。

现病史：患者 2018 年怀孕期间突发心悸，自觉心律不齐，伴有头晕，无晕厥、黑蒙，无乏力、恶心、呕吐，无胸痛及大汗，当时入外院心电图提示心房扑动，持续约半小时后恢复窦性心律。2020 年期间再发心悸，当时蹲位厕所起立后伴有一过性头晕、全身乏力，无意识障碍，无摔倒、胸闷胸痛。持续十几分钟自行缓解。期间偶有口服美托洛尔治疗。今下午 16：00 左右再发心悸，症状同前，持续性不能缓解，伴有全身乏力，入外院心电图提示阵发性心房扑动 2：1 ~ 3：1 传导，后转入我院急诊心电图仍提示为心房扑动，心室率 75 次 / 分，患者心悸症状逐渐缓解。现为进一步诊治，急诊以阵发性心房扑动收入我科。自起病以来，精神食欲可，大小便正常，体力体重无明显变化。自发病以来，患者精神、睡眠尚可，饮食及大小便正常，体重无明显改变，体力有所下降。

既往史：2009 年体检心脏彩超提示三尖瓣下移畸形并轻度关闭不全。否认吸烟饮酒史。否认食物药物过敏史。否认近 14 天新冠肺炎中高危地区居住及旅行史，否认出国旅行史，否认有新冠肺炎患者及无症状感染者接触史，否认聚集性发病史。

二、查体

体格检查：T 36.3℃，P77 次 / 分，R17 次 / 分，BP 97/66 mmHg。神志清楚，应答切题，查体配合。双肺呼吸音清晰，未闻及干湿性啰音。心界无扩大，心率 77 bpm，律不齐，各瓣膜听诊区未闻及杂音。腹部膨隆，无压痛及反跳痛，肝脾肋下未扪及，Murphy（－），肠鸣音正常。双下肢无水肿。

辅助检查：我院急诊心电图，阵发性心房扑动，2：1~3：1传导心室率75次/分。心脏增强CT可见右心房明显增大，前后径约87 mm，左右径约100 mm；右心室、左心室、左心房不大。室间隔完整，房间隔部分显示欠清。心室、大动脉连接相适应。主肺动脉较同层升主动脉增宽，约25 mm，左、右肺动脉未见异常。心包未见增厚，心包腔未见积液。2021-06-10，DR胸部正侧位示，心、肺、膈未见明显异常。尿葡萄糖（UGLU）阴性（-），尿粒细胞酯酶（LEU）弱阳性（±）；肌钙蛋白I（cTnI）0.13 ng/mL；B型利钠肽前体（Pro-BNP）918.00 pg/mL。2021-06-11，心脏彩超，先天性心脏病，三尖瓣下移畸形伴关闭不全（重度）。功能右房显著扩大，右室横径增大。左室舒张、收缩功能正常。彩色多普勒血流示：三尖瓣反流（大量）。双侧下肢动静脉+足动脉：双侧下肢动脉血流通畅。双侧下肢深静脉血流通畅，未见明显血栓形成。动态心电：①异位心律-心房扑动；②偶发室性早搏（含成对及室速）；③长RR间歇（最长2.1s）。双侧椎动脉+颈动脉，双侧颈动脉未见明显异常。双侧椎动脉部分椎间段走行迂曲。肝胆脾胰、门静脉（空腹）：肝、胆、脾、胰、门静脉未见明显异常声像。

三、诊断

初步诊断：

  1．阵发性心房扑动

  2．先天性三尖瓣关闭不全（下移畸形）

鉴别诊断：

1．心房颤动

支持点：心悸。

不支持点：心电图可见相对规则F波，呈2：2~3：1传导。

结论：完善动态心电图进一步评估是否合并心房颤动。

2．阵发性室上性心动过速

支持点：心悸。

不支持点：非突发突止，心电图可见扑动波。

结论：不考虑。

最终诊断：

  1．阵发性心房扑动

三尖瓣峡部依赖的逆钟向大折返性心房扑动

  2．先天性三尖瓣关闭不全（重度并下移畸形）

心功能Ⅰ级（NYHA分级）

  3．室性早搏（偶发）

四、诊疗经过

患者仰卧于手术台上。消毒手术区、铺巾并局麻双侧股静脉区和左侧腋静脉区域。穿刺左侧股静脉，确认为静脉血管后，J型导丝引导下植入10F动脉鞘管。穿刺左侧腋静脉，确认为静脉血管后，J型导丝引导下植入6F鞘管。三次穿刺右侧股静脉，分别置入6F、6F、8F鞘管，鞘管内注入肝素5000 U。经左侧股静脉鞘管置入强生公司心腔内超声导管至右房右室内，多扇面多角度重建右心房、右心室、冠状静脉窦口、下移畸形的功能性三尖瓣环。尝试从经左侧腋静脉置入强生公司10级冠状静脉窦导管无法成功，换用APT可控弯度十级冠状静脉窦电极导管从右股静脉途径置入成功并记录CS电位。右侧股静脉鞘管送入强生公司橘把大弯ST压力监测消融标测大头电极至右心房内，尝试难以到达三尖瓣环峡部，更换雅培圣犹达Agilis大弯可控弯度长鞘后可以到达；送强生公司星型磁电双定位标测导管至右心房内补充建立右房解剖结构。大头导管在行右心房后壁行S_1S_1刺激诱发窄QRS波群心动过速，CL=280 ms，CS9-0领先，体表心电图显示与临床发作心电图的F波形态一致，强生公司星型磁电双定位标测导管行F波的激动标测，显示解剖三尖瓣环至功能性三尖瓣环之间为大片的心室肌，无A波，显示为大量的瘢痕区域。右房游离壁和间隔侧电位高大，激动标测未完成房扑终止，激动标测已经获得房扑全周长。提示三尖瓣峡部依赖逆钟向心房扑动可能性大。拟再次诱发继续标测均未成功，导管刺激诱发不同周长的房速、频发的房早，均为短阵发作，难以持续稳定发作进行标测。遂决定先行三尖瓣峡部线性消融，自解剖三尖瓣环小A大V处开始消融至下腔静脉侧。消融过程中房早、房速均终止，继续完成线性消融，消融后验证消融线上双电位间距大于90 ms且等电位线，提示达到双向阻滞。静脉滴注异丙肾上腺素针剂，反复进行右心房的Burst刺激，S_1S_2刺激均未诱发心动过速发作，未诱发AVN跳跃发作，行心室刺激未检出旁道，终止手术。术毕退导管及鞘管，静脉穿刺口给予加压包扎，安返病房。

五、出院情况

患者未诉胸闷心悸，一般情况可。查体：BP 86/59 mmHg。双肺未及干湿啰音，律齐，心室率62次/分，未及明显杂音。双下肢不肿。出院前复查超声心动图检查：升主动脉25 mm，窦部31 mm，肺动脉25 mm，左房（前后径）27 mm，左室（舒张期）40 mm，室间隔9 mm，左室后壁7 mm，房（横径）71 mm，右室（横径）38 mm，EF 65%，FS 35%，二尖瓣口 E/A 58/37 cm/s。①多切面示：三尖瓣后瓣、隔瓣下移，后瓣根部距三尖瓣开口约为28 mm，隔瓣根部距二尖瓣前瓣根部约为23 mm；前瓣位置相对下移，收缩期可见关闭不全间隙约6.7 mm。彩色血流示：三尖瓣反流，反流面积14.9 cm²，V_{max}224 cm/s，PG_{max}20 mmHg；余瓣膜厚度、弹性、开放程度未见异常。余瓣膜未见病理性反流。②功能右房显著扩大，长径102 mm，横径71 mm，右室横径增大；余心腔大小及大血管内径未见明显异常。③室壁运动分析：室间隔平坦，房间隔偏向左房侧，左室各壁各节段室壁厚度、回声正常，运动搏幅正常，收缩及舒张速度正常。④房、室间隔连续性好，大血管间未见异常通道，彩色血流未见分流。⑤心包心尖部可见少量液性暗区，宽约 5 mm。

六、讨论

三尖瓣下移畸形是一种罕见的先天性心脏畸形。1866 年 Ebstein 首先报道一例，故亦称为 Ebstein 畸形、埃勃斯坦畸形，亦称三尖瓣下移畸形。本病三尖瓣向右心室移位，主要是隔瓣叶和后瓣叶下移，常附着于近心尖的右心室壁而非三尖瓣的纤维环部位，前瓣叶的位置多正常，因而右心室被分为两个腔，畸形瓣膜以上的心室腔壁薄，与右心房连成一大心腔，是为"心房化的右心室"，其功能与右心房相同；畸形瓣膜以下的心腔包括心尖和流出道为"功能性右心室"，起平常右心室相同的作用，但心腔相对地较小。常伴有心房间隔缺损、心室间隔缺损、动脉导管未闭、肺动脉口狭窄或闭锁。可发生右心房压增高，此时如有心房间隔缺损或卵圆孔开放，则可导致右至左分流而出现发绀。三尖瓣下移畸形的血流动力学改变决定于三尖瓣关闭不全的轻重程度，是否并有心房间隔缺损以及缺损的大小和右心室功能受影响的程度。由于房室环和右心室扩大以及瓣叶变形等不同程度的三尖瓣关闭不全很常见。在右心房收缩时右心室舒张，房化心室部分也舒张扩大致使右心房血液未能全部进入右心室。右心房舒张时右心室收缩，房化的右心室也收缩，于是右心房同时接收来自腔静脉、心房化右心室和经三尖瓣反流的血液，致使右心房血容量增多，使房腔扩大，右心房压力升高，最终导致心力衰竭。并有卵圆孔未闭或心房间隔缺损的病例，右心房压力高于左心房时则产生右至左分流，体循环动脉血氧含量下降呈现发绀和杵状指（趾）。房间隔完整，右心室收缩时，进入肺内进行气体交换血量减少，动静脉血氧差变小，可产生面颊潮红，指端轻度发绀。

Ebstein 畸形易合并心律失常，在 Attie 等报道的 72 例患者中有 37 例存在心律失常，主要表现为阵发性室上性心动过速、心房纤颤、心房扑动。心律失常的发生和 Ebstein 畸形患者的预后有很大关系，积极诊断和治疗 Ebstein 畸形合并的心律失常能够减少此类患者猝死，有很重要的临床意义。

Ebstein 畸形合并心律失常的类型及其产生机制如下。

（一）Ⅰ度房室传导阻滞

表现为 PR 间期延长，其产生可能与右室心房化使传导系统过度伸展或伴有左束支病变有关，报道的发生率在 25% ~ 34%。

（二）右束支传导阻滞

出现在 75% ~ 95% 的病例中，可能与扩大的右房压迫右侧间隔有关。值得注意的是，部分患者窦性心律时因旁道前传代替了房化右室的延迟传导，因而掩盖了其右束支传导阻滞图形。如果在心电图不表现为右束支传导阻滞的患者中，出现心动过速或心房纤颤应怀疑其合并存在旁道。

（三）室上性心律失常

上述两种心电图改变尽管发生率较高，却很少引起患者不适，患者的临床症状多是由心动过速所致。Ebstein 畸形患者中有大约 25% ~ 30% 的患者合并存在阵发性室上性心动过速、心房纤颤和心房扑动。心房纤颤和心房扑动的发生与右房增大有关，NYHA 级的患者，心房纤颤和心房扑动发生率明显高于 NYHA 级患者，而 PVST 的产生与合并存在旁道有关。通常认为房室交界区附近瓣环的绝缘组织发育不良导致这类患者残留旁道，但 HoSY 等研究则未发现房室交界区瓣环的绝缘组织发育不良，而发现房室结很靠近冠窦口，从而认为其可能和房室传导系统结构异常有关。总之，目前 Ebstein 畸形患者易合并旁道存在的机制尚不清楚。外科矫正术后患者的长期随访发现，约 7% 的心脏猝死和心房纤颤、心房扑动沿旁道下传导致室颤有关。因此积极处理旁道可以减少 Ebstein 畸形猝死的发生率。而原发的室性心动过速在畸形患者中十分罕见，因此目前针对 Ebstein 畸形患者心律失常的治疗主要是针对其旁道的治疗。

（四）Ebstein 畸形伴发旁道的类型

1. Kent 束

占 Ebstein 畸形旁道类型的大部分，以右后间隔多见。在 Ebstein 畸形患者中约有 20% ~ 30% 的心电图表现为预激综合征图形。

2. Mahaim 束

占 Ebstein 畸形旁道类型的 13% 左右，旁道多在右侧，结室束最多。Mahaim 束由于具有自律性和递减传导特性，因而有其自身电生理特性：窦性心律时 PR 和 AH 间期正常，HV 间期缩短，有心室预激波；心房递增起搏 AH 间期逐渐延长，HV 间期和心室预激程度不变；希氏束起搏时，HV 间期和心室预激图形不变是束室纤维的特征性改变；部分结室纤维伴有房室结双径路；心动过速发作时可存在房室分离；三尖瓣环不容易记录到旁路电位。其心电图特点有：左束支传导阻滞图形电轴极度左偏；AV 间期 > VA 间期；很少有患者表现为窄 QRS 心动过速。通常对合并心动过速的 Ebstein 畸形患者应行电生理检查，以确定心动过速的类型及有无旁道存在。

（杨　勇）

第三章 慢性心律失常

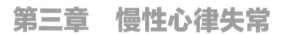

第一节 窦性心动过缓

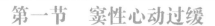

由窦房结控制的心率，成人每分钟小于60次者，称为窦性心动过缓（sinus bradycardia）。

一、病因

窦性心动过缓常因为迷走神经张力亢进或交感神经张力减弱及窦房结器质性疾病引起。常见原因有以下几点。

（1）正常情况：健康青年人不少见，尤其是运动员或经常锻炼的人，也见于部分老年人。正常人在睡眠时心率可降至35～40次/分，尤以青年人多见，并可伴有窦性心律不齐，有时可以出现2s或更长的停搏。颈动脉窦受刺激也可引起窦性心动过缓。

（2）病理状态：颅内压增高（脑膜炎、颅内肿瘤等）、黄疸、急性感染性疾病恢复期、眼科手术、冠状动脉造影、黏液性水肿、低盐、Chagas病、纤维退行性病变、精神抑郁症等。窦性心动过缓也可发生于呕吐或血管神经性晕厥。

（3）各种原因引起的窦房结及窦房结周围病变。

（4）药物影响：迷走神经兴奋药物、锂剂、胺碘酮、β-受体阻滞剂、可乐定、洋地黄和钙拮抗剂等。

二、临床表现

一般无症状。心动过缓显著或伴有器质性心脏病者，可有头晕、乏力，甚至晕厥，可诱发心绞痛甚至心力衰竭。心率一般在50次/分左右，偶有低于40次/分者。急性心肌梗死时10%～15%可发生窦性心动过缓，若不伴有血流动力学失代偿或其他心律失常，心肌梗死后的窦性心动过缓比窦性心动过速可能更为有益，常为一过性并多见于下壁或右室心肌梗死。窦性心动过缓也是溶栓治疗后常见的再灌注性心律失常，但心脏停搏复苏后的窦性心动过缓常提示预后不良。

三、心电图检查

（1）P波在QRS波前，形态正常，为窦性。

（2）PP间期（或RR间期）超过1 s；无房室传导阻滞时PR间期固定且超过0.12 s，为0.12 ~ 0.20 s，常伴有窦性心律不齐（图3-1）。

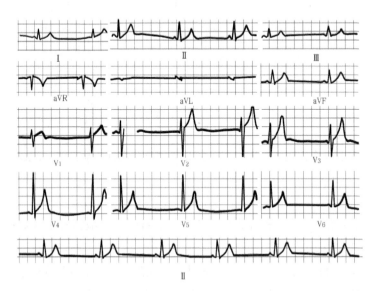

图3-1　窦性心动过缓

四、治疗

无症状者可以不治疗，有症状者针对病因治疗。窦性心动过缓出现头晕、乏力等症状者，可对症治疗，常用阿托品0.3 ~ 0.6 mg，每日3次，或沙丁胺醇2.4 mg，每日3次口服。长期窦性心动过缓引起充血性心力衰竭或心排血量降低的患者则需要电起搏治疗。心房起搏保持房室顺序收缩比心室起搏效果更佳。对于持续性窦性心动过缓，起搏治疗比药物治疗更为优越，因为没有一种增快心率的药物长期应用能够安全有效而无明显不良反应。

（林　杰）

第二节　窦房传导阻滞

窦房传导阻滞（sinoatrial block）是窦房结与心房之间发生的阻滞，属于传导障碍，是窦房结内形成的激动不能使心房除极或使心房除极延迟，属较为少见的心律失常。由于窦房结的激动受阻没有下传至心房，心房和心室都不能激动，使心电图上消失一个或数个心动周期，P波、QRS波及T波都不能看到。急性窦房传导阻滞的病因为急性心肌梗死、急性心肌炎、洋地黄或奎尼丁类药物作用和迷走神经张力过高。慢性窦房传导阻滞常见于冠心病、原发性心肌病、迷走神经张力过高或原因不明的窦房结综合征。按阻滞的程度不同，窦房传导阻滞分为 3 度。

一、Ⅰ度窦房传导阻滞

Ⅰ度窦房传导阻滞为激动自窦房结发出后，延迟传至心房，即窦房传导的延迟现象。由于常规体表心电图上看不见窦房结激动，故一度窦房传导阻滞在心电图上无法诊断。

二、Ⅱ度窦房传导阻滞

窦房结激动有部分被阻滞，而未能全部下传至心房，心电图上消失一个或数个 P 波，又可以分为 2 型。

（一）Ⅱ度窦房传导阻滞一型（即莫氏或 Mobitz Ⅰ型）

心电图表现：① PP 间距较长的间歇之前的 PP 间距逐渐缩短，以脱漏前的 PP 间距最短；②较长间距的 PP 间距短于其前的 PP 间距的两倍；③窦房激动脱漏后的 PP 间距长于脱漏前的 PP 间距，PR 间期正常且固定。此型应与窦性心律不齐相鉴别，后者无以上规律并且往往随呼吸而有相应的变化。

（二）Ⅱ度窦房传导阻滞二型（即莫氏或 Mobitz Ⅱ型）

心电图上表现为窦性 P 波脱漏，间歇长度约为正常 PP 间距的两倍或数倍（图 3-2）。

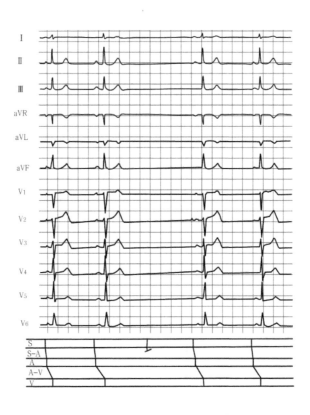

图 3-2 Ⅱ度二型窦房传导阻滞

三、Ⅲ度窦房传导阻滞（完全性窦房传导阻滞）

心电图上无窦性 P 波。若无窦房结电图难以确定诊断。此型在体表心电图上无法和房室交界性心律（P 波与 QRS 波相重叠）或窦性静止相区别。但如果用阿托品后出现Ⅱ度窦房传导阻滞则可考虑该型。

治疗主要针对病因。轻者无须治疗，心动过缓严重者可以用麻黄碱、阿托品或异丙肾上腺素等治疗。顽固而持久并伴有晕厥或阿 – 斯综合征的患者应安装起搏器。

（林　杰）

第三节　窦性停搏或窦性静止

窦房结在某个时间内兴奋性低下，不能产生激动而使心脏暂时停止活动，称为窦性停搏（sinus pause）或窦性静止（sinus arrest）。

一、病因

迷走神经张力增高、颈动脉窦过敏、高血钾；洋地黄、奎尼丁、乙酰胆碱等药物；也见于各种器质性心脏病、窦房结变性、纤维化导致窦房结功能障碍。

二、临床表现

临床症状轻重不一，轻者无症状或偶尔出现心搏暂停，严重者窦房结活动长时间停顿，心脏活动依靠下级起搏点维持。如果下级起搏点功能低下，则长时间心脏停搏，可出现头晕，近乎晕厥，短暂晕厥甚至阿 – 斯综合征。

三、心电图检查

（1）在正常的窦性心律中，突然出现较长时间的间歇，长间歇中无 P 波出现。

（2）间歇长短不等，前后 PP 距离与正常的 PP 距离不呈倍数关系。

（3）长间歇中往往出现交界性或室性逸搏心律，发作间歇心电图可无异常（图 3-3）。

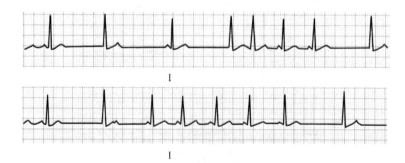

图 3-3　窦性停搏伴交界区逸搏

四、治疗

窦性停搏可以自然恢复正常或在活动后转为正常，也可引起猝死。有症状的窦性停搏，针对病因治疗，如停用有关药物，纠正高血钾。频繁出现时可用阿托品、麻黄碱或异丙肾上腺素治疗。有晕厥发作者或慢性窦房结病变者常需永久起搏器治疗。

（林　杰）

第四节　病态窦房结综合征

病态窦房结综合征（sick sinus syndrome，SSS）简称病窦综合征，又称窦房结功能不全。最初在 1967 年由 Lown 提出，其在研究电复律过程中发现有些患者在房颤转复后窦性心律不稳定，出现紊乱的房性心律失常、窦房阻滞等表现，首次提出病态窦房结综合征的术语，并沿用至今，已被临床广泛使用。

目前认为病态窦房结综合征是由于窦房结及其邻近组织病变引起窦房结起搏功能和（或）窦房传导障碍，从而产生多种心律失常和临床症状的综合征。病态窦房结综合征是心源性晕厥的原因之一，严重者可以发生心脏性猝死，临床上已引起普遍重视。

一、病因

按照病程长短，Bashout 将病态窦房结综合征分为急性和慢性两类，每类又可分为器质性和功能性两种。

（一）急性病态窦房结综合征

1. 器质性

（1）缺血性：急性下壁心肌梗死时，5%可伴发病态窦房结综合征，多在急性心肌梗死最初 4 天内出现，1 小时内最多。这种急性窦房结功能不全大多在随后的 1 ~ 7 天内恢复，少数由于瘢痕形成而演变为慢性病态窦房结综合征。

心肌梗死发生窦性心动过缓是由于：①右冠状动脉主干闭塞，使窦房结动脉供血中断，或由于左旋支闭塞导致窦房结的供血中断。②窦房结具有丰富的胆碱能神经纤维末梢，急性缺血时，胆碱分泌增高，心动过缓，当心率小于 50 次 / 分时可导致心排血量下降、血压下降，晕厥发生。

冠状动脉严重痉挛可诱发心绞痛伴窦房结暂时性缺血，可伴有过缓性心律失常、快速异位心律，甚至晕厥。

（2）炎症性：急性心包炎、心肌炎和心内膜炎均可使窦房结受累而发生功能障碍。因窦房结动脉属于小动脉，累及全身小动脉的结缔组织病变也可影响窦房结的供血。

（3）创伤性：右心耳是心脏外科手术的重要途径，可由心脏手术损伤窦房结。

（4）浸润性：肿瘤细胞浸润可造成窦房结细胞功能单位减少，影响窦房结功能。

2. 功能性

（1）神经性：自主神经功能失调、迷走神经张力升高是最常见的原因。

（2）药物性：急性药物中毒，如洋地黄、β–受体阻滞剂、维拉帕米、胺碘酮等，均可抑制窦房结的自律性或造成冲动形成障碍。

（3）代谢性：高血钾、高血钙、阻塞性黄疸可抑制窦房结的起搏和传导功能。

（4）医源性：颈动脉窦按摩、Valsalva 动作、压迫眼球、药物或电复律后、冠状动脉造影术中导管刺激右冠状动脉等都可引起缓慢性心律失常。

（二）慢性病态窦房结综合征

1. 器质性

（1）缺血性：冠状动脉粥样硬化性心脏病，导致窦房结长期供血不足、纤维化，发展为病窦综合征。

（2）特发性：不能肯定病因者称为特发性，多由窦房结退行性病变所致。

（3）内分泌性：甲状腺功能亢进性心脏病，因甲状腺素毒性造成广泛心肌损害，可累及窦房结。黏液性水肿因代谢率低，对儿茶酚胺的敏感性降低，引起显著窦性心动过缓。

（4）创伤性：心脏手术后纤维组织增生，瘢痕形成，累及窦房结。

（5）家族性：家族性病窦综合征少见，国内外文献报道中多为常染色体显性和常染色体隐性遗传。

2. 功能性

（1）神经性：窦房结细胞正常，但由于迷走神经张力异常增高，明显抑制窦房结功能，导致过缓性心律失常，伴有一系列症状。

（2）药物性：个别老年人，窦房结功能处于临界状态，对抗心律失常药物特别敏感，长期用药后显示窦房结功能不全。一旦快速心律失常控制，停用有关药物，不会再次出现过缓性心律失常。

上述原因导致窦房结起搏功能低下或衰竭后，心脏下部的起搏点发出较窦房结频率为慢的逸搏，以保证心脏继续搏动而不致停跳，但临床上病态窦房结综合征患者常因心脏停搏而引起急性脑缺血综合征。这反映其下部起搏点不能发出逸搏，可以理解其病变范围包括了下部传导系统。这种房室交界区也有功能失常者被称为双结病变或双结综合征（binode syndrome）。

二、临床表现

病态窦房结综合征病程发展大多缓慢，从出现症状到症状严重可长达 5 ~ 10 年或更久。各个年龄组均可发生，以老年人居多。临床表现轻重不一，可呈间歇发作性。症状多以心率缓慢所致脑、心、肾等脏器供血不足为主。

（一）脑症状

头晕、眼花、失眠、瞬间记忆力障碍、反应迟钝或易激动等，进一步发展可有黑蒙、眩晕、晕厥或阿－斯综合征。

（二）心脏症状

主要表现为心悸。无论心动过缓、过速或心律不齐，患者均可感到心悸。部分患者合并短阵室上性心动过速发作，又称慢－快综合征。慢－快综合征房性快速心律失常持续时间长者，易致心力衰竭。一般规律为，心动过速突然终止后可有心脏暂停伴或不伴晕厥发作；心动过缓转为过速，则出现心悸、心绞痛甚至心力衰竭加重。

（三）肾脏和胃肠道症状

心排血量过低，可以影响肾血流灌注，使肾血流量降低，引起尿量减少；胃肠道供血不足，表现为食欲缺乏、消化吸收不良、胃肠道不适。

三、心电图检查

心电图表现主要包括窦房结功能障碍本身及继发于窦房结功能失常的逸搏和（或）逸搏心律，还可以并发短阵快速心律失常和（或）传导系统其他部位受累的表现。

（一）过缓性心律失常

过缓性心律失常是病态窦房结综合征的基本特征，包括：①单纯的窦性心动过缓，心率多在 60 次 / 分以下，有时低至 40 次 / 分；②窦房传导阻滞；③窦性停搏，它可自发也可发生于心动过速后，持续时间短者为数秒，长者为十几秒。

（二）过速性心律失常

常见的有：①阵发性房性心动过速，常由房内或房室交界区形成折返所致；②阵发性交界性心动过速，也是因折返机制所致；③心房扑动；④心房颤动。

（三）心动过缓－过速综合征

阵发或反复发作短阵心房颤动、心房扑动或房性心动过速，与缓慢的窦性心律形成所谓慢－快综合征（bradycardia-tachycardia syndrome）。快速心律失常自动停止后，窦性心律常于 2 s 以上的间歇后出现（图 3-4）。

上述这些心律失常可以单独存在、相继出现，也可合并存在，因此病态窦房结综合征患者心律和心率变化明显。

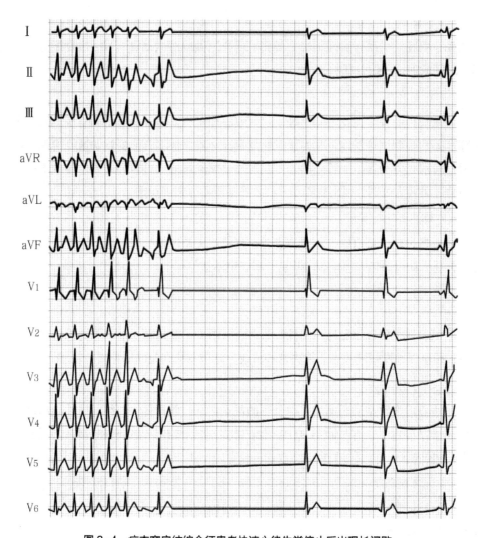

图 3-4　病态窦房结综合征患者快速心律失常停止后出现长间歇

四、诊断

　　患者有心动过缓伴头晕、晕厥或有心动过缓－心动过速表现者应首先考虑本综合征的可能，但必须排除某些生理性表现、药物的作用及其他病变的影响。诊断主要基于窦房结功能障碍的心电图表现。早期或不典型病例的窦房结功能障碍可能呈间歇性发作，或以窦性心动过缓为主要或唯一表现，常难以确诊本病。下列检查有助于评估窦房结功能。

　　动态心电图可发现心脏节律变化的特征，借以得到更为有意义的资料，提高病态窦房结综合征的诊断率，结果阴性时可于短期内重复检查。

　　通过分析病史、连续观察心电图不能确定诊断者，则需要做窦房结功能激发试验。常用的试验有以下几种。

（一）运动试验

窦房结功能不全者，可以显示运动负荷试验不能使窦性节律加速，而呈现异常反应。包括踏车次极量负荷试验和活动平板次极量负荷试验，病态窦房结综合征患者的最高心率显著低于对照组，但这不能作为一种排除或诊断病窦综合征的有识别力的方法。

（二）阿托品试验

阿托品是抗胆碱药，主要作用是阻断 M 型胆碱反应系统，使迷走神经张力减小，消除迷走神经对窦房结的影响。因此如果心动过缓是由于迷走神经张力过高导致的，注射阿托品后（静脉注射阿托品 1 ~ 2 mg）心率可立即提高；如果与迷走神经张力无关，是窦房结本身功能低下所致，则注射阿托品后心率不能显著提高（< 90 次 / 分）或诱发心律失常。对于青光眼患者和前列腺肥大患者，此试验禁用。高温季节也应避免使用。

（三）异丙肾上腺素试验

通过刺激 β – 受体，兴奋窦房结，提高窦房结的自律性。静脉注射或滴注 1 ~ 2μg，心率 < 90 次 / 分或增加 < 25% 提示窦房结功能低下。冠心病、甲状腺功能亢进、高血压、严重室性心律失常者禁用。

（四）窦房结功能电生理检查

主要有心脏固有心率（intrinsic heart rate，IHR）、窦房节电图、窦房结恢复时间（sinus nodal recovery time，SNRT）和矫正窦房结恢复时间（corrected sinus nodal recovery time，CSNRT）及窦房传导时间（sinus atrial conduction time，SACT）测定。病窦综合征患者的 SNRT 和 SACT 常显著超过正常高限。

（五）Fisher 结合电生理检查

将 SSS 分为起搏障碍、传导阻滞及迷走神经过敏 3 种类型（表 3-1）。

表 3-1 明显的 SSS 患者的窦房结功能障碍的类型

	迷走神经张力	窦房结实验	结果
起搏障碍（固有自律性低下）	降低	SNRT	延长
		SACT	正常
窦房结传导阻滞或正常	降低	SNRT	延长
		SACT	延长
迷走神经过敏症	增加	SNRT	可变
迷走神经张力亢进	过度增加	SACT	延长
对正常张力的敏感	降低	SNRT	正常
		SACT	正常

迷走神经张力增高延长 SA 传导时间，此时进行 SNRT 试验，快速起搏未能进入窦房结，因此不能产生超速抑制，但是窦性激动传出也会受阻。起搏激发的心动过速所致的迷走神经张力增高可使 SNRT 延长，当迷走神经张力增高是由于窦性心律恢复的第一心跳产

生的高血压所致时，有可能产生第二次停搏。

五、治疗

治疗应针对病因，无症状者可以定期随访，密切观察病情。

（一）药物治疗

心率缓慢显著或伴自觉症状者可以试用药物。但是用于提高心率的药物缺乏长期治疗作用，仅能作为暂时的应急处理，为起搏治疗争取时间。常用的药物如下：阿托品、沙丁胺醇、异丙肾上腺素、氨茶碱。当快速心律失常发作时，可慎用洋地黄、胺碘酮。心房扑动或心房颤动发作时不宜进行电复律。

（二）起搏治疗

有下列情况的患者需进行起搏治疗（见《2002 ACC/NASPE 指南》）。

Ⅰ类适应证：①病态窦房结综合征表现为症状性心动过缓，或必须使用某些类型和剂量的药物进行治疗，而这些药物又引起或加重心动过缓并产生症状者；②因窦房结变时性不佳而引起症状者。

Ⅱ类适应证：①Ⅱa，自发或药物诱发的窦房结功能低下，心率 < 40 次 / 分，虽有心动过缓的症状，但未证实与所发生的心动过缓有关；不明原因的晕厥，经电生理检查发现窦房结功能不全。②Ⅱb，清醒状态下心率长期低于 40 次 / 分，但症状轻微。

Ⅲ类适应证：①无症状的患者，包括长期应用药物所致的窦性心动过缓（心率 < 40 次 /分）；②虽有类似心动过缓的症状，但已证实该症状并不是由窦性心动过缓造成的；③非必须应用的药物引起的症状性心动过缓。

病态窦房结综合征患者约 50% 有双结病变，因此以 VVI 或房室序贯型起搏较好。有条件者可以应用程控式 VVI 起搏器。DVI、DDD 起搏器虽能按需起搏心房，并备有按需心室起搏功能，附以多参数程控装置可达到生理起搏与抗 SVT、房扑的目的，但仍无法终止房颤。带有程控自动扫描功能的起搏器是治疗慢 - 快综合征的一种较理想的起搏器，心动过缓时按 VVI 起搏，心动过速发作时则由 VVI 转为 VVT，发放扫描刺激或短阵快速刺激终止心动过速的发作。

（林　杰）

第五节　房内传导阻滞

房内传导阻滞（intra-atrial block，IAB）是指窦房结发出的冲动在心房内传导时延迟或中断，可分为完全性传导阻滞和不完全性传导阻滞两种。

一、病因

心房肌群的纤维化、脂肪化、淀粉样变的退行性病变；左心房和（或）右心房的肥大或扩张；心房肌的急性或慢性炎症；心房肌的急慢性缺血或心肌梗死。

二、临床特点

（一）不完全性心房内传导阻滞

多发生于二尖瓣狭窄、某些先天性心脏病和心肌梗死。心电图示 P 波增宽（ > 0.12 s ），有切迹，P 波的前半部或后半部振幅减低或增高。由于冲动在房内传导延迟，可有 PR 间期延长。因房内传导和不应期的不均匀，可以引起心房内折返性心动过速。

（二）完全性心房内传导阻滞（完全性心房分离）

由于房内传导完全阻滞，出现左、右心房激动完全分离。窦房结冲动仅传到一侧心房，并下传心室产生 QRS 波，而另一侧则由心房异位起搏点控制，形成与窦性 P 波并行的另一组心房波，频率慢且不能下传激动心室。心电图特点如下。

（1）同一导联有两种 P 波，一种为窦性，其后有 QRS 波；另一种为心房异位的小 P'波，其频率慢，规律性差，不能下传激动心室。

（2）右心房波是窦性冲动下传引起右心房激动的表现，呈窦性，左心房波为扑动或颤动。

（3）心房波的一部分呈扑动，另一部分呈颤动。

心房分离常发生于危重患者，出现后可于数小时或数天内死亡。但在应用洋地黄等药物过量或中毒时，经过及时纠正治疗心房分离可消失并恢复。

心房分离需要与房性并行心律相鉴别，房性并行心律的 P 波较窦性 P 波稍大或等大，心房分离的 P'波小而不易看清。房性并行心律 PP 间期较恒定，常出现夺获、融合，心房分离则无。迷走神经刺激术可使房性并行心律减慢，而对心房分离无影响。

三、治疗

心房内传导阻滞本身不需治疗，治疗主要针对原发病。完全性心房内传导阻滞极罕见，多见于临终前，预后差。常在记录心电图后短时间内死亡。

（林　杰）

第六节　房室传导阻滞

房室间的传导障碍统称房室传导阻滞（atrial-ventricular block），是指冲动从心房传到心室的过程中异常延迟，传导被部分阻断或完全阻断。

房室传导过程中（即心房内、房室结、房室束及束支 – 普肯耶系统），任何部位的传导阻滞都可以引起房室传导阻滞。从解剖生理的角度看，房室结、房室束与束支的近端为传导阻滞的好发部位。房室结的结区传导速度慢而且不均匀，房室束的主干（或称穿入部分）位于两个房室瓣的瓣环间，手术损伤、先天性缺损或瓣环钙化均可累及这个部分，并且房室束的主干、分支、终末部分及左束支前后分支与右束支的近端均呈小束支状，范围不大的病变可以累及全支，甚至同时累及二、三支。

来自心房的冲动经房室束及三分支快速地同时传导至左右心室。三分支的一支或两支传导阻滞并不引起房室传导阻滞，当三分支同时发生同等或不同程度的传导阻滞时，可以形成不同程度的房室传导阻滞合并束支传导阻滞。

房室传导阻滞的分类：①按照阻滞程度分类：分为不全性与完全性房室传导阻滞；②按照阻滞部位分类：分为房室束分支以上与房室束分支以下阻滞两类，其病因、临床表现、发病规律和治疗各不相同；③按照病程分类：分为急性和慢性房室传导阻滞，慢性还可以分为间断发作型与持续发作型；④按照病因分类：分为先天性与后天性房室传导阻滞。从临床角度看，按阻滞程度和阻滞部位分类不但有利于估计阻滞的病因、病变范围和发展规律，还能指导治疗，比较切合临床实际。

一、病因

（一）先天性房室传导阻滞

主要见于孤立性先天性房室传导阻滞、合并其他心脏畸形的先天性心脏传导系统缺损、Kearns–Sayre 综合征。

（二）原发性房室传导阻滞

主要见于特发性双束支纤维化、特发性心脏支架退行性变。

（三）继发性房室传导阻滞

主要见于各种急性心肌炎性病变（如急性风湿热、细菌性和病毒性心肌炎）、急性心肌缺血或坏死性病变（如急性心肌梗死）、迷走神经功能亢进、缺氧、电解质紊乱（如高血钾）、药物作用（如洋地黄、奎尼丁、普鲁卡因胺等）、损伤性病变（心脏外科手术及射频消融术）及传导系统钙化等原因导致的房室传导阻滞。

儿童及青少年房室传导阻滞的主要原因为急性心肌炎和炎症所致的纤维性病变，少数为先天性。老年人持续房室传导阻滞的病因以原因不明的传导系统退行性变较为多见。

二、病理

Ⅰ度及Ⅱ度一型房室传导阻滞，其阻滞部位多在房室结（或房室束），病理改变多不明显或为暂时性的房室结缺血、缺氧、水肿或轻度炎症；Ⅱ度二型房室传导阻滞部位多在两侧束支；Ⅲ度房室传导阻滞部位多在两侧束支，病理改变较广泛而严重，且持久存在，包括传导系统的炎症或局限性纤维化。急性大面积心肌梗死时，累及房室束、左右束支，引起坏死的病理改变。如果病理改变为可逆的，则阻滞可以在短期内恢复，否则呈持续性。此外，先天性房室传导阻滞患者中可见房室结或房室束的传导组织完全中断或缺如。

三、分型

房室传导阻滞可以发生在窦性心律或房性、交界性、室性异位心律中。冲动自心房向心室方向发生传导阻滞（前向传导或下传阻滞）时，心电图表现为 PR 间期延长，或部分甚至全部 P 波后无 QRS 波群。

（一）Ⅰ度房室传导阻滞

Ⅰ度房室传导阻滞（A-VB）是指激动从窦房结发出后，可以经心房传导到心室，并产生规则的心室律，仅传导时间延长。心电图上 PR 间期在成人超过 0.20 s，老年人超过 0.21 s，儿童超过 0.18 s。Ⅰ度房室传导阻滞可以发生于心房、房室结、房室束、左右束支及末梢纤维的传导系统中的任何部位。据统计发生在房室结的阻滞约占 90%，因为房室结的传导纤维呈网状交错，激动在传导中相互干扰，易使传导延迟。在房室束中，由于传导纤维呈纵行排列，所以传导速度较快，正常不易受到阻滞，但在房室束发生病变时，也可使房室传导延迟。发生在束支及末梢部位的阻滞约占 6%，发生机制多为传导系统相对不应期的病理性延长。心房率的加速或颈动脉窦按摩引起的迷走神经张力增高可导致Ⅰ度房室传导阻滞转化为Ⅱ度一型房室传导阻滞，反之，Ⅱ度一型房室传导阻滞在窦性心率减慢时可以演变为Ⅰ度房室传导阻滞。

1. 心电图特点

PR 间期大于 0.20 s，每次窦性激动都能传到心室，即每个 P 波后都有一个下传的 QRS 波（图 3-5）。PR 间期显著延长时，P 波可以隐伏在前一个心搏的 T 波内，引起 T 波增高、畸形、切迹，或延长超过 PP 间距，而形成一个 P 波越过另一个 P 波传导。后者多见于快速房性异位心律。显著窦性心律不齐伴Ⅱ度一型房室传导阻滞时，PR 间期可以随着其前面的 RP 间期的长或短而相应地缩短或延长。如果体表心电图显示 QRS 波群的时间与形态正常，则房室传导延迟几乎均发生于房室结，而非希氏束本身；如果 QRS 波群呈现束支阻滞图形，传导延迟可能发生于房室结和（或）希普系统，希氏束电图有助于后一类型的传导阻滞的正确定位。

2. 希氏束电图特点

希氏束电图可反映阻滞部位。①心房内阻滞：PA 间期 > 60 ms，而 AH 和 HV 间期都正常；②房室结传导阻滞（最常见）：AH 间期延长（> 140 ms），而 PA、HV 间期正常；③希氏束内阻滞：HH'间期延长（> 20 ms）；④束支阻滞：HV 间期延长 > 60 ms。

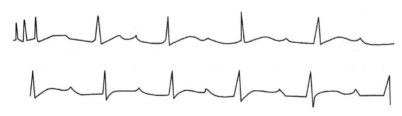

图 3-5　Ⅰ度房室传导阻滞

3. 鉴别希氏束近端阻滞与希氏束远端阻滞的临床意义

绝大多数Ⅰ度房室传导阻滞系希氏束近端阻滞，见于各种感染性心肌炎、风心病和冠心病患者，或迷走神经张力亢进的正常人，表现为 AH 间期延长而 HV 间期正常，预后良好。而当希氏束电图示 HV 间期延长，则提示希氏束远端阻滞，预后较前者差。

（二）Ⅱ度房室传导阻滞

Ⅱ度房室传导阻滞是激动自心房至心室的传导有中断，即一部分室上性激动因阻滞而发生 QRS 波群脱漏，同时也可伴有房室传导的现象，属于不完全性房室传导阻滞中最常见的一种类型。P 波与 QRS 波群可成规则的比例（如 3∶1，5∶4 等）或不规则比例。Ⅱ度房室传导阻滞的心电图表现可以分为两型，即莫氏一型（Mobitz 一型）和莫氏二型（Mobitz 二型）。

1. 莫氏一型房室传导阻滞

莫氏一型房室传导阻滞又称文氏型阻滞（Wenckebach block）。心电图的基本特点是：PR 间期逐渐延长，以致出现一个 P 波后的 QRS 波脱漏，其后的 PR 间期重新回到最短（可以正常，也可不正常）。从 PR 间期最短的心动周期开始到出现 QRS 波脱漏的心动周期为止，称为一个文氏周期。这种文氏周期反复出现，称为文氏现象（Wenckebach phenomenon）。

（1）心电图特点：P 波和下传的 QRS 波的比例可以用数字表示，如 4∶3 阻滞，表示每 4 个 P 波有 3 个下传，脱漏 1 个。其特征可归纳为：①PR 间期逐渐延长，直至脱漏一次，脱漏前 PR 间期最长，脱漏后的 PR 间期最短；②PR 间期逐渐延长的增加量逐次减少，由此出现 RR 间期逐渐缩短的现象；③含有未下传的 QRS 波的 RR 间期小于最短的 RR 间期的 2 倍（图 3-6）。

（2）希氏束电图特点：莫氏一型房室传导阻滞的部位约 80% 在希氏束的近端，表现为 AH 间期进行性延长，直至完全阻滞，而 HV 间期正常。

（3）临床意义：注意鉴别不典型的文氏阻滞。对于 PR 间期不是逐渐延长而是相对稳定的文氏阻滞，易误诊为莫氏二型房室传导阻滞，此时应仔细测量 QRS 波脱落前的一个 PR 间期与脱落后的一个 PR 间期，如果后者短于前者，应属于莫氏一型房室传导阻滞。莫氏一型房室传导阻滞一般预后良好，只需针对病因治疗而不需要特殊处理。对于远端阻滞而伴有晕厥等临床症状者，应引起重视，随访观察。

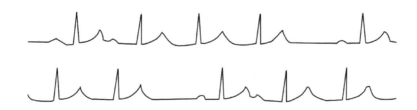

图 3-6　Ⅱ度一型房室传导阻滞

2. 莫氏二型房室传导阻滞

房、室呈比例的传导中断，多发生于房室结以下的传导系统病变时，其次为房室结，主要由于心脏的传导系统绝对不应期呈病理性延长，少数的相对不应期也有延长，致使 PR 间期延长。如房室呈 3∶1 或 3∶1 以上阻滞，称为高度房室传导阻滞。

（1）心电图特点：PR 间期固定（多数情况下 PR 间期正常，但也可以延长），若干个心动周期后出现一个 QRS 波脱漏，长 RR 间期等于短 RR 间期的 2 倍。房室传导比例可固定，如 3∶1 或 3∶2，也可不定，如 3∶2 到 5∶4 等。下传的 QRS 波可正常或宽大畸形（图 3-7）。

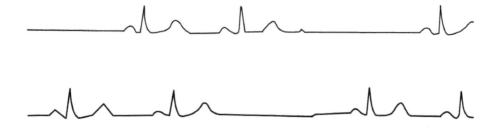

图 3-7　Ⅱ度二型房室传导阻滞

（2）希氏束电图特点：莫氏二型阻滞部位大多在希氏束远端，约占 70%。①希氏束近端阻滞的特点：AH 间期延长，但下传的 HV 间期正常，QRS 波也正常，说明冲动可下传，在房室结呈不完全阻滞，而 QRS 波不能下传时 A 波后无 V 波。②希氏束远端阻滞：AH 间期正常，HV 间期延长，冲动不能下传时，心搏的 H 波后无 V 波。

（3）临床意义：莫氏二型房室传导阻滞多发生在希氏束远端，常为广泛的不可逆性病变所致，易发展为持续的高度或完全性房室传导阻滞。预后较莫氏一型房室传导阻滞差，有晕厥者需安装心脏起搏器治疗。

莫氏一型和莫氏二型房室传导阻滞需进行鉴别，尽管两者都属于Ⅱ度房室传导阻滞，但是由于阻滞部位多不相同，前者大部分在房室结，而后者几乎都在希氏束 – 普肯野系统。因而，两者的治疗和预后显著不同。在心电图中的鉴别关键是有下传的 QRS 波的 PR 间期是否恒定。在 PP 间期恒定的情况下，凡 PR 间期固定不变者，可判断为莫氏二型房室传导阻滞。如果 PP 间期不恒定，PR 间期在莫氏二型房室传导阻滞中的变化也不会超过 5 ms。具体鉴别见表 3-2。

表 3-2　Ⅱ度房室传导阻滞一型和二型的比较

	一型	二型
病变性质	多见于功能改变、炎症、水肿	多见于坏死、纤维化、钙化、退行性病变
病因	下壁心肌梗死、心肌炎、药物、迷走神经功能亢进	前间壁心肌梗死、原发性传导系统疾病、心肌病
PR 间期	脱漏前 PR 间期逐渐延长，至少脱漏前 PR 间期比脱漏后的第一次 PR 间期延长	下传搏动的 PR 间期固定
QRS 波群	多正常	长宽大畸形（可呈束支阻滞图形）
对血流动力学影响	较少，症状不明显	较严重，可出现晕厥、黑蒙、阿－斯综合征
治疗	病因治疗，一般不需人工起搏器	病因治疗和对症治疗，必要时考虑人工起搏
预后	常为一过性，多能恢复，预后较好	多为永久性并进行性加重，预后较差

（三）近乎完全性房室传导阻滞

绝大多数 P 波后无 QRS 波群，心室基本由房室交界处或心室自主心律控制，QRS 波群形态正常或呈束支传导阻滞型畸形增宽。在少数 P 波后有 QRS 波群，形成一个较交界处或心室自主心律提早的心搏，称为心室夺获（ventricular capture）。心室夺获的 QRS 波群形态与交界处的自主心律相同，而与心室自主心律不同。

（四）Ⅲ度房室传导阻滞

Ⅲ度房室传导阻滞又称完全性房室传导阻滞。心房的冲动完全不能下传到心室，因此心房受窦房结或房颤、房扑、房速控制而独自搏动，心室则受阻滞部位以下的逸搏点控制，形成缓慢而匀齐的搏动，在心电图表现为 P 波与 QRS 波完全无关，各自搏动的现象，即房室分离（atrioventricular dissociation）。

Ⅲ度房室传导阻滞多发生在房室交界部，房室束分叉以上（高位）约占 28%，房室束分叉以下（低位）约占 72%。Ⅲ度房室传导阻滞多为严重的传导系统病变，少数为暂时性的完全性房室传导阻滞，多为高位阻滞，即 QRS 波群不增宽，可由传导系统暂时缺血引起。而低位的完全性房室传导阻滞 QRS 波群增宽畸形，且心室频率缓慢，几乎都是持久性的完全性房室传导阻滞。常见于冠心病、心肌炎后心肌病变、心脏手术后或其他器质性心脏病等。

1. 心电图特点

心房激动完全不能下传到心室。即全部 P 波不能下传，P 波和 QRS 波没有固定关系，PP 间距和 RR 间距基本规则，心房频率较快，PP 间期较短，而心室由低位起搏点激动，心室频率缓慢，每分钟 30 ~ 50 次。心室自主心律的 QRS 波群形态与心室起搏部位有关。如果完全阻滞在房室结内，则起搏点在希氏束附近，心电图特点是 QRS 波不宽，心室率在 40 次 / 分以上。如果完全阻滞在希氏束以下或三束支处，则起搏点低，QRS 波增宽畸形，心室率在 40 次 / 分以下，且易伴发室性心律失常（图 3-8，图 3-9）。如起搏点位于左束支，

QRS 波群呈右束支传导阻滞型；如起搏点位于右束支，QRS 波群呈左束支传导阻滞型。心室起搏点不稳定时，QRS 波形态和 RR 间距可多变。心室起搏点自律功能暂停则引起心室停搏，心电图上仅表现为一系列 P 波。在房颤的心电图中，如果出现全部导联中 RR 间期都相等，则应考虑有Ⅲ度房室传导阻滞的存在。完全性房室传导阻滞时偶有短暂的超常传导表现。心电图表现为一次交界处或心室逸搏后出现一次或数次 P 波下传至心室的现象，称为韦金斯基现象。发生机制为逸搏作为对房室传导阻滞部位的刺激，可使该处心肌细胞的阈电位降低，应激性增高，传导功能短暂改善。

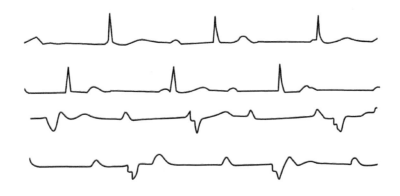

图 3-8　Ⅲ度房室传导阻滞

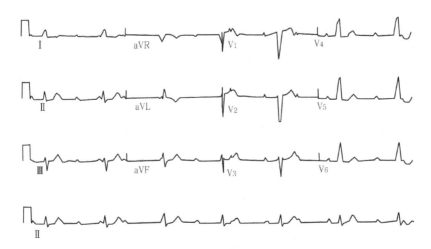

图 3-9　心电图诊断

1. 窦性心律不齐；2. Ⅲ度房室传导阻滞，室性逸搏心律

2. 希氏束电图特点

完全性房室传导阻滞的希氏束电图可以确定阻滞的具体部位，分为希氏束近端、希氏束内和希氏束远端。①希氏束近端阻滞：少见，多为先天性疾病引起。希氏束电图表现为 AH 阻滞（房室结内阻滞），A 波后无 H 波，而 V 波前有 H 波，HV 固定，A 波与 V 波无

固定关系。②希氏束内阻滞：A 波后有 H 波，AH 固定且正常，A 波与 V 波无关，HH′中断，每个 V 波前有 H′波，V 波可以正常。③希氏束远端阻滞：表现为 HV 阻滞，绝大多数为完全性房室传导阻滞。特征为 A 波后无 V 波，AH 固定，但 H 波不能下传，其后无 V 波，完全阻滞于 HV 之间。

3. 鉴别诊断

希氏束近端阻滞和远端阻滞的鉴别。①临床症状：有晕厥或阿－斯综合征者，多为希氏束远端阻滞；长期稳定，症状轻的多为希氏束近端阻滞。②心电图 QRS 波宽大畸形者多为远端阻滞，而 QRS 波小于 0.11 s 多为近端阻滞。③室性逸搏心率 > 45 次 / 分多为近端阻滞，而心率在 40 次 / 分左右或以下者多为远端阻滞。Ⅲ度房室传导阻滞还应与干扰性房室分离相鉴别，后者是一种生理性传导阻滞。二者的鉴别要点在于前者的心房率大于心室率，而后者的心房率小于心室率。

四、临床表现

Ⅰ度房室传导阻滞很少有症状，听诊第一心音可略减弱。Ⅱ度房室传导阻滞可有心脏停顿或心悸感，听诊可有心音脱漏，脉搏也相应脱漏，心室率缓慢时可有头晕、乏力、易疲倦、活动后气促，甚至短暂晕厥。三度房室传导阻滞时症状较明显，除上述症状外，还可以进一步出现心脑供血不足的表现，如智力减退、心力衰竭等。Ⅲ度房室传导阻滞造成血流动力学的影响取决于心室逸搏频率的快慢。在希氏束分支以上的Ⅲ度房室传导阻滞起搏点频率较快，可达 40 ~ 60 次 / 分，且心室除极顺序正常，对血流动力学影响较小，患者多不出现晕厥。而在希氏束分支以下的Ⅲ度房室传导阻滞，逸搏心率缓慢，20 ~ 40 次 / 分，甚至更低，且心室收缩协调性差，血流动力学影响显著，患者出现晕厥、阿－斯综合征，甚至猝死，此外尚可有收缩压增高，脉压增宽、颈静脉搏动、心音不一致，及心脏增大等体征，偶可闻及心房音。Ⅲ度房室传导阻滞的特异性体征是心室率缓慢且规则，并伴有第一心音强弱不等，特别是突然出现的增强的第一心音，即"大炮音"，是由于房室收缩不同步造成的，当房室收缩相距较近时（PR 间期 0.04 ~ 0.10 s），第一心音明显增强。

心室率过慢、心室起搏点不稳定或心室停搏时，可有短暂的意识丧失。当心室停搏较长时间，可出现晕厥、抽搐和发绀，即所谓的阿－斯综合征发作。迅速恢复心室自主心率可立即终止发作，神志也可立即恢复，否则将导致死亡。

五、治疗

房室传导阻滞的治疗方法原则上取决于房室传导阻滞发生的原因（病因是否能消除）、病程（急性还是慢性）、阻滞的程度（完全性阻滞还是不完全性阻滞）及伴随症状。房室束分支以上阻滞形成的Ⅰ至Ⅱ度房室传导阻滞并不影响血流动力学状态，主要针对病因治疗。房室束分支以下阻滞者，不论是否引起房室传导阻滞，均必须结合临床表现和阻滞的发展情况慎重考虑电起搏治疗。

急性房室传导阻滞的病因常为急性下壁心肌梗死、急性心肌炎或其他心外因素，如药物影响或电解质紊乱等。多数情况传导系统的损伤是可以恢复的。因此，对于无明显血流动力学障碍的Ⅰ度或Ⅱ度一型房室传导阻滞可以不必处理。Ⅱ度二型和Ⅲ度房室传导阻滞应根据阻滞部位和心室率采取相应的措施。如果心率能达到 50 次 / 分、QRS 波正常者，可以给予阿托品，每 4 小时口服 0.3 mg，尤其适于迷走神经张力过高引起的阻滞，必要时肌内或静脉注射，每 4 ~ 6 小时 0.5 ~ 1.0 mg；对于血压偏低的患者可以选用异丙肾上腺素滴注；对于心室率不足 40 次 / 分、QRS 波宽大畸形者，房室传导阻滞部位在希氏束以下的，对药物反应差，应考虑临时起搏器治疗。预防或治疗房室传导阻滞引起的阿 – 斯综合征发作，宜用异丙肾上腺素溶液静脉滴注，使心率控制在 60 ~ 70 次 / 分。

慢性房室传导阻滞的治疗，主要视阻滞部位、阻滞程度及伴随症状而定，无症状的Ⅰ度或Ⅱ度一型房室传导阻滞一般不需治疗。若下传的 QRS 波宽大，不能排除有双束支阻滞的，应加强观察，定期随访，必要时进行心电生理检查，特别是已经发生晕厥的患者。慢性Ⅱ度二型房室传导阻滞，因阻滞部位多在希氏束分支以下，心室率缓慢，常伴有头晕、乏力等症状，当发展为Ⅲ度房室传导阻滞时，易发生阿 – 斯综合征，故应早期植入永久起搏器治疗。慢性Ⅲ度房室传导阻滞，心室率不超过 60 次 / 分，在希氏束分支以下者心率仅为 20 ~ 40 次 / 分，可频繁发生晕厥，应尽快安装永久心脏起搏器治疗。

（林 杰）

第七节 室内传导阻滞

室内传导阻滞（intraventricular block）是指阻滞发生在希氏束以下的传导系统，简称室内阻滞，其共同特征是 QRS 波时限延长。

心室内传导纤维包括希氏束远端的左、右束支及两侧的心室普肯野纤维。希氏束在室间隔上端分出左、右束支。右束支较为纤细，沿室间隔右侧心内膜下走行至右心室心尖部再分支至右心室的乳头肌及游离壁。左束支在主动脉下方穿出室间隔膜部后发出很多分支，在室间隔内膜下呈扇形展开，主要分为两组纤维：①前上部分纤维组称为前分支（anterior fascicle），分布于室间隔的前、上部分及左心室前壁及侧壁内膜下；②后下部分纤维组称为后分支（posterior fascicle），分布于室间隔的后下部及左心室下壁、后壁内膜下；③还有一组纤维进入室间隔中部，该组纤维或由左束支分出，或起自前分支或后分支，称为间隔支（septal fascicle）。

室内阻滞可以发生在室内传导纤维的任何部位，可以为一个束支（如左束支或右束支）、一个分支（如左束支的前分支、后分支或间隔支）、数个分支阻滞，或数个分支发生完全性阻滞而其他分支发生不完全性阻滞，也可为完全的室内双束支传导阻滞。正常冲动经房室束及 3 分支系统几乎同时到达心室肌，室内传导时间为 0.08 s，不超过 0.10 s。左、右心室中如果有一侧束支发生阻滞，心脏就先兴奋健侧，然后再通过室间隔传至阻滞侧，需要增加 40～60 ms，这就使正常的心室内传导时间由 60～80 ms 延长到 120 ms 以上，使 QRS 波明显增宽。正常心脏的不应期右束支比左束支延长约 16%，一般右束支的不应期最长，依次为右束支 > 左束支前分支 > 左束支后分支 > 左束支间隔支。在传导速度方面，左右束支相差 25 ms 以内，心电图上 QRS 波范围正常。如相差 20～40 ms，则 QRS 波稍增宽，呈部分传导阻滞的图形改变，如相差 40～60 ms，则 QRS 波明显增宽（ > 120 ms），QRS 波呈完全性束支阻滞的图形。临床上习惯根据 QRS 波的时限是否大于 120 ms 而将束支传导阻滞分为完全性或不完全性。实际上也可以像房室传导阻滞那样分为Ⅰ度、Ⅱ度、Ⅲ度（完全性）。

一、右束支传导阻滞

发生于右束支传导系统内的阻滞性传导延缓或阻滞性传导中断称为右束支传导阻滞（right bundle branch block，RBBB）。右束支传导阻滞远较左束支传导阻滞多见，可见于各年龄组。任何因素使右束支传导变慢或组织损毁使右心室除极在左心室之后，即可出现右束支传导阻滞。最常见的原因有高血压、冠心病、糖尿病、心肌炎、心肌病、先天性心脏病、心脏手术及药物毒性反应等。

（一）心电图特点

右束支传导阻滞后，心室除极的初始向量不受影响，室间隔及左心室仍按正常顺序除极，只是右心室最后通过心肌传导缓慢，所以右束支传导阻滞心电图只是 QRS 波的后半部有变化。在心向量图上 QRS 波最后部分出现了一个向右前突出的、缓慢进行的"附加环"。

完全性右束支传导阻滞的心电图表现有：① QRS 波时间延长，等于或大于 0.12 s。② QRS 波形态改变，具有特征性。右侧胸前导联 V_1、V_2 开始为正常的 RS 波，继以一个宽大的 R 波，形成由 RSR' 组成的"M"形综合波。V_5、V_6 导联 R 波窄而高，S 波甚宽而且粗钝。Ⅰ导联有明显增宽的 S 波。③继发性 ST 段、T 波改变，在有宽大的 R 波或 R'波的导联如 V_1、aVR 导联，ST 段压低，T 波倒置，而在有增宽的 S 波的导联如 V_5、V_6、Ⅰ、aVL 等导联 ST 段轻度升高，T 波直立。④ QRS 波电轴正常（图 3-10）。

（二）希氏束电图特点

（1）V 波的时间大于 0.12 s，提示心室除极时间延长。

（2）AH 和 HV 时间正常，提示激动从房室结 – 希氏束 – 左束支的传导时间是正常的；如果 HV 延长，则表示经左束支下传时间延长。

（3）经左心室记录左束支电位，同时经希氏束电极记录右束支电位，可以证实右束支传导阻滞。

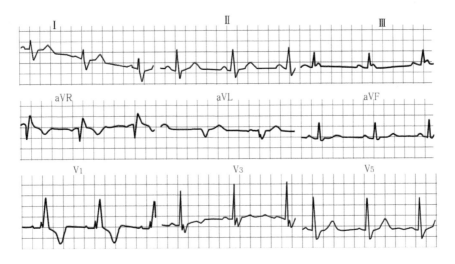

图 3-10 完全性右束支传导阻滞

V_1 导联呈 RSR'，其余导联终末波粗钝，QRS 时间 ≥ 0.12 s

（三）诊断

临床诊断困难，可有第二心音分裂，吸气相更为明显，确诊依靠心电图。

（四）临床意义

由于右束支的特殊生理解剖结构，右束支传导阻滞较常见，可见于正常人，而多数完全性右束支传导阻滞是由器质性心脏病所致，见于右心室受累的各种疾病。儿童发生右束支传导阻滞，应结合超声心动图除外先天性心脏病。发生右束支传导阻滞后，原发性 ST-T 改变被部分或完全掩盖。左、右束支同时发生阻滞可以导致阻滞型心室停搏。各种大手术后突发的右束支传导阻滞应高度警惕急性肺栓塞。应用普罗帕酮等药物以后发生的右束支传导阻滞是药物的毒性反应。

（五）治疗

右束支传导阻滞本身无特殊治疗，主要针对病因治疗。

二、左束支传导阻滞

发生于左束支传导系统内的阻滞性传导延缓或阻滞性传导中断，称为左束支传导阻滞（left bundle branch block，LBBB）。左束支的主干短而粗，由前降支的前穿隔支和后降支的后穿隔支双重供血，这是左束支传导阻滞少见的原因。一旦发生了左束支传导阻滞，就意味着左束支的受损范围广泛，因此其临床意义远较右束支传导阻滞重要。绝大多数左束支传导阻滞是由器质性心脏病引起，常见的病因有急性心肌梗死、原发性高血压、心肌病、原发性传导束退变、低血钾或高血钾等。左束支传导阻滞的好发部位主要在左束支主干与希氏束交界处。

左束支传导阻滞时，心室激动顺序一开始就是异常的，室间隔的除极开始于右侧，穿过室间隔自右前向左后方进行。心室壁传导正常而迅速且两侧协调的除极程序、顺序发生了变化，左心室的除极不再通过左束支及其普肯野纤维传导，而是由右束支的激动经室间隔心肌向左后方的左侧心室壁进行缓慢迂回的除极，整个心室的除极时间明显延长。左束支传导阻滞时，心室除极向量环总的特点是向左后方突出、时间延长。

（一）心电图特点

完全性左束支传导阻滞的心电图表现有：① QRS 波时间延长，大于 0.12 s。② QRS 波形态改变，具有诊断意义。由于正常除极开始的室间隔自左后向右前的向量消失，而横面向量一开始就是由右前向左后方，这就决定了胸前导联的以下变化。右侧胸前导联 V_1、V_2 呈现宽大而深的 QS 波或 RS 波（R 波极其微小），V_5、V_6 导联中没有 Q 波而表现为一宽阔而顶端粗钝的 R 波。I 导联有明显增宽的 R 波或有切迹，S 波常不存在。③ 继发性 ST 段、T 波改变，有宽大 R 波的导联中 ST 段压低，T 波倒置；而在 QRS 波主波向下的导联中，ST 段抬高，T 波高耸。④ QRS 波电轴正常或轻度左偏（图 3-11）。

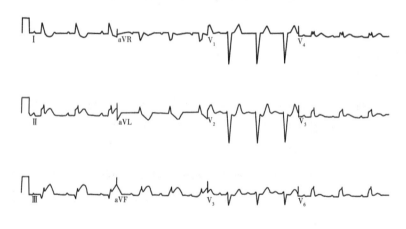

图 3-11 急性心肌梗死伴左束支传导阻滞

具有上述图形特点而 QRS 波时间 < 0.12 s，则称为不完全性左束支传导阻滞

（二）希氏束电图特点

（1）V 波的时间大于 0.12 s，提示心室内除极时间延长。

（2）AH 和 HV 时间正常，提示激动从房室结 – 希氏束 – 右束支的传导时间是正常的；如果 HV 延长，则表示经左束支完全阻滞后经右束支的传导也有不完全性阻滞下传。

（3）同时经左心和右心记录左束支电位，可以证实左束支的电位显著晚于右束支（超过 40 ms）。

（三）诊断

持续性左束支传导阻滞本身可以没有症状，但是某些间歇性、阵发性左束支传导阻滞可以引起心悸、胸闷症状。临床可有第二心音的反常分裂（吸气时分裂减轻，呼气时加重）或有收缩期前奔马律。

（四）临床意义

左束支传导阻滞常代表心脏有弥漫性病变，多见于左心室病变如冠心病、原发性高血压、扩张型心肌病等，预后较差。完全性左束支传导阻滞可以掩盖心肌梗死、心肌缺血、左心室肥厚的心电图特征。对于缺血性胸痛患者新发生的左束支传导阻滞，应考虑心肌梗死，迅速评估溶栓禁忌证，尽快进行抗缺血治疗和再灌注治疗。

（五）治疗

左束支传导阻滞本身无特殊治疗，主要针对病因，预后取决于原有心脏病的程度。

三、左前分支传导阻滞

发生于左束支前分支的阻滞性传导延缓或阻滞性传导中断，称为左前分支阻滞（left anterior fascicular block，LAFB）。在左束支的左前分支、左后分支和间隔支 3 分支传导系统中，左前分支阻滞最常见，可能与左前分支的生理解剖特点有关。左前分支细长，走行于左心室流出道，由于血流压力较大易受损伤，并且仅有单一血管供血易受缺血性损害。左前分支的不应期最长，容易引起传导延缓。

正常情况下，冲动到达左束支后，同时由两组分支向左心室内膜传出，QRS 综合除极向量指向左下方。如果两组分支之一受到损伤，则 QRS 向量就偏向该分支支配的区域，因为这一区域最后除极。左前分支阻滞时，左心室开始除极后，冲动首先沿左后分支向下方传导，使室间隔的后下部及隔面内膜除极，然后通过普肯野纤维向左上传导以激动左前分支所支配的室间隔前半部、心室前侧壁及心尖部。因此，QRS 初始向量（一般不超过 0.02 s）向下向右，QRS 综合向量指向左上，额面 QRS 环逆钟向运行，向量轴位于 -90° ~ -30°。

（一）心电图特点

（1）QRS 波电轴显著左偏 -90° ~ -30°（也有学者认为在 -90° ~ -45°），多在 -60°。显著电轴左偏既是左前分支阻滞的主要特征，也是诊断左前分支阻滞的主要条件。

（2）QRS 波形态改变：Ⅰ、aVL 导联呈 QR 型，其 Q 波不超过 0.02 s；Ⅱ、Ⅲ、aVF 导联呈 RS 型，aVL 导联的 R 波最高，其高度大于Ⅰ和 aVR 导联；V_1 ~ V_3 导联的 R 波低小；V_5 ~ V_6 导联可以出现较深的 S 波。

（3）QRS 波不增宽或轻度增宽，不超过 0.11 s（图 3-12）。

（二）希氏束电图特点

单纯左前分支阻滞时，希氏束电图的 AH 和 HV 时间正常，提示激动从房室结 - 希氏束 - 右束支和左后分支传导时间是正常的；如果 HV 延长，则表示右束支和左后分支也有不完全性阻滞。

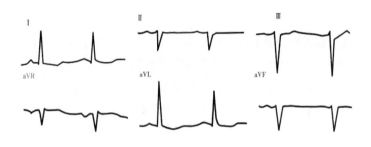

图 3-12　左前分支传导阻滞

（三）诊断

诊断主要依靠心电图。左前分支阻滞应与引起电轴左偏的各种疾病相鉴别，如肺气肿、左心室肥厚、直背综合征、下壁心肌梗死、预激综合征等。左前分支阻滞可以使小范围的下壁心肌梗死受到掩盖，即 Ⅱ、Ⅲ、aVF 导联的 QRS 波不出现 Q 波。同时，下壁心肌梗死也可使合并存在的左前分支阻滞表现不出来，如 Ⅱ、Ⅲ、aVF 导联的 QS 波相当深而 Ⅰ、aVL 导联的 R 波很高，须考虑下壁梗死伴有左前分支阻滞。鉴别诊断应结合临床和前后心电图动态改变综合考虑。

（四）临床意义

左前分支与右束支解剖位置较近，并共同接受冠状动脉左前降支供血，因此右束支传导阻滞合并左前分支阻滞常见。常见病因是冠心病，其他还有原发性高血压、先天性心脏病、心肌病等。少数左前分支阻滞无明显器质性心脏病的证据。

四、左后分支传导阻滞

发生于左束支后分支的阻滞性传导延缓或阻滞性传导中断，称为左后分支阻滞（left posterior fascicular block，LPFB）。左后分支阻滞没有左前分支阻滞多见，因为左后分支又短又宽，位于左心室压力较低的流出道，血供较丰富，不易发生损害。

左后分支阻滞时，激动沿左前分支传导到左心室，再通过普肯野纤维传导到左后分支支配的左心室下部。因此，QRS 波的初始向量（0.02 s）向左并略向上，终末向量指向右后下方，综合 QRS 向量介于 + 90° ～ + 120°，QRS 环顺钟向运行。左后分支阻滞的程度越严重，QRS 波电轴右偏的程度越明显。

（一）心电图特点

（1）QRS 波电轴右偏，在 + 90° ～ + 120°。

（2）QRS 波形态改变：Ⅰ、aVL 导联呈 RS 型；Ⅱ、Ⅲ、aVF 导联呈 QR 型，其 Q 波不超过 0.02 s；V_1、V_2 导联可呈正常的 RS 型，S 波变浅；V_5、V_6 导联 Q 波可消失，R 波振幅减少，S 波增宽，呈顺钟向转位图形。

（3）QRS 波不增宽或轻度增宽，不超过 0.11 s，合并右束支传导阻滞时 QRS 波时间大于 0.12 s（图 3-13）。

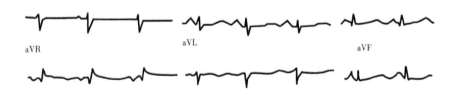

图 3-13　左后分支传导阻滞

（二）希氏束电图特点

单纯左后分支阻滞时，希氏束电图的 AH 和 HV 时间正常，即激动从房室结 - 希氏束 - 右束支和左前分支传导到心室的时间是正常的；如果 HV 延长，则表示左后分支阻滞的同时伴有左前分支和右束支不完全性阻滞。

（三）诊断

诊断主要依靠以上心电图特征。除上述特征外，尚需除外健康的体形瘦长者，及垂位心、右心室肥厚、广泛前壁心肌梗死、肺气肿、肺心病等患者。右心室肥厚者电轴多显著右偏 > 120°，S_1 很深，aVR、V_1、V_3 导联 R 波振幅增高，V_5、V_6 导联 S 波增宽，临床上有引起右心室肥厚的疾病，如肺心病、先天性心脏病、肺动脉高压等；广泛前壁心肌梗死也可以引起电轴右偏，但 QRS 波形态改变与左后分支阻滞不同，Ⅰ、aVL 导联呈 QS、QR型，Ⅱ、Ⅲ、aVF 导联不一定有小 Q 波，冠状动脉造影多阳性。临床上有下列情况方可做出诊断：①同一次或两次心电图记录有电轴左偏与右偏的 QRS 波，电轴右偏时有上述心电图特点；②体型肥胖、高血压、冠心病尤其有左心室肥厚而电轴右偏；③右束支或左束支传导阻滞伴有电轴高度右偏。

（四）临床意义

左后分支的生理解剖结构决定其较少发生缺血性改变，因而如果发生损害，往往表示有较广泛严重的心肌损害，常与不同程度的右束支传导阻滞和左前分支阻滞合并存在，容易发展成为完全性房室传导阻滞。

五、双束支传导阻滞

左束支传导阻滞加右束支传导阻滞，称为双束支传导阻滞（bilateral bundLe branch block，BBBB）。

（一）心电图特点

理论上讲，每侧束支阻滞都可以有Ⅰ、Ⅱ、Ⅲ度之分，两侧阻滞程度不同则可以形成许多组合：①双侧传导延迟程度一致，同为一度，表现为 PR 延长，QRS 波正常。②两侧传导延迟程度不一致，则表现为 PR 延长，并有传导慢的一侧束支阻滞的 QRS 波改变。PR 间期延长的程度决定于传导较快的一侧的房室传导时间，QRS 波增宽的程度则取决于两侧束支传导速度的差异。一般来说，如果一侧激动的时间晚于对侧 0.04 ~ 0.05 s 以上，将出现本侧的完全性束支阻滞的 QRS 波，时限大于 0.12 s。如果较对侧延迟时间为 0.02 ~ 0.03 s，则该侧出现不完全性束支阻滞的 QRS 波，时限小于 0.12 s。③两侧均为Ⅱ度或一侧为Ⅰ度另一侧为Ⅱ度、Ⅲ度，则出现程度不同的房室传导阻滞与束支阻滞。④双侧完全阻滞，房室分离，P 波后无对应的 QRS 波，呈完全性房室传导阻滞图形（图 3–14）。

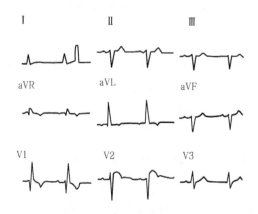

图 3-14　双束支传导阻滞（完全性右束支伴左前分支传导阻滞）

（二）希氏束电图特点

心电图上已呈现一侧束支阻滞，而希氏束电图上显示 HV 延长则说明另一侧束支也有不完全性阻滞。

（三）诊断

当一次心电图或前后对照中能见到同时有完全性左束支传导阻滞合并有完全性右束支传导阻滞的图形，伴或不伴有房室传导阻滞，可以肯定有双侧束支传导阻滞。如仅见到一侧束支阻滞兼有 PR 间期延长或房室传导阻滞，只能作为双侧束支阻滞可疑，因为此时房室传导阻滞可以由房室结、房室束病变引起，若希氏束电图显示仅有 AH 延长而 HV 正常，可以否定双侧束支阻滞。

（四）临床意义

双束支阻滞多由严重的心脏疾病所致，如急性心肌梗死、心肌炎、心肌病等，易发展为完全性房室传导阻滞。

（五）治疗

双侧束支阻滞需考虑安装人工心脏起搏器。

六、三分支传导阻滞

心肌弥漫性病变可以侵犯右束支、左前分支及左后分支，使三者都出现传导障碍，称为 3 分支传导阻滞（trifascicular block）。

（一）心电图特点

PR 间期延长、右束支传导阻滞加上左束支分支阻滞和 QRS 波漏搏。根据各支阻滞程度及是否同步可以组合成若干种类型，在此不一一详述。

（二）希氏束电图特点

心电图上有 2 束支阻滞的患者，如果第 3 支传导功能正常的话，希氏束电图的 HV 正常。如果希氏束电图显示 HV 延长，说明第 3 支也呈不完全性阻滞。

（三）临床意义

3 分支阻滞的预后不良，常伴有晕厥等血流动力学异常的症状，易发展为Ⅲ度房室传导阻滞。

（四）治疗

根据情况应及时安装人工心脏起搏器。

（林　杰）

第八节　逸搏和逸搏心律

窦房结或其他高位起搏点自律性降低或丧失或传导阻滞时，次级起搏点受上级起搏点的高频抑制现象得以解除，次级起搏点按其固有频率被动地发出冲动而产生心搏，仅发放 1 ~ 2 个心搏时，称之为逸搏（escape）；而连续发放 3 个或 3 个以上的心搏时，称逸搏心律（escape rhythm）。

逸搏和逸搏心律是一种被动性异位心搏及异位心律，其自律性强度属 2 级，都是继发于窦房结或高位（高频）起搏点的停搏、传出阻滞、下行性阻滞（如Ⅱ度或Ⅲ度房室传导阻滞）或心动过缓。由于频率抑制的解除，其他自律性低，频率较慢的潜在起搏点的激动得以发放为有效激动，继而形成逸搏和逸搏心律。逸搏是一种生理性代偿，是一种具有保护作用的生理现象，表明心脏具有产生激动的后备能力。

逸搏和逸搏心律常见于窦房结自律性减低或Ⅱ度以上窦房或房室传导阻滞时，亦见于迷走神经张力增高、病态窦房结综合征、麻醉、洋地黄及奎尼丁等药物中毒、冠心病、心肌病和心肌炎等。

心脏四大起搏点（窦房结、心房、交界区和心室）本身都有固定周期。其中窦房结自律性最高。在没有保护机制的作用下，通过其频率抑制作用使窦房结占据优势地位，而形成单一的窦性心律。单一心律的本质是频率抑制现象，即高频起搏点的激动侵入低频起搏点，抑制了低频激动的形成，使其激动始终不能聚集成熟而发放，故低频起搏点成为无效起搏点。换言之，正常时的窦性心律实际上是高频起搏点窦房结对低频的异位起搏点实施了一系列的节律重整来实现的。当窦房结或其他高频起搏点的激动未能到达低频起搏点时，由于频率抑制作用的解除，其他自律性较低、频率较慢的起搏点的潜在激动得以成熟而发放冲动，形成逸搏或逸搏心律。

根据不同起搏点的位置，逸搏和逸搏心律可以分为房性、房室交界区性及室性 3 种。最常见的是房室交界区性逸搏，室性或房性逸搏少见。常见逸搏心律的特点：① QRS 波前无 P 波；②各个 QRS 波的形态相同；③心率较慢，起搏点的位置越靠下心率越慢，QRS 波的形态越畸形。

一、房性逸搏与房性逸搏心律

（一）房性逸搏

当窦房结激动的形成或传导发生阻滞时，心房中的异位起搏点将从正常的频率抑制效应中解脱出来，以其固有频率产生舒张期自动除极，形成 1 次或连续 2 次激动，该激动仍经正常的房室传导系统下传到心室，这种逸搏称为房性逸搏（atrial escape）。

1. 心电图特征

房性逸搏常出现在两阵窦性心律或两阵异位心律之间。

（1）在较一基本心动周期为长的间歇之后出现一个房性 P'、QRS、T 波群。

（2）P' 波形态与窦性 P 波不同，其形态特点视房性异位起搏点而异，可直立、双相或倒置，频率在 50 ～ 60 次 / 分。

（3）P' R 间期 > 0.12 s。

（4）QRS 波群形态与窦性心律下传者相同（图 3-15）。P' 波形态相同者，为单源性房性逸搏。P' 形态在两种以上者，称为多源性房性逸搏。

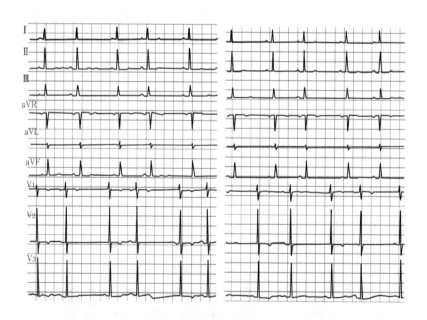

图 3-15　房性逸搏

2. 临床意义

房性逸搏属于被动性房性心律失常，表明心房有潜在的起搏功能，对机体有保护作用。房性逸搏的临床意义取决于原发性心律失常。

（二）房性逸搏心律

当窦性停搏时间较长，房性逸搏连续出现 3 次或 3 次以上，称为房性逸搏心律。其特点是在窦性心率减慢以后出现，又于窦性心率加快后消失。

1. 心电图特征

（1）窦性 P 波消失，连续出现 3 次或 3 次以上的房性 P'波，其特征与房性逸搏相同。

（2）心房率与心室率相同，缓慢而规则，伴有房性心律不齐者例外。

（3）PP'间期与逸搏前间歇相同，频率为 50 ~ 60 次 / 分。

（4）P'波常呈多源性，一般房室传导（PR 间期）与室内传导（QRS 波群）和窦性激动相同。

2. 临床意义

房性逸搏心律常发生于夜间睡眠或午休时。多无临床意义，发生于窦性停搏基础上的房性心律见于多种类型心脏病。

三导联同步记录。各导联 PP 间期不等，长短交替出现，长 PP 间期相等；而短 PP 间期不等，各有其固定形态的 P 波及 PR 间期（0.16 s 及 0.18 s），提示为心房逸搏 – 夺获心律，极易误诊为房性期前收缩二联律。

二、交界性逸搏与交界性逸搏心律

（一）交界性逸搏

当窦性停搏、窦性心动过缓及不齐、窦性阻滞、不完全性房室传导阻滞及过期前收缩动后的代偿间歇等使心室搏动发生过长的间歇时，交界性起搏点便逃脱窦房结的控制而发出 1 ~ 2 次异位搏动，其逸搏周期在 1.0 ~ 1.5 s 之间者，称为交界性逸搏。

1. 心电图特征

（1）在一个较长的间歇后出现一个 QRS 波群。

（2）QRS–T 波的形态与由窦性下传者相同，偶伴有室内差异性传导则可宽大畸形。

（3）QRS 波群前后可见逆行 P'波，P'波在 QRS 波群前 P'R 间期 < 0.12 s，P'波在 QRS 波群后 P–P'间期 < 0.20 s，或 QRS 波群前后无 P'波可见，此时 QRS 波群形态应正常。

（4）交界性逸搏前偶尔可以出现窦性 P 波，但 PR 间期 < 0.10 s，表明两者无关，此系交界性逸搏与窦性激动发生了房性干扰所致（图 3–16）。

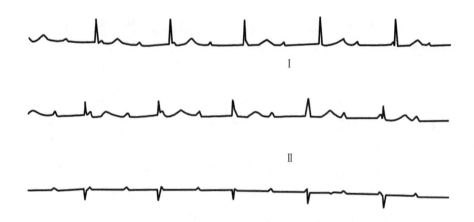

I

II

图 3-16　交界性逸搏

2. 临床意义

交界性逸搏继发于其他心律失常之后，对机体具有保护作用。其临床意义取决于病因和原发性心律失常。

（二）交界性逸搏心律

当交界性逸搏连续出现 3 次或 3 次以上时，称为交界性逸搏心律。

1. 心电图特征

（1）窦性 P 波消失，或虽有窦性 P 波，但有高度或完全性房室传导阻滞，出现 3 次或 3 次以上的室上性 QRS-T 波，其特点与交界性逸搏相同。

（2）心室率缓慢，节律均匀，频率在 40 ~ 60 次 / 分，RR 间期与逸搏前间歇相同。若有两种不同的逸搏频率则应考虑为交界区内游走心律。

2. 临床意义

交界性逸搏心律是一种生理性的保护机制，与室性逸搏心律比较，交界性逸搏心律具有较强的自律性、稳定性、可靠性和有效性。有成千上万的房室传导阻滞患者依靠交界性逸搏心律维持着日常生活和工作。与窦性心律并存或有逆行 P' 波的交界性逸搏心律可见于正常人，也可见于器质性心脏病患者。无心房波的交界性逸搏心律易见于器质性心脏病，如冠心病、心肌梗死、病窦综合征、洋地黄中毒、心脏手术后等。

三、室性逸搏与室性逸搏心律

（一）室性逸搏

当窦房结与交界区均处于抑制状态而自律性异常降低时，室性起搏点被动地发出激动，引起心室除极和复极，而产生一个或两个延迟出现的室性 QRS 波群，其逸搏周期在 1.5 ~ 3.0 s，称为室性逸搏。室性逸搏具有保护作用，可以避免因较长时间的停搏引起的循环功能障碍。

1. 心电图特征

（1）在一个较窦性周期长的间歇后，出现一个宽大畸形的室性 QRS 波，QRS 波群时间多在 0.12 ~ 0.16 s，ST 段、T 波方向与 QRS 波群主波方向相反。

（2）QRS 波群宽大畸形，但其程度与激动点位置及室内传导快慢有关。位置高或室内传导良好则畸形不明显。

（3）室性逸搏的 QRS 波群前后多无相关的 P 波。偶有室性融合波，但 PR 间期亦短于其他的窦性 PR 间期，QRS 波群形态则介于窦性与室性 QRS 波群之间。

（4）室性逸搏偶有逆传至心房者，此时畸形 QRS 波群后有逆行 P 波，R' P 间期 > 0.20 s（图 3-17）。

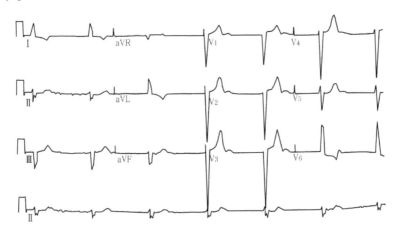

图 3-17　室性逸搏

2. 临床意义

室性逸搏是继发的被动性心律失常，对机体有保护作用，其临床意义取决于病因及原发性心律失常。基础心律异常缓慢，伴发室性逸搏，心室长间歇或晕厥发作者应植入人工心脏起搏器。

（二）室性逸搏心律

室性逸搏连续出现 3 次或 3 次以上，频率在 20 ~ 40 次 / 分，称为室性逸搏心律。

1. 心电图特征

（1）心室率缓慢，频率在 20 ~ 40 次 / 分，节律可规则。起搏点越低，则频率越慢且节律越不规则，越易继发心室停搏或全心停搏。

（2）QRS 波群宽大畸形，时限大于等于 0.12 s，ST 段、T 波方向与 QRS 波群主波方向相反。起搏点越低，QRS 波群宽大畸形越明显，尤其是在严重心脏病临终期，QRS 波群时限超过 0.16 s。如果在心室内有两个以上的逸搏起搏点，则可产生两种以上形态不同的QRS 波。

2. 临床意义

室性逸搏心律多见于器质性心脏病患者，也见于高血钾、奎尼丁中毒、完全性房室传导阻滞或临终期患者，一旦出现，多提示预后不良。

3. 治疗

室性逸搏心律的自律性极不稳定，易导致心室停搏。高血钾或临终前的心室逸搏心律极慢且不规则，心排血量显著下降，可引起低血压、休克或阿-斯综合征，紧急对症治疗可在心肺复苏的基础上静脉注射乳酸钠或异丙肾上腺素。由希氏束分支以下阻滞所致完全性房室传导阻滞而产生的心室逸搏心律容易突发心室停搏，引起阿-斯综合征，应安装人工起搏器治疗。

（林　杰）

第四章　心力衰竭

第一节　急性心力衰竭

急性心力衰竭（acute heart failure）简称急性心衰，又称为急性心功能不全。以急性左心衰竭最为常见，急性右心衰竭则较少见。①急性左心衰竭：是指急性发作或加重的左心功能异常所致的心肌收缩力明显降低或心脏负荷显著加重，引起急性心排血量骤降，肺循环压力突然升高，周围循环阻力增加，导致急性肺瘀血、肺水肿并可伴组织器官灌注不足的临床综合征。②急性右心衰竭：是指某些原因使右心室心肌收缩力急剧下降或右心室前后负荷突然加重，从而引起右心排血量急剧降低的临床综合征。③急性心衰：可以突然起病或在原有慢性心衰基础上急性加重，大多数表现为收缩性心衰，也可表现为舒张性心衰。发病前多数具有器质性心血管疾病。对于在慢性心衰基础上发生的急性心衰，经治疗后病情稳定，不再称为急性心衰。

美国急性心衰患者中有 15%～20% 为首诊心衰，多数为原有心衰加重。所有引起慢性心衰的疾病都可导致急性心衰。随着慢性心衰患者数量逐渐增加，急性心衰已成为心衰患者住院的常见原因，每年心衰的总发病率为 0.23%～0.27%。急性心衰预后很差，住院病死率约为 3%，60 天病死率为 9.6%，3 年和 5 年病死率分别高达 30% 和 60%。AMI 所致的急性心衰病死率更高。急性肺水肿患者的院内病死率约为 12%，1 年病死率达 30%。我国对 42 家医院，根据 1980、1990、2000 年 3 个时段住院病历所做的回顾性分析显示，因心衰住院占住院心血管病患者的 16.3%～17.9%，其中男性占 56.7%，平均年龄为 63～67岁，60 岁以上者 > 60%，平均住院时间分别为 35.1、31.6 和 21.8 天。导致心衰的病种主要为冠心病、风湿性心脏瓣膜病和原发性高血压。在 20 年中，冠心病和原发性高血压分别从36.8% 和 8.0% 增至 45.6% 和 12.9%，风湿性心脏病则从 34.4% 降至 18.6%，入院时 NYHA心功能分级Ⅲ级占 42.5%～43.7%，基本为慢性心衰急性加重。

一、病因

1. 分类

目前尚无统一的急性心衰的临床分类。根据急性心衰的病因、诱因、血流动力学与临床特征进行如下分类。①急性左心衰竭，常见于慢性心衰急性失代偿、急性冠状动脉综合征、高血压急症、急性心脏瓣膜功能障碍、急性重症心肌炎和围生期心肌病以及严重心律失常；②急性右心衰竭；③非心源性急性心衰，主要见于高心排血量综合征、严重肾脏疾病（心肾综合征）、严重肺动脉高压与大块肺栓塞等。

2. 急性左心衰竭的常见病因

①慢性心衰急性加重；②急性心肌坏死和（或）损伤，常见的是急性冠状动脉综合征（如 AMI 或不稳定性心绞痛、AMI 伴机械性并发症、右心室梗死），以及急性重症心肌炎、围生期心肌病、药物致心肌损伤与坏死如抗肿瘤药物和毒物等。③急性血流动力学障碍，急性瓣膜大量反流和（或）原有瓣膜反流加重（如感染性心内膜炎所致的二尖瓣和主动脉瓣穿孔、二尖瓣腱索和乳头肌断裂、外伤性主动脉瓣撕裂以及人工瓣膜急性损害等）、高血压急症、重度主动脉瓣或二尖瓣狭窄、主动脉夹层、心脏压塞、急性舒张性左心衰竭（多见于老年高血压控制不良的患者）。

3. 急性右心衰竭的常见病因

多见于右心室梗死、急性大块肺栓塞和右侧心脏瓣膜病。

二、发病机制

1. 血流动力学障碍

①心排血量下降，血压绝对或相对下降以及外周组织器官灌注不足，导致脏器功能障碍和末梢循环障碍，发生心源性休克。②左心室舒张末压和肺毛细血管楔压（PCWP）升高，可发生低氧血症、代谢性酸中毒和急性肺水肿，为急性左心衰竭的主要病理生理变化。③右心室充盈压升高，使体循环静脉压升高，体循环和主要脏器瘀血、水钠潴留和水肿等，也是急性右心衰竭的主要病理生理变化。

2. 神经内分泌激活

RAAS 的过度兴奋是机体保护性代偿机制，然而长期的过度兴奋就会产生不良影响，使多种内源性神经内分泌与细胞因子激活，加剧心肌损伤、心功能减退和血流动力学障碍，并反过来刺激交感神经系统和 RAAS 的兴奋，形成恶性循环。

3. 心肾综合征

心衰和肾衰竭常并存，并互为因果，临床上称为心肾综合征。心肾综合征可分为 5 种类型：1 型的特征是，迅速恶化的心功能导致急性肾功能损伤；2 型的特征为，慢性心衰引起进展性慢性肾病；3 型是原发、急速的肾功能恶化导致急性心功能不全；4 型系由慢性肾病导致心功能下降和（或）心血管不良事件危险增加；5 型特征是，由于急性或慢性全身性疾病导致同时出现心肾衰竭。显然，3 型和 4 型心肾综合征均可引起心衰，其中 3 型可造成急性心衰。5 型心肾综合征也可诱发心衰，甚至急性心衰。

4. 慢性心衰急性失代偿

稳定的慢性心衰可以在短时间内急剧恶化，心功能失代偿，表现为急性心衰。其促发因素中较多见的为药物治疗缺乏依从性、严重心肌缺血、重症感染、严重影响血流动力学的各种心律失常、肺栓塞以及肾功能损伤等。

三、临床表现

1. 基础病史

大多数患者有各种心脏病的病史以及引起急性心衰的各种病因。老年患者的主要病因为冠心病、高血压和老年性退行性心脏瓣膜病，而年轻患者多为风湿性心脏病、扩张型心肌病、重症心肌炎等。

2. 诱发因素

常见于慢性心衰药物治疗缺乏依从性、心脏容量超负荷、严重感染（尤其肺炎和败血症）、严重颅脑损害或剧烈精神心理紧张与波动、大手术后、急性心律失常（如室性心动过速、室颤、心房颤动伴快速心室率、室上性心动过速以及严重心动过缓等）、心肌缺血（通常无症状）、肾功能减退、高血压急症、支气管哮喘发作、肺栓塞、高心排血量综合征（如甲状腺功能亢进症危象、严重贫血等）、应用负性肌力药物（如维拉帕米、地尔硫䓬、β-受体阻滞剂等）、应用非固醇类抗感染药、老年急性舒张功能障碍、吸毒、酗酒。

3. 早期表现

原来心功能正常的患者，出现原因不明的疲乏或运动耐力明显减低以及心率增快，是左心功能降低的早期征兆。病情继续发展，可出现劳力性呼吸困难、夜间阵发性呼吸困难、夜间睡眠高枕位等，检查发现舒张期奔马律、R亢进、两肺尤其肺底部有湿性啰音以及肺部干性啰音，提示已有左心功能障碍。警惕这些早期表现对于早期诊断与治疗、防止心衰的发展非常重要。

4. 急性肺水肿（acute pulmonary edema）

急性肺水肿为急性左心衰竭常见的表现，多因突发严重的左心室排血量不足或左心房排血受阻，引起肺静脉及毛细血管压力急剧升高所致。当肺毛细血管压升高超过血浆胶体渗透压时，液体从毛细血管渗漏到肺间质、肺泡，甚至气道内。起病急骤，病情可迅速发展至危重状态：①突发的严重呼吸困难、端坐呼吸、喘息不止，呼吸频率可达30～50次/分；②频繁咳嗽，并可咯大量粉红色泡沫样血痰；③患者烦躁不安并有恐惧感，面色苍白，口唇发紫，大汗，脉搏增快，血压在起始时升高，然后降至正常或低于正常；④听诊双肺广泛的水疱音及哮鸣音，心率快，心尖部常可闻及奔马律，往往被肺部啰音所掩盖。

5. 心源性休克

①持续低血压，收缩压降至 < 90 mmHg，或原有高血压的患者收缩压降幅 ≥ 60 mmHg，且持续 > 30分钟。②组织低灌注状态，皮肤湿冷、苍白和发紫，出现紫色条纹；心动过速 > 110次/分；尿量显著减少（ < 20 mL/h），甚至无尿；意识障碍，常有烦躁不安、紧张、焦虑、恐惧和濒死感；收缩压 ≤ 70 mmHg，可出现抑制症状如神志恍惚、表情淡漠、反应迟钝，逐渐发展至意识模糊，甚至昏迷。③血流动力学障碍，PCWP ≥ 18 mmHg，心

脏排血指数（CI）≤ 36.7 mL/（s·m²）。④低氧血症和代谢性酸中毒。

6. 心源性晕厥

心排血量显著降低导致脑部严重缺血，发生短暂的意识丧失，可伴有四肢抽搐、呼吸暂停、发绀等表现（阿-斯综合征）。主要见于急性心排血量受阻或严重心律失常。

7. 心脏骤停

发生于严重急性左心衰竭或并发无脉性室性心动过速、室颤，应当立即心肺复苏。

四、辅助检查

1. 心电图检查

能够检测心率、心律、传导，显示某些病因依据如心肌缺血改变、ST 段抬高或非 ST 段抬高性心肌梗死，以及陈旧性心肌梗死的病理性 Q 波等，还能提示心肌肥厚、心房或心室扩大、心律失常的类型及其严重程度，如各种房性或室性心律失常、Q-T 间期延长、房室传导阻滞、束支传导阻滞等。

2. 胸部 X 线检查

可显示肺瘀血的程度和肺水肿，如肺门血管影模糊、蝶形肺门及肺内弥散性阴影等，典型者表现为蝴蝶形大片阴影由肺门向周围扩展。急性肺水肿早期肺间质水肿阶段可无典型肺水肿的 X 线表现，仅显示肺静脉充盈、肺门血管模糊不清、肺纹理增粗和肺小叶间隔增厚，如果能够及时诊断和治疗，可以避免发展为肺泡性肺水肿。

3. 超声心动图检查

可了解心脏的结构和功能、心脏瓣膜状况、是否存在心包病变、AMI 机械并发症，以及室壁运动失调；可测定 LVEF，检测急性心衰时的心脏收缩 / 舒张功能相关的数据。超声多普勒成像可间接测量肺动脉压、左右心室充盈压等，一般采用经胸超声心动图检查。如患者疑为感染性心内膜炎，尤其是人工瓣膜心内膜炎，可采用经食管超声心动图检查，能够更清晰地显示瓣膜赘生物、瓣周漏与瓣周脓肿等。

4. 常规实验室检查

包括血常规和血生化检查，如血红蛋白、红细胞计数、电解质、肝功能、肾功能、血糖、血脂等。

5. 动脉血气分析

急性左心衰竭出现肺瘀血、肺水肿，肺泡氧的交换严重障碍，可发生显著的低氧血症。患者常伴有酸中毒，与组织灌注不足、二氧化碳潴留有关，也与预后相关，及时监测并纠正很重要。监测血氧饱和度和动脉血气是评价氧含量和肺通气功能常用的无创检查方法。无创监测血氧饱和度（SaO_2）可用作时间、持续和动态的监测，一定程度上可以代替动脉血气分析，但不能提供 $PaCO_2$ 和酸碱失衡的信息。临床上应密切结合动脉血气分析，更为全面地评价病情的严重程度和指导进一步的治疗。

6. 心力衰竭标记

1 型利钠肽（BNP）及其氨基末端 B 型利钠肽前体（NT-proBNP）是重要的心衰标记，对于心衰的诊断、治疗和预后评估具有重要价值。

（1）临床应用范围。

诊断和鉴别诊断：如 BNP < 100 ng/L 或 NT-proBNP < 400 ng/L，心衰可能性很小，其阴性预测值为 90%；如 BNP > 400 ng/L 或 NT-proBNP > 1500 ng/L，心衰可能性很大，其阳性预测值为 90%。急诊就医的明显气急患者，如 BNP/NT-proBNP 水平正常或偏低，几乎可以除外急性心衰的可能性。总体上 BNP/NT-proBNP 阴性预测值较高。

指导治疗：心衰患者经治疗后 BNP/NT-proBNP 水平明显下降，表明病情好转或趋于稳定，但经治疗后没有明显下降或在原来基础上又有升高，常提示需要加强治疗。

评估预后：具有心衰的临床表现、BNP/NT-proBNP 水平又显著增高者属高危人群。BNP/NT-proBNP 水平持续走高提示预后不良，尤其是经过充分治疗以后。

（2）BNP/NT-proBNP 升高的因素。

心源性因素：心肌病变（舒张性或收缩性心衰、缺血性或非缺血性心脏病、心肌肥厚、浸润或纤维化）、心脏瓣膜病、心律失常（尤其是心房颤动）、心包疾病（如心包积液或压塞、缩窄性心包炎）、先心病、大血管狭窄或畸形等。

非心源性因素：BNP/NT-proBNP 升高也见于非心血管疾病如急性呼吸窘迫综合征、睡眠性呼吸暂停综合征、严重贫血、败血症、烧伤、脑卒中、肾功能异常、休克等。肾功能不全患者对 NT-proBNP 影响较大，各种原因引起的肾功能不全患者升高明显，而且随着肾功能的恶化升高更为明显，在临床判定中应当予以考虑。

生理因素：年龄对 BNP 尤其是 NT-proBNP 影响较大，50 岁以下变化不明显，50 岁以上有明显升高，75 岁以上升高更为显著。肥胖患者 BNP 是下降的，但 NT-proBNP 不受体质指数（BML）的影响。

7. 心肌损伤标记

旨在评估是否存在心肌损伤或坏死及其严重程度。因急性冠状动脉综合征所致的急性心衰多见，并且治疗策略与其他原因引起者显著不同，因此应当尽早检测肌钙蛋白、肌红蛋白和 CK-MB。目前建议，可通过床旁快速检测高敏肌钙蛋白以尽快诊断。

五、严重程度分级

1. Killip 分级

主要用于 AMI 患者，根据临床特征和血流动力学状态分级（表 4-1）。

2. Forrester 分级

可用于 AMI 或其他原因所致的急性心衰，其分级的依据为血流动力学指标如 PCWP、心脏排血指数（CI）以及外周组织低灌注状态（表 4-2）。

表4-1　Killip 分级

分级	临床特征
Ⅰ级	无心力衰竭
Ⅱ级	有心力衰竭，两肺中下部有湿性啰音，占肺野下 1/2，可闻及奔马律，X 线胸片有肺瘀血
Ⅲ级	严重心力衰竭，有肺水肿，细湿啰音遍布两肺（超过肺野下 1/2）
Ⅳ级	心源性休克、低血压（收缩压 ≤ 90 mmHg）、发绀、出汗、少尿

表4-2　Forrester 分级

分级	特征
Ⅰ级	PCWP ≤ 18 mmHg，CI > 36.7 mL/（s·m²），无肺瘀血，无组织灌注不良
Ⅱ级	PCWP > 18 mmHg，CI > 36.7 mL/（s·m²），有肺瘀血
Ⅲ级	PCWP < 18 mmHg，CI ≤ 36.7 mL/（s·m²），无肺瘀血，有组织灌注不良
Ⅳ级	PCWP > 18 mmHg，CI ≤ 36.7 mL/（s·m²），有肺瘀血，有组织灌注不良

注：CI 法定单位 mL/（s·m²）与旧制单位 L/（min·m²）的换算关系为 16.67。

3. 临床程度分级

根据 Forrester 法修改而来，其各个级别与 Forrester 法有对应性，以此可推测患者的血流动力学状态。急性左心衰竭的临床程度分级见表 4-3。

表4-3　急性左心衰竭的临床程度分级

分级	临床特征
Ⅰ级	皮肤干、暖，无肺部湿性啰音
Ⅱ级	皮肤湿、暖，肺部有湿性啰音
Ⅲ级	皮肤干、冷，肺部无或有湿性啰音
Ⅳ级	皮肤湿、冷，肺部有湿性啰音

无论是 Killip 法、Forrester 法，还是临床程度分级，随着级别的升高，病死率显著增加。以 Forrester 法为例，Ⅰ~Ⅳ级病死率分别为 2.2%、10.1%、22.4% 和 55.5%。

六、监测方法

1. 无创监测

每个急性心衰患者均需要床旁持续测量体温、心率、呼吸频率、血压、心电图和血氧饱和度等。无创血氧饱和度在一定程度上可替代血气分析。

2. 有创监测

①适用于血流动力学状态不稳定、病情严重且效果不理想的患者，如急性肺水肿和（或）心源性休克患者。②监测方法包括床边漂浮导管、外周动脉和肺动脉插管。漂浮导管用来测定主要血流动力学指标如右房压（right atrial pressure，RAP）、肺动脉压（PAP）、肺毛细血管楔压（PCWP），同时应用热稀释法可测定心排血量（CO）；外周动脉插管可

持续监测动脉血压，还可抽取动脉血样标本检查，肺动脉插管不常规应用。③对于病情复杂、合并心脏或肺部疾病者，在其他检查难以确定时，可用来鉴别心源性或肺源性病因；对于病情极其严重如心源性休克，可提供更多的血流动力学信息。

3. 注意事项

在二尖瓣狭窄、主动脉瓣反流、肺动脉闭塞病变以及左心室顺应性不良等情况下，PCWP往往不能准确反映左心室舒张末压。对于伴严重三尖瓣反流的患者，热稀释法测定心排血量也不可靠。经导管检查的并发症如感染、血栓形成或栓塞以及血管损伤等，随着导管留置时间的延长而发生率增高。

七、诊断

根据基础心脏病史、心衰的临床表现与心电图和胸部X线改变、血气分析异常（氧饱和度＜90％）、超声心动图检查结果可做出初步诊断，并给予初始急救。同时，应当进一步检查BNP/NT-proBNP，如BNP/NT-proBNP明显异常，则可诊断为急性心衰。急性心衰确立后，要进行心衰分级、严重程度评估，并尽快确定病因。如果BNP/NT-proBNP正常或升高不明显，可基本排除急性心衰的诊断。

1. 急性左心衰竭的诊断

基础心脏病＋突发呼吸困难或原有呼吸困难加重＋肺瘀血与肺部湿性啰音或肺水肿＋LVEF降低＋BNP/NT-proBNP明显异常，可做出急性左心衰竭的诊断。但应与可引起明显呼吸困难的疾病如支气管哮喘和哮喘持续状态、急性大块肺栓塞、严重肺炎、严重慢性阻塞性肺病伴感染等相鉴别，还应与其他原因所致的非心源性肺水肿（如急性呼吸窘迫综合征），以及非心源性休克等疾病相鉴别。

2. 急性右心衰竭的诊断

（1）AMI伴急性右心衰竭：常见于右心室梗死，但单纯的右心室梗死少见。如果出现V_1、V_2导联ST段压低，应考虑右心室梗死，当然也有可能为后壁梗死，而非室间隔和心内膜下心肌缺血。下壁ST段抬高性心肌梗死伴血流动力学障碍应观察心电图V_4R导联，并做经胸超声心动图检查，后者发现右心室扩大伴活动减弱，可以确诊右心室梗死。右心室梗死伴急性右心衰竭典型者，可出现低血压、颈静脉显著充盈和肺部呼吸音清晰的"三联征"。

（2）急性大块肺栓塞伴急性右心衰竭：典型表现为突发呼吸困难、剧烈胸痛、有濒死感，还有咳嗽、咯血痰、明显发紫、皮肤湿冷、休克和晕厥，伴颈静脉怒张、肝大、肺梗死区呼吸音减弱、肺动脉瓣区杂音。如有导致本病的基础病因及诱因，出现不明原因的发作性呼吸困难、发紫、休克，无心肺疾病史而突发明显右心负荷过重和心力衰竭，都应考虑肺栓塞。

（3）右侧心脏瓣膜病伴急性右心衰竭：主要有颈静脉充盈、下肢水肿、肝脏瘀血等。急性右心衰竭应注意与肺梗死、肺不张、急性呼吸窘迫综合征、主动脉夹层、心脏压塞、心包缩窄等疾病相鉴别。

八、鉴别诊断

1. 病因

急性左心衰竭常见于冠心病、AMI、心脏瓣膜病、扩张型心肌病、重症心肌炎、感染性心内膜炎等。急性右心衰竭的病因比较特殊，多见于急性大块肺栓塞、右心室梗死、右心瓣膜病等。

2. 诱因

精神性、劳力性、心肌缺血或坏死性、心律失常、高血压、感染等均可引起，诱因复杂多样。然而，急性右心衰竭尤其是肺栓塞所致者常无明显诱因而突然发病。

3. 临床特点

急性左心衰竭常有肺部湿性啰音或明显肺水肿，体循环静脉压常无明显升高。如果为机械并发症引起，常有明显的体征。急性右心衰竭常无肺部湿性啰音或肺水肿，体循环静脉压却显著升高。如果为肺栓塞所致，常具有深静脉血栓形成的危险因素，如较长时间卧床、外科手术等，并具有相应的临床表现。右心室梗死常见于下壁心肌梗死，表现为血压下降、无肺部湿性啰音，以及颈静脉充盈的特征性改变。右心心脏瓣膜病引起的急性右心衰竭多见于右心感染性心内膜炎时，具有相应的临床表现。

4. 心电图改变

急性右心衰竭可发现缺血性或损伤性 ST-T 段改变、心律失常等。肺栓塞引起的急性右心衰竭心电图显示电轴显著右偏、右胸导联 ST-T 段异常，以及相对特异的 $S_IQ_{III}T_{III}$ 变化，右心室梗死时 V_3R、V_4R 导联 ST 段抬高为重要的诊断依据。

5. 胸部 X 线检查

急性左心衰竭时出现肺瘀血、肺水肿的典型影像学改变，同时可排除肺部其他疾病。急性右心衰竭常无肺瘀血、肺水肿征象，可出现肺栓塞的影像异常，对诊断有重要的提示价值。

6. 超声心动图检查

有助于发现器质性心脏疾病，如心脏扩大、瓣膜病变、心内分流等，在 AMI 时能够发现室壁运动异常和机械并发症，对鉴别诊断有较大的帮助。

7. 生化标记

包括心肌损伤标记、D-二聚体（筛查肺栓塞）检查，对病因诊断和鉴别诊断很有帮助，也是急性心衰的常规检查。

九、治疗原则

1. 临床评估

①确立基础心血管病；②分析急性心衰发作的诱因；③判定病情严重程度和分级，

并预测预后；④评估治疗效果，需要动态进行评价，以调整治疗方案。

2. 治疗原则

（1）控制病因和纠正诱因：应用静脉和（或）口服降压药物以控制高血压，选择有效抗生素控制感染，积极治疗各种影响血流动力学的快速性或缓慢性心律失常，应用硝酸酯类药物改善心肌缺血。糖尿病伴血糖升高者应有效控制血糖水平，又要防止出现低血糖。对血红蛋白 < 60 g/L 的严重贫血者，可输注浓缩红细胞悬液或全血。

（2）缓解各种严重症状：出现低氧血症和呼吸困难，采用不同方式吸氧，包括鼻导管吸氧、面罩吸氧以及无创或气管插管的呼吸机辅助通气治疗；伴有胸痛和焦虑时，应用吗啡；存在呼吸道痉挛时，应用支气管解痉药物；有肺瘀血症状者，利尿剂有助于减轻肺瘀血和肺水肿，亦可缓解呼吸困难。

（3）稳定血流动力学状态：纠正和防止低血压可应用各种正性肌力药物，血压过高者的降压治疗可选择血管扩张药物。

（4）纠正电解质紊乱和维持酸碱平衡：静脉应用袢利尿剂注意防止利尿过度，同时注意补钾和保钾治疗；血容量不足、外周循环障碍、少尿或伴肾功能减退患者要防止高钾血症；低钠血症者应适当进食咸菜等补充钠盐，严重低钠血症（< 110 mmol/L）者应根据计算公式所得的缺钠量，静脉给予高张钠盐如 3% ~ 6% 氯化钠溶液，先补充缺钠量的 1/3 ~ 1/2，然后酌情继续补充。出现酸碱平衡失调时，应及时予以纠正。

（5）防治重要脏器衰竭：保护重要脏器功能，改善近期和远期预后。

3. 处理步骤

分为初始处理和进一步处理。初始处理包括：半卧位或坐位、四肢轮流绑扎等，采用鼻导管或面罩吸氧等，合理使用呋塞米或其他袢利尿剂、吗啡、毛花苷 C、氨茶碱或其他支气管解痉剂。进一步处理包括：①根据收缩压、肺瘀血状态和血流动力学监测，选择血管活性药物包括血管扩张剂、正性肌力药物和缩血管剂；②根据病情需要采用主动脉内球囊反搏、无创或有创呼吸机辅助通气和血液净化；③动态评估心力衰竭程度、治疗效果，及时调整治疗方案。

4. 药物选择

①收缩压 > 100 mmHg 伴有肺瘀血者，应用利尿剂（呋塞米）+ 血管扩张剂（硝酸酯类、硝普钠、重组人 B 型利钠肽、乌拉地尔）+ 左西孟旦。②收缩压 90 ~ 100 mmHg 伴有肺瘀血者，应用血管扩张剂和（或）正性肌力药物（多巴胺、多巴酚丁胺、磷酸二酯酶抑制剂、左西孟旦）。③收缩压 < 90 mmHg 伴有肺瘀血（实际为心源性休克）者，主要在床边漂浮导管监测下进行治疗。

5. 治疗措施

适当补充血容量；应用正性肌力药物如多巴胺和多巴酚丁胺，必要时加用去甲肾上腺素；药物治疗效果不佳时，应考虑肺动脉插管监测血流动力学和使用主动脉内球囊反搏（IABP）或心室机械辅助装置；对于 PCWP 升高者，可在严密监测下，考虑在使用多巴胺基础上加用少量硝普钠、乌拉地尔。

十、治疗

1. 急性左心衰竭的初始处理

（1）体位：静息时明显呼吸困难者应半卧位或端坐位，双腿下垂，降低心脏前负荷。

（2）四肢加压：四肢轮流绑扎止血带或血压计袖带，通常同一时间只绑扎三肢，每隔 15～20 分钟轮流放松一肢。血压计袖带的充气压力应较舒张压低 10 mmHg。

（3）吸氧：对于低氧血症和呼吸困难明显的患者，尤其是静脉氧饱和度（SaO_2）＜ 90% 者应尽早采用，使患者 SaO_2 ≥ 95%（伴有 CO_2 潴留者，SaO_2 ＞ 90%）。①鼻导管吸氧：低氧流量（1～2 L/min）开始，如仅为低氧血症，动脉血气分析未见 CO_2 潴留，可采用高流量给氧 6～8 L/min。乙醇吸氧可使泡沫表面张力减低而破裂，改善肺泡的通气，主要用于肺水肿患者。②面罩吸氧：面罩给氧较鼻导管吸氧效果好，适用于伴呼吸性碱中毒患者。③辅助通气：必要时呼吸机辅助通气加压给氧，即应用 CPAP（持续气道正压通气）、双相间歇正压通气（biphasic positive airway pressure，BiPAP），既可增加给氧，又可减轻肺泡水肿和降低同心血量。但正压不宜过高，使用时间不宜过长。

（4）救治准备：至少开放两根静脉通道并保持通畅。必要时可采用深静脉穿刺置管，以随时满足用药的需要。血管活性药物一般应用微量泵泵入，以维持稳定的用药速度和准确的剂量。固定和维护好漂浮导管、深静脉置管、心电监护的电极和导联线、鼻导管或面罩、导尿管以及指端无创血氧仪测定电极等。

（5）饮食：进食易消化食物，避免饱餐，实行总量控制下的少量多餐。在应用袢利尿剂情况下不要过分限制钠盐摄入，避免低钠血症导致的低血压。利尿剂应用时间较长的患者要补充多种维生素和微量元素。

（6）出入量管理：肺瘀血、体循环瘀血及水肿明显者应严格限制饮水量和静脉输液速度，对无明显低血容量因素（大出血、严重脱水、大汗淋漓等）者的每天摄入液体量一般 ＜ 1500 mL，避免 ＞ 2000 mL。保持每天水出入量负平衡约 500 mL/d，以减少水、钠潴留和缓解症状。3～5 天后，如肺瘀血或外周水肿明显消退，逐渐过渡到出入水量平衡。注意在水负平衡情况下防止低血容量、低血钾和低血钠等并发症的发生。

2. 急性左心衰竭基本药物的应用

（1）镇静剂：能迅速扩张体静脉，减少静脉回心血量，降低左心房压，减轻肺水肿；具有镇静作用，减轻烦躁不安；降低周围血管阻力，减轻心脏后负荷，增加心排血量。吗啡（morphine）用法为 2.5～5.0 mg，缓慢静脉注射或皮下、肌内注射，但使用中应密切观察疗效和有无呼吸抑制。禁用于伴有 CO_2 潴留、低血压、休克、意识障碍等患者，老年患者慎用或减量。亦可应用哌替啶（pethidine）50～100 mg 肌内注射，但胃肠反应较明显。

（2）支气管解痉剂：氨茶碱 0.125～0.25 g 以葡萄糖水稀释后静脉注射（10 分钟），4～6 小时后可重复 1 次；或以 0.25～0.5 mg/（kg·h）静脉滴注。亦可应用二羟丙茶碱

（diprophylline）0.25 ~ 0.5 g 静脉滴注，速度为 25 ~ 50 mg/h。氨茶碱疗效相对较好，可缓解支气管痉挛，改善呼吸困难，同时还能增强心肌收缩力，扩张外周血管，降低肺动脉和左心房压，减轻肺水肿。但不宜用于冠心病所致的急性心衰和伴心动过速或心律失常的患者。

（3）利尿剂：适用于急性心衰伴肺循环和（或）体循环明显瘀血以及容量负荷过重的患者。主要作用于肾小管亨利袢的利尿剂如呋塞米、托拉塞米、布美他尼，静脉使用时可以在短时间里迅速降低容量负荷，应列为首选。噻嗪类利尿剂、保钾利尿剂（阿米洛利、螺内酯）等仅作为袢利尿剂的辅助或替代药物，或在需要时作为联合用药。临床上利尿剂应用十分普遍，但并无大样本随机对照试验进行评估。

首选呋塞米，先静脉注射 20 ~ 40 mg，继以静脉滴注 5 ~ 40 mg/h，总剂量在起初 6 小时内 ≤ 80 mg，24 小时内 ≤ 200 mg。亦可应用托拉塞米 10 ~ 20 mg 或依他尼酸 25 ~ 50 mg 静脉注射。袢利尿剂效果不佳、加大剂量仍未见良好反应，以及容量负荷过重的急性心衰患者，可加用噻嗪类和（或）醛固酮受体拮抗剂，如氢氯噻嗪 25 ~ 50 mg，每日 2 次，或螺内酯 20 ~ 40 mg/d。临床研究表明，不同种类利尿剂的联用，其疗效优于单一利尿剂的大剂量，且不良反应更少。伴低血压（收缩压 < 90 mmHg）、严重低钾血症或酸中毒的患者不宜使用利尿剂，并且治疗反应差别较大。大剂量或较长时间应用可发生低血容量和低钾血症或低钠血症，且增加其他药物如 ACEI、ARB 等可发生低血压的可能，应用过程中应检测尿量，并根据尿量和症状的改善情况调整剂量。

3. 急性左心衰竭血管扩张剂的应用

（1）作用机制：扩张静脉和（或）动脉，减少静脉回流量和（或）降低外周血管阻力，降低左、右心室充盈压，减轻心脏负荷，缓解肺瘀血和肺水肿，改善呼吸困难。

（2）应用原则：收缩压 > 100 mmHg 的急性心衰，若收缩压在 90 ~ 100 mmHg 需要在正性肌力药物基础上谨慎使用，尤其适用于外周血管阻力增高的患者。禁用于收缩压 < 90 mmHg、主动脉瓣及二尖瓣狭窄、肥厚型梗阻性心肌病的患者。应用过程中应密切监测血压，并根据血压调整到维持剂量。

（3）药物种类与用法：①硝酸酯类，小剂量时扩张静脉，大剂量时扩张动脉，不减少每搏心输出量和不增加心肌耗氧情况下能减轻肺瘀血。临床研究已证实，硝酸酯类静脉制剂与呋塞米联用治疗各种原因的急性心衰均有效，尤其适用于急性冠状动脉综合征伴发心力衰竭患者。常用的有硝酸甘油，硝酸甘油静脉滴注起始剂量 5 ~ 10 μg/min，逐渐加量，最大剂量 100 ~ 200 μg/min。联合小剂量呋塞米的疗效优于单纯大剂量的呋塞米。②硝普钠，适用于严重急性左心衰竭患者，尤其适用于血压显著升高的患者。宜根据血压从小剂量开始并逐渐加量，静脉滴注起始剂量 12.5 μg/min，逐渐增至 25 ~ 50 μg/min，持续静脉滴注一般不超过 48 ~ 72 小时。③重组人脑利钠肽（rhBNP），国外产品为奈西立肽（nesiritide），国内产品为新活素。由 32 个氨基酸组成的内源性多肽类激素，与人体内 BNP 完全相同。能够扩张静脉和动脉，降低前、后负荷，在无直接正性肌力作用情况下增加心排血量，还可抑制 RAAS 和交感神经系统。VMAL 和 PROACTION 研究表明，能明显改善血流动力学，推荐用于急性心衰的治疗。国内研究显示与硝酸甘油比较，能够更显著降低 PCWP，缓解患者的呼吸困难症状。国内用法为首次 $1.5\mu g/kg$ 静脉注射后，以 $0.0075 \sim 0.015\mu g/（kg\cdot min）$ 静脉滴注维持，也可以不用负荷量而直接静脉滴注维持。但多中心随机研究证实奈西立肽静脉注射可出现更多的症状性低血压，临床应予注意。④乌拉地尔，该药具有外周和中枢双重扩血管作用，可降低血管阻力，降低肺毛细血管楔压，缓解呼吸困难；降低后负荷，增加心排血量。适用于高血压性心脏病、缺血性心脏病和扩张型心肌病引起的急性心衰。用法为 $100 \sim 400\mu g/min$，静脉滴注，对有严重高血压者可预先给予 $12.5 \sim 25$ mg 静脉注射。⑤松弛素（relaxin），松弛素是人体内天然存在的肽类，主要由卵巢黄体产生，是重要的妊娠相关激素。妊娠前 3 个月，血中松弛素水平升高，使心排血量和动脉顺应性升高，全身血管张力下降，肾小球滤过率和肾血流量增加。多中心随机对照临床试验表明，松弛素可有效地缓解血压正常或升高的急性心衰患者的呼吸困难。⑥血管升压素 V_2 受体拮抗剂，可抑制血管升压素对肾集合管的作用，因此增加游离水的清除。该类药物利尿作用取决于钠的水平，在低钠时其作用增强，尤适用于稀释性低钠血症的患者。托伐普坦是目前研究最多的血管升压素 V_2 受体拮抗剂。有研究显示对于 LVEF 降低的急性心衰患者，托伐普坦能够减轻呼吸困难，改善血流动力学和低钠血症。但当出院后继续使用托伐普坦，却未减少死亡和再入院率。美国 FDA 仅批准托伐普坦用于治疗低钠血症，而非心力衰竭的治疗。⑦腺苷受体拮抗剂，2009 年欧洲心脏病年会上报道的 PROTET 试验中，Rolofylline 组和安慰剂组治疗的成功率分别为 40.6% 和 36%，差异无显著性。Rolofylline 不降低肾功能损害的发生率，但更多地出现神经系统异常。PROTET 研究结果出现后，腺苷受体拮抗剂的研究目前已处于停滞状态。

4. 急性左心衰竭正性肌力药物的应用

（1）适用证：适用于低心排血量综合征，如症状性低血压或心排血量降低伴有循环瘀血的患者。对于血压较低和对血管扩张药物及利尿剂不耐受或反应不佳的患者尤其有效。

（2）药物种类与用法：①洋地黄类，通过抑制 Na^+-K^+-ATP 酶的活性以及增强交感神经活性而发挥正性肌力作用，能够增加心排血量和降低左心室充盈压。一般应用毛花苷 C $0.2 \sim 0.4$ mg 缓慢静脉注射，$2 \sim 4$ 小时后可以再用 0.2 mg，伴快速心室率的心房颤动患者可酌情适当增加剂量。②多巴胺，兴奋多巴胺受体和 β_1 受体而发挥作用。用法为 $250 \sim 500\mu g/min$ 静脉滴注，一般从小剂量开始，逐渐增加剂量，短期应用。此药应用个体差异较大。③多巴酚丁胺，兴奋 β_1 受体增强心肌收缩力，增加心排血量；降低交感神经张力，导致血管阻力降低；降低肺动脉压和肺毛细血管楔压。短期应用可缓解症状，但无证据表明对降低病死率有益。用法为 $100 \sim 250\mu g/min$ 静脉滴注，使用中注意监测血压。常见不良反应有心律失常、心动过速，偶尔可因加重心肌缺血而出现胸痛。正在应用 β-受体阻滞剂的患者不宜应用多巴酚丁胺和多巴胺。④磷酸二酯酶抑制剂，抑制环磷酸腺苷的降解而发挥正性肌力作用，以及扩张外周血管作用。米力农，首剂 $25 \sim 50\mu g/kg$ 静脉注射（＞10分钟），继以 $0.25 \sim 0.50\,\mu g/(kg \cdot min)$ 静脉滴注；氨力农（amrinone），首剂 $0.5 \sim 0.75\,mg/kg$ 静脉注射（＞10分钟），继以 $5 \sim 10\,\mu g/(kg \cdot min)$ 静脉滴注。常见不良反应有低血压和心律失常。因氨力农不良反应较多，尤其是血小板减少症的发生率较高（约15%），不推荐临床使用。⑤左西孟旦，属于钙增敏剂，通过结合于心肌细胞上的肌钙蛋白 C 促进心肌收缩，还可通过介导 ATP 敏感的钾通道而发挥血管舒张作用和轻度抑制磷酸二酯酶的效应。其正性肌力作用独立于 β 肾上腺素能的刺激，可用于正在接受 β-受体阻滞剂治疗的患者。临床研究表明，左西孟旦的药理作用具有多效性，包括调节免疫功能和抗凋亡等。静脉注射左西孟旦可引起每搏心排血量增多，心率增快，心排血量增加；肺毛细血管楔压下降，外周阻力降低；冠状动脉血流增多，顿抑心肌收缩和舒张功能改善。左西孟旦半衰期长达80小时，单次应用，$6 \sim 24$ 小时静脉滴注，血流动力学改善的效益可持续 $7 \sim 10$ 天。REVIVE、SURVIVE 等临床研究均证实了左西孟旦治疗急性心衰的有效性和安全性。SURVIVE 研究的亚组分析显示，左西孟旦与多巴酚丁胺比较，能够显著降低急性心衰5天和31天病死率。左西孟旦在缓解急性心衰症状的同时伴有 BNP 水平的降低，疗效优于肾上腺素能激动剂和磷酸二酯酶抑制剂。左西孟旦不引起细胞内钙浓度的升高，不影响心肌的舒张功能，心律失常发生率低，不增加心肌耗氧量，也不会增加冠心病患者的病死率。首剂 $12 \sim 24\,\mu g/kg$ 静脉注射（＞10分钟），继以 $0.1\,\mu g/(kg \cdot min)$ 静脉滴注，可酌情减半或加倍。对于收缩压＜100 mmHg 的患者，不用负荷剂量，可直接用维持剂量，以防止发生低血压。如果患者收缩压＜90 mmHg，则不宜使用。不良反应是低血压和心动过速、血红蛋白减少、低钾血症、头痛和兴奋等，通常心动过速或低血压在大剂量时发生。

（3）注意事项：①是否使用不要仅依赖血压测量的数值，尤其是少数几次血压值，必须综合评价临床状况，如是否伴组织低灌注的表现；②血压降低伴低心排血量或低灌注时应尽早使用，而当灌注恢复和（或）循环瘀血减轻时应尽快停用；③药物剂量和静脉滴注速度应根据患者的临床反应调整，强调个体化的治疗；④可即刻改善急性心衰患者的血流动力学和临床状态，也可促进和诱发不良的病理生理反应，甚至导致心肌损伤和靶器官损害，必须警惕；⑤血压正常又无低灌注的急性心衰患者不宜使用。

5. 急性左心衰竭的非药物治疗

（1）主动脉内球囊反搏（IABP）。能有效改善心肌灌注，同时可降低心肌耗氧量和增加心排血量。①适应证：AMI 或严重心肌缺血并发心源性休克，且不能由药物治疗纠正，伴血流动力学障碍的严重冠心病，如 AMI 伴机械并发症，心肌缺血伴顽固性肺水肿。②禁忌证：禁用于严重外周血管疾病、主动脉瘤、主动脉瓣关闭不全、活动性出血或其他抗凝禁忌证、严重血小板缺乏患者；③撤除指征：血流动力学稳定后可撤除 IABP。撤除的参考指征为 CI＞2.5 L/(min·m)，尿量＞1 mL/(kg·h)，血管活性药物用量逐渐减少，血压恢复较好，呼吸稳定，血气分析指标正常，以及降低反搏频率时血流动力学参数仍然稳定。

（2）机械通气治疗。①机械通气的指征：出现心搏呼吸骤停而进行心肺复苏时，合并Ⅰ型或Ⅱ型呼吸衰竭经常规治疗无效的患者。值得提出的是 ESC 急性心衰诊治指南，将 $SaO_2 < 90\%$ 作为使用无创呼吸机辅助通气的指征。②无创呼吸机辅助通气：分为持续气道正压通气（CPAP）和双相间歇正压通气（BPAP）两种模式。通过气道正压通气可改善患者的通气状况，减轻肺水肿，纠正缺氧和 CO_2 潴留，从而缓解Ⅰ型或Ⅱ型呼吸衰竭。适用于Ⅰ型或Ⅱ型呼吸衰竭患者经常规吸氧和药物治疗仍不能纠正时，主要用于呼吸频率 ≤ 25 次 / 分、能配合呼吸机通气的早期呼吸衰竭患者。临床研究显示，与药物治疗相比，正压通气能够更快改善血气异常，降低气管插管率，住院病死率也有降低趋势，治疗重症急性心衰患者有益，但证据更倾向于 CPAP 而非 BiPAP。不能耐受和良好合作、有严重认知障碍和焦虑、呼吸急促（频率 > 20 次 / 分）、呼吸微弱或呼吸道分泌物多的患者，不宜使用。③有创呼吸机辅助通气：应用指征为心肺复苏时、严重呼吸衰竭经常规治疗不能改善者，尤其是出现明显呼吸性和代谢性酸中毒并影响意识状态的患者。

（3）血液净化治疗。①作用机制：维持水、电解质和酸碱平衡，稳定内环境，并清除尿毒症毒素（肌酐、尿素、尿酸等）、细胞因子、炎症介质以及心脏抑制因子等。物质交换通过血液滤过（超滤）、血液透析、连续血液净化和血液灌流等完成。②适应证：高容量负荷如肺水肿或严重的外周组织水肿，且对袢利尿剂和噻嗪类利尿剂抵抗；低钠血症（血钠 < 110 mmol/L）且有相应的临床症状如神志障碍、肌张力减退、腱反射减弱或消失、呕吐以及肺水肿等；肾功能进行性减退，血肌酐 > 500 μmol/L；符合急性血液透析指征的其他情况。③不良反应及处理：建立体外循环的血液净化均存在与体外循环相关的不良反应如生物不相容、出血、凝血、感染、血管通路以及机器相关的并发症等。连续血液净化治疗时，应注意避免出现新的内环境紊乱，主要避免热量及蛋白的丢失。

（4）心室机械辅助装置。急性心衰经常规药物治疗无明显改善时，有条件的可应用此种技术。此类装置包括体外膜人工肺氧合（ECMO）、心室辅助泵（如置入式电动左心辅助泵、全人工心脏）。根据急性心衰的不同类型，在积极纠治基础心脏病的前提下，选择应用心室辅助装置短期辅助心脏功能，可作为心脏移植或心肺移植的过渡。ECMO 可以部分或全部代替心肺功能，短期循环呼吸支持可以明显改善预后。

十一、基础疾病的处理

1. 高血压

特点是血压 > 180/120 mmHg，心力衰竭发展迅速，心脏指数通常正常，PCWP > 18 mmHg，X 线胸片检查正常或呈间质性肺水肿，属于高血压急症，需要紧急降压，但降压治疗时要注意降压幅度。慢性高血压患者因血压自动调节功能受损，快速降压会加重脏器缺血。如果急性心衰病情较轻，可在 24 ~ 48 小时内逐渐降压；病情较重和（或）急性肺水肿患者，应在 1 小时内将平均动脉压较治疗前降低不超过 25%，2 ~ 6 小时降至 160/100 ~ 110 mmHg，24 ~ 48 小时内使血压逐渐降至正常。优先考虑静脉给予硝酸甘油或硝普钠。呋塞米等袢利尿剂能够辅助降压。乌拉地尔用于基础心率很快、应用硝酸甘油或硝普钠后心率显著增快而不能耐受者。

2. 冠心病

不稳定性心绞痛或 AMI 并发血流动力学不稳定、心源性休克时，需尽早实施血运重建治疗；AMI 机械并发症（心室游离壁破裂、室间隔穿孔、乳头肌功能不全或断裂）可进行外科修补或瓣膜置换术。

3. 心脏瓣膜病

①主动脉瓣或二尖瓣的严重狭窄以及联合心脏瓣膜病患者，如果伴快速心室率的心房颤动、感染、体力负荷加重等因素，均可诱发慢性心衰急性失代偿（急性心衰）。早期采用介入或外科手术矫正是预防心力衰竭的唯一途径，部分无症状的心脏瓣膜病患者亦应积极考虑采用。伴发急性心衰的患者，应积极治疗，力求稳定病情，缓解症状，以便尽快进行心脏瓣膜矫正术。风湿性二尖瓣狭窄所致的急性肺水肿常由快速心室率的心房颤动诱发，有效地控制心房颤动的心室率对成功治疗急性心衰极其重要。可应用毛花苷 C，或静脉使用胺碘酮，药物无效者可考虑电复律。一旦急性心衰得到控制，病情缓解，应尽早考虑介入或外科治疗，以解除心脏瓣膜狭窄。②因黏液性腱索断裂、心内膜炎、创伤等所致的急性二尖瓣关闭不全以及因感染性心内膜炎、主动脉夹层、胸部闭合伤等所致的急性主动脉瓣关闭不全均应尽早手术干预。③人工瓣膜血栓形成或瓣膜丧失功能所致的急性心衰病死率极高，应尽早手术，尤其左心系统的血栓应立即手术。

4. 急性重症心肌炎

广泛心肌损害引起泵衰竭，可出现急性肺水肿、心源性休克和严重心律失常，是急性重症心肌炎死亡的主要原因。早期诊断很重要。心肌损伤标记和心衰生物学标记的升高有助于确诊。处理要点：①对于血氧饱和度过低患者予以氧气疗法和人工辅助通气。伴严重肺水肿和心源性休克者，应在血流动力学监测下应用血管活性药物。②糖皮质激素可短期使用于有严重心律失常（主要为高度或Ⅲ度 AVB）、心源性休克、心脏扩大伴心衰的患者，α-干扰素和黄芪注射液用于抗病毒治疗，维生素 C 静脉滴注以保护心肌免受自由基和脂质过氧化损伤，治疗初期可使用青霉素静脉滴注。但药物治疗的疗效因缺少临床证据而难以评估。③严重的缓慢性心律失常伴血流动力学改变者应安置临时起搏器；伴严重泵衰竭患者可采用左心室辅助装置；血液净化疗法有助于清除血液中大量的炎性因子、毒性产物，避免心肌继续损伤。

5. 围术期

心脏外科手术中，心肌保护不良、心脏阻断时间延长或反复多次阻断、心脏畸形矫正不彻底、心脏移植供心缺血时间过长，以及术后心脏压塞等，均可造成严重低心排综合征，在去除可能的原因的同时，需要给予积极的抗心衰药物和非药物（包括 IABP 和 ECMO）治疗，甚至再次手术。各种心导管检查和介入治疗并发症亦可导致急性心衰，其所致的 AMI、冠状动脉损伤、二尖瓣球囊扩张术后重度反流、封堵器脱落梗阻、心脏破裂出血及心脏压塞均需紧急手术。

6. 其他紧急手术的情况

急性主动脉夹层因高血压危象和主动脉瓣反流可出现急性心衰，一旦明确主动脉瓣反流，应立即手术治疗。主动脉窦动脉瘤破裂、心脏内肿瘤（如左心房黏液瘤），以及心脏内巨大血栓（左心房或肺动脉内）等均会造成瓣膜反流或流出道梗阻，可引起急性心衰，需要立即手术。血栓或肿瘤阻塞房室口时，改变体位可能使阻塞症状减轻或发作终止。去除病因是彻底治疗的根本办法，可经手术解除流出道梗阻、切除血栓或肿瘤等。

十二、并发症的诊疗特点

1. 急性右室心肌梗死合并右心衰竭的诊疗特点

（1）诊断：急性右心室心肌梗死（right ventricular myocardial infarction，RVMI）主要由右冠状动脉闭塞（约占 85%）和左冠状动脉优势型回旋支的闭塞（约占 10%）所致，前降支极少成为罪犯血管。RVMI 往往伴随左心室下后壁心肌梗死，单纯 RVMI 非常少见（≤ 3%），一旦发生，病死率显著增加。右冠状动脉近端闭塞产生大面积 RVMI 和左心室下后壁梗死，可导致急性右心衰竭，典型者表现为低血压、颈静脉显著充盈和肺部呼吸音清晰的"三联征"。患者可有 Kussmaul 征、奇脉、右心室奔马律、三尖瓣反流杂音、心律失常（心房扑动、心房颤动、AVB），如果不及时进行干预，将出现低血压乃至心源性休克。右心室心肌梗死导致心源性休克的病死率与左心室相当。

（2）治疗措施：RVMI 所致急性右心衰竭，应当在积极准备冠状动脉血运重建治疗的同时，合理使用药物治疗。包括：①慎用或避免使用利尿剂、血管扩张剂和吗啡，以避免进一步降低右心室充盈压，除非合并急性左心衰竭。②右心功能对前负荷有明显的依赖性，没有左心衰竭、肺水肿的情况下，首选扩容治疗，以优化右心室前、后负荷。补液可以增加右心室前负荷，增加心排血量，快速补液直至右心房压升高而心排血量不再增加或 PCWP ≥ 18 mmHg 时。若无 Swan-Ganz 导管监测条件，可在严密观察下试验性快速补液，初始静脉滴注速度为 20 mL/min，每次给予 200 ~ 300 mL，依据血压、心率、周围灌注、肺部啰音作为治疗的判断指标。③经扩容治疗后仍有低血压者，建议使用正性肌力药物如多巴酚丁胺、多巴胺、米力农和左西孟旦。④对顽固的低血压患者，IABP 可以增加右冠状动脉灌注和改善右心室收缩功能，条件许可时可考虑使用 ECMO。

2. 急性肺血栓栓塞症致右心衰竭的诊疗特点

（1）诊断。急性肺血栓栓塞症的病情程度不同，临床表现各异。轻者可无任何症状，重者表现为突发呼吸困难、胸痛、晕厥、咯血等，可发生急性右心室扩张、右心衰竭，甚至猝死（急性肺源性心脏病）。急性肺血栓栓塞症可导致肺动脉压显著升高，肺动脉压持续增高者多伴有右心衰竭。由于心排血量的急剧下降，患者出现心悸、气短、烦躁不安、恶心、呕吐、发紫、出冷汗及血压下降等表现。常见的体征有呼吸变快（> 20 次/分）、心率增快（> 100 次/分）、发紫、颈静脉充盈或搏动、P$_2$ 亢进及三尖瓣区反流性杂音等。

（2）治疗措施。高危肺血栓栓塞症所致急性右心衰竭和低心排血量是死亡的主要原因，因此呼吸和循环支持治疗尤其重要。治疗措施包括以下5种。①呼吸支持治疗：如果出现低氧血症（$PaO_2 < 60 \sim 65$ mmHg），尤其有心排血量降低者，应予持续吸氧。通常采用面罩或鼻导管，吸入氧浓度应维持 PaO_2 和动脉血氧饱和度（SaO_2）分别升至正常（PaO_2 为 $85 \sim 95$ mmHg 和 SaO_2 为 $95\% \sim 98\%$），或尽可能接近正常水平（$PaO_2 \geq 60$ mmHg），必要时采用无创或有创机械通气。②循环支持治疗：急性肺血栓栓塞症伴心源性休克患者推荐使用缩血管药物肾上腺素，起始剂量为 $1\,\mu g/min$，根据血压调整剂量，伴低心排血量而血压正常患者可使用多巴酚丁胺 $[2 \sim 5\,\mu g/(kg \cdot min)]$ 和多巴胺 $[2 \sim 5\,\mu g/(kg \cdot min)]$。③抗凝治疗：无论溶栓与否，均应抗凝治疗。④溶栓治疗：心源性休克和（或）持续低血压的高危肺栓塞患者，如无绝对禁忌证，首选溶栓治疗。对于伴有急性右心衰竭的中危患者不推荐常规溶栓治疗，但对某些中危患者全面权衡出血获益风险后可给予溶栓治疗。高危患者存在溶栓禁忌时可采用导管碎栓或外科取栓术。⑤适当补液：对于急性肺血栓栓塞症伴心源性休克患者不推荐大量补液，有研究表明如果患者有低心排血量而血压正常时可谨慎补液。

3. 急性呼吸窘迫综合征致右心衰竭的诊疗特点

（1）诊断：急性呼吸窘迫综合征（acute respiratory distress syndrome，ARDS），是在严重感染、休克、创伤及烧伤等非心源性疾病过程中，肺毛细血管内皮细胞和肺泡上皮细胞损伤，引起弥散性肺间质及肺泡水肿，导致急性呼吸衰竭。ARDS 时多种因素可使肺血管阻增加，再加上细菌毒素使心肌收缩功能受损，可出现急性右心室扩张和右心衰竭。

（2）治疗措施。①合理的机械通气策略：采用小潮气量，保持相对较低水平的平台压，在保证氧合的基础上尽量降低呼气末正压（positive end-expiratory pressure，PEEP）的水平，同时积极控制感染，合理氧疗，减少毒素和缺氧对心肌的损伤。②合理控制液体入量：保持适当的容量负荷，既可保证适当的灌注又可防止肺水肿。③正性肌力药物：临床常用多巴胺、多巴酚丁胺，有助于改善患者的血流动力学。左西孟旦为钙增敏剂，具有扩血管和正性肌力作用，可改善右心室功能和氧合。④合理的抗凝治疗：用于防治 ARDS 患者肺血管微小血栓形成。⑤合理使用 IABP 和 ECMO 短期内用于右心的支持是有效的，可增加冠状动脉血流，使体循环血压升高，减少升压药物的使用，从而减少由于升压药导致的肺血管收缩。ECMO 可以减少右心室的充盈和射血的负荷，同时改善左心室的充盈。但使用过程中需要抗凝，并注意监测血小板和血红蛋白。

4. 围术期右心衰竭的诊疗特点

（1）常见原因：①体外循环心脏手术后心肌水肿、术中心肌保护不理想等因素导致的心肌收缩功能下降。②低氧血症、高碳酸血症、酸中毒、交感神经兴奋、机械通气、体外循环等造成的右心室压力负荷过重。此外，因二尖瓣/主动脉瓣病变或严重左心室功能障碍进行心脏移植的肺动脉高压患者，供体的心脏不能很快适应肺动脉高压，易造成右心室衰竭。③因三尖瓣、肺动脉瓣反流或心内分流导致的右心室容量负荷过重。

（2）主要表现：尿量减少或无尿是右心衰竭最为常见的临床表现。中心静脉压升高是常见的特征，有时中心静脉压甚至会超过肺毛细血管楔压。病程早期，血压可维持在正常水平，右心严重超负荷时血压处于低水平，甚至出现一过性血压显著下降，但较少出现严重组织灌注不良的表现。术后早期出现的右心衰竭可出现胸腔积液。围术期合并右心衰竭时，并发各种类型的心律失常，轻度右心衰竭时以心房颤动、心房扑动、室上性心动过速为主，严重右心衰竭时可出现恶性室性心律失常。经胸或经食管超声心动图检查可以及时准确地提供右心后负荷增加的程度以及右心功能的状态。对于肺动脉高压、低心排血量、预计术后恢复困难，或术后超声心动图检查显示右心衰竭的患者，仍应在术中、术后应用漂浮导管监测肺循环血流动力学。

（3）治疗措施：①积极通过控制液体入量、利尿或血液滤过降低右心室的容量负荷。但在右心衰竭早期阶段，不能过分强调降低中心静脉压，以免导致动脉血压下降。与左心衰竭相比，右心衰竭时的容量控制应有所放宽，不建议在没有监测的情况下进行容量负荷试验。②维持正常的心率及节律。③使用正性肌力药物（如多巴胺、多巴酚丁胺、3 型磷酸二酯酶抑制剂、左西孟旦等）。④使用肺血管扩张剂，增加肺血流，降低右心室后负荷。⑤保证足够的氧供，避免低氧血症和酸中毒。⑥减少机械通气对肺血管的影响，避免过高的机械通气正压。⑦维持足够的主动脉根部压力，保证右冠状动脉灌注。使用缩血管药物可增加主动脉根部压力从而增加右冠状动脉的灌注，但这也会增加右心室后负荷。去甲肾上腺素可增加体循环阻力并改善右心室氧供比例，但大剂量应用时会增加肺动脉阻力。去氧肾上腺素（phenylephrine）增加肺循环阻力的作用强于去甲肾上腺素，应用时应权衡利弊。⑧对于部分等待心脏移植的患者，术前人工心脏辅助可使肺动脉高压缓解，使心脏移植成为可能。术后积极人工心脏支持，对于右心适应新的后负荷、降低肺动脉压有积极的作用。

5. 急性心衰合并肾功能不全的处理

急性心衰合并肾功能不全必须予以高度重视，即便轻至中度血清肌酐（Scr）水平增高和（或）肌酐清除率（eGFR）降低，患者的病死率也会明显增加。患者的肾功能状况是患者预后的独立预测因子。其他并发症如电解质紊乱、代谢性酸中毒以及贫血等也相应增加。肾功能不全的存在会影响抗心衰药物的反应和患者的耐受性。

（1）早期识别肾功能不全。①Scr：男性 ≥ 115 ~ 133μmol/L，女性 ≥ 107 ~ 124μmol/L 即为轻度升高，中重度肾功能不全患者 > 190 ~ 226μmol/L。②eGFR：较 Scr 更为敏感。在肾功能减退早期，eGFR 下降而 Scr 正常；当 eGFR 降至正常的 50% 以上时，Scr 才开始迅速增高，说明 Scr 明显增高时肾功能往往已严重损害。③eGFR：国内外公认的评价肾功能的指标，可根据 Scr 计算出 eGFR。适合中国人群的改良计算公式为：eGFR [mL/（min·1.73 m²）] = 175 × Scr（mg/dL）-1.104 × 年龄 -0.203 ×（0.79 女性）。

（2）主要处理措施。①及时处理相关的并发症，如低钾或高钾血症、低镁或高镁血症、低钠血症以及代谢性酸中毒，因可能诱发心律失常，应尽快纠正。②中至重度肾功能不全对利尿剂反应降低，可出现难治性水肿。在应用多种及大剂量利尿剂并加多巴胺以增加肾血流仍无效时，宜做血液滤过。③严重的肾功能不全应做血液透析，尤其对伴低钠血症、酸中毒和难治性水肿者。④常用的抗心衰药物此时易出现不良反应，如 ACEI 会加重肾功能不全和高钾血症，应用后 Scr 较基线水平升高 25% ~ 30%以上和（或）> 266μmol/L 应减量或停用，ARB 和螺内酯也可引起高钾血症，地高辛因排除减少可引起蓄积中毒。

6. 急性心衰合并心律失常的处理

急性心衰患者常见心房颤动伴快速心室率、单纯窦性心动过速、频发室性期前收缩、持续和非持续性室性心动过速，也可见到阵发性室上性心动过速和房性心动过速伴 AVB。无论心律失常是原发性还是继发性，其后果都是加重血流动力学障碍，使心衰恶化，成为急性心衰的重要死亡原因之一。

（1）急性心衰伴发心动过速：其处理以减慢心室率为主，重在基础疾病和心衰的治疗。心衰中新发心房颤动，心室率多加快，可加重血流动力学障碍，出现低血压、肺水肿、心肌缺血，应立即电复律。如病情尚稳定或无电复律条件或电复律后心房颤动复发，则选用胺碘酮静脉复律或维持窦性心律。应用伊布利特复律不可取，普罗帕酮也不能用于心衰伴心房颤动的复律。急性心衰中慢性心房颤动的治疗以控制心室率为主，首选地高辛或毛花苷 C 静脉注射。如果洋地黄控制心室率不满意，也可静脉缓慢注射胺碘酮 150 ~ 300 mg，此种小剂量胺碘酮对慢性心房颤动基本不能复律。一般不选用 β-受体阻滞剂控制心室率。

（2）急性心衰伴室性快速心律失常：急性心衰患者出现频发或连发室性期前收缩很常见，应着重于抗心衰治疗，如有低钾血症，应当补钾及补镁治疗，一般不选用抗心律失常药物。急性心衰并发持续性室性心动过速，无论单形性还是多形性，血流动力学大多不稳定，并且容易恶化为室颤，首选电复律纠正。但电复律后室性心动过速容易复发，可于胺碘酮静脉注射负荷量 150 mg（10 分钟）后，随之静脉滴注 1 mg/min×6 小时，继而静脉滴注 0.5 mg/min×18 小时。室颤患者除颤后必须应用胺碘酮以预防室颤复发。利多卡因在心衰中可以应用，但使用剂量不宜过大，75 ~ 150 mg（3 ~ 5 分钟）静脉注射，继以静脉滴注 2 ~ 4 mg/min，维持时间一般为 24 ~ 30 小时。禁用普罗帕酮。

（3）心衰伴缓慢性心律失常：如血流动力学状态不受影响则无须特殊处理。造成血流动力学障碍加重或恶化的严重缓慢心律失常，如Ⅱ ~ Ⅲ度 2 型 AVB 及心室率 < 50 次/分的窦性心动过缓且药物治疗无效时，建议置入临时心脏起搏器。

（方 毅）

第二节 慢性左心衰竭

一、临床分类及特点

慢性心力衰竭（chronic heart faiLure）又称为慢性心功能不全，简称慢性心衰。由各种原因的慢性心肌损伤，如心肌缺血、坏死、纤维化、负荷过重、炎症及心律失常等，引起心肌结构和功能的变化，最终导致心室泵血和（或）充盈功能低下的一种慢性临床症状群，为各种心脏病的严重阶段。

（1）慢性心衰的临床分类：①根据解剖部位分为慢性左心衰竭、右心衰竭和全心衰竭。②根据心肌收缩与舒张功能分为收缩性功能衰竭和舒张性功能衰竭或两者兼有。③根据 LVEF 是否异常分为 LVEF 正常心衰（相当于舒张性心衰）和 LVEF 异常心衰（相当于收缩性心衰）。③根据病因不同分为缺血性、心肌梗死后、心肌炎性、风湿性瓣膜病性、原发性心肌病性、继发性心肌病性、先天性心脏病性心衰等。

（2）慢性心衰的特点：①发病率高，病死率高，并呈继续增长的态势；②心衰患病率有区域性差异，城市高于农村，北方明显高于南方，与冠心病、高血压的地区分布相一致；③心衰的疾病谱发生变化，冠心病显著上升并居于首位，原发性高血压上升并占据重要位置，而风湿性心脏瓣膜病显著下降，但仍占有较大比例；④心力衰竭是一种进行性的病变，目前的治疗措施仅能延缓其病程，即使没有新的心肌损伤，仍可自身不断发展；⑤心衰预后严重，死亡原因依次为泵衰竭、心律失常和猝死。

二、病因

先天性或获得性心肌、心脏瓣膜、心包或大血管、冠状动脉结构异常导致的血流动力学异常是慢性心衰的基础病因。冠心病、高血压、心脏瓣膜病和扩张型心肌病是成人慢性心衰的常见病因，较为常见的病因有心肌炎、肾炎和先天性心脏病，较少见和易被忽视的病因有心包疾病、甲状腺功能亢进症与减退、贫血、脚气病、动静脉瘘、心房黏液瘤和其他心脏肿瘤、结缔组织疾病、高原病及少见的内分泌病。在 Framingham 研究中，90% 心衰的原因为冠心病和高血压。

常见诱因。①感染：呼吸道感染最常见，也见于泌尿道感染、腹腔感染、风湿热、感染性心内膜炎等；②过度体力活动和情绪激动；③钠盐摄入过多；④快速性或缓慢性心律失常均可诱发心衰，常见于快速性心律失常，如心房颤动伴有快心室率；⑤妊娠和分娩；⑥输液、输血过快或过多；⑦洋地黄过量或不足；⑧药物作用，抑制心肌收缩力的药物如β-受体阻滞剂、非二氢吡啶类钙离子拮抗剂、某些 I 类抗心律失常药物（奎尼丁、普鲁卡因胺、普罗帕酮等）、体内儿茶酚胺的消耗药物（如利舍平类）、交感神经节阻滞剂（如胍乙啶）、引起水钠潴留的药物如肾上腺皮质激素等；⑨其他，如脱水、出血、贫血、肺栓塞、室壁瘤、心肌收缩不协调、乳头肌功能不全等。

三、发病机制

1. 原发性心肌收缩力受损

如心肌梗死、炎症、变性、坏死及心肌病等，均可使收缩力减弱而发生心衰。

2. 心室的后负荷（压力负荷）过重

肺或体循环高压、左或右心室流出道狭窄、主动脉瓣或肺动脉瓣狭窄等，使心肌收缩时阻力升高，后负荷过重，引起继发性心肌舒缩功能障碍而出现心衰。

3. 心室的前负荷（容量负荷）过重

瓣膜关闭不全、心内或大血管之间左向右分流等，使心室舒张期容量增加，前负荷加重，也可引起心衰。

4. 高动力性循环状态

主要发生于贫血、体循环动静脉瘘、甲状腺功能亢进症、脚气病性心脏病等。由于周围血管阻力降低，心排血量增多，以及心室容量负荷加重而发生心衰。

5. 心室前负荷不足

二尖瓣狭窄、缩窄性心包炎、心脏压塞和限制型心肌病等引起心室充盈受限，导致体、肺循环瘀血，由此发生心衰。

四、代偿机制

（1）Frank-Starling机制：正常左心室的心搏量或心排血量随其前负荷（左心室舒张末压或容量）的增加而增加，直至储备耗竭。心衰时心脏前负荷增加，心室舒张末容积和舒张末压增大，心房压、肺静脉压也相应增高。心脏通过心肌纤维的拉长、心脏扩大以增加心肌收缩力，提高心搏量，在一定范围内起到代偿作用。当心肌拉长、心脏扩大到一定限度，心肌收缩力和心搏量不再随之增加，反而降低。临床上以横标表示心室舒张末压（反映心室前负荷）的变化，以纵标表示心搏量的变化，从而描绘出左心室收缩功能曲线，反映心脏前负荷与心搏量的关系。当左心室舒张末压在 15 ~ 18 mmHg，心搏量达峰值。前负荷的不足或过度，使左心室舒张末压异常降低或升高，均可导致心搏量的相应减少。心衰时，左心室功能曲线右下移位，与左心室功能正常时相比，在同等左心室舒张末压情况下，心搏量显著降低。当使用正性肌力药物或降低前负荷后，左心室功能曲线向左上移位，心搏量增多。

（2）心肌肥厚：当心脏后负荷增加时，心肌肥厚是主要的代偿机制。心肌肥厚的有利之处在于增强心肌收缩力，克服后负荷阻力，使心脏在较长时间内维持心排血量正常。不利之处在于心肌肥厚导致心肌顺应性差，舒张功能障碍，心室舒张末压升高，即使无心衰症状，也已存在舒张功能障碍。心肌肥厚时心肌细胞数并不增多，以心肌纤维增多为主，同时线粒体也增大和增多，但落后于心肌纤维的增多，心肌能量供应相对不足，从而影响心肌舒张功能，如果继续进展会导致心肌细胞因严重能量不足而变性、坏死。

（3）神经激素系统的变化。

①交感神经 – 肾上腺系统激活：心排血量降低通过动脉压力感受器激活交感神经 – 肾上腺系统，使肾上腺儿茶酚胺分泌增多，引起相应的改变。具体包括：心率增快；心肌收缩力增强；静脉收缩使回心血量增多，并通过 Frank-Starling 机制在一定程度上增加心排

血量；选择性地小动脉收缩，以维持血压和保证脏器血液供应；兴奋 α_1 和 β-受体，促心肌增生。然而，交感神经-肾上腺系统如同"双刃剑"，当交感神经活性持续或过度升高时，引起 β_1 受体下调，而 β_2 受体相对上调（正常时心室肌 β_1、β_2 比例为 77% 与 23%），且 β_3 受体的基因表达和蛋白也上调。β_3 受体介导的负性肌力作用可能是对交感神经系统自身引起的正性肌力作用的负反馈，在心力衰竭早期 β_3 受体代偿性上调可能避免儿茶酚胺损害心肌细胞，但心衰发展到一定阶段后却加重心衰。

②RAAS 激活：心衰时，肾血流灌注降低及交感神经激活时刺激肾小球旁器中 β_1 受体，可能是 RAAS 激活的主要机制。

③体液因子和细胞因子的改变：心排血量下降严重影响组织灌注时，通过神经反射刺激下丘脑促进血管升压素的分泌，发挥缩血管、抗利尿的作用，但作用过强可导致稀释性低钠血症；利钠肽主要包括心房利钠肽（ANP）、脑利钠肽（BNP）和 C 型利钠肽（C-type natriuretic peptide，CNP），通过利尿排钠、扩张血管、抑制 RAS 与内皮素等，对心衰发挥代偿作用；心衰时缓激肽释放和生成增多与 RAS 激活有关，血管内皮细胞受到缓激肽的刺激后，产生内皮依赖性舒张因子（endothelium-derived relaxing factor，EDRF），在心衰中参与血管舒缩作用的调节；炎症细胞因子如 TNF-α 能促进心肌细胞凋亡、心肌纤维化，从而诱发和加重心衰；IL-1 能诱导心肌细胞肥厚和一氧化氮（NO）合酶表达，使 NO 水平升高，减弱心肌细胞对 β 肾上腺能激动剂的正性变力作用，促进心肌细胞肥大与凋亡。

④心肌能量代谢变化：心肌收缩是主动耗能的过程，由于心肌不能储备大量脂肪、糖原和磷酸肌酸，为满足收缩与舒张的需要，心脏必须不断生成 ATP。临床研究表明，肥厚衰竭心肌的能量和底物代谢发生变化，心肌能量生成和利用障碍，促使左心室收缩功能恶化。

五、临床表现

成人左室衰竭多见于高血压性心脏病、冠心病、主动脉瓣病变和二尖瓣关闭不全。急性肾小球肾炎和风湿性心肌炎是儿童和少年患者左心室衰竭的常见原因。二尖瓣狭窄或关闭不全时，左心房压明显升高，伴有肺瘀血表现，为左心房衰竭所致。

1. 临床症状

（1）呼吸困难：是左心衰竭的主要症状。肺瘀血时肺组织水肿，呼吸道阻力升高，肺泡弹性降低，吸入少量气体就使肺泡壁张力升高到引起反射性启动呼气的水平，从而造成呼吸困难，并且呼吸浅而快。呼吸困难的类型包括劳力性呼吸困难、阵发性夜间呼吸困难、端坐呼吸等。劳力性呼吸困难仅在剧烈运动或体力活动后出现呼吸急促，如登楼、上坡或平地快走等。随着肺瘀血程度的加重，轻微活动甚至休息时就发生呼吸困难。阵发性夜间呼吸困难是左心衰竭早期的典型表现，呼吸困难可连续数夜，每夜发作或间断发作，典型发作多在夜间熟睡 1～2 小时后，患者因气闷、气急而惊醒，被迫坐起，可伴有咳嗽及哮鸣呼吸音或泡沫样痰。发作较轻者采取坐位多在 1 小时内呼吸困难自动缓解，患者又可平卧入睡，次日可无异常感觉。严重时持续发作，阵阵咳嗽，咳粉红色泡沫样痰，甚至发展为急性肺水肿。端坐呼吸是由于平卧时极度呼吸困难而必须采取半卧位或坐位，以缓解呼吸困难。程度较轻时，高枕或半卧位即可缓解呼吸困难，严重时必须端坐呼吸以求缓解，是左心衰竭的严重状态。

（2）运动耐力下降：可能为心排血量低下、骨骼肌供血不足引起，常伴倦怠、乏力。

（3）陈-施呼吸（Cheyne-Stokes respiration）：表现为呼吸暂停→出现微弱呼吸→逐渐加快并加深→逐渐减慢且变浅，直至暂停，如此循环往复。暂停时间 30 ~ 60 s。主要发生机制为严重心衰→脑部缺血和缺氧→呼吸中枢的敏感性降低→呼吸减弱→CO_2 潴留到一定程度时开始兴奋呼吸中枢→呼吸增快并加深→CO_2 排出增多→呼吸中枢又逐渐转为抑制状态→呼吸又随之减弱和暂停。见于严重心衰伴有脑缺血、缺氧时，可伴有精神神经症状。

2. 临床体征

（1）原有心脏病的体征。

（2）左心室增大：心尖冲动向左下移位，心率增快，心尖区有舒张期奔马律，R 亢进，其中舒张期奔马律最有诊断价值，在患者心率增快或左侧卧位并做深呼吸时更易听到。左心室扩大可致相对性二尖瓣关闭不全，又可加重左心室容量负荷，左心室扩大更为显著。

（3）交替脉：脉搏强弱交替，但不显著的交替脉仅能在测血压时发现。

（4）肺部啰音：肺间质水肿可无肺部湿性啰音，而仅在 X 线检查时发现肺瘀血征象。闻及两侧肺底部细湿啰音是左心室衰竭的重要体征。阵发性呼吸困难或急性肺水肿时，可有粗大的湿性啰音，并伴有哮鸣音。

（5）胸腔积液：约 25% 的左心衰竭患者有胸腔积液，胸腔积液局限于肺叶间，也可单侧（多见于右侧）或双侧胸腔积液。

3. 诊断标准

《2012 年 ESC 急慢性心衰诊治指南》提出了：LVEF 降低心衰（收缩性心衰）的诊断标准，即典型心衰症状、典型心衰体征、LVEF < 40%。

六、发生发展过程的分段

（1）分段：根据心衰发生发展的过程，从心衰的高发危险人群进展成为器质性心脏病，出现心衰症状直至难治性心衰或终末期心衰，可分为 A、B、C、D 4 个阶段，从而提供了"防"到"治"的全面概念。

阶段 A：为"前心衰阶段"，包括心衰的高发危险人群，但尚无心脏结构和功能的异常，也无心衰的症状和体征。主要是指高血压、冠心病、糖尿病，也包括肥胖、代谢综合征等，以及应用心脏毒性药物病史、酗酒史、风湿热史或心肌病家族史等患者。重点是强调心衰的可预防性。

阶段 B：属于"前临床心衰阶段"，有心脏结构性改变，但无心衰的症状和（或）体征，如左心室肥厚、无症状瓣膜性心脏病、既往心肌梗死病史等。临床上相当于无症状心衰，或 NYHA 心功能为Ⅰ级。此阶段及早发现和积极治疗非常重要。

阶段 C：为临床心衰阶段，患者有基础的结构性心脏病，以往或目前有心衰的症状和（或）体征。此阶段包括 NYHA 心功能Ⅱ～Ⅲ级和部分Ⅳ级患者。

阶段 D：是终末期心衰阶段，患者有进行性结构性心脏病。虽经积极的内科治疗，但休息时仍有症状，且需要特殊干预，如因心衰反复住院且不能稳定出院者、需长期在家静脉用药者、等待心脏移植者、应用心脏辅助装置者、部分 NYHA 心功能为Ⅳ级的患者。

（2）治疗要点：

①阶段 A 的治疗：主要是控制危险因素和积极控制高危人群的原发病，如积极控制高血压并达标，戒烟和纠正血脂异常，有规律地运动，限制饮酒，控制代谢综合征等，有多种危险因素者可应用 ACEI 或 ARB。

②阶段 B 的治疗：关键是阻断或延缓心肌重构，包括采用阶段 A 的所有治疗措施；对于有严重血流动力学障碍的瓣膜狭窄或反流的患者，可做瓣膜置换或修补术；冠心病患者适合病例应做冠状动脉血运重建术；ACEI、β - 受体阻滞剂可用于 LVEF 低下的患者，无论有无心肌梗死病史；无须应用地高辛和心肌营养药，对负性肌力作用的钙离子拮抗剂有害；心脏再同步化治疗尚缺乏证据；心肌梗死后 LVEF ≤ 30%，NYHA 心功能为Ⅰ级，预计存活时间 > 1 年者，可置入 ICD。

③阶段 C 的治疗：包括采用阶段 A 的所有治疗措施；常规应用利尿剂、ACEI、β - 受体阻滞剂，ACEI 不能耐受者应用 ARB 替代或直接使用 ARB；加用地高辛以改善症状；应用醛固酮受体拮抗剂；选择合适病例实施心脏再同步化治疗和 ICD 治疗。

④阶段 D 的治疗：包括 A、B、C 阶段的所有适宜措施；可选择心脏移植、左心室辅助装置、静脉滴注正性肌力药物以缓解症状；如果肾功能不全加重，水肿变为难治性，可应用超滤疗法或血液透析；注意并适当处理重要的并发症，如睡眠障碍、抑郁、贫血、肾功能不全等。

七、临床评价

（1）主要评估内容：①心脏病的性质与程度，即有无呼吸困难、乏力和体液潴留或水肿等；②基础心脏病的病史、症状和体征；③左心室大小、有无左心室收缩末期容量负荷增加以及 LVEF 是否 ≤ 40%；④组织器官有无损害，如肝、肾功能等；⑤治疗状况的评估。

（2）主要评价项目：

①病史与体格检查：可提供各种心脏病的病因线索，如冠心病、高血压、心脏瓣膜病、心肌病和先天性心脏病；询问吸烟史、血脂异常、睡眠呼吸障碍、X 线胸部放射史、使用心脏毒性药物包括抗肿瘤药物，询问有关违禁药物使用史与乙醇摄入量；特别关注非心脏疾病，如结缔组织疾病、细菌或寄生虫感染、肥胖、甲状腺功能异常、淀粉样变，以及嗜铬细胞瘤等病史。

②超声心动图检查：诊断心包、心肌或瓣膜疾病；测定房室内径、心脏几何形状、室

壁厚度、室壁运动以及心包、瓣膜和血管结构，能较准确定量瓣膜狭窄、关闭不全的程度，并测量 LVEF、左心室舒张末期容量（left ventricular end diastolic volume，LVEDV）和收缩末期容量（left ventricular end systolic volume，LVESV），区别是舒张功能不全还是收缩功能不全；估测肺动脉压，为评估治疗效果提供客观检测指标。

③X 线胸片检查：提供心脏扩大、肺瘀血、肺水肿及原有肺部疾病的信息。肺静脉充盈期仅见肺上叶静脉扩张，下叶静脉较细，肺门血管阴影清晰；肺间质水肿期可见肺门血管影增粗、模糊不清，肺血管分支及肺间隔淋巴管扩张；肺水肿阶段可见密度增高的粟粒状阴影，并发展为自肺门向周围延伸的云雾状阴影，有时可见局限性肺叶间、单侧或双侧胸腔积液。

④心电图检查：提供既往心肌梗死、左心室肥厚、广泛心肌损害及心律失常的信息。有心律失常时应做 24 小时动态心电图检查。

⑤核素心室造影和心肌灌注显像：前者可准确测定左心室容量、LVEF 及室壁运动，后者可诊断心肌缺血和心肌梗死，并对鉴别扩张型心肌病与缺血性心脏病有一定价值。

⑥冠状动脉造影：适用于有心绞痛或心肌梗死，需要血管重建治疗，或者临床怀疑冠心病患者，并可用于鉴别缺血性和非缺血性心脏病，但不能判断存活心肌。

⑦心肌活检：对不明原因的心肌病价值有限，但有助于明确心肌炎症性或浸润性病变的诊断。

（3）心衰程度的判断：包括心功能分级和 6 分钟步行试验。

①心功能不全程度的判断：采用 NYHA 心功能分级法。Ⅰ级，日常活动无心衰症状；Ⅱ级，日常活动出现心衰症状（呼吸困难、乏力）；Ⅲ级，低于日常活动出现心衰症状；Ⅳ级，在休息时出现心衰症状。反映左心室收缩功能的 LVEF 与 NYHA 心功能分级症状并非完全一致，有时有较大差别，应综合分析以准确判定病情。

②6 分钟步行试验：是客观评估慢性心衰患者心功能状态及其预后的重要指标，临床医生应当熟悉 6 分钟步行试验的应用与方法。a. 适应证：病情稳定的慢性心衰患者心功能的评价；心肌缺血患者运动耐量的评价；慢性肺部疾病患者肺功能的评估。b. 禁忌证：绝对禁忌证为 1 个月内发生过不稳定性心绞痛和 AMI。相对禁忌证包括静息心率 > 120 次/分；收缩压 > 180 mmHg，舒张压 > 100 mmHg；恶性室性心律失常；年老体弱，极度肥胖者；严重心脏瓣膜病患者；患有关节疾病和精神神经疾病者。c. 结果评估：6 分钟步行试验距离越长，表明患者运动耐量越大，心功能越好。步行距离为 150 ~ 425 m 时，与运动峰氧耗量的相关性最强。其评估心功能的状态可参考以下指标：6 分钟步行距离 < 150 m 为重度心衰；150 ~ 450 m 为中重度心衰；450 ~ 600 m 为轻度心衰。Bittner 根据病情将试验结果分为 4 级，即Ⅰ级，步行距离 < 300 m；Ⅱ级，步行距离 < 300 ~ 375 m；Ⅲ级，步行距离 < 375 ~ 450 m；Ⅳ级，步行距离 > 450 m。

（4）体液潴留程度的判定：短时间内体重增加是体液潴留的可靠指标。每次随诊应记录体重，注意颈静脉充盈的程度、肝颈静脉回流征、肺和肝瘀血的程度（肺部啰音、肝大），检查下肢和骶部水肿、腹部移动性浊音。判定有无体液潴留是应用利尿剂的客观指标。

（5）生理功能的评估指标：①有创血流动力学检查，主要用于危及生命并对治疗无反应的患者，或需对呼吸困难和低血压休克需要鉴别诊断的患者。② BNP，用于慢性心衰的诊断，包括有症状和无症状性的左心室功能障碍患者，大多数心衰患者 BNP ≥ 400 pg/mL，< 100 pg/mL 时不支持心衰诊断，100 ~ 400 pg/mL 还要考虑肺梗死、慢性阻塞性肺部疾病、高血压、心房颤动、心衰代偿期等其他原因；用于鉴别心源性和肺源性呼吸困难，BNP 正常的呼吸困难，基本可以排除心源性原因，预测价值为 98%；血浆高水平的 BNP 预示严重心血管事件，经治疗后血浆 BNP 水平下降提示预后改善。③ NT-proBNP，是 BNP 分裂后无活性的氨基末端残基。与 BNP 相比，半衰期更长，性质更稳定，可反映短时间内新合成的而不是贮存 BNP 的释放，更能反映 BNP 通路的激活。其水平受年龄、性别、体重、肾功能等因素的影响，老龄和女性升高，肥胖者降低，肾功能不全时升高。NT-proBNP < 400 pg/mL 心衰可能性很小，NT-proBNP < 300 pg/mL 几乎可以排除心衰，预测价值为 98%。NT-proBNP > 1500 pg/mL 心衰的可能性很大。急性冠状动脉综合征、肺栓塞、脑卒中、心房颤（扑）动、重症肺炎、肾功能不全等患者，NT-proBNP 水平可升高。④心脏不同步，心衰常并发传导异常，导致房室、室间和室内运动不同步，心电图检查表现为 P-R 间期延长、LBBB 和 QRS 波增宽。运动不同步主要是心室充盈减少、心功能恶化的结果。

（6）治疗状况的评估：①治疗效果的评估，NYHA 心功能分级用于评估治疗后症状的变化，6 分钟步行试验可作为评估运动耐力的客观指标，或评估药物的治疗效果。②疾病进展的评估，如评估症状恶化，主要为 NYHA 心功能分级增加；评估因心衰加重是否需要加大药物剂量或增加新的药物治疗；评估因心衰或其他原因是否需要住院治疗。③预后的评估，猝死是心衰最常见的原因，其中心律失常导致的猝死应当予以高度重视。多变量分析表明，LVEF 下降、NYHA 心功能分级增加、低钠血症加重、运动峰耗氧量减少、血细胞比容降低、12 导联心电图 QRS 波增宽、慢性低血压、静息性心动过速、肾功能不全、不能耐受常规治疗以及难治性容量超负荷是关键性临床预后参数。

八、治疗

（一）治疗

1. 预防和去除诱发因素

包括感染，尤其是呼吸道感染，可给予疫苗预防性注射；心律失常特别是心房颤动伴快心室率，应当良好控制心室率；及时发现和纠正电解质紊乱和酸碱失衡；贫血是心衰的常见并发症，严重贫血时需要补充铁剂或考虑使用促红细胞生成素；肾功能损害可单独存在或与心衰合并存在，互为因果，必须合理处理。

2. 发现及消除水钠潴留

每日测定体重是早期发现体液潴留最简便、最有效的指标。如 3 天内体重增加 > 2 kg，应考虑患者已有水、钠潴留，需加大利尿剂的剂量。

3. 调整生活方式

①限钠，心衰患者的潴钠能力明显增强，限制钠盐摄入对恢复钠平衡很重要。轻度心衰患者钠盐摄入控制在 2 ~ 3 g/d，中至重度心衰 < 2 g/d，并尽量避免食用成品食物。盐代用品因常富含钾盐，如果与 ACEI 同时服用，要注意高钾血症。②限水，严重低钠血症（< 130 mmol/L），液体摄入量应 < 2 L/d，重度水肿或全身水肿时，限制摄入水量应当更为严格，必要时 < 1 L/d。③营养和饮食，宜低脂饮食，肥胖患者应减轻体重，并积极戒烟。严重心衰伴消瘦者，应给予营养支持，包括给予血浆白蛋白。④休息和适度运动，失代偿期应卧床休息，多做被动运动以预防深部静脉血栓形成。临床情况改善后，应鼓励在不引起症状的前提下进行体力活动，以防止肌肉的"去效应"，但应避免用力的等张运动。较重患者可在床边坐立或站立，较轻患者视病情可步行，每日多次，每次 5 ~ 10 分钟，并酌情逐步延长步行时间。NYHA 心功能 Ⅱ ~ Ⅲ 级患者，可在专业人员的指导下进行有规律的运动训练和康复治疗。

4. 心理和精神治疗

压抑、焦虑和孤独在心衰恶化中发挥重要作用，也是心衰患者死亡的主要预后因素。综合性情感干预可改善心功能，必要时应用抗抑郁药物。

5. 避免使用加重心衰的药物

①非固醇类抗感染药包括前列腺素选择性抑制剂可引起钠潴留、外周血管收缩，减弱利尿剂和 ACEI 的疗效并增加毒性；②糖皮质激素；③Ⅰ类抗心律失常药物；④大多数钙离子拮抗剂，包括地尔硫䓬、维拉帕米、短效二氢吡啶类制剂；⑤其他药物如辅酶 Q_{10} 牛磺酸、抗氧化剂、激素（生长激素、甲状腺素）等，疗效不确定，且与抗心衰药物之间可能有相互作用，不推荐使用。

6. 氧气疗法

用于治疗急性心衰，对慢性心衰并无应用指征。不伴有肺瘀血、肺水肿的患者，给氧可导致血流动力学恶化，但对伴有夜间睡眠呼吸障碍者，可夜间给氧。

（二）药物治疗

1. 利尿剂在慢性左心衰竭中的合理应用

（1）使用原则：利尿剂是控制心衰患者肺瘀血，以及体液潴留唯一有效的药物，是标准治疗中必不可少的组成部分。所有心衰患者有肺瘀血和体液潴留的证据或原先有过体液潴留者，均应给予利尿剂。阶段 B 的患者因无水、钠潴留，无须应用利尿剂。

（2）使用要点：①利尿剂必须最早应用。因利尿剂缓解症状最为迅速，数小时或数天内即见效，而 ACEI、β-受体阻滞剂则需数周或数月。②利尿剂应与 ACEI 和 β-受体阻滞剂联用。③袢利尿剂应作为首选利尿药物。袢利尿剂增加尿钠排泄可达钠滤过负荷的 20% ~ 25%，且增加游离水的清除，相反作用于远曲小管的噻嗪类利尿剂增加尿钠排泄的分数仅为钠滤过负荷的 5%～10%，并减少游离水的清除，且在肾功能中度损害（肌酐清除率 < 30 mL/min）时就失效。噻嗪类药物仅适用于有轻度体液潴留，伴有高血压而肾功能正常的心衰患者。④通常从小剂量开始，如呋塞米 20 mg/d，或托拉塞米 10 mg/d，或氢氯噻嗪 25 mg/d，并逐渐加量直至尿量增加，体重每日减少 0.5～1.0 kg。呋塞米的剂量与效应呈线性关系，故剂量不受限制。氢氯噻嗪 100 mg/d 已达最大效应，呋塞米剂量不受限制。一旦病情控制，如肺部湿性啰音消失、水肿消退、体重稳定，即以最小剂量长期维持。在长期治疗维持期间，仍应根据体液潴留情况随时调整剂量。每日体重的变化是最可靠的检测利尿剂效果和调整利尿剂剂量的指标。⑤长期应用利尿剂应严密观察不良反应的发生，如电解质紊乱、症状性低血压以及肾功能不全，特别在服用剂量大和联合用药时。⑥在利尿过程中，如果出现低血压和氮质血症而患者已无体液潴留，则可能是利尿剂过量、血容量减少所致，应减少利尿剂的剂量。如果患者有持续的体液潴留，则低血压和体液潴留很可能是心衰恶化、重要器官灌注不足，应继续利尿，并且短期使用增加肾灌注的药物如多巴胺 [2～5μg/（kg·min）] 或多巴酚丁胺 [2～5μg/（kg·min）]。

（3）用法与主要药理特点：见表4-4。

表4-4　常用利尿剂的用法与主要药理特点

药名	用法	作用时间
袢利尿剂		
呋塞米	20～40 mg 静脉注射	15 分钟～7 小时
	20～40 mg/d 口服	1～7 小时
托拉塞米	20 mg 静脉注射	10 分钟～6 小时
	10～20 mg/d 口服	1～8 小时
布美他尼	0.5～1 mg 静脉注射或 0.5～1 mg/d 口服	
依他尼酸	50 mg 静脉注射	15 分钟～7 小时
	10～20 mg 口服	1～7 小时
噻嗪类利尿剂		
氢氯噻嗪	12.5～50 mg/d	1～12 小时
氢氟噻嗪	25～50 mg/d	4～6 小时
氯噻酮	12.5～50 mg/d	24～72 小时
美托拉宗	1～10 mg/d	18～25 小时
氯噻嗪	250～1000 mg/d	
环噻嗪	0.25 mg/d	
保钾利尿剂		
螺内酯	25～75 mg/d	3～5 天
阿米洛利	5～7.5 mg/d	4～5 天
氨苯蝶啶	50～100 mg/d	8～12 小时

（4）利尿剂抵抗与不良反应。

利尿剂抵抗：对利尿剂的反应取决于药物浓度和进入尿液的时间。轻度心衰患者即使使用小剂量的利尿剂，因从肠道吸收速度快，到达肾小管的速度也快，效应常良好。随着心力衰竭的进展，肠壁水肿加重，小肠低灌注，药物吸收延迟，并且肾血流量减少和肾功能降低，药物转运过程发生障碍，在心衰进展和恶化时常需加大利尿剂的剂量，最终则再大剂量也无效应，即利尿剂抵抗。处理对策：呋塞米静脉注射 40 mg，继以持续静脉滴注（10 ~ 40 mg/h），≥ 2 种不同作用机制的利尿剂联合使用，或短期应用小剂量的增加肾血流的药物，如多巴胺 100 ~ 250 μg/min。非固醇类抗感染药，如吲哚美辛能抑制多数利尿剂的利钠作用，特别是袢利尿剂，并促进利尿剂的致氮质血症倾向，应避免使用。

不良反应：①电解质丢失。可引起低钾、低镁而诱发心律失常，在 RAAS 高度激活时尤易发生。联用 ACEI 或 ARB，或给予保钾利尿剂特别是醛固酮受体拮抗剂螺内酯常能预防。小剂量的螺内酯（25 mg/d）与 ACEI，以及袢利尿剂联用是安全的。心衰出现低钠血症时，临床上应区别是缺钠性低钠血症还是稀释性低钠血症。缺钠性低钠血症常发生于大量利尿后，属于容量减少性低钠血症，患者可发生直立性低血压，尿少而比重高，治疗予以补充钠盐。稀释性低钠血症又称为难治性低钠血症，见于心衰进行性恶化时，钠水明显潴留，且水潴留多于钠潴留，为高容量性低钠血症，尿少而比重低，治疗应严格限制水量，并按利尿剂抵抗处理。②神经内分泌激活，利尿剂因引起神经内分泌特别是 RAAS 激活而对心衰不利，短期激活会增加电解质的丢失；长期激活则会促进疾病的发展，除非患者同时使用神经内分泌抑制剂如 ACEI 和 β - 受体阻滞剂。③低血压和氮质血症，过度利尿或心衰恶化均可造成低血压和氮质血症。如果患者无体液潴留，低血压和氮质血症可能与容量减少有关，应减少利尿剂用量。如果患者有体液潴留，可能是心衰恶化和外周有效灌注量降低的反映，应维持利尿剂治疗，并联用正性肌力药物。

2. ACEI 在慢性左心衰竭中的合理应用

（1）临床适应证：充足的证据表明，ACEI 能够显著降低心衰的病死率、心衰再住院率，且此作用独立于年龄、性别、左心室功能状态，以及基线使用利尿剂、阿司匹林、β - 受体阻滞剂。越严重的心衰患者受益越大。ACEI 用于所有慢性收缩性心衰患者，包括 B、C、D 各个阶段人群和 NYHA 心功能 Ⅰ ~ Ⅳ 级且 LVEF < 40% ~ 45% 的患者，除非有禁忌证或不能耐受，都必须使用，而且终身使用。阶段 A 人群可考虑用 ACEI 预防心衰，有试验显示能降低心衰的发生率，尤其是对于心衰高发危险人群。临床医师和患者都应坚信，应用 ACEI 能够显著减少死亡和住院率，但症状改善常出现于治疗后数周至数月，即使症状改善不显著，ACEI 仍可减少疾病进展的危险性。虽然早期可能出现一些不良反应，但一般不会影响长期应用。

（2）禁用或慎用情况：对 ACEI 曾有致命性不良反应，如曾有严重血管神经性水肿、无尿性肾衰竭，或妊娠妇女绝对禁用。慎用于双侧肾动脉狭窄、血肌酐水平 > 265.2 μmol/L、高血钾症（> 5.5 mmol/L）、低血压（收缩压 < 90 mmHg）、左心室流出道梗阻（如主动

脉瓣狭窄、肥厚型梗阻性心肌病）等。

（3）使用要点：①ACEI治疗慢性收缩性心衰是药物的类效应，已经完成的临床试验尚未显示不同的ACEI对心衰的存活率和症状的改善有所不同，但应尽量选用临床试验中已经证实的ACEI。②高剂量虽然进一步降低心衰的住院率，但对症状与病死率的益处则与中低剂量相似。临床上应从小剂量开始，根据个体情况一般每1～2周倍增1次，直至目标剂量或最大耐受量。有低血压史、糖尿病、氮质血症，以及服用保钾利尿剂者，递增速度宜慢。③不要因ACEI未达到目标剂量而推迟 β - 受体阻滞剂的使用，应当尽早合用，并根据临床情况的变化分别调整各自的剂量，两者在抑制心衰的发展和降低死亡方面具有协同作用。④ACEI一旦调整到合适剂量需终身使用，尽量避免突然撤药导致临床状况的恶化。⑤目前或既往有体液潴留的患者，ACEI必须与利尿剂合用，且在起始前利尿剂宜维持在合适剂量；无体液潴留者可单独应用ACEI。⑥冠心病所致心力衰竭患者中合用ACEI和阿司匹林临床获益显著超过单独用药。

（4）用法与用量：卡托普利6.25 mg，每日3次，目标50 mg，每日3次；依那普利2.5 mg，每日2次，目标10～20 mg，每日2次；贝那普利2.5 mg/d，目标5～10 mg，每日2次；福辛普利5～10 mg/d，目标40 mg/d；赖诺普利2.5～5 mg/d，目标30～35 mg/d；培哚普利2 mg/d，目标4～8 mg/d；雷米普利2.5 mg/d，目标10 mg/d；西拉普利0.5 mg/d，目标1～2.5 mg/d；喹那普利5 mg，每日2次，目标20 mg/d，每日2次。

（5）主要不良反应：

低血压：较常见，通常于开始治疗数天或增加剂量时发生，常无症状或仅表现为头晕，有时出现肾功能恶化、视觉模糊或晕厥，应当高度重视。预防办法，①调整或停用其他有降压作用的药物，如硝酸酯类、钙离子拮抗剂和其他扩血管药物；②如无体液潴留，可考虑利尿剂减量或暂时停用；③ACEI可每日分次服用，减少每次用量，必要时减小ACEI剂量，但首剂给药发生症状性低血压，重复给药时不一定发生；④ACEI与 β - 受体阻滞剂交替增加剂量，避免同时递增剂量。

肾功能恶化：肾脏灌注减少时，肾小球的滤过率严重依赖于 Ang Ⅱ 介导的出球小动脉的收缩，特别是重度心衰和低钠血症的患者易于发生肾功能恶化。心衰患者肾功能损伤的发生率高（29%～63%），且病死率相应增加1.5～2.3倍，因此必须引起重视。处理方法包括：①在起始治疗后1～2周内监测肾功能，以后定期复查；②ACEI治疗初期血肌酐升高，如果血肌酐升高＜30%为ACEI的预期反应，不需要特殊处理，但应当加强检测，而血肌酐升高＞30%～50%为异常反应，ACEI应减量或停药，待肌酐正常后再使用；③停用某些肾毒性药物以及钾盐、保钾利尿剂；④肾功能异常患者以选择经肝肾双通道排泄的ACEI为宜，如福辛普利。

高钾血症：ACEI抑制RAAS而减少钾的丢失，可能发生高钾血症，在肾功能恶化、补钾、使用保钾利尿剂（尤其是糖尿病患者）时更易发生。处理措施包括：①在应用ACEI的同时不宜用保钾利尿剂和补钾；②并用醛固酮受体拮抗剂时ACEI应减量，且联用袢利尿剂；③用药 1 周检查血钾，有易发生因素者加强监测，如血钾 ≥ 5.5 mmol/L，则停用 ACEI。

血管神经性水肿：发生率 < 1%，但可能是致命性的，一旦临床疑及，应终生禁用。

咳嗽：发生率为 5% ~ 15%，亚洲人群的发生率可能更高，是 ACEI 停药的常见原因。咳嗽特点为无痰，伴有喉部发痒，常见于初始治疗的 1 个月内，停药 1 ~ 2 周症状消失，再次用药数日内复发。咳嗽不严重时可继续使用，如咳嗽持续或不能耐受者可改用 ARB。

3. β - 受体阻滞剂在慢性左心衰竭中的合理应用

心力衰竭时慢性肾上腺素能系统地激活介导心室重构，而 β - 受体信号转导的致病性明显大于 β₂ 和 α₁ 受体。β₁ 受体阻滞剂长期治疗慢性心衰能够显著降低死亡和住院率，尤其是降低猝死率，在不同的年龄、性别、心功能分级、LVEF，在缺血性还是非缺血性、糖尿病还是非糖尿病患者，均能显著获益。

（1）临床适应证：①除非有禁忌证或不能耐受，所有慢性收缩性心力衰竭，NYHA 心功能 Ⅱ ~ Ⅲ 级病情稳定的患者，以及阶段 B、无症状心衰或 NYHA 心功能 Ⅰ 级、LVEF ≤ 40% 的患者，均必须应用 β - 受体阻滞剂，而且需终身服用。NYHA 心功能 Ⅳ 级患者需要病情稳定后，在严密监护下由专科医师指导使用。②应尽早使用 β - 受体阻滞剂，以降低心衰的猝死率。③告知患者 β - 受体阻滞剂连续使用 2 ~ 3 个月后才出现症状改善，即使症状不改善，也能防止病情进展。同时告知患者 β - 受体阻滞剂的不良反应常发生在治疗早期如负性肌力作用导致心功能抑制，只要合理调整用量，一般不会妨碍长期用药，不要自行减量或停药。

（2）禁忌证：支气管痉挛性疾病、心动过缓（≤ 60 次/分）、Ⅱ度或Ⅲ度 AVB、心衰恶化或有明显水和钠潴留、妊娠妇女、青光眼患者。

（3）使用要点：①选择临床试验证实有效的制剂，如琥珀酸美托洛尔、比索洛尔和卡维地洛。②应在低到中度 ACEI 剂量基础上尽早使用。③起始治疗前患者无明显的体液潴留，体重恒定，利尿剂已维持在合适剂量。有液体明显潴留需大量利尿者，暂不应用。④从极小剂量开始，琥珀酸美托洛尔 6.25 mg、每日 2 次，比索洛尔 1 ~ 25 mg、每日 1 次，卡维地洛 3.125 mg、每日 2 次。每 2 ~ 4 周剂量加倍。国内可应用酒石酸美托洛尔平片，初始 6.25 mg，每日 3 次。⑤心率是国际公认的 β 受体有效阻滞的用药指标，清晨静息心率 55 ~ 60 次/分是达到目标剂量或最大耐受量的指征，不要以患者的治疗反应来确定剂量。⑥中国人与西方人不同，个体差异较大，使用剂量应当个体化。⑦ β - 受体阻滞剂起始治疗时可引起水、钠潴留，需每日检测体重，一旦出现体重增加应当加大利尿剂剂量，直至恢复治疗前体重。⑧避免突然撤药，减量过程也宜缓慢，每 2 ~ 4 天减量 1 次，2 周内减完。病情稳定后重新使用。

（4）不良反应：

低血压：发生于首剂或增加剂量的 24 ~ 48 小时内，通常无症状，重复用药后常可自动消失。首先停用不必要的血管扩张剂，必要时将 ACEI 减量，一般不减利尿剂的剂量。

体液潴留和心衰恶化：起始治疗前应明确患者已达干体重，起始治疗后每日测体重。如果有体液潴留，常在 3 ~ 5 天内体重增加，如果不积极处理，1 ~ 2 周后常致心衰恶化。应对措施：加大利尿剂剂量，缓解水、钠潴留；短期使用正性肌力药物，磷酸二酯酶抑制剂较 β - 受体激动剂更合适；病情恶化时，β - 受体阻滞剂应当减量或逐渐停用。

心动过缓和房室传导阻滞：其发生与剂量相关，低剂量时很少发生，但在增量过程中危险性增加。如心率 < 55 次 / 分，或出现 Ⅱ ~ Ⅲ 度 AVB，或出现相关症状，应当减量。停用其他可能引起心动过缓的药物。

无力：多发于治疗早期，多数在数周内自动缓解。某些患者出现严重乏力而不缓解，需降低 β - 受体阻滞剂的用量。如无力伴有低灌注状态，则需停药，稍后再重新使用，或换用其他类型的 β - 受体阻滞剂。

4. 地高辛的合理使用

临床实践表明，轻中度心衰患者经 1 ~ 3 个月的地高辛治疗，能改善症状和心功能状态，提高生活质量和运动耐量；不论基础心率是窦性心律还是心房颤动心律、缺血性还是非缺血性心肌病、联用还是不联用 ACEI，患者均能从地高辛治疗中获益，而停用地高辛可能导致血流动力学和临床症状的恶化。地高辛是正性肌力药物中唯一的长期治疗后不会增加病死率的药物，作用为中性，且可降低因心衰再住院率。

（1）适用范围：①地高辛应用的主要目的是改善慢性收缩性心衰的临床状况，适用于已用 ACEI 或 ARB、β - 受体阻滞剂和利尿剂治疗，而仍持续有症状的心衰患者。重症患者可将地高辛与 ACEI 或 ARB、β - 受体阻滞剂、利尿剂和醛固酮受体拮抗剂同时使用，或先用利尿剂和醛固酮受体拮抗剂后视临床情况再使用。②患者已应用地高辛，则不必停用，但必须使用 ACEI（或 ARB）与 β - 受体阻滞剂治疗，心衰症状和心功能改善后可以停用。③地高辛仅用于 β - 受体阻滞剂控制心率不佳的情况下，特别适用于心衰伴快速心室率的心房颤动患者，但在应用 β - 受体阻滞剂的情况下，地高辛通常无须大剂量给药。④地高辛对降低心衰病死率没有影响，不主张早期使用。不用于 NYHA 心功能 Ⅰ 级的患者。⑤急性心衰并非地高辛的应用指征，除非并有心房颤动伴快速心室率的患者。

（2）用法用量：①地高辛为中速口服洋地黄制剂，服用后经小肠吸收，2 ~ 3 小时达到高峰，4 ~ 8 小时达到最大效应，85% 由肾脏以原形排出，半衰期为 36 小时，连续口服相同剂量经 5 个半衰期（约 7 天）血浆浓度可达稳态。目前多采用维持量疗法，即开始就采用 0.125 ~ 0.25 mg/d 固定剂量。②年龄 > 70 岁、肾功能减退者宜选用 0.125 mg/d 或隔日疗法。大剂量（0.375 ~ 0.5 mg/d）仅用于心房颤动伴快速心室率的心衰患者。对血液透析患者，由于与血浆蛋白结合的地高辛不能通过透析清除，所以给药剂量应减为 0.125 mg/d，每周 2 次。③静息时心室率 60 ~ 70 次 / 分，日常活动后 < 90 次 / 分，常表示维持量适当。心房颤（扑）动时心室率 > 100 次 / 分，多表示洋地黄用量不足。心率或心律的突然转变常为洋地黄中毒的重要临床依据。

（3）影响因素：老年人、重度或弥散性心肌病、黏液性水肿患者对洋地黄耐受性低，剂量宜小，并观察不良反应的情况。低钾血症、低镁血症、高钙血症易导致洋地黄中毒，不要同时给予钙剂。肾功能受损影响地高辛清除，血浆地高辛浓度升高，直流电复律可能促发洋地黄的毒性反应而引起严重室性心律失常。甲状腺功能亢进症时，洋地黄的代谢和清除均加速，需要相应加大洋地黄的用量。奎尼丁、胺碘酮、钙离子拮抗剂（如维拉帕米）、克拉霉素、红霉素等可增高地高辛的血液浓度，地高辛应减量。

（4）禁用或慎用的情况：①伴窦房传导阻滞、Ⅱ度或高度 AVB 患者，应禁忌使用，除非已安置永久性心脏起搏器；② AML 急性期患者，特别是有进行性缺血患者，应慎用或不用；③与抑制窦房结或房室结功能的药物如胺碘酮或 β-受体阻滞剂联用时，能增强窦房结和房室结的抑制作用，必须谨慎。

（5）不良反应的检测及处理：

不良反应：主要见于大剂量时，使用维持量疗法不良反应显著减少。主要不良反应有：①心律失常，如期前收缩、折返性心律失常、AVB 等；②胃肠道症状，如畏食、恶心和呕吐；③神经精神异常，如视觉异常（黄视或绿视）、定向力障碍、失眠、忧郁、眩晕、昏睡及精神错乱。常见于地高辛浓度 > 2.0 ng/mL 时，但也见于地高辛浓度水平低下时。无中毒和中毒者血浆地高辛浓度间有明显的重叠现象，特别是在低血钾、低血镁、甲状腺功能减退症者。心律失常是临床诊断洋地黄中毒的重要依据，如心率突然显著减慢或加速，心律由不规律转为规律等。新出现的并具有洋地黄中毒诊断价值的特征性心律失常为：多形室性期前收缩呈二联律，尤其易发生在心房颤动基础上；心房颤动伴完全性 AVB，非阵发性交界性心动过速，心房颤动伴有频发房室交界区逸搏或短阵交界区心律，房性心动过速伴 AVB；快速性心律失常同时伴 AVB。强调的是，室性期前收缩二联律既见于洋地黄中毒，也常见于其他心脏病。应用洋地黄过程中由窦性心律变为房性心动过速伴 AVB 是洋地黄中毒的特征性表现。但洋地黄治疗房性心动过速过程中出现的 AVB，是洋地黄治疗的效应，并非中毒反应。

洋地黄血药浓度检测：血药浓度在 0.8 ng/mL 时所获得的血流动力学效应和维持心功能的临床效果与血药浓度为 1.5 ng/mL 时并无明显差别。将地高辛血药浓度维持在 0.6 ~ 1.2 ng/mL，既可获得满意的正性肌力作用，又极大降低了地高辛中毒的风险。地高辛的血药浓度 > 1.2 ng/mL 时，发生洋地黄中毒的风险随血药浓度的增高而增加，当血药浓度 > 2 ng/mL 时，药物中毒的发生率明显增高。因地高辛的血浆浓度与疗效无关，目前主张不需常规检测地高辛浓度。为防止中毒的发生，建议地高辛的血浆浓度范围为 0.5 ~ 1.0 ng/mL。在肾功能不全、血液透析、高龄老年、营养不良等患者，地高辛的用量应当相应降低，必要时检测地高辛浓度，以避免地高辛中毒。

洋地黄中毒的处理：①一旦诊断，立即停药。轻度毒性反应如胃肠道、神经系统与视觉症状大多 24 小时内消失，Ⅰ度 AVB、窦缓和偶发室性期前收缩等心律失常，停药后均可自行缓解。②寻找并去除诱因，如低钾血症诱发的心律失常应补充钾盐，同时停用排钾利尿剂。③快速性心律失常发作而血钾正常时，可使用苯妥英钠或利多卡因，电复律因易导致心室颤动而禁用。④缓慢性心律失常，如严重窦缓、Ⅱ～Ⅲ度 AVB，可给予阿托品，必要时安装临时起搏器。异丙肾上腺素在洋地黄中毒时，因容易诱发室性心律失常而不宜使用。⑤洋地黄特异性抗体地高辛 Fab 抗体片段，对洋地黄中毒所致的各种心律失作用迅速而有特效，偶可加重心衰。

5. 醛固酮受体拮抗剂在左心衰竭中的应用

（1）临床应用。多数指南建议：①适用于中重度心衰、NYHA 心功能Ⅲ～Ⅳ级患者，AMI 后并发心衰且 LVEF ≤ 40% 的患者。②螺内酯起始剂量为 10 mg/d，最大剂量为 20 mg/d。③入选患者血肌酐浓度为女性 < 176.8 μmol/L，男性 < 221.0 μmol/L，且近期内无恶化；血钾 < 5.0 mmol/L，且近期内无严重高钾血症。④一旦开始使用醛固酮受体拮抗剂，应当立即加用袢利尿剂，停用钾盐，而且 ACEI 减量。《2012 年 ESC 心衰诊治指南》扩展了醛固酮受体拮抗剂的应用范围，建议醛固酮受体拮抗剂用于已接受 ACEI 或 ARB 及 β-受体阻滞剂治疗，而仍然持续存在症状（NYHA 心功能Ⅲ～Ⅳ级）、LVEF ≤ 35% 的所有心衰者。

（2）注意事项：①应用醛固酮受体拮抗剂的主要危险是高钾血症和肾功能异常，伴有此两种情况列为禁忌，有发生这两种情况潜在危险的患者应慎用；②醛固酮受体拮抗剂作用缓慢，但具有微弱的利尿作用，可导致血容量的降低，进一步加重肾功能异常和高钾血症的发生，临床上应当慎重权衡；③开始治疗后一般停用补钾制剂，除非有明确的低钾血症；④必须同时使用袢利尿剂，不宜单独使用；⑤同时使用醛固酮受体拮抗剂和大剂量 ACEI 增加高钾血症的风险；⑥避免使用非固醇类抗感染药，尤其老年人。

6. 血管紧张素受体拮抗剂在左心衰竭中的应用

（1）适应证：①对心衰高发危险人群（阶段 A）应用 ARB 有助于预防心衰的发生。②已有心脏结构异常但从无心衰临床表现者（阶段 B），对 LVEF 下降包括心肌梗死后的患者如不能耐受 ACEI 可用 ARB，对有高血压伴有心肌肥厚者 ARB 有益。③常规治疗后心衰症状持续存在，且 LVEF 低下者，可考虑加用 ARB，但应谨慎选择病例。目前，尚无 ACEI、ARB 与 β-受体阻滞剂合用对心衰和心肌梗死后不利的证据。④对轻、中度心力衰竭且 LVEF 低下者，特别是因其他指征已用 ARB，ARB 可代替 ACEI 作为一线治疗。⑤ ARB 用于因血管神经性水肿和顽固性咳嗽而不能耐受 ACEI 并且 LVEF 低下的患者，可耐受 ACEI 的患者不能用 ARB 替代治疗。⑥对使用 ACEI 的患者，加用 β-受体阻滞剂优于加用 ARB，正在使用 ACEI 和 β-受体阻滞剂的患者不主张加用 ARB，仅在 β-受体阻滞剂不能耐受或禁忌时可考虑加用 ARB。⑦ ACEI、ARB 与醛固酮受体拮抗剂联用安全性的临床证据不足，而且不良反应的风险肯定会显著增加。ACEI 与醛固酮受体拮抗剂合用的循证医学证据都是有利的，优于 ACEI 和 ARB 联用。

（2）使用方法：①氯沙坦 25～50 mg/d，增量至 50～100 mg/d；缬沙坦 20～40 mg/d，增量至 160 mg，每日 2 次；坎地沙坦 4～8 mg/d，增量至 32 mg/d；替米沙坦 40 mg/d，增量至 80 mg/d；厄贝沙坦 150 mg/d，增量至 300 mg/d；奥美沙坦 10～20 mg/d，增量至 20～40 mg/d。其中坎地沙坦和缬沙坦具有较明确的临床证据。②小剂量起用，在患者耐受的基础上逐步将剂量增至推荐剂量或最大耐受量。③ ARB 如同 ACEI 一样，可引起低血压、肾功能不全和高钾血症等，在开始用药及改变剂量的 1 ~ 2 周内，应当进行相应的监测。

7. 伊伐布雷定的临床证据与合理应用

（1）临床证据：伊伐布雷定治疗收缩性心衰试验（systolic heart failure treatment with the if inhibitor ivabradine trial，SHIFI），入选了 6588 例 NYHA 心功能 Ⅱ ~ Ⅳ 级、窦性心律 ≥ 70 次 / 分钟、LVEF ≤ 35% 的患者，并要求患者在 12 个月内曾因心衰住院。将患者随机分为伊伐布雷定组（逐渐加量至最大剂量 7.5 mg，每日 2 次）和安慰剂组，基础治疗包括利尿剂（84%）、地高辛（22%）、ACEI（79%）、ARB（14%）、β-受体阻滞剂（90%）和醛固酮受体拮抗剂（60%），其中仅有 26% 使用了充分剂量的 β-受体阻滞剂，平均随访 23 个月。结果显示，心血管死亡和心衰住院一级终点降低 18%，心血管死亡与全因死亡与安慰剂比较无统计学差异，一级终点的降低主要是因心衰住院率降低了 26%，表明伊伐布雷定在心衰标准治疗基础上能够降低中重度心衰患者的再住院风险，显著提高了生活质量。同时显示伊伐布雷定组 5% 的患者出现有症状的心动过缓，对照组仅为 1%，具有统计学差异。

（2）适用范围：《2012 年 ESC 急慢性心力衰竭诊断与治疗指南》建议，窦性心律且 LVEF ≤ 35% 的心衰（NYHA 心功能 Ⅱ ~ Ⅳ 级）患者，在充分应用 β-受体阻滞剂、ACEI 或 ARB、利尿剂、醛固酮受体拮抗剂治疗的基础上，心率持续 ≥ 70 次 / 分，心衰症状持续存在，推荐加用伊伐布雷定，以减少心衰住院风险（推荐类型 Ⅱa，证据水平 B）；对于窦性心律、LVEF ≤ 35%、心率 ≥ 70 次 / 分，且不能耐受 β-受体阻滞剂的心力衰竭（NYHA 心功能 Ⅱ ~ Ⅳ 级）患者，可考虑使用伊伐布雷定，以降低心衰住院的风险（推荐类型 Ⅱb，证据水平 C）。目标心率为 55 ~ 60 次 / 分。主要禁忌证为窦性心律 < 70 次 / 分。

8. 钙离子拮抗剂和血管扩张剂在慢性左心衰竭中的应用

（1）使用原则：钙离子拮抗剂具有扩张全身和冠状动脉循环阻力血管的作用，理论上可改善心脏做功和缓解心肌缺血。但循证医学证据未能证实其改善收缩性心衰患者的症状或提高运动耐量，而且很多钙离子拮抗剂短期治疗可导致肺水肿和心源性休克，长期应用使心衰患者的心功能恶化和死亡的危险性增加。可能与药物抑制心肌收缩力以及激活神经内分泌有关。现有的临床试验仅证实氨氯地平和非洛地平长期用于心力衰竭的安全性，并表明氨氯地平对生存率无不利影响。临床选择原则：①钙离子拮抗剂不宜用于治疗慢性收缩性心衰，包括氨氯地平与非洛地平；②心衰患者伴发高血压和心绞痛，应避免使用钙离子拮抗剂，包括维拉帕米、地尔硫䓬以及短效二氢吡啶类药物，可选用氨氯地平或非洛地平；③对心肌梗死后 LVEF 下降、无症状性心衰的患者，不宜应用具有负性肌力作用的钙离子拮抗剂如维拉帕米、地尔硫䓬。

（2）静脉用血管扩张剂的原则：①不支持具有 α、β-受体阻滞的血管扩张剂用于心衰治疗。② α 受体阻滞剂直接作用的血管扩张剂在心衰中并无特殊作用。③没有证据支持硝酸酯类药物常被联用以缓解心绞痛或呼吸困难的症状。至于治疗心衰方面，则缺乏临床证据。④硝酸酯类药物和肼屈嗪合用，对非洲裔美国人有益，但不适宜于中国人群使用。

9. 环腺苷酸依赖性正性肌力药物在慢性左心衰竭中的应用

（1）β肾上腺能激动剂：临床常用多巴胺、多巴酚丁胺。多巴胺小剂量[2～5μg/（kg·min）]可兴奋多巴胺受体，扩张肾等内脏血管，改善血流动力学；中等剂量[5～10μg/（kg·min）]可兴奋 β_1、β_2 受体，增强心肌收缩力，扩张外周血管，血流动力学异常进一步改善；α_1 受体激动仅在大剂量[>10μg/（kg·min）]时出现上述作用。多巴酚丁胺兴奋 β-受体，增强心肌收缩力，改善低心排血量、高充盈压和低血压，致心动过速作用较轻，且无或仅有轻微舒张血管的作用，短期使用改善心衰效果显著，长期使用却增加病死率，可能与致心律失常作用有关。对已使用 β-受体阻滞剂的患者效果较差，不建议选用。

（2）3型磷酸二酯酶抑制剂：循证医学表明，长期口服米力农显著增加心衰患者病死率，长期间歇性静脉滴注米力农不但住院病死率和60天病死率均有增加趋势，而且持续性低血压需治疗者和新发心律失常均显著增多。联用 β-受体阻滞剂有利于降低3型磷酸二酯酶抑制剂诱发的心律失常。

（3）适用范围：①由于缺乏有效的证据，并考虑到药物本身的毒性，对慢性心衰患者即使在进行性加重阶段，也不主张长期间歇性静脉滴注正性肌力药物；②对阶段D难治性终末期心衰患者，可作为姑息疗法；③对于心脏移植前终末期心衰、心脏手术后心肌顿抑所致的急性心衰，可短期应用3～5天。

（4）用法与用量：①多巴酚丁胺100～250μg/min；多巴胺250～500μg/min；米力农负荷量为2.5～3mg，继以20～40μg/min静脉滴注。②从小剂量开始，根据临床情况缓慢递增剂量，以达到血流动力学的改善。③应用过程中，注意监测尿量、血压、心率、心律和外周灌注情况，以判定效果并及早发现不良反应。

10. 抗栓治疗在慢性左心衰竭中的应用

理论上，心衰患者由于心脏扩张且低动力致心腔内血液瘀滞、局部室壁运动异常，以及促凝因子活性增强，可能有较高的发生血栓栓塞事件的危险，然而并未得到临床研究的证实。实际上，心衰时血栓栓塞事件发生率为1%～3%，限制了抗栓治疗对心衰效益的评价。目前尚无证据表明抗栓治疗是否对心衰有益。

适用范围：①心衰伴明确的动脉粥样硬化疾病如冠心病或心肌梗死后、糖尿病和脑卒中伴有二级预防适应证的患者，必须应用阿司匹林，阿司匹林剂量为75～150mg/d。使用较低剂量时，出现胃肠道症状和出血的风险较小。②心衰伴心房颤动患者应当长期应用华法林抗凝治疗，并调整剂量使INR维持在2.0～3.0。有抗凝治疗出血高风险但又必须抗凝的心衰患者，不推荐抗血小板治疗。③窦性心律患者不推荐常规抗凝治疗，但明确有心室内血栓，或者超声心动图检查显示左心室功能明显降低并且不能除外心室内血栓时，可考虑抗凝治疗。④不推荐常规应用抗血小板和抗凝联合治疗，除非是急性冠状动脉综合征患者。⑤单纯性扩张型心肌病患者不需要阿司匹林治疗。⑥大剂量的阿司匹林和非固醇类抗感染药都能使病情不稳定的心衰患者加重，应避免使用。

（三）其他治疗方法

（1）心脏再同步化治疗（cardiac resvnchronization therapy，CRT）：是通过安置双腔、三腔或四腔心腔起搏治疗，以改善左右心室、房室之间的收缩和舒张功能的不协调，以改善心脏的血流动力学，提高心排血量，改善运动耐量，降低病死率，从而达到治疗心衰的目的。

①主要作用机制：心衰患者往往合并传导异常，引起房室、心室间和（或）心室内运动不同步。房室收缩不同步时，心电图检查表现为 P-R 间期延长，左心房收缩结束而左心室收缩不匹配，使左心室充盈减少，左心室收缩力或压力的上升速度降低，且时间延长，加重二尖瓣反流及室壁逆向运动，使心室排血效率下降。左、右心室收缩不同步表现为 LBBB，右心室收缩早于左心室，其收缩产生的压力使室间隔左移，而左心室激动延迟后，右心室处于舒张期时左心室开始收缩，使室间隔右移，导致室间隔矛盾运动，进一步降低心排血量，加重心衰，并导致心衰患者病死率增加。CRT 是在传统的右心房、右心室起搏的基础上增加左心室起搏，可恢复正常的房室、左右心室及心室内的同步激动，减轻二尖瓣反流，从而增加心输出量。对心衰伴心室不同步患者，在优化内科治疗的基础上，加用 CRT，能显著改善生活质量、心功能分级和运动耐量，降低总病死率、死亡和住院的复合终点。至于 CRT 对伴有心室不同步和心房颤动的心衰患者是否有益，目前尚缺乏临床证据。单纯性 RBBB、右心室起搏伴心室不同步等临床情况是否应用 CRT 有益，尚不明确。

② 2009 年国内心衰再同步化治疗专家共识：对于 LVEF ≤ 35%、窦性节律的患者，尽管使用了优化药物治疗，NYHA 心功能分级仍为Ⅲ级或Ⅳ级，并且心脏不同步（QRS 波群 > 120 ms），除非有禁忌证，均应当接受 CRT-P 治疗。NYHA 心功能Ⅱ级，QRS 波群 > 120 ms，LVEF ≤ 35% 的患者，可以应用 CRT-P 治疗，将其列为Ⅱa 类推荐类型。要求合理选择适合人群，应用超声心动技术评估心脏收缩的不同步性；尽量选择理想的左心室电极导线置入部位，通常为左心室侧后壁；术后进行起搏参数的优化，包括 A-V 间期和 V-V 间期；尽可能维持窦性心律，实现 100% 的双心室起搏；继续合理的标准化抗心衰治疗。

③《2010 年 ESC 心衰器械治疗指南》显示：①Ⅰ类适应证：优化药物治疗基础上 NYHA 心功能Ⅲ级或不必卧床的Ⅳ级（定义为最近 1 个月内无心衰意外住院，预期生存期 > 6 个月）、LVEF ≤ 35%、QRS ≥ 150 ms、窦性心律的患者，推荐 CRT-P/CRT-D 治疗以降低心衰发病率和病死率（证据水平 A）；优化药物治疗基础上 NYHA 心功能Ⅱ级、LVEF ≤ 35%、QRS ≥ 150 ms、窦性心律的患者，优先推荐 CRT-D 以降低心衰发病率或防治心衰进展（证据水平 A）；符合Ⅰ类推荐类型起搏适应证的患者，若满足 NYHA 心功能Ⅲ ~ Ⅳ级、LVEF ≤ 35%、QRS ≥ 150 ms，推荐 CRTP/CRT-D 以降低心衰发病率，并且对置入 CRT-D 患者要求良好功能状态下预期生存期 > 1 年，有 ICD 二级预防适应证的患者也应置入 CRT-D（证据水平 B）。②Ⅱa 推荐类型：NYHA 心功能Ⅲ ~ Ⅳ级、

LVEF ≤ 35%、QRS ≥ 130 ms、由房室结消融所致心室起搏依赖患者，应考虑应用 CRT-P/CRT-D 以降低心衰发病率，并且对置入 CRT-D 患者要求良好功能状态下预期生存期 > 1 年（证据水平 B）；NYHA 心功能Ⅲ～Ⅳ级、LVEF ≤ 35%、QRS ≥ 130 ms、心室律缓慢同时充分心室起搏（定义为心室起搏比例 ≥ 95%）的患者，应考虑置入 CRT-P/CRT-D 以降低心衰发病率，并且对置入 CRT-D 患者要求良好功能状态下预期生存期超过 1 年（证据水平 C）；符合Ⅰ类起搏适应证的患者，若满足 NYHA 心功能Ⅲ～Ⅳ级、LVEF ≤ 35%、QRS < 120 ms，应考虑应用 CRT-P/CRT-D 降低心衰发病率，并且对置入 CRT-D 患者要求良好功能状态下预期生存期 > 1 年，有 ICD 二级预防适应证的患者也应置入 CRT-D（证据水平 C）。③Ⅱb 类推荐类型：符合Ⅰ类起搏适应证的患者，若满足 NYHA 心功能Ⅱ级、LVEF ≤ 35%、QRS < 120 ms，可以考虑应用 CRT-P/CRT-D 降低心衰发病率，并且对置入 CRT-D 患者要求良好功能状态下预期生存期 > 1 年，有 ICD 二级预防适应证的患者也应置入 CRT-D（证据水平 C）；对于不能实施心脏移植的重症心衰患者，若满足 NYHA 心功能Ⅲ级或不必卧床的Ⅳ级、LVEF ≤ 25%、峰值氧耗量 < 14 mL/（kg·min），左心室辅助装置可考虑作为最终治疗以降低病死率（证据水平 B）。

④心脏再同步化治疗适应证的拓展《2011 年美国心衰学会心脏再同步治疗指征》指出：Ⅰ类适应证的人群通常定义为 NYHA 心功能Ⅲ～Ⅳ级、窦性心律、QRS ≥ 120 ms 的重度心衰患者。而就轻中度心功能不全、心房颤动患者等亚组人群，因循证证据尚不充足，其 CRT 推荐类型尚有待商榷。随着临床试验的深入开展，尤其是 REVERSE（resynchronization reverses remodeling in systolic left ventricular dysfunction）、MADIT-CRT（the multicenter automatic defibrillator implantation trial-CRT）等研究结果的出台，针对亚组人群的 CRT 疗效究竟如何变得日益明朗。因此，2011 年美国心衰学会就 CRT 指征进行了更新，重点在于提升了轻度心功能不全患者的 CRT 推荐类型。①Ⅰ类推荐类型：最佳药物治疗基础上 NYHA 心功能Ⅱ～Ⅲ级、LVEF ≤ 35%、非 RBBB 导致的 QRS ≥ 150 ms、窦性心律者的中重度心衰患者需置入 CRT（证据水平 A）。②Ⅱb 类推荐类型：最佳药物治疗基础上 NYHA 心功能Ⅳ级、QRS ≥ 150 ms、LVEF ≤ 35% 的心衰患者可考虑置入 CRT（证据水平 B）；最佳药物治疗基础上 NYHA 心功能Ⅱ～Ⅳ级、120 ms ≤ QRS < 150 ms、LVEF ≤ 35% 的心衰患者可考虑置入 CRT（证据水平 B）；最佳药物治疗基础上 NYHA 心功能Ⅱ～Ⅲ级、QRS ≥ 120 ms、LVEF ≤ 35%、心房颤动的心衰患者可考虑置入 CRT（证据水平 B）；需要起搏治疗的 LVEF 减低患者，若预期需长期心室起搏可考虑双心室起搏（证据水平 C）。

《2012 年 ESC 急性和慢性心衰诊断与治疗指南》指出：既往指南对 CRT 治疗Ⅰ类推荐类型人群的 QRS 形态未作具体分类，只要 QRS 时限 ≥ 120 ms，无论是 LBBB、RBBB，还是室内传导阻滞，均符合 CRT-P/D 置入Ⅰ类推荐类型。但是越来越多的证据表明，CRT 获益不仅与 QRS 时限有关，而且与 QRS 形态直接有关。对于 COMPANION 和 CARE-HF 研究进行亚组分析发现，RBBB 或室内传导阻滞患者无明显临床获益。因此，《2019 年 ESC 指南》根据入选患者 QRS 形态是否为 LBBB，对 QRS 时限要求不同。LBBB 患者要求

QRS ≥ 120 ms，推荐类型为 Ⅰ 类；而非 LBBB 患者要求 QRS ≥ 150 ms，因为临床获益有限，推荐类型降为 Ⅱ a 类。①下列患者应予 CRT 治疗，优选 CRT-D，包括最佳药物治疗基础上 NYHA 心功能 Ⅱ 级、窦性节律、QRS ≥ 130 ms、LBBB 图形、LVEF ≤ 30%、预期生存 > 1 年（推荐类型 Ⅱ a，证据水平 A）。②对轻中度心衰患者，即 NYHA 心功能 Ⅱ ~ Ⅲ 级，CRT-P/D 治疗获益也得到确认。③对伴有永久性心房颤动的心衰患者，目前 CRT 治疗循证医学证据不足，疗效尚不确定。目前尚无肯定证据支持心房颤动伴心衰患者常规接受 CRT-P/D 治疗。与 2010 版指南相比，新指南对这类人群的推荐类型由 Ⅱ a 降至 Ⅱ b，目前仅为专家共识或小规模研究，无肯定循证医学证据。新指南具体建议如下：永久性心房颤动患者，NYHA 心功能 Ⅲ ~ Ⅳ 级，QRS ≥ 120 ms（原为 130 ms）和 LVEF ≤ 35%，预后良好，生存期 > 1 年，可以考虑置入 CRT-P/D，以减少心衰恶化事件；因自身缓慢心室率需要心室起搏的心衰患者（推荐类型 Ⅱ b，证据水平 C）；房室结消融后起搏依赖的心衰患者（推荐类型 Ⅱ b，证据水平 C）；静息心室率 ≤ 60 次 / 分，运动时心室率 ≤ 90 次 / 分的心衰患者（推荐类型 Ⅱ b，证据水平 C）。

（2）心律转复除颤器的应用：

①临床价值：心衰患者因严重心律失常导致的猝死率高，有试验表明 > 50% 中度心衰患者死于心律失常导致的猝死。接受 ICD 治疗的患者明显降低了病死率，而胺碘酮不能改善患者生存率。CRT 与 ICD 联用（CRT-D），使病死率进一步下降，表明 ICD 可以改善心衰患者的生存率，特别是中度心衰患者。

②适应证：a. 心衰伴 LVEF 低下者，曾有心脏停搏、室颤，或伴有血流动力学不稳定的室性心动过速，置入 ICD 作为二级预防以延长生存。b. 缺血性心脏病患者，心肌梗死后至少 40 天，LVEF ≤ 30%，长期优化药物治疗后 NYHA 心功能 Ⅱ ~ Ⅲ 级，合理预期生存期 > 1 年且功能良好，置入 ICD 作为一级预防以减少心脏性猝死。c. 非缺血性心肌病患者，LVEF ≤ 30%，长期最佳药物治疗后 NYHA 心功能 Ⅱ ~ Ⅲ 级，合理预期生存期 > 1 年且功能良好，置入 ICD 作为一级预防减少心脏性猝死。d. 对于 NYHA 心功能 Ⅲ ~ Ⅳ 级、LVEF ≤ 35%，且 QRS 波群 > 120 ms 的症状性心衰，可置入 CRT-D，能进一步降低发病率与病死率。

③处理要点：心衰患者是否置入 ICD，主要参考发生心脏性猝死的危险分层，并结合患者的整体情况和预后，结果因人而异。对于中度心衰患者，符合适应证，预防性置入 ICD 是必要的。重度心衰患者的预期存活时间和生活质量不高，不推荐置入 ICD。符合 CRT 适应证，同时又是猝死的高危人群，尤其是心肌梗死后或缺血性心肌病的心衰患者，有条件尽量置入 CRT-D。

（3）慢性左心衰竭合并心律失常的处理：在积极治疗心衰和原发病、寻找和消除诱发因素、纠正电解质紊乱的基础上，如仍存在心律失常，应评估其危险性，根据病情可适当选用抗心律失常药物。心源性猝死约占心衰总病死率的 30% ~ 70%，主要与心衰时快速性心律失常有关。Ⅰ 类抗心律失常药物在心衰中显示出心律失常抑制与病死率升高的矛盾现象，不宜使用。β-受体阻滞剂预防心律失常性猝死效果肯定，属于首选药物。胺碘酮可降低心衰的猝死率，而且对心功能的抑制及促心律失常作用小，是严重心衰患者室性或房性心律失常可选用的药物。

①合并心房颤动的治疗：尽可能使心房颤动转复为窦性，对维护心功能、避免血栓栓塞均有利。胺碘酮可用于复律和维持窦性心律。心房颤动可见于约20%的心衰患者，病死率升高，并发脑卒中的危险显著增加，如合并其他危险因素，发生率则更高，必须同时抗凝治疗。

②合并室性心律失常的治疗：基础疾病和心功能的状态与心律失常的发生关系密切，60%～90%的无症状左心功能不全患者有频发或多形性室性期前收缩，40%～60%的无症状左心室功能不全患者有短阵室性心动过速，95%有症状的充血性心衰患者伴有频发或多形性室性期前收缩，85%有症状的心衰患者合并短阵室性心动过速。器质性心脏病伴有室性期前收缩患者，尤其是心功能不全和 AMI 患者，室性期前收缩可增加心源性猝死率。许多研究证实心功能不全患者的生存率与室性期前收缩的负荷呈负相关，即室性期前收缩的数量越多，生存率越低。室性心律失常的处理原则包括：①积极改善心功能、心肌缺血，以及电解质紊乱等，多数室性期前收缩以及短阵室性心动过速可减轻，甚至消失；②对于有室性心律失常者，不论心衰程度如何，如无禁忌证，必须使用 β-受体阻滞剂，主要是抑制心室重构和预防猝死；③对于无症状的室性期前收缩和非持续性室性心动过速，除应用 β-受体阻滞剂外，不需积极抗心律失常药物治疗，而有症状的室性期前收缩和非持续性室性心动过速可考虑抗心律失常药物治疗；④室颤、血流动力学不稳定的持续性室性心动过速应当立即电复律；⑤血流动力学稳定的持续性室性心动过速，首选胺碘酮，其次是利多卡因，药物无效者使用电复律；⑥心衰中置入 ICD 能够降低猝死率，但应严格掌握适应证，对于血流动力学不稳定的持续性室性心动过速和室颤复苏成功后的患者是置入 ICD 的最佳适应证。

（4）瓣膜性心衰的处理：心脏瓣膜病所致的损害难以通过任何的内科或药物治疗使其消除或缓解。瓣膜病变造成的机械牵张、心腔内血流及压力改变持续存在，必然持续损害心肌并持续加重心衰。治疗瓣膜病的关键是修复瓣膜损害。没有证据表明，应用神经内分泌抑制剂，如 ACEI、β-受体阻滞剂、醛固酮受体拮抗剂，可改善瓣膜性心脏病患者的自然病程或提高存活率。国际上一致认为，所有有症状的瓣膜性心脏病心衰（NYHA 心功能≥Ⅱ级）和重度主动脉瓣病变伴有晕厥或心绞痛者，均需进行手术置换或修补瓣膜。

①二尖瓣狭窄：二尖瓣狭窄经皮球囊成形术（PMBV）适用于中、重度二尖瓣狭窄（瓣膜面积＜1.5 cm^2），瓣膜形态和结构适合 PMBV，无左心房血栓和（或）中、重度二尖瓣关闭不全，有症状（NYHA 心功能≥Ⅱ级）或无症状患者；中、重度二尖瓣狭窄患者，瓣膜不柔韧且钙化，NYHA 心功能Ⅲ～Ⅳ级，不适合外科手术或手术高危者。二尖瓣狭窄外科手术适用于二尖瓣显著钙化、纤维化，或瓣下结构融合而不适宜做 PMBV，或因左心房血栓、重度二尖瓣关闭不全而行 PMBV 禁忌时，可考虑外科治疗，尽可能做瓣膜修补术。

重度二尖瓣狭窄伴或不伴中重度关闭不全（瓣膜面积 < 1.0 cm²）、重度肺动脉高压（肺动脉平均压 ≥ 60 mmHg）、NYHA 心功能 I ~ II 级患者，不能实施 PMBV 或瓣膜修补术者，需行二尖瓣瓣膜置换术。

②二尖瓣脱垂：不伴有二尖瓣关闭不全时，内科治疗主要是预防心内膜炎和防止血栓栓塞。β - 受体阻滞剂可用于二尖瓣脱垂伴有心悸、心动过速，或者交感神经兴奋症状明显，以及有胸痛、焦虑的患者。如出现明显的二尖瓣关闭不全时，应当考虑外科手术治疗。

③二尖瓣关闭不全：无症状的慢性二尖瓣关闭不全患者，左心室功能正常时，尚无公认的内科治疗方法，主要治疗措施是手术。手术指征为：a. 急性二尖瓣关闭不全尽早手术；b. 慢性重度二尖瓣关闭不全，伴有 NYHA 心功能 II ~ IV 级，但无严重的左室衰竭（LVEF ≤ 30% 和左心室收缩末内径 > 55 mm）；c. 无症状的慢性重度二尖瓣关闭不全，伴有轻、中度心功能不全，LVEF 30% ~ 45%，和左心室收缩末内径 ≥ 40 mm。对于大多数二尖瓣关闭不全需要手术的患者，采用二尖瓣修补术优于二尖瓣置换术。

④主动脉瓣狭窄：无症状的主动脉狭窄患者无特殊内科治疗，有症状的主动脉狭窄患者必须手术。血管扩张药物应慎用于主动脉瓣狭窄患者，以免前负荷过度降低导致心输出量减少，引起低血压、晕厥等。也应避免应用 β - 受体阻滞剂等负性肌力药物。重度主动脉狭窄的手术指征包括：a. 所有有症状的主动脉狭窄（瓣膜面积 < 1.0 cm²）患者。b. 无症状的重度主动脉狭窄患者，以下情况应予手术：需实施 CNBG、升主动脉或其他瓣膜手术者；LVEF < 50%；仍在从事体力活动、运动试验中出现症状，或出现血压降低者；瓣膜显著钙化、主动脉射血流速峰值每年增加 ≥ 0.3 m/s。c. 重度主动脉瓣狭窄应选用主动脉瓣膜置换术，经皮主动脉球囊成形术尚不成熟，仅适用于不能手术患者的姑息治疗。

⑤主动脉瓣关闭不全：有症状的主动脉关闭不全患者必须手术治疗，而不是内科治疗。血管扩张剂包括 ACEI 用于慢性主动脉瓣关闭不全患者，主要目的是减轻心脏后负荷，增加前向输出量而减少反流，但是否降低左心室舒张末容量、增加 LVEF 尚不肯定。血管扩张剂可用于以下情况：a. 有症状的重度主动脉瓣关闭不全患者，因其他情况不能手术者；b. 重度心力衰竭患者，在换瓣手术前短期治疗以改善血流动力学异常，但不能应用具有负性肌力的药物；c. 无症状的主动脉瓣关闭不全患者，已有左心室扩大而收缩功能正常，不主张长期应用；d. 已经手术置换瓣膜，但仍有持续性左心室收缩功能障碍，也不主张使用。

（5）舒张性心衰的诊断与治疗：舒张性心衰又称为射血分数保留的心衰。由于心肌缺血、心肌细胞肥大和（或）心肌纤维化，左心室舒张期主动松弛能力受损和心肌顺应性降低，即僵硬度增加，导致左心室舒张期充盈受损，心搏量减少，左心室舒张末压增高，从而出现的一组临床症候群。

①病因：舒张性心衰多见于女性，有高血压、糖尿病、左心室肥厚者，并常有冠状动脉疾病或心房颤动。高血压急症、心动过速、容量负荷过重、输液过多、摄盐量过大、肾功能不全是常见的舒张性心衰的诱因。舒张性与收缩性心衰可同时出现或单独存在。单纯

舒张性心衰占心衰患者的 20%～60%。预后优于收缩性心衰，但舒张性心衰可逐渐发展为收缩性心衰，是病情逐渐加重的表现。

②发病机制：心脏舒张可保证心室有足够的血液充盈。心室充盈量减少、弹性回缩力降低和心室僵硬度增加，都可以引起心室舒张功能降低。心室舒张功能不全的机制：主动舒张功能障碍，原因多为 Ca^{2+} 不能及时地被肌浆网回摄及泵出胞外，因两者均为耗能的过程。当心肌能量供应不足时，主动舒张功能即受影响，如冠心病有明显心肌缺血时，在出现收缩功能障碍前即可出现舒张功能障碍；心室肌的顺应性减退及充盈障碍，主要见于心室肥厚如高血压及肥厚型心肌病时，并明显影响心室的充盈压。当左心室舒张末压过高时，肺循环出现高压和瘀血，而心肌收缩尚可，心排血量无明显降低。

③诊断条件：《2012 年 ESC 心衰诊治指南》提出射血分数保留的心衰（舒张性心衰）诊断标准。具体包括：a. 典型的心衰症状；b. 典型的心衰体征；c. LVEF 正常或仅轻度降低，且左心室未扩大；d. 存在相关的结构性心脏病和（或）舒张性心功能障碍。

④超声心动图检查：a. 早期松弛受损，表现为 E 峰下降，A 峰升高，E/A 减小；b. 晚期限制性充盈异常，表现为 E 峰升高，E 峰减速时间缩短，E/A 显著增大；c. 中期假性正常化充盈异常，表现为 E/A 和减速时间正常。松弛功能受损、假性正常化充盈异常和限制性充盈异常分别代表轻、中、重度不同阶段的舒张功能障碍。

⑤治疗要点：a. 积极控制血压，舒张性心衰患者的达标血压宜低于单纯高血压患者的标准，即收缩压 < 130 mmHg，舒张压 < 80 mmHg。b. 控制快速性心律失常，心动过速时舒张期充盈时间缩短，心搏量降低，应当积极控制，如慢性心房颤动患者应控制心室率，心房颤动转复并维持窦性心律可能获益。c. 应用利尿剂，在限制钠盐摄入的基础上适当使用利尿剂，可缓解肺瘀血、降低肺动脉压，但宜使用最小剂量以改善症状，避免前负荷过度降低而致心排血量显著下降。d. 逆转左心室肥厚，可选用 ACEI 或 ARB、β - 受体阻滞剂等，但临床试验证据有限。维拉帕米对肥厚型心肌病有益，但使用剂量较大。e. 慎用洋地黄，除非合并明显的收缩性心衰，否则不宜应用。f. 合并收缩性心衰时，以治疗收缩性心衰为主，重在预防心肌重构。g. 血运重建治疗，由于心肌缺血可损害心室的主动舒张功能，冠心病患者如有症状或可证实的心肌缺血，应考虑冠状动脉血运重建治疗。h. 对主动脉瓣狭窄可选择瓣膜置换术，对肥厚型梗阻性心肌病患者宜选择室间隔消融治疗。

（四）康复治疗

（1）运动康复的效果：研究已经证明，运动康复可以提高慢性心衰患者的运动耐量，调节神经激素水平，改善生活质量，降低病死率以及住院率。2005 年 ESC 心脏康复与运动生理工作组以及 AHA 运动心脏康复和预防分会的建议指出：运动康复是慢性心衰患者有效的二级预防措施，运动训练应作为稳定性心衰康复的一部分。《2009 年 ACC/AHA 成人慢性心衰诊治指南》，将运动康复纳入了慢性稳定性心衰的治疗（推荐类型Ⅰ，证据水平 B）。

（2）运动康复的安全性：运动康复的安全性常常是人们担忧的问题。2007 年 AHA 发布了运动康复的主要严重不良事件（AMI、心脏骤停、猝死）发生率，在 6 万～8 万个小时的运动训练中，有 1 例患者发生此类不良事件。HF-ACTION 研究中有 2037 例 LVEF < 35％的慢性心衰患者进行 4411 次心肺运动试验，结果显示非致命性心血管事件发生率为 0.045％，未发生 AMI，脑卒中、TIA 和因心衰、心绞痛症状而住院；与心肺运动试验有关的死亡事件为 0，随访 30 个月结果表明，运动康复可降低心血管死亡和心衰住院率达 15％。国内小样本的有氧运动训练的研究也表明运动康复是安全的。即便如此，在临床实际工作中，要认真把握慢性心衰运动康复的适应证和禁忌证，充分了解慢性心衰患者的病史并正确进行危险分层，预先在监测条件下进行运动训练，同时加强相关知识的教育，直到患者的安全性建立以后再进行家庭有氧运动训练，并定期随访和指导。

（3）适应证：慢性心衰康复训练主要是针对慢性收缩功能不全的患者，也就是 LVEF 降低的患者。根据 ACC/AHA 成人慢性心衰 ABCD 的分期标准，列为 B 和 C 阶段的慢性稳定性心衰均应考虑运动康复。

（4）禁忌证：①在过去 3～5 天休息或劳力时运动耐量或呼吸困难进行性恶化；②低功率（< 2 METs，≈ 50 W）时出现明显缺血；③未控制的糖尿病；④急性全身性疾病或发热；⑤近期栓塞；⑥血栓性静脉炎；⑦活动性心包炎或心肌炎；⑧中重度主动脉瓣狭窄；⑨需要手术的反流性瓣膜性心脏病；⑩过去 3 周内发生的 AMI；⑪新发生的心房颤动。

（5）危险分级：根据心功能的分级、运动耐量、临床特征进行危险分层，然后依据危险级别决定如何对运动康复进行监管和心电图监测。①危险级别 A 级：NYHA 心功能Ⅰ～Ⅱ级，外表健康，无须监管及心电图监测。②危险级别 B 级：NYHA 心功能 ≥ Ⅲ级，运动耐量 ≤ 6 METs，无充血性心衰表现，静息状态无心肌缺血或心绞痛，运动试验 ≤ 6 METs 时收缩压适度升高，静息或运动时出现阵发性或非阵发性心动过速，有自我调节的运动能力。此级患者只需在运动初期阶段进行指导，进行 6～12 次的心电图检查和血压监测。③危险级别 C 级：NYHA 心功能 ≥ Ⅲ级，运动耐量 ≤ 6 METs 时发生心绞痛或心电图检查显示缺血性 ST 段压低，运动时收缩压低于静息状态时。此级患者在运动康复的整个过程中需要医疗监督、指导，以及监测心电图、血压，如果运动时发生非持续性室性心动过速需要心脏检测，直到有可能危及生命的医学情况得到缓解。④危险级别 D 级：NYHA 心功能 ≥ Ⅲ级，运动耐量 ≤ 6 METs，临床特征为失代偿性心衰，未控制的心律失常，可因运动而加剧病情。此级不推荐以增强适应为目的的活动，应恢复到危险级别 C 级或更高级别后再进行运动康复。

（6）连续有氧运动方案：HF-ACTION 研究运动训练方案是连续有氧运动训练。具体内容包括：①最初医院监测阶段，1～2 周，每周 3 次，有氧运动时间 15～30 分钟，以最大心率储备计算最大心率的 60％进行；②医院监测阶段，3～6 周，每周 3 次，有氧运动时间 30～35 分钟，以最大心率储备计算最大心率的 70％进行；③医院 / 家庭阶段，7～12 周，每周 3 次或 2 次，有氧运动时间 30～35 分钟，以最大心率储备计算最大心率的 70% 进行；④家庭运动训练阶段，13 周至治疗结束，每周 5 次，有氧运动时间 40 分钟，以最大心率储备计算最大心率的 60% ~ 70% 进行。运动训练方式均为走路或踏车运动。

九、心肺功能运动试验

心肺运动试验（cardiopulmonary exercise test，CPET）是综合利用呼吸气体监测技术、计算机技术和运动平板或踏车技术，实时监测在不同条件下机体耗氧量和二氧化碳排出量的动态变化，从而客观地定量评价心脏储备功能与运动耐量。运动试验采用连续递增运动负荷（Ramp 方案）和分级递增运动负荷（常用 Bruce 方案和 Naughton 方案），逐渐增加至运动终点或达到运动极量。CPET 主要用于评估运动耐量、心肺疾病的严重程度、手术风险与残障能力，预测病情发展以及运动员的测试。对于心力衰竭患者，CEPT 主要用于判断病情的严重程度，评价治疗效果，帮助判定预后，评估是否需要心脏移植，指导制订运动处方。

（1）CPET 的适应证：心衰病情稳定 > 2 周，包括症状稳定、血压稳定在正常范围、无直立性低血压、无水和钠潴留（不需增加利尿剂的剂量）、无充血性的证据（主要是肺瘀血）、无明显的心律失常、肾功能稳定（肌酐水平）以及电解质处于正常范围。

（2）CPET 的禁忌证：绝对禁忌证包括 AMI（2 天内）、高危不稳定性心绞痛、导致血流动力学不稳定的心律失常、急性心内膜炎、严重的主动脉缩窄、失代偿性心衰、急性肺动脉血栓形成或肺栓塞、近期发生的非心脏原因的可影响运动能力的疾病，或因运动而加剧病情（如感染、肾衰竭、甲状腺毒症）、残疾人或不能合作者、未得到患者知情同意；相对禁忌证包括左冠状动脉主干狭窄、心脏瓣膜病中度狭窄、电解质紊乱、心动过速或心动过缓、心室率未控制的心房颤动、肥厚型心肌病、不能合作的脑功能障碍、高度 AVB。

（3）CPET 常用指标：

①峰值摄氧量（peak oxygen uptake，VO_{2max}）：是指人体在极量运动时的最大耗氧能力，代表着人体供氧能力的极限水平，即便运动量增加，VO_2 也不增加而形成平台期。实际操作中，受测试者不可能使运动量继续增加而达到最大运动状态，VO_2 没有平台期出现，此时的摄氧量称为 VO_{2max}，并以其替代最大摄氧量。年龄、性别、体重、日常活动水平、运动类型、心功能状态、血液与组织摄氧能力等均是其影响因素。目前认为 VO_{2max} 预测值 < 84% 为降低。在心衰患者中，VO_{2max} 与血流动力学参数具有高度的相关性。

②无氧代谢阈值（anaerobic threshold）：当运动负荷增加到一定量后，组织对氧的需求超过了循环所能提供的供氧量，组织必须通过无氧代谢以提供更多的氧，有氧代谢至无氧代谢的临界点即为无氧代谢阈值。正常值 > VO_{2max} 的 40%，通常为 50% ~ 60%。影响因素与 VO_{2max} 相似，主要是能更好地反映肌肉线粒体利用氧的能力。将无氧代谢阈值与 VO_{2max} 结合判定慢性心衰的运动耐量，更为科学合理。有人利用 VO_{2max} 和无氧代谢阈值对慢性心衰分为 4 级，VO_{2max} 的切点值分别是 20、16、10，无氧代谢阈值的切点值为 14、11、8，对于心功能的严重程度及预后评价有较大价值。

③最大心率（HRmax）：是指最大运动时的心率。最大心率的预计值 = 220- 年龄或 210-0.65× 年龄。最大心率储备是指最大运动量时能达到的心率与静息心率的差值。

④血压：随运动量的增加而升高。若随运动量的增加而下降，常预示有严重心功能障碍。

⑤肺通气指标：CO_2 的通气当量（VE/VCO$_2$）反映通气效率，正常值为 20 ~ 30。相关研究表明 VO_{2max} 与 VE/VCO$_2$ 斜率在男性和女性心衰患者中的预测价值相当甚至超过 VO_{2max}，多变量分析显示 VE/VCO$_2$ 斜率是心脏相关事件最强的预测因素，可作为心衰患者高危预测因子。

⑥呼吸交换率：即 VCO_2/VO_2 的比值，若比值 > 1 表示已存在乳酸性中毒或高通气状态，而 > 1.15 则提示已达到最大运动状态。

（4）CPET 前的准备工作：

①受试者准备：CPET 前至少 12 小时内未进行正常的体力活动，3 小时内不能进食与吸烟。

②操作者评估：了解既往病史尤其是服用药物（特别是 β- 受体阻滞剂）、吸烟情况、日常活动水平、有无心绞痛或其他运动诱发的症状。同时进行体格检查，重点是心脏、肺、脉搏和肌肉骨骼系统，测量双臂血压、实际身高和体重。通过病史和体格检查进行综合评估。

③操作者指导：操作者需向患者介绍 CPET 所获得的有价值的信息和获得的益处，了解 CPET 的运行程序及正常的执行方法，让患者理解整个试验中运动用力的程度，知晓运动中可能出现的异常情况，并且随时可能因身体明显不适（如窘迫感）而停止，鼓励患者在同意运动前提出任何相关的问题并予以指导，告知有窘迫感或腿部不适时指出具体部位等。同时详细向患者讲解 Borg 自感劳累分级法和呼吸困难分级法。

④知情同意事项：CPET 必须征得患者的同意，并签署知情同意书，否则不予实施。

（5）CPET 实施步骤与方法：

①选择方案：多采用踏车症状限制性递增运动试验。通常在安全的前提下，鼓励患者尽可能坚持运动，直至出现不能继续运动的症状为止。运动负荷递增的速率、阶梯之间的时间间期以及运动总时间是决定运动方案的重要因素，运动试验持续的时间对疗效评价、摄氧量的精确估计以及症状对运动的限制等具有相当大的影响。目前，经过改良的 Naughton 方案在获得心衰功能判定和预后资料方面具有优势。此方案以 2 分钟为一阶梯，每阶梯递增约 1 METs（相当于活动平板每级增加 2.5%，踏车每次递增 10 ~ 15 W）。Ellestad 方案、改良 Astrand 方案和 Bruce 方案所采用的功率和递增量，对于大多数心衰患者均难以达到，故不适宜。ACC/AHA/ACSM（美国运动医学院）的运动试验指南推荐运动试验方案应该个体化，递增工作量宜小，运动试验总持续时间保持在 8 ~ 12 分钟。采用斜坡方法似乎更易达到要求，但斜度不宜过大，而且不能一次增加较大的幅度。

②观察项目：监测心电图特别是心率、节律、ST-T 段变化，监测血压特别是运动过程

中的血压变化，观察呼吸困难程度，面色和皮肤颜色变化，有无中枢神经系统异常如步态不稳、共济失调等，询问有无胸痛、心悸、头晕、眩晕、肢体麻木等。

③终止指征：与心电图运动试验的终止指征相同。

（方　毅）

第三节　慢性右心衰竭

一、病因

慢性右心衰竭是指任何原因引起慢性右心室收缩和（或）舒张功能障碍，不足以提供机体所需要的心排血量时所出现的临床综合征。右心衰竭的诊断至少具备与右心衰竭一致的症状与体征以及右侧心脏结构和（或）功能异常，或有右侧心内压升高的客观依据。

任何导致慢性心血管结构和（或）功能异常，损害右心室射血功能和（或）充盈能力的因素都可引起慢性右心衰竭。右心室容量或压力负荷过重及右心室心肌的严重病变是其主要原因。

（1）右心室超负荷：①压力超负荷，肺动脉高压是引起右心室压力超负荷的常见原因，右心室流出道梗阻（如双腔右室、漏斗部肥厚、肺动脉瓣狭窄）、肺动脉狭窄、体循环化右心室等比较少见。②容量超负荷，三尖瓣关闭不全、肺动脉瓣关闭不全等右心瓣膜病；房间隔缺损、肺静脉异位引流、瓦氏窦瘤破入右心房、冠状动脉 - 右心室或右心房瘘等先天性心脏病；其他疾病如类癌晚期，尤其是合并肝转移时，类癌细胞分泌并释放生物活性物质累及心脏时常引起右侧心脏瓣膜和心内膜病变，导致右心室容量超负荷和右心衰竭。③先天性心脏病，如 Ebstein 畸形、法洛四联征、右心室双出口合并二尖瓣闭锁、大动脉转位等。

（2）右心室心肌自身病变：①右心室心肌梗死，右室心肌梗死很少单独出现，常合并左心室下壁梗死，患病率为 20% ~ 50%，其中约 10% 的患者可出现明显的低血压。右心室心肌缺血、损伤、坏死均可引起右心室功能降低，导致右心衰竭。②右心室心肌疾病，右心功能障碍虽然是致心律失常性右心室心肌病的常见病理过程，但表现出右心衰竭症状的患者并不多见（6%）。限制型心肌病累及右心室时也可使右心室舒张功能下降，导致右心衰竭。心肌炎累及右心室时也可以引起右心衰竭。③严重感染，可引起心肌损伤，约 50% 的严重败血症和脓毒性休克患者同时伴随左心室收缩功能低下，部分患者出现右心室功能障碍。

二、临床表现

1. 临床症状

（1）呼吸困难：比较常见。由于右心功能障碍，右心排血量减少，导致氧合减少，血氧饱和度下降，运动耐量降低，并可导致左心排血量减少。继发于左心功能不全的右心衰竭，因肺瘀血减轻，可能反而会减轻患者左心衰竭所致的呼吸困难。分流性先天性心脏病或肺部疾病所致的右心衰竭，也均有明显的呼吸困难。

（2）消化道症状：因胃肠道和肝脏瘀血可引起上腹饱胀、食欲缺乏、恶心、呕吐及便秘等常见症状。长期肝瘀血可以引起黄疸、心源性肝硬化的相应表现。

（3）心悸：右心衰竭患者，由于交感神经系统过度兴奋、缺氧以及心肌重构，导致心脏自主节律紊乱，表现为心率加快和各种心律失常。致心律失常性右室心肌病可引起严重的室性心律失常，常表现为猝死。

2. 临床体征

①具有原心脏病的体征。②右心室增大，心前区抬举样搏动，心率增快，胸骨左缘第 3 ~ 4 肋间舒张早期奔马律，三尖瓣区收缩期反流性杂音，吸气时增强。肺动脉高压时可有 P2 亢进，并可出现胸骨左缘第 2 ~ 3 肋间的舒张期杂音（Graham-Stell 杂音）。③肝大，重度三尖瓣关闭不全时，可发生肝收缩期扩张性搏动。慢性右心衰竭可致心源性肝硬化，此时肝触诊质地较硬，压痛可不明显。④颈静脉征，颈静脉压升高，反映右心房压力升高。颈静脉充盈、搏动是右心衰竭时的主要体征，肝颈静脉回流征阳性则更具有特征性。⑤水肿，先有皮下组织水分积聚，到一定程度后才出现凹陷性水肿，常为对称性。水肿最早出现在身体最低垂的部位，病情严重者可发展到全身。⑥胸腔积液和腹腔积液，大量腹腔积液多见于三尖瓣狭窄、三尖瓣下移和缩窄性心包炎，亦可见于晚期心衰和右心房血栓堵塞下腔静脉入口时。⑦心包积液，少量心包积液在右心衰竭或全心衰竭时并不少见。⑧晚期患者可有明显的营养不良、消瘦，甚至出现恶病质。

三、辅助检查

1. 心电图

对右心衰竭诊断虽无特异性，但可提示右心房扩大、右心室肥厚，并发现心律失常。急性肺栓塞症、肺动脉高压、肺动脉瓣狭窄、右室心肌梗死、多种累及右心的心肌疾病等均具有较为特异性的改变。

2. X 线胸片检查

显示心脏增大，主要以右心房、右心室为主。可有腔静脉和奇静脉扩张、肺动脉段突出、胸腔积液。如有近期 X 线胸片对比，则可发现肺瘀血较右心衰竭前减少。继发于左心衰竭者还存在左心增大，前后位 X 线摄片上心脏呈普大型，可伴有肺瘀血、肺水肿等征象。因 X 线征象常晚于临床体征，故判断有无右心衰竭应密切结合临床资料。

3. 超声心动图检查

可以了解心脏的结构和功能，是否存在先天性心血管异常，估测肺动脉收缩压，是筛查右心衰竭病因和监测病情的重要手段。多普勒组织显像（Doppler tissue imaging, TDI）测定的三尖瓣环收缩期位移（tricuspid annular plane systolic excursion, TAPSE）、右心室收缩和舒张末期面积变化分数（FAC），以及心肌做功指数（MPI，又称 Tei 指数）等指标是目前评价右心室整体功能的重要指标，不受心率、右心室形状、前后负荷等因素影响。实时三维超声（real time three dimensional echocardiography, RT-3DE）可以实时、全面地观察立体的解剖结构，测得的右心室射血分数，其准确性甚至可与心脏磁共振三维成像相当。

4. 放射性核素显像

放射性核素心室造影，包括首次通过法核素心室造影和平衡法核素心室造影两种方法。临床上可利用首次通过法核素心室造影将左、右心室分开，再利用平衡法核素心室造影评估右心室收缩和舒张功能，主要评价指标包括右心室末期收缩容积、右心室射血分数、右心室高峰充盈率和高峰充盈时间等。目前门控核素心血池断层显像正处于临床试验阶段，将心脏各层面图像叠加，从而获得立体的三维图像，提高了诊断的准确性。有研究表明右心室心肌灌注显像和心肌代谢显像也可用于评价右心功能。

5. 心脏 MRI

心脏 MRI 是评价右心功能的最重要方法，可直接评估右心室大小、质量、形态和功能。心脏 MRI 检测的右心功能主要指标包括右心室收缩末容量、右心室舒张末容量、右心室射血分数、右心室壁厚度、右心室心肌质量、右心室心肌质量指数等。

6. 右心导管检查

右心导管检查是确诊肺动脉高压的金标准，并能获得反映右心功能的参数，如右心房、右心室压力和血氧饱和度，上下腔静脉压力和血氧饱和度，肺动脉压和血氧饱和度，右心排血量和右心指数，肺血管阻力以及肺毛细血管楔压（PCWP）。

（1）右心导管检查的目的：确诊患者是否存在肺动脉高压，鉴别是否存在左向右分流的先天性心脏病，监测心排血量和肺血管阻力，进行急性肺血管扩张试验，评价肺动脉高压患者的疗效，监测 PCWP 以指导危重心衰患者的抢救和治疗。

（2）右心导管检查的绝对禁忌证：三尖瓣或肺动脉瓣为机械瓣，右心肿瘤和（或）血栓，三尖瓣或肺动脉受累的感染性心内膜炎。相对禁忌证为严重低氧血症、不能平卧、低血压、严重心律失常、凝血功能障碍、近期置入起搏导线。

（3）右心导管监测右心压力的正常参考值：见表 4-5。

表 4-5　右心导管监测右心压力的正常参考值

检测项目	平均值 /mmHg	压力范围 /mmHg	平均压 /mmHg	平均压范围 /mmHg
右心房	a 波压力 6	2 ~ 7	3	1 ~ 5
	V 波压力 5	2 ~ 7		
右心室	收缩压 25	15 ~ 30		
	舒张压 4	1 ~ 7		
肺动脉	收缩压 25	15 ~ 30	15	9 ~ 19
	舒张压 9	4 ~ 12		
肺毛细血管楔压	9	4 ~ 12		
左心房	a 波压力 10	4 ~ 16	8	2 ~ 12
	V 波压力 12	6 ~ 21		

7. 6分钟步行距离试验（6 MWT）

6分钟步行距离试验是量化评价肺动脉高压、慢性心衰患者运动耐量和生活质量的重要检查方法之一。6 MWT与其他步行试验相比，操作简单，患者容易接受，且能较好地反映患者心功能状态。6 MWT已作为主要终点应用于一系列临床试验，该检查也可以预测肺动脉高压患者的预后。

8. 心肺运动试验（CPET）

可鉴别呼吸困难和运动受限的原因，以正确诊断右心衰竭和病因；可以评价人体运动状态下的心肺功能，指导医师为右心衰竭患者制订合理的康复治疗的运动方案；可用于评估右心衰竭的治疗效果和评价慢性心衰患者的严重程度，对预后判断有一定的价值。峰值摄氧量（VO_{2max}）、CO_2通气当量（VE/VCO_2）和无氧阈值都是判断慢性心衰患者预后的指标，对于评估心脏移植的治疗时机有价值，当患者$VO_{2max} \leq 14$ mL/（min·kg）时，建议实施心脏移植。

9. 心衰标记

B型利钠肽（BNP）和氨基末端B型利钠肽前体（NT-proBNP）水平的升高与右心扩大和右心衰竭密切相关，并可用于急性肺血栓栓塞症和肺动脉高压的危险分层。右心衰竭时患者室壁张力增高，氧耗增加，冠状动脉供血减少，导致右心缺血或者发生微梗死，也可引起肌钙蛋白水平升高。

四、诊断

1. 临床诊断

目前尚无国际公认的右心衰竭诊断标准。目前推荐的诊断标准为：①存在可能导致右心衰竭的病因，最重要的是存在左心衰竭、肺动脉高压（包括慢性阻塞性肺病所致者）、右心室心肌病变（包括右室梗死、限制性病变和致心律失常性右心室心肌病等）、右侧瓣膜病变和某些先天性心脏病。②存在右心衰竭的症状和体征。主要症状是活动耐量下降、乏力以及呼吸困难，主要体征包括颈静脉压升高的征象、肝大、外周水肿。③存在右心结构和（或）功能异常，以及心腔内压力增高的客观证据。主要来自超声心动图、核素心室造影或心肌灌注显像、MRI等影像学检查。右心导管可提供心腔内压力增高和功能异常的证据。

2. 评价方法

目前用于针对左心衰竭的评估方法，也可用于右心衰竭的评估。评估内容包括导致心衰的心脏疾病和非心脏疾病，药物滥用以及其他可导致右心衰竭的治疗措施（如化疗），患者日常活动能力的评估（6 MWT），容量状态、体位血压改变、身高、体重和体表面积，常规血液和生化检查、12导联心电图、彩色多普勒超声心动图、X线胸片等影像学检查。根据临床情况可选择运动心肺功能检查、放射性核素显像、心脏MRI、血气、呼吸睡眠监测，以及自身免疫性疾病的检查，对怀疑急性心衰但诊断不明确时检测BNP或NTproBNP。不推荐常规使用心内膜心肌活检或测定血儿茶酚胺水平用于诊断。

五、鉴别诊断

主要依靠右心衰竭的体征和相应的检查。但要注意临床上经常同时出现左、右心系统的衰竭，其症状有时难以区分。右心衰竭的鉴别诊断主要是体循环瘀血征象的鉴别诊断，颈静脉怒张需除外由于腔静脉系统疾病（如上腔静脉综合征等）所致；肝大需与原发肝脏疾病或其他原因引起者相鉴别；外周水肿的鉴别比较复杂，需要鉴别各种可能导致水肿的原因，如肝脏疾病、肾脏疾病、低蛋白血症、甲状腺功能减退症、腔静脉或下肢静脉疾病以及药物作用（如钙离子拮抗剂）等；浆膜腔积液（腹腔积液、胸腔积液等）也需要鉴别其他原因引起者。在鉴别诊断中，存在引起右心衰竭的疾病和右心衰竭的直接客观证据是诊断的关键。应注意有些外周瘀血的征象可由包括右心衰竭在内的多种原因所致，如下肢水肿是右心衰竭的表现，但也可由同时存在的低蛋白血症和肝、肾功能异常所致。缩窄性心包炎和限制型心肌病是应当特别注意的鉴别问题，目前鉴别的主要方法还是依赖影像学检查（如 CT、MRI 等），发现心包增厚或钙化对诊断有较大价值。彩色多普勒超声心动图（包括经食管超声心动图）检查不但可发现心包增厚，还可了解其限制的情况以及有无肺动脉高压。与缩窄性心包炎的鉴别诊断对患者预后以及是否可行手术治疗具有重要价值。

六、治疗

1. 治疗原则

（1）临床分期：依据左心衰竭的分期将右心衰竭划分为 4 个阶段。①阶段 A：有右心衰竭高危因素，无心脏结构性的变化以及心力衰竭的症状和体征；②阶段 B：出现可导致右心衰竭的心脏结构性变化，但无右心衰竭的症状；③阶段 C：出现可导致右心衰竭的心脏结构性变化，伴有体液潴留、运动耐量下降、疲劳、心悸等右心衰竭的症状和（或）体征；④阶段 D：难治性右心衰竭，即使采取积极治疗，休息时也出现严重症状。

（2）治疗原则：针对右心功能衰竭不同的阶段应给予相应的措施积极预防和治疗，主要措施包括积极治疗导致右心衰竭的原发疾病，减轻右心负荷，增强心肌收缩力，维持窦性节律，纠正房室和心室之间的不同步性。

（3）不同阶段的治疗。①阶段 A：积极控制危险因素，改善生活方式，戒烟酒，适当锻炼。②阶段 B：在阶段 A 的基础上强化原发疾病的治疗，如实施心脏瓣膜置换术、先天性心脏病修补或矫正术，积极治疗肺动脉高压等。肺动脉高压所致的右心衰竭，目前尚无研究证实 ACEI 或 ARB、β-受体阻滞剂能够降低肺动脉压，改善右心功能，并且还可能导致体循环压力明显下降，从而出现矛盾性肺动脉压升高、心功能衰竭加重、诱发肺水肿等危险，目前不建议使用。③阶段 C：在阶段 B 的基础上加用强心、利尿治疗，根据临床情况可考虑使用心脏再同步化和 ICD 治疗，对于部分先天性心脏病、心脏瓣膜病和慢性血栓栓塞性肺动脉高压的患者可选择相应的手术治疗。④阶段 D：在阶段 A、B、C 的基础上，着重考虑房间隔造口术、右心室辅助装置、肺移植或心肺联合移植治疗。

2. 一般治疗

（1）去除诱发因素：常见的诱因有感染、发热、劳累、情绪激动、妊娠、分娩、乘飞机和高原旅行等。①右心衰竭患者应注意避免受凉感冒，在病毒流行季节应少去人流密集的场所，注射流感疫苗预防流感，出现感染、发热时应及早治疗。②避免劳累和情绪激动。③右心衰竭患者在妊娠和分娩时病死率高达 30%～50%，应当禁止妊娠；如果患者意外妊娠，建议及早终止妊娠；对于妊娠晚期和即将分娩的右心衰竭患者应尽早实施剖宫产术，由于手术病死率很高，应告知患者及家属，并积极控制围术期的右心衰竭；建议剖宫产术时选用硬膜外麻醉，不选用全身麻醉。④对于乘飞机前氧饱和度 < 92% 的右心衰竭患者，在乘飞机时应给予氧气治疗。⑤因高原旅行会加重右心衰竭患者的缺氧，应当避免。

（2）改进生活方式：①严格限制盐的摄取，戒烟戒酒；②病情稳定时可以继续学习或从事轻体力活动的工作；③育龄期女性积极采取避孕措施，因含雌激素的避孕药可能会增加静脉血栓发生的风险，建议采用避孕用具。

（3）心理与精神治疗：右心衰竭的患者因病情反复，往往存在悲观情绪，容易出现失眠、焦虑、抑郁等，应当积极对患者进行心理疏导。当患者出现明显症状时，建议患者就诊心理或精神专科门诊，并接受相应治疗。

（4）氧疗：氧疗可以改善全身重要脏器的缺氧，降低肺动脉阻力，减轻心脏负荷。对于 SaO_2 < 90% 的患者应进行常规氧疗。肺心病患者如 PaO_2 < 60 mmHg 时，每天持续低流量氧疗 > 15 小时，维持 $PaO_2 \geq 60$ mmHg。

（5）健康教育：定期进行健康教育，让患者和家属了解右心衰竭的预防和治疗措施，正确认识其发生发展过程，加强医患及患者之间的交流，增强患者的生活信心，积极配合治疗。

（6）康复治疗：建议进行专业化的康复治疗，包括呼吸锻炼和运动康复，提高患者的运动耐量和生活质量，延缓疾病的发展。

3. 药物治疗

（1）利尿剂：右心衰竭可导致体循环体液潴留，加重患者心脏的前负荷，影响胃肠道的吸收和消化功能，患者出现颈静脉充盈、下肢水肿和胸腹腔积液时，建议给予利尿剂。但应避免使用强效利尿剂，以免出现代谢性碱中毒。使用利尿剂期间，必须密切监测血气、血电解质。

（2）正性肌力药物：洋地黄类药物可以增强心肌收缩力，减慢心室率。心排血量 < 4 L/min 或心脏指数 < 2.5 L/（min·m²）为地高辛的首选指征，右心衰竭合并窦性心率 > 100 次/分或心房颤动伴快速心室率也可使用。缺氧和低钾血症时可诱发洋地黄中毒，使用地高辛要特别慎重。多巴酚丁胺和多巴胺是治疗重度右心衰竭的首选药物。多巴酚丁胺主要是增强心肌收缩力，增加心排血量，不影响心脏前负荷，大剂量时还有扩张血管的作用，对心率影响小。小剂量多巴胺可以扩张肾动脉，改善肾血流量，增加尿量，中等剂量多巴胺可以起到正性肌力作用，增强心肌的收缩，随剂量增加还可以收缩动脉，提高血压，因此对于血压偏低患者首选多巴胺。多巴胺与多巴酚丁胺使用剂量范围均为 2 ~ 8 pg/（kg·min）。

（3）抗凝治疗：右心衰竭患者因体循环瘀血，血流缓慢，加上卧床不起，活动减少，很容易并发静脉血栓形成，甚至发生肺动脉栓塞症，需要抗凝治疗。可选用低分子肝素或口服华法林或其他新型抗凝药物。若使用华法林要定期监测 INR，并使 INR 维持在 1.5 ~ 2.5。

（4）血管扩张剂：硝酸酯类药物和硝普钠通过扩张静脉和动脉而减轻心脏的前、后负荷，适用于左心收缩和（或）舒张功能不全发展导致的右心衰竭患者。但是对于肺动脉高压导致右心衰竭的患者，硝酸酯类药物和硝普钠不能选择性地扩张肺动脉，反而因降低主动脉及外周动脉血压加重右心缺血缺氧，增加肺动脉阻力，加快患者的死亡，应避免使用。

（5）ACEI 与 β - 受体阻滞剂：对于全心衰竭的患者，ACEI 能增加其右心室射血分数，减少右心室舒张末容量，减轻右心室充盈压；β - 受体阻滞剂也能改善右心室功能。但对于动脉性肺动脉高压导致的右心衰竭，ACEI 和 β - 受体阻滞剂不增加患者运动耐量，也不能改善血流动力学指标，反而可能因动脉压下降而使病情恶化。

4. 器械置入导致右心衰竭的治疗

左右心室不同步可加重右心衰竭，采用左右心室同步化治疗可以改善右心衰竭。右心衰竭患者常合并室内传导阻滞，当 QRS 间期 > 180 ms 时，容易发生室性心动过速和心脏性猝死。此时主要是治疗导致右心衰竭的原发疾病以减少室性心律失常的发生，如开通狭窄的冠状动脉、矫正心脏畸形、解除瓣膜狭窄和降低肺动脉压等。对于可诱发的单形性室性心动过速可以考虑实行射频消融治疗，发生猝死危险性大的患者建议置入 ICD。

器械置入引发的心衰主要见于心脏起搏器和 ICD 置入后。主要发病机制为：右心室心尖部起搏导致异常的激动顺序，心脏运动不同步；右心室导线植入可造成三尖瓣损伤，引起严重三尖瓣关闭不全，从而导致右心衰竭。器械治疗可引起全心衰竭，部分患者首先或主要表现为右心衰竭。器械置入后出现右心衰竭的患者，可进行经胸超声心动图检查以明确是否有左右心室收缩不同步和三尖瓣结构及功能异常，必要时经食管超声心动图检查以进一步明确诊断。由右心室起搏后导致激动异常所致的右心衰竭，通过规范、合理的药物治疗效果仍然不佳者可进行起搏器升级治疗，即心脏再同步化治疗（CRT）。临床试验表明，传统右心室心尖部起搏伴重度心衰进行 CRT 升级后，患者的心功能、运动耐量和心室收缩不同步状态明显改善。《2008 年 ACC/AHA/HRS 指南》和《2010 年 ESC 指南》中均将 CRT 升级作为心衰治疗的 Ⅱa 推荐类型。若在最佳药物治疗基础上，仍然 LVEF ≤ 35%、NYFIA 心功能Ⅲ ~ Ⅳ级，考虑进行 CRT 治疗。由于导线所致三尖瓣关闭不全的右心衰竭患者，其临床治疗目前尚无统一观点。但对于药物治疗无效的患者，可考虑经静脉拔除心室导线后重新放置。少数严重三尖瓣反流患者可能需要实施外科瓣膜置换术或修补术。

5. 心脏移植导致右心衰竭的治疗

心脏移植围术期发生右心衰竭是影响心脏移植手术成功的一个重要因素。如果肺动脉

收缩压 > 60 mmHg 合并以下任何 1 项：肺血管阻力（pulmonary vascular resistance，PVR）> 5 Wood 单位、PVR 指数（PVR/CI）> 6 Wood·m²、跨肺动脉压梯度（trans pulmonary pressure gradient，TPG）> 16 ~ 20 mmHg（TPG= 肺动脉平均压 – 肺毛细血管楔压），术后右心衰竭和早期死亡的风险增高。如果 PVR 能够降至 ≤ 2.5 Wood 单位，但又同时出现体循环收缩压 ≤ 85 mmHg，仍存在术后右心衰竭和死亡的高风险。术前肺动脉舒张压升高是心脏移植术后 1 年死亡的独立危险因素。通常二尖瓣中到大反流所致的早期肺动脉高压，心脏移植术后具有较好的可复性，不应视为心脏移植的禁忌证。随着肺动脉高压靶向药物和机械辅助装置的应用，可能成功降低部分心脏移植候选者的肺动脉压和 PVR，使许多具有相对禁忌证的心衰患者经治疗后能够接受心脏移植。心脏移植围术期移植心脏衰竭可导致右心室、左心室或双心室衰竭。孤立的右心室衰竭较双心室衰竭更为常见。术中和术后移植心脏的功能可以通过心脏目视、经食管超声和血流动力学检查进行具体评估。右心室衰竭的主要特征包括右心房压 > 20 mmHg，左心房压 < 10 mmHg，通常左心室收缩功能和舒张功能良好。

心脏移植后一旦发现右心衰竭征象，应该持续监测肺动脉压和 PVR。治疗原则是降低右心室后负荷，同时保持足够而不是过高的右心室前负荷（中心静脉压 < 15 cmH$_2$O）。主要治疗措施包括以下 4 种。①利尿剂：可减少右心室前负荷。若效果不好，可考虑应用床旁血滤或超滤帮助控制容量负荷。②使用正性肌力药物：可维持动脉血压以保证器官及右心室灌注。轻度右心衰竭可给予能够增强右心室功能的正性肌力药。主张使用异丙肾上腺素 2 ~ 10 μg/min；多巴酚丁胺 2 ~ 10 μg/（kg·min）或联合多巴胺 2 ~ 10 μg/（kg·min）；异丙肾上腺素 2 ~ 10 μg/min 联合多巴胺 2 ~ 10 μg/（kg·min）；米力农 0.375 ~ 0.750 μg/（kg·min）。③选择肺血管扩张剂：包括前列环素类似物如吸入伊洛前列素，内皮素受体拮抗剂如安立生坦、波生坦，5 型磷酸二酯酶抑制剂如西地那非等，适用于治疗围术期右心衰竭。④左心室辅助装置：右心室功能不全导致左心室充盈不佳，出现左心室每搏输出量降低，左心室辅助装置可有效降低左心室后负荷，改善右心室灌注。如果无效，可应用体外膜人工肺氧合器（ECMO）或右心室辅助装置，必要时再次心脏移植。

6. 动脉性肺动脉高压导致慢性右心衰竭的诊疗特点

肺动脉高压以肺血管阻力进行性增高、病情进行性发展为特点，最终导致右心衰竭。动脉性肺动脉高压所致右心衰竭的治疗包括肺动脉高压和右心衰竭的治疗。

（1）动脉性肺动脉高压的治疗：首先是治疗引起肺动脉高压的基础疾病或相关性疾病，如先天性心脏病、结缔组织疾病等。其次是降低肺动脉压，最大程度减少右心衰竭发生和死亡的危险性。目前，国内获得批准临床应用的肺动脉高压靶向治疗药物包括波生坦、安立生坦和伊洛前列素。然而，5 型磷酸二酯酶抑制剂如西地那非、伐地那非、他达那非在国内尚未批准，但国内相关研究表明其疗效较好。动脉性肺动脉高压靶向药物治疗应强调长期、规律，定期随访并评估治疗效果。

（2）右心衰竭的治疗。除遵循肺动脉高压的诊断和治疗指南外，尚需注意：①避免诱发病情突然加重的因素，如精神与心理因素、剧烈运动或过度疲劳、感染、输液过多、用药不当（如血管扩张剂）、突然停药（如使用大量钙离子拮抗剂患者突然停药）等。②对于体液潴留的患者应该限制盐的摄入和合理使用利尿剂，利尿剂通常从小剂量开始，如呋塞米 20 mg/d 或托拉塞米 10 ~ 20 mg/d、氢氯噻嗪 25 ~ 50 mg/d，并逐渐增加剂量直至尿量增多，体重每日减轻 0.5 kg 左右，直至体重恢复正常后维持治疗。利尿剂低剂量联合应用，其疗效优于单一利尿剂的最大剂量，且不良反应也更少。③对于利尿剂效果不佳的患者，可以考虑短期应用正性肌力药物，推荐多巴酚丁胺 2 ~ 5 μg/（kg·min），或给予米力农负荷量 25 ~ 50 μg/kg，继以 0.25 ~ 0.75 μg/（kg·min）。④由于动脉性肺动脉高压所致重度右心衰竭时室间隔明显左移，导致左心室变小，左心室舒张末容最明显减少，心排血量降低，如应用非选择性血管扩张剂必然导致血压降低，心肌灌注降低，心排血量进一步减少，加重病情，故应当避免使用硝普钠、硝酸酯类、肼屈嗪、酚妥拉明等。选择性肺动脉扩张剂可以降低肺动脉压和肺血管阻力，提高心排血量，但对动脉性肺动脉高压所致右心衰竭的治疗效果，尚缺乏大样本的临床试验评估。⑤经皮球囊房间隔造口术可用于经标准化治疗无效、NYHA 心功能Ⅲ ~ Ⅳ级、反复发作性晕厥和难治性右心衰竭的特发性肺动脉高压患者，也可作为不适合心肺移植术或该手术前的过渡治疗。由于与手术相关的病死率可高达 16%，必须严格掌握手术适应证。⑥对药物或其他治疗均无效的患者还可进行单肺移植、双肺移植或心肺联合移植。

慢性血栓栓塞性肺动脉高压可由急性肺血栓栓塞症演变而来，但多无急性过程，发病隐匿、缓慢，发现较晚，主要表现为重症肺动脉高压和右心衰竭，预后不良。除遵循右心衰竭的治疗原则外，还应该积极评估患者的手术指征，对位于左、右肺动脉主干或累及肺叶、手术可及范围肺段动脉的慢性血栓栓塞性肺动脉高压者，可采用肺动脉血栓内膜剥脱术，去除肺动脉内血栓，以降低肺血管阻力，改善患者的运动耐量。

7. 慢性肺部疾病导致慢性右心衰竭的诊疗特点

各种肺部疾病如慢性阻塞性肺病、支气管哮喘、间质性肺病等疾病病情进展时均可导致肺动脉高压，右心室后负荷增加，最后导致慢性肺源性心脏病而出现右心衰竭。

主要治疗措施，通过吸氧、解痉、平喘、祛痰、抗感染等对症治疗，缓解低氧血症和高碳酸血症，避免右心衰竭的加重。在此基础上，着力改善右心功能。①利尿剂：有肝大、尿少、下肢水肿等情况，可适当使用利尿剂，以减轻右心负荷，改善症状。使用利尿剂时要谨慎，快速、大量利尿弊多利少，使用原则为缓利、间歇、小量、联合、交替使用。②洋地黄类药物：慢性阻塞性肺病并发右心衰竭的患者，洋地黄的有效剂量与中毒剂量非常接近，易发生心律失常和其他不良反应，仅在积极抗感染和利尿治疗的基础上才考虑使用，宜选择起效迅速且半衰期较短的药物，并从小剂量开始使用。③正性肌力药物：仅用于治疗严重心衰的患者。小剂量多巴胺可改善肾脏灌注，并促进尿钠排泄，有利尿作用。随着多巴胺剂量的调整可有增强心肌收缩力和升高血压的作用。多巴酚丁胺和米力农也可改善右心功能。④血管扩张药：硝普钠等血管扩张剂可减轻心脏前、后负荷，降低心肌耗氧量，对部分顽固性心衰有一定效果。但血管扩张剂可引起肺血管扩张，肺血流增多，并引起肺动脉压下降，在使用过程中应加大吸氧量以克服血氧分压的下降。⑤抗凝治疗：在慢性阻塞性肺病所致右心衰竭的患者，抗凝治疗能够减轻病情、改善预后，可选择普通肝素或低分子量肝素，7～10天为一个疗程。

8. 慢性左心衰竭合并右心衰竭的诊疗特点

左心衰竭合并右心衰竭大多为慢性病程，即先有左心衰竭，随后出现右心衰竭。长期左心衰竭的患者，由于左心室充盈末压增高，肺静脉压升高，引起肺动脉高压。同时，由于右心负荷加重，右心室充盈压升高，体循环静脉压升高。其特点为左、右心室排血量均降低，同时出现体循环及肺循环瘀血的病理生理状态。

左心衰竭合并右心衰竭实际为全心衰竭，既出现左心衰竭的症状，如呼吸困难、端坐呼吸等，也出现右心衰竭的症状，如乏力、食欲缺乏、肝大、胸腔积液、腹腔积液和外周水肿等。需注意的是，左心衰竭的患者，当伴发右心衰竭时，呼吸困难症状常减轻，且血压易偏低，部分高度水肿的患者常没有明显的呼吸困难。胸部X线检查显示肺瘀血、肺水肿、胸腔积液、肺动脉段突出等征象。超声心动图检查可显示全心扩大、肺动脉高压、心脏瓣膜反流等。血浆BNP和NT-proBNP的水平升高对合并右心衰竭者的意义与左心衰竭相似，但目前尚无BNP和NT-proBNP的水平与右心衰竭患者相关的大规模临床研究。

左心衰竭合并右心衰竭急性期的治疗以挽救生命为主，稳定期的治疗则侧重于防治心律失常、康复治疗和提高生活质量。基本治疗原则可以遵循左心衰竭诊治的相关指南，但是右心衰竭患者常常周围水肿严重，有效循环血容量不足，利尿、扩血管等治疗容易导致低血压，需要更加重视容量的平衡管理，保持恰当的前负荷是必要的。稳定期的患者要根据血压和心率的情况适当选用ACEI或ARB、β-受体阻滞剂和醛固酮受体拮抗剂。关于左心衰竭合并右心衰竭尚没有专门的大规模的临床证据表明其疗效，建议按照《收缩性心衰诊疗指南》使用药物治疗。左西孟旦除了能提高心肌收缩力、舒张血管、改善外周阻力外，还能够扩张肺血管，降低肺动脉高压而改善右心功能，文献报道可用于肺动脉高压导致的右心衰竭。针对左心衰竭继发右心衰竭后如何选择ICD、CRT或CRT-D治疗，至今无明确的证据，建议参照《慢性心衰诊疗指南》。对严重终末期心衰，条件允许情况下可考虑使用体外膜人工肺氧合器（ECMO）、左心室辅助装置，为心脏移植或心肺移植过渡。然而，一旦发生右心衰竭，单独的左心室辅助装置可能加重右心负荷，此时建议使用双心室辅助装置以挽救患者的生命。对于晚期左心衰竭合并右心衰竭的患者大多病因难以纠正，可考虑心脏移植手术，但要高度重视肺动脉高压的状态。

9. 右心瓣膜病合并慢性右心衰竭的诊疗特点

右心瓣膜病引起右心衰竭并不常见，以慢性为主。常见引起右心衰竭的右心瓣膜病变类型为三尖瓣关闭不全、肺动脉瓣关闭不全和肺动脉瓣狭窄，前两者多属于功能性关闭不全，并非瓣膜本身病变所致，绝大部分是由于各种原因的肺动脉高压所致。其他引起三尖瓣关闭不全的病因包括感染性心内膜炎、Ebstein畸形和三尖瓣脱垂等。三尖瓣狭窄不会引起右室衰竭，但是可使右心房压明显升高，并导致一系列类似右室衰竭的体循环瘀血表现。右心瓣膜病伴发慢性右心衰竭，主要表现为乏力、食欲差，颈静脉充盈、肝脏瘀血、腹腔积液和下肢水肿等。某些因素如感染、劳累、伴快速心室率的心房颤动等均可诱发右心衰竭加重。

右心瓣膜病导致右心衰竭的治疗主要是针对基础疾病，多数三尖瓣关闭不全和肺动脉瓣关闭不全是功能性的，因此应针对引起的三尖瓣和肺动脉瓣功能性关闭不全的基础疾病进行治疗，如肺动脉高压等。同时遵循右心衰竭的诊疗原则，注意避免过度利尿造成心排血量减少。对于有适应证者给予介入或外科手术治疗。

10. 心肌病合并右心衰竭的诊疗特点

心肌病同时累及左心和右心，累及左心的心肌病出现左心衰竭后也可引起肺动脉高压，从而导致右心衰竭。常见可累及右心系统并导致右心衰竭的心肌病主要包括致心律失常性右室心肌病和限制型心肌病，另外还有部分患者属于先天性心肌发育不良、致密化不全等。

（1）致心律失常性右心室心肌病合并右心衰竭的治疗：其主要特征是右心室（有时包括左心室）心肌被脂肪和（或）纤维脂肪所取代，治疗的主要目的是减少心律失常猝死的风险，次要目的是治疗心律失常和右心衰竭。有心脏停搏或威胁生命的室性心律失常（如持续性室性心动过速）患者，应置入 ICD 进行猝死的二级预防。存在 1 个或多个心脏性猝死高危因素（即广泛右心室损伤、左心室受累、不能解释的晕厥）的患者，作为一级预防可考虑置入 ICD。尽管抗心律失常药物长期疗效不理想，但如胺碘酮、索他洛尔仍可作为抗心律失常的辅助治疗。导管射频消融可用于因反复室性快速性心律失常 ICD 频发放电的患者。对于伴有右心衰竭者应该遵循右心衰竭的一般治疗原则，当存在难治性心衰或室性快速性心律失常者应考虑心脏移植。

（2）限制型心肌病：是由多种原因所致的心内膜及心内膜下心肌纤维化，心肌顺应性降低，心脏舒张功能严重受损，而收缩功能保持正常或仅轻度受损。限制型心肌病所致右心衰竭的症状出现相对较早，包括乏力、呼吸困难。体征除下肢水肿或全身水肿外，还有颈静脉怒张，可见 Kussmaul 征（吸气时静脉压增高），有三尖瓣反流时可见颈静脉搏动，并可闻及 S3 和（或）S4。心电图检查约半数的患者出现心房颤动，而且心房颤动出现比较早，可有肢体导联低电压。超声心动图检查可见室壁的轻度增厚，心室腔一般正常或轻度扩大，LVEF 正常或轻度下降，双侧心房均增大，可见心室早期充盈速度减低，等容舒张时间缩短。多数右心室心肌病患者的预后较差，症状持续进展，病死率高，除缓解症状的治疗措施外，尚没有特异性治疗方法。缓解症状的治疗包括利尿，适当应用血管扩张剂，控制心房颤动的心室率等。晚期对有适应证者可实施心脏移植。

（黄志文）

第四节 难治性心力衰竭

难治性心衰（refractory heart failure）也称为顽固性心衰，是指 NYHA 心功能 Ⅲ ~ Ⅳ 级患者经过充分的标准的抗心衰药物治疗后，患者在休息或轻微活动时心衰症状持续不能缓解或暂时缓解后又加重，是心衰的严重或终末阶段，常需要特殊的干预治疗，包括静脉持续使用正性肌力药物、左心室辅助装置、心脏移植等。按照 ACC/AHA 心衰的 ABCD 分期，难治性心衰为 D 期，多由 C 期演变而来，NYHA 心功能在 Ⅲ ~ Ⅳ 级。在某种程度上，也可为慢性心衰急性失代偿经治疗后病情始终难以缓解，伴或不伴心衰加重的诱发因素。

美国流行病学调查研究表明，1992—2002 年 10 年间，心血管疾病的病死率发生了明显变化，结果表明心血管总病死率下降 54.2%，冠心病病死率减少 61.7%，脑卒中病死率降低 61.8%，主要归因于标准化治疗、溶栓治疗和介入技术的发展。然而，因心衰导致的死亡提高了 109.7%，形成显著的反差。难治性心衰是心衰患者死亡的主要原因。

一、病情评价

难治性心衰的处理包括重新评估病情、静脉应用药物治疗和特殊的非药物治疗。病情的重新评估是难治性心衰的重要基础，决定心衰治疗策略的合理选择。

（1）评估诊断是否正确：遇有心衰药物治疗效果差，病情持续不缓解，必须考虑诊断是否正确，即究竟是稳定性心衰还是难治性心力衰竭，是左心衰竭、右心衰竭还是全心衰竭，在收缩性心衰的基础上有无舒张性心力衰竭等。重视右心衰竭的诊断，特别是肺动脉高压患者伴有心衰的诊断具有重要的临床价值。不少患者既有收缩性心衰，又有舒张性心衰，因两者具有明显的不同性，有必要加以区别。

（2）评估诱因是否去除：特别是可逆性的诱因是否去除，如患者精神负荷和运动负荷是否过重，出入量是否合理，输液是否过快或过多、感染是否控制，血压是否稳定，心率或心律是否控制，电解质是否正常，酸碱失衡是否纠正等。肺部感染是导致心衰难治的重要原因，在整个诊疗过程中均要密切关注并进行相应的检查。

（3）评估基本用药是否合理：重新审视静脉输液量是否适当，利尿剂使用是否合适，有无洋地黄类药物不足或过量，ACEI 或 ARB 是否恰当，β-受体阻滞剂是否减量或停用，是否使用醛固酮受体拮抗剂等。抗心衰药物的不合理使用也是导致心衰难治的不可忽视的因素。利尿剂的合理使用在控制难治性心衰方面具有特殊重要的作用。对于利尿剂抵抗患者，可采取利尿剂联合使用或静脉使用，以增强利尿效果，但也要防止利尿过度。

（4）评估是否使用加重心衰的药物：包括非固醇类抗感染药、糖皮质激素、具有负性肌力的抗心律失常药物、大多数钙离子拮抗剂（氨氯地平和非洛地平缓释片经试验证实是安全的）、兴奋心脏的药物（如麻黄素、茶碱类药物）、致水钠潴留药物（如甘草、甘珀酸）、血管扩张剂不当使用以及药物之间相互影响等。

（5）评估心肌缺血：根据心血管病流行病学资料统计，有 50%～70% 的难治性心衰患者患有冠心病，心肌缺血是心衰反复发作和难治的重要原因。心衰患者必须进行 12 导联心电图或动态心电图检查，必要时实施药物负荷心电图或超声心动图试验。

（6）评估结构性心脏病：对于既往存在或新发的乳头肌功能不全、二尖瓣脱垂、瓣膜性狭窄或关闭不全、房间或室间异常分流、肥厚型梗阻性心肌病等，可导致心衰难治。对于难治性心衰，应当通过超声心动图重新评估，常可获得重要的诊断信息。

（7）评估有无合并其他疾病：如果心衰并发症持续存在或新近发生，可使心衰恶化或难治，如贫血、肾功能不全、甲状腺功能亢进或减退、感染性心内膜炎、肺栓塞等。贫血和肾功能不全是心衰较为常见的并发症，并影响着病情的严重程度和患者的预后。对于难治性心衰患者，应当重新检查血常规和红细胞比容，同时反复评估肾功能不全的程度。肾功能不全既可由心衰引起，又可加重心衰。心衰引起肾功能不全常为肾前性，由心排血量下降导致肾脏供血不足所致。稀释性低钠血症和缺钠性低钠血症可加重肾功能不全的程度，必须给予积极治疗。心衰特别是难治性心衰是深静脉血栓形成的独立危险因素。深静脉血栓形成和肺栓塞在心衰尤其是难治性心衰中并非少见，需要积极防治。

（8）评估血流动力学情况：对于难治性心衰患者需要尽快评估血流动力学，尤其是存在呼吸困难、组织器官灌注异常、无法准确判定心室充盈压或肾功能进行性恶化、使用血管活性药物、考虑应用左心室辅助装置或心脏移植时，可进行有创血流动力学监测。

根据有无低灌注和肺瘀血分为以下类型：无低灌注，无肺瘀血和无低灌注但有肺瘀血约占 67%，有低灌注且有肺瘀血为 28%，有低灌注而无肺瘀血仅为 5%，部分患者介入各种分型之间。此分型对药物的选用有重要价值。

有无低灌注最好的反映指标是动脉压，通过血压的高低和脉压大小评估是否存在低灌注状态。在难治性心衰患者中，脉压［（收缩压－舒张压）/收缩压］< 25% 被认为是心脏指数（CI）< 2.2 L/（min·m^2）的良好指标。但老年人血管顺应性降低，其准确性有待于进一步证实。超声心动图测定 LVEF 对评价有无低灌注具有很好的参考价值，必要时进行有创动脉压监测。以颈静脉的高度（cm）+ 5 cm 可大体判定右心房压（mmHg），是临床上最为简便而又较为准确的方法，右心房压为 10 mmHg，估测肺毛细血管楔压（PCWP）的分界值为 22 mmHg。对于难治性心衰最好进行床旁有创血流动力学监测，以正确进行血流动力学分型和指导治疗。

二、治疗

1. 常规药物治疗

临床试验证实，改善心衰的药物有 ACEI 或 ARB、利尿剂、地高辛、β－受体阻滞剂、硝酸酯类和醛固酮受体拮抗剂。大多数难治性心衰的患者已接受上述药物治疗，但效果往往不明显。由于难治性心衰患者常合并肾功能不全，ACEI 或 ARB 的临床使用受到限制；β－受体阻滞剂因其负性变时和变力作用，在难治性心衰中的使用受到限制；地高辛对于难治性心衰治疗效果比较差。而利尿剂是目前唯一不受限制并且是改善容量负荷过重的良好药物，恰当使用利尿剂是治疗难治性心衰的关键。

在使用利尿剂过程中，既要避免用量不足，又要避免利尿过度。因难治性心衰患者的活动严重受限，检测体重有时不易实施。对于严重水、钠潴留的患者每日监测其出入量（尤其是尿量）是最为可行的方法，对指导利尿剂的使用具有较大的帮助。原则上在严格控制入量的基础上（1000 ～ 1500 mL），每日出量与入量平衡或每日体重降低 0.5 ～ 1.0 kg 较为适宜，两种方法联合使用评估利尿剂的效果和水、钠潴留状况更为准确。

利尿剂抵抗是难治性心衰的常见原因。改善利尿剂抵抗的措施有：①加大利尿剂剂量，如增加呋塞米剂量，每日 3 ～ 4 次服用；②采用作用机制不同的利尿剂联用，如袢利尿剂联用氢氯噻嗪，或再加用醛固酮受体拮抗剂，可明显改善利尿剂的抵抗和增强利尿效果；③静脉滴注呋塞米 100 ～ 200 mg，以 0.5 ～ 1 mg/min 持续静脉滴注，每次剂量 < 300 mg；④利尿剂联合使用正性肌力药物如儿茶酚胺类、钙增敏剂；⑤利尿剂联合应用提高渗透压的药物如甘露醇或白蛋白等。

2. 静脉制剂的合理应用

既往将治疗重点放在低心排血量方面，实际上无论是否存在低灌注，心衰的主要症状如呼吸困难等主要由心房和心室充盈压升高所致。由于房室充盈压的升高，心肌耗氧量增多，心肌灌注压差降低，导致心肌缺血加重。难治性心衰患者常伴有二尖瓣相对性关闭不全，充盈压的升高可加重二尖瓣反流，导致心排血量进一步下降。神经内分泌的激活对左心室充盈压具有显著的影响，左心室充盈压升高是导致 PCWP 升高和右心室功能不全的主要原因，而营养不良和循环中细胞因子的水平与右心室充盈压升高和肝瘀血密切相关。利尿和降低心室充盈压能明显改善症状。当心衰症状难以缓解或恶化时，常需要静脉使用正性肌力药物和血管扩张剂，或者使用重组人利钠肽和血管升压素受体拮抗剂治疗。要根据不同的临床情况和血流动力学变化分别合理选用。

（1）正性肌力药物：分为洋地黄类、儿茶酚胺类（多巴胺、多巴酚丁胺）、磷酸二酯酶抑制剂（氨力农、米利农）和钙增敏剂（左西孟旦），适用于低灌注伴或不伴有肺瘀血的患者。根据目前证据，不主张难治性心衰患者常规间断地静脉使用除洋地黄类之外的正性肌力药物，因其使用对于无低灌注的患者无益甚至有害。低血压和诱发心律失常是限制正性肌力药物应用的首要问题。洋地黄类药物静脉使用时最好停用地高辛，并且在高龄、心肌缺血、肾功能不全患者酌情减量。临床研究表明，多巴酚丁胺很少引起低血压，但用量过大可引起心率加快和心律失常；米利农引起低血压的概率较多巴酚丁胺明显增多，在伴有低血压的患者中不宜使用米利农；米力农与 β-受体阻滞剂联用治疗心力衰竭有协同作用，能够预防米力农引起的 QT 间期延长，可进一步降低病死率。左西孟旦与其他正性肌力药物不同的是，不增加心肌耗氧量，低血压、心律失常发生率低，可用于难治性心衰。有研究表明，给予利尿剂、ACEI 和 β-受体阻滞剂最佳标准治疗的基础上，患者心衰症状持续存在，可以考虑联用硝酸酯类和肼屈嗪。虽然正性肌力药物不能改善预后，但对严重心衰患者短期使用能够明显改善血流动力学，缓解临床症状，延缓病程的进展，提高生存率。

（2）血管扩张剂：要严格掌握适应证，仅适用于低灌注伴有外周阻力升高伴或不伴肺瘀血的患者。血管扩张剂按照扩张动脉、静脉的不同效应分为以扩张动脉为主（如乌拉地尔）、以扩张静脉为主（如硝酸酯类）和混合型血管扩张剂（如硝普钠），分别根据临床特点（低心排血量、心室充盈压升高、水钠潴留，以及肺瘀血的程度）合理选用。若使用不当反而会加重病情。使用血管扩张剂常需要有创血流动力学监测，对于硝普钠的使用，在临床上积累了很多经验，严密观察下静脉使用是比较安全的，很少发生症状性低血压。但要注意控制剂量和使用时间，以防氰化物中毒，尤其是心衰伴有肝肾功能不全者。

（3）重组人利钠肽：既具有扩张血管又具有显著的利尿作用，能够有效降低心室充盈压和改善水钠潴留，迅速改善症状，适用于低灌注伴有外周阻力升高以及明显水钠潴留的患者。临床研究表明，重组人利钠肽治疗重度心衰的疗效优于正性肌力药物和其他血管扩张剂，且不良反应较少。因半衰期（18分钟）较硝酸甘油长，使用中应避免低血压的发生。

需要注意的问题：静脉应用抗心衰药物后，要合理调整既往服用的正性肌力药物和血管扩张药物的剂量，避免加重低血压和低灌注状态。静脉用药要逐渐减量并停用，切忌突然停药，同时恰当使用口服药物如 ACEI 或 ARB、β-受体阻滞剂、利尿剂等，避免停用静脉药物后病情反复（常见的再住院原因）。静脉用药以暂时改善血流动力学为主要目的，应该短期使用（＜7天），临床症状减轻或缓解后尽早停用，切忌长时间使用。即使静脉使用抗心衰药物，也要尽量避免停用 ACEI 或 ARB、β-受体阻滞剂。既往服用地高辛患者如需使用儿茶酚胺类、磷酸二酯酶抑制剂以及钙增敏剂类正性肌力药物，不需要停用地高辛。

3. 顽固性水肿的处理措施

大多数难治性心衰以难治性右心衰竭为主，顽固性水肿是临床上的突出问题。由于神经内分泌激活、肝肾功能不全、电解质紊乱，以及长期使用利尿剂等原因，利尿剂效果往往较差。治疗顽固性水肿的关键是识别低钠血症的类型，即稀释性低钠血症还是缺钠性低钠血症（真性低钠血症）。稀释性低钠血症是心衰的严重表现，与患者预后密切相关，纠正极为困难。因低钠血症的类型不同，治疗原则也截然不同，需要临床上加以鉴别。

（1）稀释性低钠血症性水肿：临床特点为水、钠潴留显著，利尿剂效果差，心衰症状明显加剧，血钠水平降低而尿钠水平升高是其显著特点。治疗重点是提高血浆渗透压和积极利尿。甘露醇或白蛋白虽然可明显提高渗透压，但因加重心衰而限制其在难治性心衰中的使用。如果应用恰当，还是比较安全的，临床上不作为首选，仅用于其他药物治疗无效的情况下。用法为甘露醇 100 ～ 200 mL 或白蛋白 10 ～ 20 g，持续静脉滴注 2 ～ 3 小时，并于滴注半量甘露醇时给予正性肌力药物如毛花苷 C 或多巴酚丁胺，使用正性肌力药物 10 ～ 20 分钟后给予大剂量呋塞米（100 ～ 200 mg），每日 1 次，使用 2 ～ 3 天，患者尿量会显著增加。

（2）缺钠性低钠血症性水肿：胃肠道和肝瘀血导致患者食欲差，长期使用利尿剂和限制钠盐摄入，容易引起缺钠性低钠血症的发生。临床特点为精神神经症状如嗜睡等显著，多发生于应用利尿剂且水肿逐渐消退后，利尿尤其是渗透性利尿引起低钠血症更为明显，而血钠水平降低与尿钠水平也降低是其特点。由于同样可出现显著的水、钠潴留，容易误诊为稀释性低钠血症。治疗的关键是静脉补充高渗盐水，根据血浆钠的水平决定补钠浓度和补钠量，一般补钠浓度为 1.4% ～ 4.6%。当血钠水平 < 125 mmol/L 时，盐水浓度为 4.6%；血钠水平为 126 ～ 135 mmol/L 时，盐水浓度为 3.5%；轻度低钠多主张口服补盐液纠正。补盐量（g）=（142 mmol/L– 实测血浆钠）×0.2× 体重（kg）/17，首日补充总补盐量的 1/3 ～ 1/4，根据次日血钠检测结果决定随后的补盐量。需特别提醒的是，严重低钠血症时补充等渗盐水不但难以提高血钠水平，而且会加重水、钠潴留，导致心衰恶化，甚至死亡。

（3）心肾综合征：心肾综合征是严重心衰患者临床症状不能缓解的较为常见的原因。具有基础肾损害的患者尽管使用利尿剂后症状缓解，但肾功能仍呈进行性减退。主要见于严重右心衰竭和显著水、钠潴留的患者。其发生的原因主要是低心排血量引起肾脏低灌注，部分原因为低血容量。血肌酐水平越高，心衰越重，患者再住院率和病死率增高，与患者预后显著相关。低心排血量引起的肾功能不全的临床特点为低血压、少尿，对利尿剂和血管扩张剂反应差，心衰好转后肾功能不全可明显缓解。治疗的关键是静脉应用正性肌力药物，提高心排血量，改善肾脏低灌注，提高利尿剂的效果。常联合使用毛花苷 C 和（或）多巴胺 + 利尿剂。有研究显示利尿剂联合氨茶碱有利于增加尿量和减轻水肿，可能与氨茶碱增加肾血流量有关。遇有心衰伴有肾功能不全的患者，也应认真区别肾前性、肾性和肾后性，以决定不同的治疗方案。对于低血容量引起的肾功能不全，患者既往无基础慢性肾病史，过度限制钠水的摄入或过度利尿，心衰好转后肾功能不全反而加重，主要以尿素氮水平升高比较显著，与肌酐升高不成比例。此类患者合理补充血容量是治疗的关键。需要注意的是，肾功能不全患者应当根据血肌酐水平及时调整或停用 ACEI 或 ARB，以免肾功能的恶化。

4. 难治性心衰患者贫血的处理

（1）贫血的危险性：大量研究显示，心衰患者合并贫血的发生率为 4% ～ 61%。Silverberg 等进一步研究发现，慢性心衰 NYHA 心功能 I 级患者合并贫血者有 7%，而心功能 IV 级者中 58% 有贫血。有研究显示，慢性心衰患者合并贫血使住院时间延长，其住院期间的病死率、30 天及 1 年病死率分别为 11.8%、13.6% 和 22.9%，都明显高于非贫血组。许多研究指出，贫血是心衰和 AMI 患者预后不良的独立预测因子。

（2）贫血的发病机制：心衰患者出现贫血是多因素影响的结果。主要因素包括：①严重心衰引起肾功能不全，由此导致促红细胞生成素（erythropoietin，EPO）生成下降，而慢性心衰患者约 50% 存在肾功能不全；②肠道瘀血与水肿引起铁吸收不良；③水、钠潴留导致稀释性贫血，Androne 等发现重症心衰患者约 46% 存在稀释性贫血；④心血管疾病患者 IL-6、TNF-α 等细胞因子增多，可降低 EPO 的合成而抑制骨髓红细胞的生成，并可直接抑制红系祖细胞的分化和再生；⑤心衰时血液中的去甲肾上腺素、血管紧张素、内皮素、血栓素、前列腺素等缩血管物质水平增高，肾血管收缩造成肾缺血，引起 EPO 下降；⑥较多研究显示 RAS 抑制剂的使用可能引起贫血，有研究显示应用卡托普利患者的血红蛋白水平下降略显严重，可能与其抑制 RAS 抑制剂的分解有关；⑦治疗心衰的药物尤其是缺血性心脏病服用抗血小板药物可引起消化道出血。

（3）贫血的处理：前瞻性随机对照研究显示，冠心病患者伴有贫血给予血红蛋白 100 g/L 者相对积极输血，对血红蛋白 < 70 g/L 者适当输血，结果显示相对积极输血者病死率显著升高。对肾性贫血患者进行的多中心研究显示，血红蛋白维持在 130 ~ 150 g/L 与 105 ~ 115 g/L 相比，前者的心血管事件发生率及病死率明显高于后者。目前认为对于轻度贫血患者（血红蛋白 ≥ 100 g/L）可暂时不予处理。然而，对于重度贫血患者可考虑采取治疗措施。①铁剂补充：难治性心衰口服铁剂吸收差，不良反应多，而静脉铁剂是较为安全有效的方法，能够改善患者的心功能，提高 6 分钟步行距离。在补充铁剂的同时，注意补充叶酸和维生素 B_{12}。②EPO 及其合成刺激剂：EPO 及铁剂补充联合应用是临床常用手段。有研究显示，能够明显提高血红蛋白浓度，改善心功能，降低心血管病患者的住院率，但明显增高血黏度，血栓形成的风险升高。目前关于 EPO 及其合成刺激剂治疗贫血时血红蛋白的目标值仍存在争议。③输血治疗：美国医科大学和美国麻醉协会建议，当血红蛋白浓度 < 60 ~ 80 g/L 时可考虑输血治疗，但应注意输血并发症、输血后心衰加重，以及血栓形成的风险升高。目前输血治疗已逐渐被 EPO 及其合成刺激剂所替代。

5. 难治性心衰的抗栓治疗

（1）血栓栓塞发生率：心衰患者脑卒中、肺栓塞及外周静脉血栓等血栓栓塞事件的发生率均较非心衰患者显著升高，并随着射血分数的降低而进一步升高。相关研究显示，心衰患者发生脑卒中的风险为普通人群的 2 ~ 3 倍；心衰患者脑卒中或 TIA 的发生率高达 26%；因心衰住院的患者发生有症状的肺动脉栓塞的风险为非心衰患者的 2.15 倍，发生有症状的深静脉血栓的风险为 1.21 倍；尸检发现猝死的慢性心衰患者中，有 33% 存在冠状动脉栓塞、斑块破裂或心肌梗死。

（2）抗凝治疗的选择：目前《ACC/AHA、ESC 指南》推荐合并栓塞或阵发、持续性心房颤动病史的患者需要抗凝治疗，患有淀粉样变性、左心室致密化不全、家族性扩张型心肌病或一级亲属有血栓栓塞病史的患者应考虑抗凝治疗。对于窦性心律而无栓塞事件的患者临床研究结果相互矛盾，目前是否抗凝治疗仍存在争议，而且华法林引起的出血事件抵消了其临床获益，仅美国心力衰竭协会推荐 LVEF < 35% 的患者进行抗凝治疗。除使用华法林抗凝外，直接凝血酶抑制剂达比加群酯和 X a 因子抑制剂利伐沙班、阿哌沙班对心衰伴有心房颤动患者的抗凝治疗，已经大规模临床试验证实其抗栓效果优于华法林，而且出血发生率低。但是，尚无窦性心律的心衰患者抗凝治疗预防血栓栓塞的大规模临床研究。

（3）抗血小板治疗：多个大规模回顾性分析显示，阿司匹林能够降低心衰患者的病死率，尤其对缺血引起的心衰患者保护作用更为明显。但部分研究并未显示出阿司匹林对血栓栓塞事件的有效预防作用。同时有研究显示，服用阿司匹林患者再住院率、脑卒中事件发生率明显高于华法林组。关于阿司匹林与氯吡格雷联用是否有益，多个临床研究结果相互矛盾。因此目前尚无抗血小板药物一级预防的证据。

6. 难治性心衰的循环辅助装置治疗

主要有反搏装置（IABP）、心肺辅助装置（CPS）、心室辅助装置（ventricular assist device，VAD）。

（1）反搏装置（IABP）：患者存在明显心肌缺血证据，药物治疗或其他治疗效果不佳，或血压无法维持时采用 IABP 治疗。操作简易迅速，成功率高，费用低，需要的监护人员少，不足之处是使用时间不宜过长。IABP 的禁忌证为存在严重的外周血管疾病、主动脉瘤、主动脉瓣关闭不全、存在活动性出血或其他抗凝禁忌者如严重血小板减少症。

（2）心肺辅助装置（CPS）：提供充分的包括血流动力学及静脉血氧合在内的心肺支持，类似于外科手术中的体外循环，短期使用可改善预后，对技术人员要求高。体外膜人工肺氧合器（ECMO）也属于心肺支持装置，主要用于成人急性呼吸衰竭和急性心衰，短期使用能够达到左心室辅助装置的效果，主要用于心脏移植和心肺联合移植的过渡阶段。

（3）心室辅助装置（VAD）：根据泵装置和心腔的连接部位分为左心室辅助装置（LVAD）、右心室辅助装置（RVAD）和双心室辅助装置（BIVAD），根据泵装置的置入部位分为体外型（非置入型）和体内型（置入型）。对于接受药物治疗的终末期心衰患者预计 1 年病死率 > 50% 时，考虑使用 LVAD。HeartMate LVAD 已经美国 FDA 批准作为永久性置入装置。其体积小，可置入心包空隙内。可用于终末期心衰患者心脏移植前的过渡治疗，置入 3 个月后可显著改善心功能和生活质量。Thoratec IVAD 是目前美国 FDA 唯一批准的既可用于左心，也可用于右心或全心的可置入式 VAD。VAD 的应用范围包括：长期心脏支持、心功能恢复的过渡、心脏移植的过渡、临时心脏手术或介入治疗的支持、急诊心肺复苏、肺栓塞、严重创伤等。目前已用 VAD 治疗的对象包括：不能脱离体外循环者、心脏直视手术后心源性休克、AMI 无法 CABG 或心肌严重损害、慢性心衰急性失代偿、暴发性心肌炎、等待心脏移植者、顽固性室性心律失常、高危的心脏手术、心脏移植后心衰者、置入 LVAD 后右心功能进一步恶化者。急性心源性休克应用 VAD 的禁忌证包括：肾衰竭、严重肝脏疾病、恶性肿瘤、未控制的败血症、肺出血伴肺功能不全、严重溶血、出血未控制、明显的中枢系统损害。置入式 VAD 的禁忌证包括：年龄 > 70 岁、既往无心脏病史而新发心肌梗死合并急性左心衰竭 7 天内、在 1 个月内发生肾衰竭需要血液透析者、严重的肺气肿或其他严重的阻塞性肺病、发生肺梗死（肺血管造影有明确证据）2 周内、严重肺血管疾病、重症肺动脉高压，如全肺阻力 > 8 Wood 单位、右心室功能严重低下、严重肝脏疾病、难治性室性心动过速、脑血管病变如脑卒中合并颈动脉杂音或 TIA 发作、严重胃肠道吸收障碍、活动性感染、严重的血液系统疾病、未解决的恶性肿瘤、无法重建的血管疾病（包括肢体痛及胸痛）、严重无尿（即使在充分肾灌注情况下尿量 < 20 mL/h、尿素氮 > 3.6 mmol/L 和肌酐 > 442 μ mol/L）、室颤经抢救 > 1 小时仍没有复苏者、HIV 阳性者、长期大剂量甾体治疗者。置入式 VAD 的常见并发症包括：出血、右心衰竭（出血后输入过多液体或血液制品）、血栓或气栓（泵开启时左心室未充盈）、感染（常见于肺部、尿路和管路）等。非置入式 VAD 的常见并发症包括：抗凝引起的出血最常见，其他还有溶血、肾功能不全、感染、肝功能不全、呼吸功能不全、多器官功能衰竭、非血栓性和血栓性神经系统疾病等。

7. 难治性心衰的非药物治疗

（1）血运重建治疗：对于缺血性心肌病患者，血运重建术是改善心肌供血和心衰加重的最有效的方法。经充分评估后确定患者确实存在心肌缺血，经药物治疗不能缓解者，采用积极的血运重建治疗，可显著改善患者的心衰症状，改善生活质量，提高生存率。对于心肌梗死患者，应当评估坏死心肌和存活心肌，以决定是否进行血运重建的治疗策略。

（2）心脏再同步化治疗：适宜于房室、左右心室及室内传导不同步患者，可显著改善心衰症状，降低心衰病死率。严重心衰常存在传导的不同步现象，是病情持续恶化和药物治疗效果不佳的重要原因，实施心脏再同步化治疗是一种合理的选择。

（3）干细胞移植：对心肌梗死后心功能低下患者向冠状动脉内注入骨髓干细胞，结果显示能够提高 LVEF。缺血性心肌病自体成肌细胞移植初步显示可改善左心室功能，防止心衰发展。目前仍处于试验阶段，试验规模均较小，尚需克服许多难题。

（4）血液超滤：适用于对利尿剂治疗反应差的难治性心衰患者，血液超滤可促进排钠，减轻容量负荷，改善症状，与静脉应用利尿剂比较可缩短住院时间。

（5）心脏移植：绝对适应证为心衰生存积分（heart failure survival score，HFSS）为高危，同时具有以下情况：难治性心源性休克；只有通过静脉使用正性肌力药物才能维持外周器官的灌注；最大运动氧耗量 < 10 mL/（kg·min），合并无氧代谢存在；严重的缺血症状持续存在，患者日常活动受限，且不能耐受 CABG 和 PCI；无法控制的反复发作的室性心律失常，药物、ICD 和外科手术效果差。相对适应证为 HFSS 评分中危，同时具有以下情况：最大运动氧耗量在 11 ~ 14 mL/（kg·min），并且日常活动受限；反复发作的不稳定性心肌缺血，且不能耐受 PCI；药物无法控制的体液失衡反复发作，药物种类和剂量不断增加。目前心脏移植的 1 年存活率达 85% ~ 90%，3 年存活率达 75%。主要问题是供体缺乏、排异反应及经济负担。

（黄志文）

第五章　心脏瓣膜病

心脏瓣膜病（valvular heart disease）是由于炎症、黏液样变性、退行性改变、先天性畸形、缺血性坏死、创伤等原因引起的单个或多个瓣膜结构（包括瓣叶、瓣环、腱索或乳头肌）的结构异常或功能障碍，导致瓣口狭窄和（或）关闭不全。心室和主、肺动脉根部严重扩张也可产生相应房室瓣和半月瓣的相对性关闭不全。二尖瓣最常受累，其次为主动脉瓣。随着经济和生活水平的提高，风湿性心瓣膜病发生率在逐年下降，但是由衰老所致的退行性瓣膜病变发生率在逐渐升高，其中又以主动脉瓣狭窄最为多见。

第一节　二尖瓣疾病

一、二尖瓣狭窄

（一）病因

虽然青霉素在预防链球菌感染的应用，使风湿热和风湿性心瓣膜病的发病率有所下降，但风湿性二尖瓣狭窄仍是我国主要的瓣膜病。二尖瓣狭窄（mitral stenosis）的最常见病因为风湿热。2/3 的患者为女性。约半数患者无急性风湿热史，但多有反复链球菌扁桃体炎或咽峡炎病史。急性风湿热后，至少需 2 年始形成明显二尖瓣狭窄，多次发作急性风湿热较一次发作出现二尖瓣狭窄早。单纯二尖瓣狭窄占风心病的 25%，二尖瓣狭窄伴有二尖瓣关闭不全占 40%，主动脉瓣常同时受累。

先天性畸形或结缔组织病，如系统性红斑狼疮心内膜炎为二尖瓣狭窄的罕见病因。风湿热导致二尖瓣装置不同部位的粘连融合，致使二尖瓣狭窄：①瓣膜交界处粘连；②瓣叶游离缘粘连约占 15%；③腱索粘连融合占 10%；④余为以上部位的复合病变。上述病变导致二尖瓣开放受限，瓣口截面积减少。狭窄的二尖瓣呈漏斗状，瓣口常呈"鱼口"状。瓣叶钙化沉积有时可延展累及瓣环，使瓣环显著增厚。如果风湿热主要导致腱索的挛缩和粘连，而瓣膜交界处的粘连很轻，则主要出现二尖瓣关闭不全。

慢性二尖瓣狭窄口，导致左心房扩大及左心房壁钙化，尤其在合并房颤时左心耳及左心房内可形成附壁血栓。

（二）病理生理

正常人的二尖瓣口面积为 4 ~ 6 cm²，当瓣口面积减小一半即对跨瓣血流产生影响而定义为狭窄。瓣口面积 1.5 cm² 以上为轻度，1 ~ 1.5 cm² 为中度，小于 1 cm² 为重度狭窄。重度二尖瓣狭窄时跨瓣压差显著增加，可达 20 mmHg。测量跨瓣压差可判断二尖瓣狭窄程度。当严重狭窄时，左房压高达 25 mmHg 才能使血流通过狭窄的瓣口充盈左室以维持正常的心排血量。

左房压升高致肺静脉压升高，肺顺应性减低，从而发生劳力性呼吸困难。心率增快时舒张期缩短，左房压更高，故任何增加心率的诱因均可促使急性肺水肿的发生，如房颤、妊娠、感染或贫血等。

由于左房压和肺静脉压升高，引起肺小动脉反应性收缩，最终导致肺小动脉硬化，肺血管阻力增高，肺动脉压力升高。重度肺动脉高压可引起右室肥厚、三尖瓣和肺动脉瓣关闭不全和右心衰竭。

二尖瓣狭窄患者的肺动脉高压产生于：①升高的左心房压的被动后向传递；②左心房和肺静脉高压触发肺小动脉收缩（反应性肺动脉高压）；③长期严重的二尖瓣狭窄，持续的肺小动脉收缩，最终导致肺血管床的器质性闭塞性改变。

（三）临床表现

1. 症状

一般在二尖瓣中度狭窄（瓣口面积 < 1.5 cm²）时方有明显症状。

（1）呼吸困难，为最常见的早期症状。患者首次呼吸困难发作常以运动、精神紧张、性交、感染、妊娠或心房颤动为诱因，并多先有劳力性呼吸困难，随狭窄加重，出现静息时呼吸困难、端坐呼吸和阵发性夜间呼吸困难，甚至发生急性肺水肿。

（2）咯血，有以下几种情况：①突然咯大量鲜血，通常见于严重二尖瓣狭窄，可为首发症状。支气管静脉同时回流入体循环静脉和肺静脉，当肺静脉压突然升高时，黏膜下瘀血、扩张而壁薄的支气管静脉破裂引起大咯血，咯血后肺静脉压减低，咯血可自止。多年后支气管静脉壁增厚，而以后随病情进展肺血管阻力增加及右心功能不全使咯血减少。②阵发性夜间呼吸困难或咳嗽时的血性痰或带血丝痰。③急性肺水肿时咳大量粉红色泡沫状痰。④肺梗死伴咯血，为本症晚期并发慢性心衰时少见的情况。

（3）咳嗽。常见，尤其在冬季明显，有的患者在平卧时干咳，可能与支气管黏膜瘀血水肿易患支气管炎或左心房增大压迫左主支气管有关。

（4）声嘶。较少见，由于扩大的左心房和肺动脉压迫左喉返神经所致。

2. 体征

重度二尖瓣狭窄常有"二尖瓣面容"，双颧绀红。

（1）二尖瓣狭窄的心脏体征。有以下几种情况：①心尖冲动正常或不明显。②心尖区可闻第一心音亢进和开瓣音，提示前叶柔顺、活动度好；如瓣叶钙化僵硬，则第一心音减弱，开瓣音消失。③心尖区有隆隆样舒张中晚期杂音，局限，不传导。常可触及舒张期震颤。窦性心律时，出于舒张晚期心房收缩促使血流加速，使杂音相应增强，心房颤动时，由于无有效的心房收缩，故不再有杂音的舒张晚期加强。

（2）肺动脉高压和右心室扩大的心脏体征。右心室扩大时可见心前区心尖冲动弥散，肺动脉高压时肺动脉瓣区第二心音亢进或伴分裂。当肺动脉扩张引起相对性肺动脉瓣关闭不全时，可在胸骨左缘第 2 肋间闻及舒张早期吹风样杂音，称 Graham Steell 杂音。右心室扩大伴相对性三尖瓣关闭不全时，在三尖瓣区闻及全收缩期吹风样杂音，吸气时增强。

（四）辅助检查

（1）X 线检查。左心房增大，后前位见左心缘变直，右心缘有双心房影，左前斜位可见左心房使左主支气管上抬，右前斜位可见增大的心室、心房压迫食管下段后移。其他 X 线征象包括右心室增大、主动脉结缩小、肺动脉干和次级肺动脉扩张、肺瘀血、间质肺水肿（如 Kerley B 线）和含铁血黄素沉着等征象。

（2）心电图。重度二尖瓣狭窄可有"二尖瓣型 P 波"，P 波宽度 > 0.12 s，伴切迹，P_{V1} 终末负性向量增大。QRS 波群示电轴右偏和右心室肥厚表现。

（3）超声心动图为明确和量化诊断二尖瓣狭窄的可靠方法。M 型示二尖瓣城墙样改变（EF 斜率降低，A 峰消失），后叶向前移动及瓣叶增厚。二维超声心动图可显示狭窄瓣膜的形态和活动度，测绘二尖瓣口面积。典型者为舒张期前叶呈圆拱状，后叶活动度减少，交界处粘连融合，瓣叶增厚和瓣口面积缩小。用连续多普勒测得的二尖瓣血流速度计算跨瓣压差和瓣叶面积与心导管法相关良好。彩色多普勒血流显像可实时观察二尖瓣狭窄的射流，有助于连续多普勒测定的正确定向。经食管超声有利于左心耳及左心房附壁血栓的检出。超声心动图还可对房室大小、室壁厚度和运动、心室功能、肺动脉压、其他瓣膜异常和先天畸形等方面提供信息。当经胸超声心动图检查不能够提供二尖瓣狭窄患者充分的临床数据时，应行经食管超声心动图检查，评估二尖瓣形态和血流动力学情况。

（4）心导管检查。如症状、体征与超声心动图测定和计算二尖瓣口面积不一致，在考虑介入或手术治疗时，应经心导管检查同步测定肺毛细血管压和左心室压以确定跨瓣压差和计算瓣口面积，正确判断狭窄程度。

（五）诊断

心尖区有隆隆样舒张期杂音伴 X 线或心电图示左心房增大，一般可诊断二尖瓣狭窄，超声心动图检查可确诊。当心尖区杂音不肯定时，运动后左侧卧位或用钟形胸件听诊杂音强度增加。当快速心房颤动心排血量减少时，心尖区舒张期杂音可明显减弱以至于不能闻及，心功能改善，心室率减慢时杂音又可出现。

（六）鉴别诊断

心尖区舒张期隆隆样杂音尚见于如下情况，应注意鉴别：①经二尖瓣口血流增加，严重二尖瓣反流、大量左至右分流的先天性心脏病（如室间隔缺损、动脉导管未闭）和高动力循环（如甲状腺功能亢进症、贫血）时，心尖可有短促的隆隆样舒张中期杂音，常紧随于增强的第三心音后，为相对性二尖瓣狭窄。②Austin-Flint 杂音，见于严重主动脉瓣关闭不全时。③左房黏液瘤，瘤体阻塞二尖瓣口，产生随体位改变的舒张期杂音，其前有肿瘤扑落音。瘤体常致二尖瓣关闭不全。其他临床表现有发热、关节痛、贫血、血沉增快和体循环栓塞。

（七）并发症

（1）心房颤动。为相对早期的常见并发症，可能为患者就诊的首发症状，也可为首次呼吸困难发作的诱因和患者体力活动明显受限的开始。房性期前收缩常为其前奏。初始为阵发性心房扑动和颤动。心房颤动的发生率随左房增大和年龄增长而增加。

（2）急性肺水肿。为重度二尖瓣狭窄的严重并发症。患者突然出现重度呼吸困难和发绀，不能平卧，咳粉红色泡沫痰，双肺漫布干湿性啰音。如不及时救治，可能致死。

（3）血栓栓塞。20%的患者发生体循环栓塞，偶尔为首发病症。血栓来源于左心耳或左心房。

（4）右心衰竭。为晚期常见并发症。右心衰竭时，右心排血量明显减少，肺循环血量减少，左心房压相对下降，加之肺泡和肺毛细血管壁增厚，呼吸困难可有所减轻，发生急性肺水肿和大咯血的危险减少，但这一保护作用的代价是心排血量降低。临床表现为右心衰竭的症状和体征。

（5）感染性心内膜炎。较少见，在瓣叶明显钙化或心房颤动患者更少发生。

（6）肺部感染常见。

（八）治疗

1. 一般治疗

包括：①预防风湿热复发。近年来风湿热的临床表现常不典型。有风湿活动的患者应长期甚至终身应用苄星青霉素（benzathine penicillin）120 万 U，每月肌内注射一次。②预防感染性心内膜炎。③无症状者避免剧烈体力活动，定期（6~12 个月）复查。④呼吸困难者应减少体力活动，限制钠盐摄入，口服利尿药或长效硝酸酯类药物可减缓呼吸困难，避免和控制诱发急性肺水肿的因素，如急性感染、贫血等。⑤出现劳力性症状并伴有窦性心率增快的患者，可选用 β-受体阻滞剂或钙离子拮抗剂。⑥一些患者二尖瓣狭窄能增加气道高反应，加用皮质类激素可改善症状。

2. 抗凝治疗

有下列症状者需进行抗凝治疗：

（1）二尖瓣狭窄和心房颤动（阵发性、持续性或永久性）患者。

（2）二尖瓣狭窄患者，以前有过栓塞事件，甚至是窦性心律。

（3）二尖瓣狭窄患者伴有左心房血栓。

（4）二尖瓣狭窄患者经食管超声出现自发性造影现象或左房扩大（直径 > 50 mm）。

3. 介入和手术治疗

介入和手术为治疗本病的有效方法。当二尖瓣口有效面积 < 1.5 cm²，伴有症状，尤其症状进行性加重时，应用介入或手术方法扩大瓣口面积，减轻狭窄，若肺动脉高压明显，即使症状不重，也应及早干预。术前改善心功能，术中加强心肌保护和改进手术方法，积极处理术后并发症是提高风湿性心脏病瓣膜置换术疗效的重要措施。

（1）经皮球囊二尖瓣扩张术：为缓解单纯二尖瓣狭窄的首选方法。在瓣叶（尤其是前叶）活动度好，无明显钙化，瓣下结构无明显增厚的患者效果更好。对高龄，伴有严重冠心病，因其他严重的肺、肾、肿瘤等疾病不宜手术或拒绝手术，妊娠伴严重呼吸困难，外科分离术后再狭窄的患者也可选择该疗法。术前可用经食管超声探查有无左心房血栓，对于有血栓或慢性心房颤动的患者应在术前充分用华法林抗凝。经皮球囊二尖瓣扩张术至少可使瓣膜面积增加一倍，好的手术结果为术后瓣口面积大于 1.5 m² 而非轻度的狭窄。手术的成功率和术中术后的并发症及患者本身的身体状况和手术团队的技术有关。手术的死亡率为 1% ~ 15%，主要的并发症为：术中死亡（0.5% ~ 4%）、心包积血（0.5% ~ 10%）、血栓栓塞（0.5% ~ 5%）、严重反流（2% ~ 10%），急诊外科处理很少发生（1%）。

手术的禁忌证为：①二尖瓣瓣口面积 > 1.5 m² 的患者；②左房有附壁血栓形成；③轻度以上的二尖瓣狭窄；④瓣膜或缝合处重度钙化；⑤二尖瓣缝合处未融合的患者；⑥合并有严重的主动脉瓣疾病或三尖瓣狭窄及三尖瓣反流的患者；⑦合并有冠状动脉疾病需要实施旁路手术的患者。

（2）外科手术治疗。

①保守手术治疗。在一些发达国家，经体外循环的心脏直视二尖瓣扩张术已经取代了闭式二尖瓣扩张术，因为前者不仅可以纠正瓣膜缝合处的融合还能修复瓣下畸形。通过对来自几个有经验的研究中心的大多数年轻患者术后的大量追踪调查显示，术后远期效果较佳，15 年存活率为 96%，92% 的患者没有发生瓣膜相关性的并发症，而最近欧洲心脏协会调查显示经心脏直视扩张术现已很少在临床使用。

对那些无症状的患者，二尖瓣中重度狭窄，尽管接受了抗凝治疗近期仍有栓塞事件发生，瓣膜形态结构适合做修补术的患者应当实施二尖瓣修补术。轻度狭窄的患者不适合做瓣膜修补术。在瓣膜修补术中一般优先选择经心脏直视扩张术而非闭式二尖瓣扩张术。

②人工瓣膜置换术。有肺动脉高压的二尖瓣中重度狭窄的患者，心功能Ⅰ ~ Ⅱ级不适合实施二尖瓣球囊扩张术和修补术的患者应当施行二尖瓣置换手术。

人工瓣膜置换术手术死亡率（3% ~ 10%），与患者的年龄、心功能、肺动脉高压和是否存在冠状动脉疾病有关，术后的远期存活率与年龄、心功能、房颤、肺动脉高压、术前左室功能、人工瓣膜带来的并发症，尤其是血栓栓塞、心包积血、瓣膜结构退化有关。

（九）预后

在未开展手术治疗的年代，本病 10 年存活率在无症状被确诊后的患者为 84%，症状轻者为42%，中、重度者为15%。从发生症状到完全致残平均7.3年。死亡原因为心力衰竭（62%）、血栓栓塞（22%）和感染性心内膜炎（8%）。抗凝治疗后，栓塞发生减少。手术及介入治疗明显提高了患者的生活质量和10年存活率。

二、二尖瓣关闭不全

（一）病因

收缩期二尖瓣关闭依赖二尖瓣装置（瓣叶、瓣环、腱索、乳头肌）和左心室的结构、功能的完整性，其中任何部分的异常均可致二尖瓣关闭不全（mitral incompetence）。

1. 瓣叶

（1）风湿性损害最为常见，占二尖瓣关闭不全的1/3，女性为多。风湿性病变使瓣膜僵硬、变性、瓣缘卷缩、连接处融合以及腱索融合缩短。

（2）二尖瓣脱垂多为二尖瓣原发性黏液性变使瓣叶宽松膨大或伴腱索过长，心脏收缩时瓣叶向上超越了瓣环水平进入左心房影响二尖瓣关闭。部分二尖瓣脱垂为其他遗传性结缔组织病（如Marfan综合征）的临床表现之一。

（3）感染性心内膜炎破坏瓣叶。

（4）肥厚型心肌病收缩期二尖瓣前叶向前运动导致二尖瓣关闭不全。

（5）先天性心脏病，心内膜垫缺损常合并二尖瓣前叶裂导致关闭不全。

2. 瓣环扩大

（1）任何病因引起左室增大或伴左心衰竭都可造成二尖瓣环扩大而导致二尖瓣相对关闭不全。若心脏缩小，心功能改善，二尖瓣关闭不全可改善。

（2）二尖瓣环退行性变和瓣环钙化，多见于老年女性。尸检发现70岁以上女性，二尖瓣环钙化的发生率为12%。严重二尖瓣环钙化者，50%合并主动脉瓣环钙化，大约50%的二尖瓣环钙化累及传导系统，引起不同程度的房室或室内传导阻滞。

3. 腱索

先天性或获得性的腱索病变，如腱索过长、断裂缩短和融合。

4. 乳头肌

乳头肌的血供来自冠状动脉终末分支，冠状动脉灌注不足可引起乳头肌功能失调。若乳头肌缺血短暂，可出现短暂的二尖瓣关闭不全；若急性心肌梗死发生乳头肌坏死，则产生永久性二尖瓣关闭不全，乳头肌坏死是心肌梗死的常见并发症，而乳头肌断裂在心肌梗死的发生率低于10%，乳头肌完全断裂可发生严重致命的二尖瓣关闭不全。其他少见的疾病为先天性乳头肌畸形，如一侧乳头肌缺如，称降落伞二尖瓣综合征；罕见的乳头肌脓肿、肉芽肿、淀粉样变和结节病等。

瓣叶穿孔如发生在感染性心内膜炎时、创伤损伤二尖瓣结构或人工瓣损坏等可发生急性二尖瓣关闭不全。

（二）病理生理

1. 急性

收缩期左心室射出的部分血流经关闭不全的二尖瓣口反流至左心房，与肺静脉回流至左心房的血流汇总，在舒张期充盈左心室，致左心房和左心室容量负荷骤增，左心室来不及代偿，其急性扩张能力有限，左心室舒张末压急剧上升。左心房压也急剧升高，导致肺瘀血，甚至肺水肿，之后可致肺动脉高压和右心衰竭。

由于左心室扩张程度有限，即使左心室收缩正常或增加，左心室总的心搏量也增加不足以代偿向左心房的反流，前向心搏量和心排血量明显减少。

2. 慢性

左心室对慢性容量负荷过度的代偿为左心室舒张末期容量增大，根据 Frank-Starling 机制使左心室心搏量增加。加上代偿性离心性肥大，并且左心室收缩期将部分血排入低压的左心房，室壁应力下降快，利于左心室排空。因此，在代偿期左心室总的心搏量明显增加，射血分数可完全正常。二尖瓣关闭不全通过收缩期，左室完全排空来实现代偿可维持正常心搏量多年，但如果二尖瓣关闭不全持续存在并继续加重，使左室舒张末期容量进行性增加，左室功能恶化，当心排血量降低时可出现症状。

二尖瓣关闭不全时，左心房的顺应性增加，左心房扩大。在较长的代偿期，同时扩大的左心房和左心室可适应容量负荷增加，左心房压和左心室舒张末压不致明显上升，肺瘀血也暂不会出现。

持续严重的过度容量负荷终致左心衰竭，左心房压和左心室舒张末压明显上升，导致肺瘀血、肺动脉高压，持续肺动脉高压又必然导致右心衰竭。

因此，二尖瓣关闭不全首先累及左心房左心室，继之影响右心，最终为全心衰竭。

（三）临床表现

1. 症状

（1）急性：轻度二尖瓣反流仅有轻微劳力性呼吸困难；严重反流（如乳头肌断裂）很快发生急性左心衰竭，甚至出现急性肺水肿或心源性休克。

（2）慢性：轻度二尖瓣关闭不全可终身无症状。严重反流有心排血量减少，首先出现的症状是疲乏无力，肺瘀血的症状如呼吸困难出现较晚。

①风心病。从首次风湿热后，无症状期远较二尖瓣狭窄长，常超过 20 年。一旦出现明显症状，多已有不可逆的心功能损害。急性肺水肿和咯血较二尖瓣狭窄少见。

②二尖瓣脱垂。一般二尖瓣关闭不全较轻，多无症状，或仅有不典型胸痛、心悸、乏力、头晕、体位性晕厥和焦虑等，功能与自主神经功能紊乱有关。严重的二尖瓣关闭不全晚期出现左心衰竭。

2. 体征

（1）急性：心尖冲动为高动力型。第二心音亢进。非扩张的左心房强有力收缩所致心尖区第四心音常可闻及。由于收缩末左房室压差减少，心尖区反流性杂音于第二心音前终止，而非全收缩期杂音，低调，呈递减型，不如慢性者响。严重反流也可出现心尖区第三心音和短促舒张期隆隆样杂音。

（2）慢性：

①心尖冲动。呈高动力型，左心室增大时向左下移位。

②心音。风心病时瓣叶缩短，导致重度关闭不全时，第一心音减弱，二尖瓣脱垂和冠心病时第一心音多正常。由于左心室射血时间缩短，第二心音分裂增宽。严重反流时心尖区可闻及第三心音。二尖瓣脱垂时可有收缩中期喀喇音。

③心脏杂音。瓣叶挛缩所致（如风心病），有自第一心音后立即开始、与第二心音同时终止的全收缩期吹风样高调－贯型杂音，在心尖区最响。杂音可向左腋下和左肩胛下区传导。后叶异常时，如后叶脱垂、后内乳头肌功能异常、后叶腱索断裂，杂音则向胸骨左缘和心底部传导。在典型的二尖瓣脱垂为随喀喇音之后的收缩期杂音。冠心病乳头肌功能失常时可有收缩早期、中期、晚期或全收缩期杂音。腱索断裂时杂音可似海鸥鸣或乐音性。反流严重时，心尖区可闻及紧随第三心音后的短促舒张期隆隆样杂音。

（四）辅助检查

1. X线检查

急性者心影正常或左心房轻度增大伴明显肺瘀血，甚至肺水肿征。慢性重度反流常见左心房左心室增大，左心室衰竭时可见肺瘀血和间质性肺水肿征。二尖瓣环钙化为致密而粗的 C 形阴影，在左侧位或右前斜位可见。

2. 心电图

急性者心电图正常，窦性心动过速常见。慢性重度二尖瓣关闭不全主要为左心房增大，部分有左心室肥厚和非特异性 ST-T 改变，少数有心室肥厚征，心房颤动常见。

3. 超声心动图

M 型和二维超声心动图不能确定二尖瓣关闭不全。脉冲式多普勒超声和彩色多普勒血流显像可于二尖瓣心房侧和左心房内探及收缩期反流束，诊断二尖瓣关闭不全的敏感性几乎达到 100％，且可半定量反流程度。后者测定的左心房内最大反流束面积 $< 4\ cm^2$ 为轻度，$4 \sim 8\ cm^2$ 为中度，$> 8\ cm^2$ 为重度反流。二维超声可显示二尖瓣装置的形态特征，如瓣叶和瓣下结构增厚、融合、缩短和钙化、瓣叶冗长脱垂、槌枷样瓣叶、瓣环扩大或钙化、赘生物、左室扩大和室壁矛盾运动等，有助于明确病因。超声心动图还可提供心腔大小、心功能和合并其他瓣膜损害的资料。

4. 心导管检查

心导管检查的适应证：

（1）无创检查不能确定二尖瓣反流严重程度、左心室功能或判断是否需要外科治疗时，有指征做左心室造影和血流动力学测定。

（2）无创评估显示肺动脉高压与严重二尖瓣反流不成比例时，有指征行血流动力学检查。

（3）对于判定严重二尖瓣反流程度，临床表现与无创结果不符时，有指征行左心室造影和血流动力学测定。

（4）冠状动脉疾病高危患者，施行二尖瓣修复术或二尖瓣替换术前，有指征行冠状动脉造影术。

5.　放射性核素心室造影

放射性核素心室造影可测定左心室收缩、舒张末容量和静息、运动时射血分数，以判断左心室收缩功能。通过左心室与右心室心搏量之比值评估反流程度，该比值 > 2.5 提示严重反流。经注射对比剂行左心室造影，观察收缩期造影剂反流入左心房的量，为半定量反流程度的"金标准"。

（五）诊断

急性者，如突然发生呼吸困难，心尖区出现收缩期杂音，X 线心影不大而肺瘀血明显和有病因可寻者，如二尖瓣脱垂、感染性心内膜炎、急性心肌梗死、创伤和人工瓣膜置换术后，诊断不难。慢性者，心尖区有典型杂音伴左心房室增大，诊断可以成立，确诊有赖超声心动图。

（六）鉴别诊断

由于心尖区杂音可向胸骨左缘传导，应注意与以下情况鉴别。

（1）三尖瓣关闭不全。为全收缩期杂音，在胸骨左缘第 4、5 肋间最清楚，右心室显著扩大时可传导至心尖区，但不向左腋下传导。杂音在吸气时增强，常伴颈静脉收缩期搏动和肝收缩期搏动。

（2）室间隔缺损。为全收缩期杂音，在胸骨左缘第 4 肋间最清楚，不向腋下传导，常伴胸骨旁收缩期震颤。

（3）主、肺动脉瓣狭窄。血流通过狭窄的左或右心室流出道时，产生胸骨左缘收缩期喷射性杂音。杂音自收缩中期开始，于第二心音前终止，呈吹风样和递减型。主动脉狭窄的杂音位于胸骨右缘第 2 肋间，肺动脉瓣狭窄的杂音位于胸骨左缘第 2 肋间，肥厚型梗阻型心肌病的杂音位于胸骨左缘第 3、4 肋间。以上情况均有赖超声心动图确诊。

（七）并发症

心房颤动可见于 3/4 的慢性重度二尖瓣关闭不全患者；感染性心内膜炎较二尖瓣狭窄常见；体循环栓塞见于左心房扩大、慢性心房颤动的患者，较二尖瓣狭窄少见；心力衰竭在急性者早期即可出现，慢性者常晚期发生；二尖瓣脱垂的并发症包括感染性心内膜炎、脑栓塞、心律失常、猝死、腱索断裂、严重二尖瓣关闭不全和心力衰竭。

（八）治疗

1.　急性

治疗目的是降低肺静脉压，增加心排血量和纠正病因。内科治疗一般为术前过渡措施，尽可能在床旁、Swan-Ganz 导管血流动力学监测指导下进行。静滴硝普钠通过扩张小动静脉，降低心脏前后负荷，减轻肺瘀血，减少反流，增加心排血量。静注利尿剂可降低前负荷。外科治疗为根本措施，视病因、病变性质、反流程度和对药物治疗的反应，采取紧急、择期或选择性手术（人工瓣膜置换术或修复术）。部分患者经药物治疗后症状可基本控制，进入慢性代偿期。

2. 慢性

（1）内科治疗：

①预防感染性心内膜炎，风心病者需预防风湿活动。

②无症状、心功能正常者无须特殊治疗，但应定期随访。

③心房颤动的处理同二尖瓣狭窄，但维持窦性心律不如在二尖瓣狭窄时重要。除因心房颤动导致心功能显著恶化的少数情况需恢复窦性心律外，多数只需满意控制心室率。慢性心房颤动，有体循环栓塞史、超声检查见左心房血栓者，应长期抗凝治疗。

④心力衰竭者，应限制钠盐摄入，使用利尿剂、血管紧张素转换酶抑制剂、β-受体阻滞剂和洋地黄。

（2）外科治疗：为恢复瓣膜关闭完整性的根本措施。应在发生不可逆的左心室功能不全之前施行，否则术后预后不佳。

二尖瓣反流患者手术的适应证：①有症状的急性严重二尖瓣反流患者。②慢性严重二尖瓣反流和心功能 NYHA 分级 Ⅱ、Ⅲ 或 Ⅳ 级，没有严重的左心室功能不全的患者（严重左心室功能不全定义为射血分数 < 0.30）和（或）收缩期末期内径 > 55 mm 的患者。③没有症状的慢性严重二尖瓣反流，轻、中度左心室功能不全，射血分数 0.30 ~ 0.60 和（或）收缩期末期内径 ≥ 40 mm 的患者。④需要外科手术的大多数严重慢性二尖瓣反流患者，建议进行二尖瓣修复术而不是二尖瓣置换术，患者应当到有二尖瓣修复经验的外科中心手术。

手术方法有瓣膜修补术和人工瓣膜置换术两种。

①瓣膜修补术。若瓣膜损坏较轻，瓣叶无钙化，瓣环有扩大，但瓣下腱索无严重增厚者可行瓣膜修复成形术。瓣膜修复术死亡率低，能获得长期临床改善，作用持久。术后发生感染性心内膜炎和血栓栓塞少，不需长期抗凝，左心室功能恢复较好。手术死亡率 1% ~ 2%。与换瓣相比，较早和较晚期均可考虑瓣膜修补手术，但 LVEF < 0.15 ~ 0.20 时亦不应行此手术。

②人工瓣膜置换术。瓣叶钙化，瓣下结构病变严重，感染性心内膜炎或合并二尖瓣狭窄者必须置换人工瓣。感染性心内膜炎感染控制不满意，或反复栓塞或合并心衰药物治疗不满意者，提倡早做换瓣手术；真菌性心内膜炎应在心衰或栓塞发生之前行换瓣手术。目前换瓣手术死亡率低于 5%。多数患者术后症状和生活质量改善，肺动脉高压减轻，心脏大小和左心室重量减少，较内科治疗存活率明显改善，但心功能改善不如二尖瓣狭窄和主动脉瓣换瓣术满意。严重左心室功能不全（LVEF < 0.30 ~ 0.35）或左心室重度扩张（左心室舒张末内径 LVEDD > 80 mm，左心室舒张末容量指数 LVEDVI > 300 mL/m^2），已不

宜换瓣。

（九）预后

急性严重反流伴血流动力学不稳定者，如不及时手术干预，死亡率极高。慢性重度二尖瓣关闭不全确诊后内科治疗5年存活率80%，10年存活率60%。单纯二尖瓣脱垂无明显反流，无收缩期杂音者大多预后良好；年龄>50岁、有明显收缩期杂音和二尖瓣反流、瓣叶冗长增厚、左心房左心室增大者预后较差。

（杨　勇）

第二节　主动脉瓣疾病

一、主动脉瓣狭窄

（一）病因

随着人口老龄化的发展，在一些发达国家，主动脉瓣狭窄成了主要的心瓣膜病，其主要病因是退行性老年钙化性主动脉瓣狭窄，其次是先天性畸形，风湿性心脏病引起的主动脉瓣狭窄则很少，我国仍以风心病引起的主动脉瓣膜病变多见。

1. 风心病

风湿性炎症导致瓣膜交界处粘连融合，瓣叶纤维化、僵硬、钙化和挛缩畸形，因而瓣口狭窄。几乎无单纯的风湿性主动脉瓣狭窄（aortic stenosis），大多伴有关闭不全和二尖瓣损害。

2. 先天性畸形

先天性二叶瓣畸形为最常见的先天性主动脉瓣狭窄的病因。先天性二叶瓣畸形可见于1%~2%的人群，男多于女。出生时多无交界处融合和狭窄。由于瓣叶结构的异常，即使正常的血流动力学也可引起瓣膜增厚、钙化、僵硬及瓣口狭窄，约1/3发生狭窄。成年期形成椭圆形或窄缝形狭窄瓣口，为成人孤立性主动脉瓣狭窄的常见原因。主动脉瓣二叶瓣畸形易并发感染性心内膜炎，而主动脉瓣的感染性心内膜炎中，最多见的基础心脏病为二叶瓣畸形。单叶、四叶主动脉瓣畸形偶有发生。

3. 退行性老年钙化性主动脉瓣狭窄

此为65岁以上老年人单纯性主动脉瓣狭窄的常见原因。无交界处融合，瓣叶主动脉面有钙化结节限制瓣叶活动。常伴有二尖瓣环钙化。

（二）病理生理

成人主动脉瓣口≥3.0 cm²。当瓣口面积减少一半时，收缩期仍无明显跨瓣压差。瓣口≤1.0 cm²时，左心室收缩压明显升高，跨瓣压差显著。根据瓣膜面积、跨瓣压、射血速率可以将主动脉瓣的狭窄程度分为轻、中、重三种。轻度狭窄，瓣膜面积>1.5 cm²，跨瓣压<25 mmHg,

射血速率 < 3.0 m/s；中度狭窄，瓣膜面积为 1.0 ~ 1.5 cm²，跨瓣压为 25 ~ 50 mmHg，射血速率 3.0 ~ 4.0 m/s；重度狭窄，瓣膜面积 < 1.0 cm²，跨瓣压 > 50 mmHg，射血速率 > 4.0 m/s。

左心室对慢性主动脉瓣狭窄所致的压力负荷增加的主要代偿方式是通过进行性室壁向心性肥厚以平衡左心室收缩压升高，维持正常收缩期室壁应力和左心室心排血量。左心室肥厚使其顺应性降低，引起左心室舒张末压进行性升高，因而使左心房的后负荷增加，左心房代偿性肥厚。肥厚的左心房在舒张末期的强有力收缩有利于僵硬左心室的充盈，使左心室舒张末容量增加，达到左心室有效收缩时所需水平，以维持心搏量正常。左心房的有力收缩也使肺静脉和肺毛细血管压力持续升高。左心室舒张末容量直至失代偿的病程晚期才增加。最终由于室壁应力增高、心肌缺血和纤维化等导致左心室功能衰竭。

严重主动脉瓣狭窄引起心肌缺血。其机制为：①左心室壁增厚、心室收缩压升高和射血时间延长，增加心肌氧耗；②左心室肥厚，心肌毛细血管密度相对减少；③舒张期心腔内压力增高，压迫心内膜下冠状动脉；④左心室舒张末压升高致舒张期主动脉 – 左心室压差降低，冠状动脉灌注压降低。后两者减少冠状动脉流。心肌耗氧增加、供血减少，如加上运动负荷将导致严重心肌缺血。

（三）临床表现

1. 症状

出现较晚。呼吸困难、心绞痛和晕厥为典型主动脉瓣狭窄常见的三联征。

（1）呼吸困难。劳力性呼吸困难为晚期肺瘀血引起的常见首发症状，见于90%的有症状患者。进而可发生阵发性夜间呼吸困难、端坐呼吸和急性肺水肿。

（2）心绞痛。见于60%的有症状患者。常由运动诱发，休息后缓解。主要由心肌缺血所致，极少数可由瓣膜的钙质栓塞冠状动脉引起。

（3）晕厥或接近晕厥。见于1/3的有症状患者。多发生于直立、运动中或运动后即刻，少数在休息时发生，由于脑缺血引起。其机制为：①运动时周围血管扩张，而狭窄的主动脉口限制心排血量的相应增加；②运动致心肌缺血加重，使左心室收缩功能降低，心排血量减少；③运动时左心室收缩压急剧上升，过度激活室内压力感受器通过迷走神经传入纤维兴奋血管减压反射（depressure reflex），导致外周血管阻力降低；④运动后即刻发生者，为突然体循环静脉回流减少，影响心室充盈、左心室心搏量进一步减少；⑤休息时晕厥可出于心律失常（心房颤动、房室阻滞或室颤）导致心排血量骤减所致。以上均可引起体循环动脉压下降，脑循环灌注压降低，以致发生脑缺血。

2. 体征

（1）心音。第一心音正常。若主动脉瓣钙化僵硬，则第二心音主动脉瓣成分减弱或消失。由于左心室射血时间延长，第二心音常为单一性，严重狭窄者呈逆分裂。肥厚的左心房强有力收缩产生明显的第四心音。先天性主动脉瓣狭窄或瓣叶活动度尚佳者，可在胸骨右、左缘和心尖区听到主动脉瓣喷射音，不随呼吸而改变，如瓣叶钙化僵硬，喷射音消失。

（2）收缩期喷射性杂音。在第一心音稍后或紧随喷射音开始，止于第二心音前，为吹风样、粗糙、递增－递减型，在胸骨右缘第 2 或左缘第 3 肋间最响，主要向颈动脉传导，常伴震颤。老年人钙化性主动脉瓣狭窄者，杂音在心底部粗糙，高调成分可传导至心尖区，呈乐音性，为钙化瓣叶震动所引起。狭窄越重，杂音越长。左心室衰竭或心排血量减少时，杂音消失或减弱。杂音强度随每搏间的心搏量不同而改变，长舒张期之后，例如在期前收缩后的长代偿间期或心房颤动时的长心动周期，心搏量增加，杂音增强。

（3）其他。动脉搏上升缓慢、细小而持续（细迟脉，pulsus tardus）。在晚期，收缩压和脉压均下降。但在轻度主动脉瓣狭窄合并主动脉瓣关闭不全的患者以及动脉顺应性差的老年患者，收缩压和脉压可正常，甚至升高。在严重的主动脉瓣狭窄患者，同时触诊心尖部和颈动脉可发现颈动脉搏动明显延迟。心尖冲动相对局限、持续有力，如左心室扩大，可向左下移位。

（四）辅助检查

1. X 线检查

心影正常或左心室轻度增大，左心房可能轻度增大，升主动脉根部常见狭窄后扩张。在侧位透视下有时可见主动脉瓣钙化。晚期可有肺瘀血征象。

2. 心电图

重度狭窄患者有左心室肥厚伴 ST–T 继发性改变和左心房大。可有房室阻滞、室内阻滞（左束支阻滞或左前分支阻滞）、心房颤动或室性心律失常。

3. 超声心动图

超声心动图为明确诊断和判定狭窄程度的重要方法。M 型超声诊断本病不敏感和缺乏特异性。二维超声心动图探测主动脉瓣异常十分敏感，有助于显示瓣叶数目、大小、增厚、钙化、活动度、交界处融合、瓣口大小和形状及瓣环大小等瓣膜结构，有助于确定狭窄的病因，但不能准确定量狭窄程度。用连续彩色多普勒可测定通过主动脉瓣的最大血流速度，可计算出平均和跨瓣压差以及瓣口面积，所得结果与心导管检查相关良好。超声心动图还提供心腔大小、左室肥厚及功能等多种信息。虽然经食管超声能够提供瓣膜的形态、瓣叶钙化程度等多种信息，目前临床上仍很少用到。严重主动脉瓣狭窄应每年一次超声心动图检查，中度主动脉瓣狭窄可 1～2 年一次，轻度主动脉瓣狭窄可每 3～5 年一次。

4. 心导管检查

当超声心动图不能确定狭窄程度并考虑人工瓣膜置换时，应行心导管检查。常以左心室——主动脉收缩期压差判断狭窄程度，平均压差 > 50 mmHg 或峰压差 > 70 mmHg 为重度狭窄。

心导管检查的适应证有：

（1）有冠状动脉疾病危险的主动脉瓣狭窄患者，主动脉瓣置换术前行冠状动脉造影术。

（2）有症状患者无创性检查结果不肯定，或无创性检查与临床结果判断主动脉瓣狭窄严重程度不符时，采用心导管检查测量血流动力学评估主动脉瓣狭窄的严重程度。

（3）主动脉瓣狭窄患者考虑做肺自体移植（Ross 手术）并且无创性检查不能发现冠状动脉起源时，主动脉瓣置换术前做冠状动脉造影术。

5. 其他

CT 和 MRI 可帮助观察升主动脉的形态，多排 CT 可用于观察瓣膜钙化程度，初步研究表明利钠肽可用于预测无症状的主动脉瓣狭窄患者的存活，然而仍需配合大量的研究资料来确定患者的最佳手术时间。

（五）诊断

典型主动脉瓣狭窄杂音时，较易诊断。若合并关闭不全和二尖瓣损害，多为风心病。单纯主动脉瓣狭窄，16 ~ 60 岁者，以先天性二叶瓣钙化可能性大；> 65 岁者，以退行性老年钙化性病变多见。确诊有赖于超声心动图。

（六）并发症

1. 心律失常

10% 可发生心房颤动，致左心房压升高和心排血量明显减少，临床上迅速恶化，可致严重低血压、晕厥或肺水肿。主动脉瓣钙化侵及传导系统可致房室传导阻滞；左心室肥厚，心内膜下心肌缺血，或冠状动脉栓塞可致室性心律失常。上述两种情况均可导致晕厥，甚至猝死。

2. 心脏性猝死

一般发生于先前有症状者。无症状者发生猝死少见，仅见于 1% ~ 3% 的患者。

3. 感染性心内膜炎

不常见。年轻人的较轻瓣膜畸形较老年人的钙化性瓣膜狭窄发生感染性心内膜炎的危险性大。

4. 体循环栓塞

少见。栓子可来自钙化性狭窄瓣膜的钙质或增厚的二叶瓣上的微血栓。

5. 心力衰竭

发生左心衰竭后，自然病程明显缩短，因此终末期的右心衰竭少见。

6. 胃肠道出血

因特发性或胃肠道（右半结肠）血管发育不良（angiodysplasia），可合并胃肠道出血。多见于老年瓣膜钙化患者，出血多为隐匿和慢性。人工瓣膜置换术后出血常可停止。

（七）治疗

1. 内科治疗

主要目的为确定狭窄程度，观察狭窄进展情况，为有手术指征的患者选择合理手术时间。治疗措施包括：①所有主动脉狭窄的患者均应使用抗生素预防感染性心内膜炎；若为风心病合并风湿活动，应预防风湿热。②不适合手术的患者在出现心衰时，可给予地高辛、利尿剂、ACEI 及 ARB 类药物治疗，β – 受体阻滞剂等负性肌力药物亦应避免应用。若有频发房性期前收缩，应予抗心律失常药物，预防心房颤动。主动脉瓣狭窄患者不能耐受心房颤动，一旦出现，应及时转复为窦性心律。其他可导致症状或血流动力学后果的心律失常也应积极治疗。③在出现肺水肿时，可在监测血流动力学的情况下使用硝普钠。④高血压患者应给予合理的降压药物治疗。⑤一些小规模回顾性研究发现，他汀类调脂药能延缓瓣叶病变进展，但其确切作用仍需大规模临床试验确证。无任何症状者可暂时不予药物治疗，有明显主动脉瓣狭窄患者需要接受外科手术治疗而非单纯的药物治疗。

2. 外科治疗

人工瓣膜置换术为治疗成人主动脉瓣狭窄的主要有效方法。无症状的轻、中度狭窄患者无手术指征。主动脉瓣置换术的适应证为：①有症状严重主动脉瓣狭窄患者；②严重主动脉瓣狭窄患者行外科冠状动脉搭桥术时；③严重主动脉瓣狭窄患者行主动脉瓣等瓣叶外科手术时；④严重主动脉瓣狭窄患者并且左心室收缩功能不全（射血分数 < 0.50）时。

经换瓣后，患者的生活质量明显提高。单纯的主动脉瓣置换术，70 岁以下人群死亡率为 3% ~ 5%，70 岁以上人群中，死亡率为 5% ~ 15%。在高龄、合并有其他疾病、女性、急诊手术、有左室功能衰竭、肺动脉高压、合并有冠状动脉疾病、以前有心脏瓣膜和旁路手术史等情况下，手术风险明显增加。

3. 经皮球囊主动脉瓣成形术

经股动脉逆行将球囊导管推送至主动脉瓣，用生理盐水与对比剂各半的混合液体充盈球囊，裂解钙化结节，伸展主动脉瓣环和瓣叶，解除瓣叶粘连和分离融合交界处，减轻狭窄。手术的相对适应证为：①血流动力学不稳定的主动脉瓣狭窄成人患者主动脉瓣置换术高危时，可以施行主动脉球囊瓣膜成形术，作为后继施行外科手术的桥梁；②主动脉瓣狭窄成人患者由于严重合并性疾病不能施行主动脉瓣置换术时，可以施行主动脉球囊瓣膜成形术做姑息治疗。

经皮球囊主动脉瓣成形术一般用于小儿患者，成人很少用到。因为手术带来的效果不理想，并发症高（> 10%），大多数患者在 6 ~ 12 月又发生再狭窄，临床症状恶化的危险，远期效果与自然病程组无明显差别。

（八）预后

可多年无症状，但大部分患者的狭窄进行性加重，一旦出现症状，预后恶化，出现症状后的平均寿命仅 3 年左右（出现晕厥后为 3 年左右，有心绞痛者为 5 年左右，有左心衰竭后多 < 2 年）。死亡原因为左心衰竭（70%）、猝死（15%）和感染性心内膜炎（5%）。退行性钙化性狭窄较先天性或风湿性病变发展迅速。未手术治疗的有症状患者预后较二尖瓣疾病或主动脉瓣关闭不全患者差。人工瓣膜置换术后预后明显改善，手术存活者的生活质量和远期存活率显著优于内科治疗的患者。

二、主动脉瓣关闭不全

（一）病因

由于主动脉瓣和（或）主动脉根部疾病所致。

1. 急性

（1）感染性心内膜炎致主动脉瓣瓣膜穿孔或瓣周脓肿。

（2）创伤穿通或钝挫性胸部创伤致升主动脉根部、瓣叶支持结构和瓣叶破损或瓣叶急性脱垂。

（3）主动脉夹层。夹层血肿使主动脉瓣环扩大，一个瓣叶被夹层血肿压迫向下，瓣环或瓣叶被夹层血肿撕裂。通常发生于马方综合征，特发性升主动脉扩张、高血压或妊娠。

（4）人工瓣撕裂。

2. 慢性

（1）主动脉瓣疾病：

①风心病。约 2/3 的主动脉瓣关闭不全（aortic incompetence）为风心病所致。由于瓣叶纤维化、增厚和缩短，影响舒张期瓣叶边缘对合。风心病时单纯主动脉瓣关闭不全少见，常因瓣膜交界处融合伴不同程度狭窄，常合并二尖瓣损害。

②感染性心内膜炎。引起感染性赘生物致瓣叶破损或穿孔，瓣叶因支持结构受损而脱垂或赘生物介于瓣叶间妨碍其闭合而引起关闭不全。即使感染已被控制，瓣叶纤维化和挛缩也可继续。视损害进展的快慢不同，可表现为急性、亚急性或慢性关闭不全，为单纯性主动脉瓣关闭不全的常见病因。

③先天性畸形。包括：a. 二叶主动脉瓣畸形时，由于一叶边缘有缺口或大而冗长的一叶脱垂入左心室，在儿童期出现关闭不全；成人期多用于进行性瓣叶纤维化挛缩或继发于感染性心内膜炎，引起关闭不全。b. 室间隔缺损时由于无冠瓣失去支持可引起主动脉瓣关闭不全。

④主动脉瓣黏液样变性。致瓣叶舒张期脱垂入左心室。偶尔合并主动脉根部中层囊性坏死，可能为先天性原因。

⑤强直性脊柱炎。瓣叶基底部和远端边缘增厚伴瓣叶缩短。

（2）主动脉根部扩张：引起瓣环扩大，瓣叶舒张期不能对合。

①梅毒性主动脉炎。主动脉炎致主动脉根部扩张，30% 发生主动脉瓣关闭不全。

②马方综合征（Marfan 综合征）。为遗传性结缔组织病，通常累及骨、关节、眼、心脏和血管。典型者四肢细长，韧带和关节过伸，晶体脱位和升主动脉呈梭形瘤样扩张，后者由于中层囊性坏死所致，即中层弹力纤维变性或缺如，由黏液样物质呈囊性沉着。常伴二尖瓣脱垂。只有升主动脉瘤样扩张而无此综合征的其他表现者，称为此综合征的顿挫型。

③强直性脊柱炎升主动脉弥漫性扩张。

④特发性升主动脉扩张。

⑤严重高血压和（或）动脉粥样硬化导致升主动脉瘤。

（二）病理生理

1. 急性

舒张期血流从主动脉反流入左心室，左心室同时接纳左心房充盈血流和从主动脉返回的血流，左心室容量负荷急剧增加。若反流量大，左心室的急性代偿性扩张以适应容量过度负荷的能力有限，左心室舒张压急剧上升，导致左心房压增高和肺瘀血，甚至肺水肿。若舒张早期左心室压很快上升，超过左心房压，二尖瓣可能在舒张期提前关闭，有助于防止左心房压过度升高和肺水肿发生。由于急性者左心室舒张末容量仅能有限增加，即使左心室收缩功能正常或增加，并常有代偿性心动过速，心排血量仍减少。

2. 慢性

左心室对慢性容量负荷过度的代偿反应为左心室舒张末容量增加，使总的左心室心搏量增加；左心室扩张，不至于因容量负荷过度而明显增加左心室舒张末压；心室重量大大增加使左心室壁厚度与心腔半径的比例不变，室壁应力维持正常。另一有利代偿机制为运动时外周阻力降低和心率增快伴舒张期缩短，使反流减轻。以上诸因素使左心室能较长期维持正常心排血量和肺静脉压无明显升高。失代偿的晚期心室收缩功能降低，直至发生左心衰竭。左心室心肌重量增加使心肌氧耗增多，主动脉舒张压低使冠状动脉血流减少，二者引起心肌缺血，促使左心室心肌收缩功能降低。

（三）临床表现

1. 症状

（1）急性：轻者可无症状，重者出现急性左心衰竭和低血压。

（2）慢性：可多年无症状，甚至可耐受运动。最先的主诉为与心搏量增加有关的心悸、心前区不适、头部强烈搏动感等症状。晚期始出现左心室衰竭表现。心绞痛较主动脉瓣狭窄时少见。常有体位性头晕，晕厥罕见。

2. 体征

（1）急性：收缩压、舒张压和脉压正常或舒张压稍低，脉压稍增大。无明显周围血管征。心尖冲动正常。心动过速常见。二尖瓣舒张期提前关闭，致第一心音减低或消失。第二心音肺动脉瓣成分增强。第三心音常见。主动脉瓣舒张期杂音较慢性者短和调低，是由于左心室舒张压上升使主动脉与左心室间压差很快下降所致。如出现 Austin-Flint 杂音，多为舒张中期杂音。

（2）慢性：

①血管。收缩压升高，舒张压降低，脉压增大。周围血管征常见，包括随心脏冲动的点头征（DeMusset 征）、颈动脉和桡动脉扪及水冲脉、股动脉枪击音（Traube 征）、听诊器轻压股动脉闻及双期杂音（Duroziez 征）和毛细血管搏动征等。主动脉根部扩大者，在胸

骨旁右第 2、3 肋间可扪及收缩期搏动。

②心尖冲动。向左下移位，呈心尖抬举性搏动。

③心音。第二心音主动脉瓣成分减弱或缺如（但梅毒性主动脉炎时常亢进），第二心音多为单一音。心底部可闻及收缩期喷射音，与左心室心搏量增多突然扩张已扩大的主动脉有关。由于舒张早期左心室快速充盈增加，心尖区常有第三心音。

④心脏杂音。主动脉瓣关闭不全的杂音为与第二心音同时开始的高调叹气样递减型舒张早期杂音，坐位前倾和深呼气时易听到。轻度反流时，杂音限于舒张早期，音调高；中或重度反流时，杂音粗糙，为全舒张期。杂音为乐音性时，提示瓣叶脱垂、撕裂或穿孔。由主动脉瓣损害所致者，杂音在胸骨左中下缘明显；升主动脉扩张引起者，杂音在胸骨右上缘更清楚，向胸骨左缘传导。老年人的杂音有时在心尖区最响。心底部常有主动脉瓣收缩期喷射性杂音，较粗糙，强度 2/6 ~ 4/6 级，可伴有震颤，与左心室心搏量增加和主动脉根部扩大有关。重度反流者，常在心尖区听到舒张中晚期隆隆样杂音（Austin-Flint 杂音），其产生机制目前认为系严重的主动脉瓣反流使左心室舒张压快速升高，导致二尖瓣处于半关闭状态，对于快速前向跨瓣血流构成狭窄，与器质性二尖瓣狭窄的杂音鉴别要点是 Austin-Flint 杂音不伴有开瓣音、第一心音亢进和心尖区舒张期震颤。

（四）辅助检查

1. X 线检查

（1）急性。心脏大小正常。除原有主动脉根部扩大或有主动脉夹层外，无主动脉扩大。常有肺瘀血或肺水肿征。

（2）慢性。左心室增大，可有左心房增大。主动脉瓣损害，由于左心室心搏量增加，升主动脉继发性扩张比主动脉瓣狭窄时明显，并可累及整个主动脉弓；严重的瘤样扩张提示 Marfan 综合征或中层囊性坏死。左心衰竭时有肺瘀血征。

2. 心电图

急性者常见窦性心动过速和非特异性 ST-T 改变。慢性者常见左心室肥厚劳损。

3. 超声心动图

M 型显示舒张期二尖瓣前叶或室间隔纤细扑动，为主动脉瓣关闭不全的可靠诊断征象，但敏感性低（43%）。急性者可见二尖瓣期前关闭，主动脉瓣舒张期纤细扑动为瓣叶破裂的特征。脉冲中多普勒和彩色多普勒血流显像在主动脉瓣的心室侧可探及全舒张期反流束，为最敏感的确定主动脉瓣反流方法，并可通过计算反流血量与搏出血量的比例，判断其严重程度。二维超声可显示瓣膜和主动脉根部的形态改变，有助于病因确定。经食管超声有利于主动脉夹层和感染性心内膜炎的诊断。

4. 放射性核素心室造影

放射性核素心室造影可测定左心室收缩、舒张末容量和静息及运动的射血分数，判断左心室功能。根据左心室和右心室心搏量比值估测反流程度。

5. MRI 或 CT 显像

MRI 或 CT 显像可用于估测经超声心动图诊断为主动脉瓣扩张的患者主动脉瓣扩张的程度，对主动脉瓣二叶化畸形和 Marfan 综合征的患者尤为适合。还可目测主动脉瓣反流血流，可靠地判定反流程度。

6. 主动脉造影

当无创技术不能确定反流程度，并考虑外科治疗时，可行选择性主动脉造影，半定量反流程度。

（五）诊断

有典型主动脉瓣关闭不全的舒张期杂音伴周围血管征，可诊断为主动脉瓣关闭不全。急性重度反流者早期出现左心室衰竭，X 线心影正常而肺瘀血明显。慢性如合并主动脉瓣或二尖瓣狭窄，支持风心病诊断，超声心动图可助确诊。主动脉瓣舒张早期杂音于胸骨左缘明显时，应与 Graham Steen 杂音鉴别。后者见于严重肺动脉高压伴肺动脉扩张所致相对性肺动脉瓣关闭不全，常有肺动脉高压体征，如胸骨左缘抬举样搏动、第二心音肺动脉瓣成分增强等。

（六）并发症

感染性心内膜炎较常见；可发生室性心律失常但心脏性猝死少见；心力衰竭在急性者出现早，慢性者于晚期始出现。

（七）治疗

1. 急性

外科治疗（人工瓣膜置换术或主动脉瓣修复术）为根本措施。内科治疗一般仅为术前准备过渡措施，目的在于降低肺静脉压，增加心排血量，稳定血流动力学，应尽量在 Swan-Ganz 导管床旁血流动力学监测下进行。静滴硝普钠对降低前后负荷、改善肺瘀血、减少反流量和增加排血量有益。也可酌情经静脉使用利尿剂和正性肌力药物。血流动力学不稳定者，如严重肺水肿，应及早手术。主动脉夹层即使伴轻或中度反流，也需紧急手术。活动性感染性心内膜炎患者，争取在完成 7 ～ 10 天强有力抗生素治疗后手术。创伤性或人工瓣膜功能障碍者，根据病情采取紧急或择期手术。个别患者，药物可完全控制病情，心功能代偿良好，手术可延缓。但真菌性心内膜炎所致者，无论反流轻重，几乎均需早日手术。

2. 慢性

（1）内科治疗：

①严重主动脉瓣反流患者伴有症状或左心室功能不全，由于心脏或非心脏因素不主张施行外科手术治疗时，有指征长期应用血管扩张剂治疗。②预防感染性心内膜炎，如为风心病，如有风湿活动应预防风湿热，梅毒性主动脉炎应给予一疗程青霉素治疗。③舒张压 > 90 mmHg 者应用降压药。④无症状的轻或中度反流者，应限制重体力活动，并每 1 ～ 2

年随访一次，应包括超声心动图检查。在有严重主动脉瓣关闭不全和左心室扩张者，即使无症状，也可使用血管紧张素转换酶抑制剂，以延长无症状和心功能正常时期，推迟手术时间。⑤当外科手术被禁忌或术后左室收缩功能不全时，应用血管紧张素转换酶抑制剂，出现心衰症状时，加用利尿剂和洋地黄类药物。⑥ Marfan 综合征的患者可用 β - 受体阻滞剂来延缓主动脉扩张的，术后仍应坚持使用，而对于主动脉严重反流的患者，β - 受体阻滞剂应慎用，因为长期的主动脉扩张会增加反流量。最近研究还表明，依钠普利可以延缓 Marfan 综合征患者主动脉的扩张。⑦心绞痛可用硝酸酯类药物，积极纠正心房颤动和治疗心律失常，主动脉瓣关闭不全患者耐受这些心律失常的能力极差。⑧如有感染应及早积极控制。

（2）外科治疗：人工瓣膜置换术为严重主动脉瓣关闭不全的主要治疗疗法，应在不可逆的左心室功能不全发生之前进行，而又不过早冒手术风险。无症状（呼吸困难或心绞痛）和左心室功能正常的严重反流不需手术，但需密切随访。

主动脉瓣置换术或主动脉瓣修复术的强适应证：①无论左心室收缩功能状况如何，有症状严重主动脉瓣反流患者；②慢性严重主动脉瓣反流和静息左心室收缩功能不全（射血分数＜0.50）的无症状患者；③慢性严重主动脉瓣反流患者做外科冠状动脉搭桥术或主动脉等心脏瓣膜手术时。

术后存活者大部分临床症状有明显改善，心脏减小和左心室重量减轻，左室功能有所恢复，但恢复程度不如主动脉瓣狭窄者大，术后远期存活率也低于后者。部分病例（如创伤、感染性心内膜炎所致瓣叶穿孔）可行瓣膜修复术。主动脉根部扩大者，如 Marfan 综合征，需行主动脉根部带瓣人工血管移植术。

（八）预后

急性重度主动脉瓣关闭不全如不及时手术治疗，常死于左心室衰竭。慢性者无症状期较长。重度者经确诊后内科治疗 5 年存活率为 75%，10 年存活率为 50%。症状出现后，病情迅速恶化，心绞痛 5 年内死亡率为 50%，严重左心室衰竭者 2 年内死亡率为 50%。

（杨　勇）

第三节　老年退行性心脏瓣膜病

老年退行性心脏瓣膜病又称老年钙化性心脏瓣膜病，或称老年心脏钙化综合征，是指在原来正常的瓣膜或在轻度瓣膜异常的基础上，随着年龄的增长，心瓣膜发生退行性病变及纤维化，使瓣膜增厚、变硬、变性及钙盐沉积，导致瓣膜狭窄或关闭不全，临床上以主动脉瓣和二尖瓣及其瓣环最常受累，是引起老年人心力衰竭、心律失常、晕厥和猝死的重要原因之一。

一、流行病学

老年退行性心脏瓣膜病随增龄而发病率增高，病变程度加重。本病在所有的老年心脏瓣膜病中约占 25%，在老年非风湿性心脏瓣膜病中占 80%。国外报道该病老年人尸检检出率为 60%～80%，超声检出率为 74%；国内资料显示，该病老年人尸检检出率为 46.1%，超声检出率为 38.8%～60.2%。60 岁以后瓣膜钙化检出率呈明显的随龄增高趋势，其中以主动脉瓣钙化为主，其次为二尖瓣钙化。最新研究认为，主动脉瓣退行性变能导致心血管意外死亡率和总死亡率升高，可能是新发冠状动脉事件独立危险因素之一。

二、病因

老年退行性心脏瓣膜病病因不明，可能与年龄、性别、骨质脱钙、机械压力、炎症、肾素血管紧张素转化酶（ACE）、动脉粥样硬化、遗传因素等有关。

1. 年龄

小于 65 岁的人群中钙化性瓣膜病的发生率仅 20%，而 65 岁以上的老年人中发病率则为上述年龄组的 3～4 倍，并有研究发现瓣膜钙化的程度随着增龄而加重，且多瓣膜受累的发生率也明显增高。目前研究认为，钙化性瓣膜病是一种与年龄密切相关的退行性变。

2. 性别

主动脉瓣钙化多见于男性，男女比例为 4∶1；而二尖瓣环钙化多见于女性，男女比例为 1∶2.4～4.0，国内的报道性别差异不如国外报道明显。

3. 骨质脱钙

衰老过程中常伴有细胞内钙量增加，钙跨膜分布梯度降低，钙从骨骼向软组织转移，因而骨钙和血钙梯度和细胞内钙梯度降低，最终导致细胞内钙含量增加而产生功能障碍，这种转移可能与老年人维生素 D 缺乏有关。国外有研究发现二尖瓣上沉积的钙盐主要来自椎骨的脱钙。因此，骨质脱钙异位沉积于瓣膜及瓣环可能是导致本病发生的原因之一。

4. 机械压力

瓣膜区机械压力的增加和血流冲击可引起瓣环受损，从而引起钙盐脂质浸润。心室收缩时，机械压为最高的部位为主动脉根部，瓣叶靠近主动脉侧的弹性区域，因此主动脉最易发生退行性病变。心室舒张时，横贯非冠状动脉尖端首先受累，因二尖瓣比三尖瓣承受更高的机械压力，故发病年龄比三尖瓣平均早 20 年。

5. 炎症因素

炎症细胞是早期主动脉瓣膜病灶中的主要细胞，包括 T 淋巴细胞和巨噬细胞。巨噬细胞为单核细胞通过黏附分子侵入到内皮细胞层分化而成的。内皮下和纤维膜层间活跃的 T 细胞释放转化生长因子 –1，白细胞介素 –1 等细胞因子参与细胞外基质的形成、重构和局部钙化。Tenasin C 可促进细胞增生，刺激骨骼形成和骨盐沉积，它表达于钙化的主动脉瓣叶上，并与金属蛋白基质相互作用共同表达。

6. 肾素血管紧张素转化酶（ACE）

ACE 在硬化的主动脉瓣病灶区均可检测出。

7. 动脉粥样硬化

主动脉瓣硬化和动脉粥样硬化有相关联的病理生理机制。主动脉瓣钙化也与冠状动脉疾病有着较高的相关性（90%）。研究发现≤ 75 岁的老年人经胸壁超声心动图检测到主动脉瓣钙化对识别其存在冠状动脉疾病是一种有效的、无创的指标，检查结果也表明老年钙化性心脏瓣膜病与动脉粥样硬化有一定相关性。

8. 遗传因素

遗传因素在瓣膜钙化中起重要作用。有研究表明，患者维生素 D_2 受体的基因型与正常人群存在明显差异。此外，IL-10、结缔组织相关因子、趋化因子受体等相关基因的多肽性也与瓣膜的钙化程度有关。

三、病理生理

在主动脉钙化常见于主动脉侧的瓣叶基底部，自瓣叶中部向上延伸，并不累及瓣叶游离缘。典型时，钙化沉积附着于一个纤维化瓣叶表面；相反，在先天性二叶式主动脉，钙化可在瓣叶的海绵层弥漫性分布。除非同时存在炎症或感染性疾病，一般罕见主动脉瓣联合处融合。

二尖瓣瓣环钙化主要累及瓣膜的纤维组织和二尖瓣叶的基底部，瓣尖和二尖瓣闭合缘通常不受累。二尖瓣环严重钙化的患者 50% 以上同时合并主动脉瓣钙化。

当主动脉瓣钙质向下延伸至纤维三角，肌部和膜部室间隔交界处有钙质沉着时，可压迫和累及心脏传导系统，造成不同程度的心脏传导阻滞，产生各种心律失常，甚至猝死。当二尖瓣钙化累及附近希氏束时，可产生传导阻滞和各种心律失常。老年瓣膜退行性病变所致的主动脉瓣狭窄和或关闭不全多较轻，极少引起严重血流动力学的改变。

四、临床表现

1. 症状

病变进展缓慢，对血流动力学影响较小，故相当长时间内无明显症状，甚至终身呈亚临床型。重度钙化性主动脉瓣狭窄的最常见症状是呼吸困难和心力衰竭。晕厥也常常发生，部分患者还有无力、心悸等症状。钙化也可导致二尖瓣关闭不全，使左房压力增高，左房扩大而发生房性心律失常如房颤，并容易并发细菌性心内膜炎，以及发生血栓。当室间隔膜部出现广泛钙化时可累及房室结、希氏束及其附近的传导组织，而出现传导功能障碍。

2. 体征

主动脉瓣区出现收缩期杂音。与一般主动脉狭窄不同，其最佳听诊区常在心尖部，而不是在心底部，多向腋下传导，而不是向颈部传导。钙化性二尖瓣关闭不全的杂音与一般二尖瓣关闭不全相似，当心尖部出现舒张期杂音时，90%有二尖瓣环钙化。

五、辅助检查

1. 超声心动图

超声心动图为最重要的诊断方法。主动脉瓣退行性变的特征性改变为瓣膜明显增厚，活动受限，瓣膜启闭功能障碍，瓣环和瓣体部回声明显增强。二尖瓣钙化 M 型超声显示左室后壁前方，二尖瓣后瓣之后出现一条异常增宽、反射增强、与左室后壁平行的回声带，提示瓣环钙化，二维超声示心前区短轴平面显示二尖瓣后叶和左室后壁之间新月形致密回声带。

2. X 线和 CT 检查

主动脉瓣和二尖瓣环处呈斑片状、线状或带状钙化阴影，此处可有主动脉瓣狭窄和主动脉瓣关闭不全，二尖瓣狭窄和二尖瓣关闭不全所形成的相应 X 线征象。有报道 CT 对某些早期老年钙化性瓣膜病可提高检出率，并具有很高灵敏性和特异性。

3. 心电图

轻度老年瓣膜退行性病变者心电图正常。主动脉瓣病变者可有左室肥大图形，二尖瓣钙化者可有左房左室肥大图形，当累及心脏传导系统时，可有一至二度房室传导阻滞。

六、诊断

本病尚缺乏统一的诊断标准，诊断应从以下条件考虑：①年龄 > 60 岁；②超声心动图显示有典型的瓣膜钙化或瓣环钙化，主要累及瓣环、瓣膜基底部和瓣底，而瓣尖和瓣叶交界处甚少波及；③X 线检查有瓣膜或瓣环钙化阴影；④具有瓣膜功能障碍的临床或其他检查证据；⑤应排除其他原因所致的瓣膜病变。

七、鉴别诊断

（1）钙化性主动脉瓣狭窄与风湿性、先天性、梅毒性主动脉炎所引起的主动脉瓣病相鉴别。前者病变首先发生在瓣叶基底部，瓣叶边缘甚少累及；结合病史、体查及生化检查可鉴别。

（2）二尖瓣环钙化与风湿性或炎症性二尖瓣病相鉴别。前者主要累及瓣环，瓣叶改变少，游离缘不受累，也无瓣膜交界处粘连融合，故而很少发生瓣膜狭窄；结合病史、体查及生化检查可鉴别。

八、治疗

老年退行性心瓣膜病发病隐匿，进展缓慢，目前尚无有效逆转瓣膜钙化的可靠治疗方法。早期无症状，无须治疗，可以动态观察病情。

1. 内科治疗

（1）控制基础病及易患因素。积极治疗高血压、糖尿病、冠心病、高脂血症等疾病。

（2）治疗并发症。根据血流动力学情况对并发心力衰竭者，可予利尿、扩血管、强心治疗，以改善心功能。心律失常，可给予相应抗心律失常治疗，严重房室传导阻滞，可考虑植入心脏起搏器。

2. 外科治疗

瓣膜损害严重，功能明显异常导致血流动力学改变者，考虑介入或手术治疗。国外 Cribier 首先将经皮主动脉瓣球囊瓣膜成形术用于退行性主动脉瓣狭窄取得成功，能在一定程度上扩大狭窄的主动脉瓣口面积，降低跨瓣压差，从而缩短左室射血时间，有利于左室排空，增加射血分数，改善心功能；为高危老年患者提供了新的治疗措施，其安全性大，费用低。然而球囊扩张不能根本改变瓣膜的解剖结构，成功率有限，再狭窄率高，因此，被认为仅适合作为一种短期缓解症状的姑息疗法。对瓣膜钙化严重、临床症状明显的患者，仍考虑行瓣膜置换术。Bruce 利用高频超声消融钙化斑块治疗钙化性主动脉瓣狭窄取得成功，瓣口面积明显增大，无一例出现严重并发症。此法可祛除瓣膜钙化，改变瓣膜解剖结构，恢复瓣膜功能，是一项有发展前景的新的治疗技术。

手术适应证为：①当患者因主动脉瓣狭窄出现了喷射样血流增快，血流速度超过 4 m/s 或跨瓣压差 > 50 mmHg 时；②出现心绞痛、晕厥或充血性心力衰竭等临床症状时。这是主动脉瓣狭窄自然病程加重的关键转折点，存活期分别为出现心绞痛后 4～5 年，出现晕厥后 2～3 年，而出现心力衰竭后存活期一般仅为 1～2 年。

（郭良才）

第四节　感染性心内膜炎

感染性心内膜炎（infective endocarditis，IE）是心脏内膜表面的微生物感染，以赘生物为主要特征性的病变。赘生物为大小不一、形状不定的血小板和纤维素团块，其网状结构内充满大量微生物和少量炎症细胞。心脏瓣膜最常受累，但感染也可发生在间隔缺损部位、腱索或心壁内膜。动静脉瘘、动脉瘘（如动脉导管未闭）或主动脉缩窄处的感染虽属动脉内膜炎，但临床与病理均类似于感染性心内膜炎。多个种群的细菌和真菌，以及分枝杆菌、立克次体、衣原体、支原体均可引起 IE；而最常见的病原体为链球菌、葡萄球菌、肠球菌和需复杂营养的革兰阴性球杆菌属。

根据病情的缓急，IE 可分为心急性感染性心内膜炎（AIE）和亚急性感染性心内膜炎（SIE）。AIE 往往由毒力较强的病原体感染，有严重的全身中毒症状，未经紧急救治可在数天到数周内死亡。其特征是：①中毒症状明显；②病程进展迅速，数天至数周引起瓣膜破坏；③感染迁移多见；④病原体主要为金黄色葡萄球菌，但并非唯一的病原体。SIE 由毒力相对弱的病原体感染，病程较迁延，其特征是：①中毒症状轻；②病程数周至数月；③感染迁移少见；④病原体以草绿色链球菌多见，其次为肠球菌、凝固酶阴性葡萄球菌和革兰阴性球杆菌。

感染性心内膜炎又可分为自体瓣膜心内膜炎（NVE）、人工瓣膜心内膜炎（PVE）和静脉药瘾者心内膜炎。

一、流行病学

20 世纪 70 年代，感染性心内膜炎的发病率相对稳定，约 4.2/10 万人年。20 世纪 80 年代早期，英国和荷兰 IE 的年发病率分别为 2.0/10 万和 1.9/10 万。1984—1999 年间发病率则较高；瑞典和费城的 IE 发病率分别为 5.9/10 万和 11.6/10 万。费城病例中约有一半与静脉药瘾有关。心内膜炎往往多发于男性；发病率男女性别比为 1.6 ∶ 2.5。20 世纪 70 ~ 80 年代，在我国主要是以风湿性心瓣膜病变为主的基础上发生的感染性心内膜炎，近年随着我国老年化人口的比例增加以及改革开放程度的增加，发生在老年瓣膜退行性变基础上的 AIE 也在增加；静脉药瘾有关的心内膜炎也呈逐年增加的趋势。

由于近几十年抗生素的预防应用和早期应用，IE 患者年龄中位数已由过去的 30 ~ 40 岁逐渐增至 47 ~ 69 岁。发达国家儿童及成人的风湿热及其继发的风湿性心脏病发病率已明显下降。作为 IE 危险因素之一的获得性瓣膜病变患者存活期大大延长。此外，这些患者病程晚期多需瓣膜置换手术，使得罹患 IE 的危险性增加。普通人群的寿命延长使得退行性心脏病也成为 IE 的主要基础病。最后，老年人由于各种基础疾病而频频入院，使得医院内心内膜炎发生率也随着住院率的增高而不断升高。

36% ~ 75% 自体瓣膜心内膜炎患者有易患因素：风湿性心脏病、先天性心脏病、二尖瓣脱垂、退行性心脏病、不对称性室间隔肥厚或者静脉药瘾史。7% ~ 21% 病例与人工瓣膜置换有关。仍有 25% ~ 47% 患者的易患因素尚不明确。自体瓣膜心内膜炎的易患因素和部分微生物学种类与患者年龄的关系见表 5-1。

表 5-1　自体瓣膜心内膜炎的基础心脏病及微生物学

基础心脏病和微生物学	儿童 /%		成人 /%	
	新生儿	2 个月 ~ 15 岁	15 ~ 60 岁	> 60 岁
基础心脏病				
风湿性心脏病		2 ~ 10	25 ~ 30	8
先天性心脏病	28	75 ~ 90	10 ~ 20	2
二尖瓣脱垂		5 ~ 15	10 ~ 30	10
退行性心脏病			罕见	30
胃肠外药品滥用			15 ~ 35	10
其他			10 ~ 15	10
无	72	2 ~ 5	25 ~ 45	25 ~ 40
微生物学				
链球菌	15 ~ 20	40 ~ 50	45 ~ 65	30 ~ 45
肠球菌	4	5 ~ 8	15	
金黄色葡萄球菌（后简称金葡菌）	40 ~ 50	25	30 ~ 40	25 ~ 30

续表

凝固酶阴性菌（嗜血杆菌属、放线菌等）	10	5	3 ~ 5	5 ~ 8
革兰阴性杆菌	10	5	4 ~ 8	5
真菌	10	1	1	罕见
多种微生物	4		1	罕见
其他			1	2
培养阴性	4	0 ~ 15	3 ~ 10	5

二、病因

（一）基础心血管病变

感染性心内膜炎大多数发生于伴有器质性心脏病患者的基础上，如风湿性心脏瓣膜病变、先天性心脏病、二尖瓣脱垂、老年心脏瓣膜退行性变等。此外，在 15 ~ 60 岁的成年组中胃肠外药品滥用也占相当的比例，该组患者可无基础心脏病的存在，三尖瓣、二尖瓣和主动脉瓣均可受累。

西方国家，二尖瓣脱垂（MVP）已成为最主要的 IE 易患心脏结构异常，在成人中占了与静脉药瘾或院内感染无关的自体瓣膜心内膜炎（NVE）病因的 7% ~ 30%。IE 病例中伴发 MVP 的频率并不直接反映危险性的大小，而是一定程度上提高了发病危险，因为 MVP 在普通健康人群中也有一定的发生率（社区样本得出的发生率为 2.4%）。

MVP 患者的心内膜炎相对危险度在 3.5 ~ 8.2。心内膜炎危险性的增加也大多只局限于二尖瓣脱垂、瓣叶增厚（> 5 mm）伴有二尖瓣反流杂音者。男性和 45 岁以上的患者，患病危险性也会增加。已出现收缩期反流杂音的 MVP 患者 IE 发病率为 52/10 万人年，而没有杂音的 MVP 患者或者普通人群 IE 发病率则只有 4.6/10 万人年。MVP 患者 IE 的致病菌谱与非静脉药瘾自体瓣膜心内膜炎患者的致病菌谱相似，其病死率约为 14%，与总体 NVE 的病死率也相近。

西方国家，风湿性心脏病作为 IE 易感的心脏病变占 20 世纪 70 和 80 年代所有病例的 20% ~ 25%。80 年代北美和欧洲的医院病例报告，风湿性心脏病诱发 IE 仅占所有病例的 7% ~ 18%，风湿性心脏病患者的心内膜炎最常累及二尖瓣，并且多见于女性患者；主动脉瓣则位居第二，且多见于男性患者。根据我国的部分资料，IE 患者中 80% 左右有风湿性心脏病，8% ~ 15% 发生于先天性心脏病，无器质性心脏病者 2% ~ 10%。

先天性心脏病作为 IE 的基础心脏疾病，在年轻成年人中占 10% ~ 20%，而在老年人中占 8%。成年人常见的易感病变包括动脉导管未闭、室间隔缺损和主动脉瓣二叶瓣畸形，其中主动脉瓣二叶瓣畸形所致的 IE 多见于超过 60 岁。

静脉药瘾者的心内膜炎具有感染右心瓣膜的独特倾向。临床研究系列中累及瓣膜的分布情况为：三尖瓣 46% ~ 78%，二尖瓣 24% ~ 32%，主动脉瓣 8% ~ 19%（多达 16% 患者为多瓣膜感染）。静脉药瘾者中 75% ~ 93% 心内膜炎患者心瓣膜在未感染前是没有病变的。

（二）病原微生物类型

Q 热立克次体，在美国是不常见的 IE 病原体，在英国占 1976—1985 年所有病例的 3%，而在法国则是 IE 主要病原体之一。巴尔通体已成为 IE 不可忽视的病因之一，占某一报道所有病例的 3%。

HIV 感染，除非有基础心脏病或静脉药瘾，否则并不是 IE 显著的危险因素。非静脉药瘾的 HIV 感染人群的 IE 致病菌既包括 NVE 典型致病菌，也包括 HIV 感染人群中特有的菌血症相关的致病菌，如沙门菌属和肺炎链球菌。值得注意的是 40% 的病例属于院内感染。

静脉药瘾者 IE 的微生物学特征有以下几方面特点。与普通成年人 NVE 的病原学不同，金葡菌引起该人群的超过 50% IE 病例，60%~70% 累及三尖瓣。静脉药瘾者对金葡菌的相对易感可以发生于异常的或正常的左心瓣膜。尽管静脉药瘾者正常的右心瓣膜受金葡菌感染并不特异，但的确高发于普通人群。静脉药瘾人群原有异常的二尖瓣或主动脉瓣感染链球菌和肠球菌的机会，与普通 NVE 人群相当。相比之下，左右心脏瓣膜受铜绿假单胞菌和其他革兰阴性菌感染的机会和左心瓣膜受真菌感染的机会在静脉药瘾人群中均有所增高。此外，一些不常见微生物，如棒状杆菌属、乳酸杆菌、蜡样芽孢杆菌和非致病性奈瑟菌属，也可以引起该人群的心内膜炎，这种情形很可能与静脉注射受污染的物质有关。多微生物所致的心内膜炎占该人群 IE 病例的 3%~5%。

PVE 的微生物学特征相对容易预见，并且部分反映了医院或社区获得性感染公认的病原体类型，凝固酶阴性葡萄球菌，主要归属于表皮葡萄球菌，是瓣膜术后 60 天内 PVE 的主要病因。金葡菌、革兰阴性杆菌、类白喉杆菌（特别是杰氏棒状杆菌）和真菌（特别是念珠菌属）也是早期 PVE 常见的病因。偶见由军团菌属、非典型分枝杆菌、支原体和念珠菌以外的真菌引起的院内 PVE 病例报告。

（三）发病机制

在正常情况下自不同途径进入血循环中的致病微生物可被机体的防御机制所消除。当有心血管器质性病变存在时，血流由正常的层流变为涡流和喷射束，并从高压腔室分流至低压腔室，形成明显的压力阶差，使受血流冲击处的内膜损伤，内层胶原暴露，白细胞和纤维蛋白、血小板积聚，形成所谓的白色血栓，也叫无菌性赘生物，从而为病原微生物的侵入创造了条件。反复发生的菌血症可使机体循环中产生抗体如凝集素，有利于病原体在损伤部位黏附，赘生物表面的破坏，胶原进一步暴露，白细胞和纤维蛋白、红细胞、血小板积聚，使赘生物加大，形成所谓的红色血栓，即感染性赘生物。赘生物成为细菌的庇护处，其内的细菌受到保护，血小板－纤维素聚集而逐渐增大，使瓣膜破坏加重；当赘生物破裂时，碎片脱落导致栓塞，细菌被释放入血流中产生菌血症和转移性播种病灶。免疫系统的激活可引起关节炎、血管损害，慢性缺氧可致杵状指等。

（四）病理

1. 心内感染和局部扩散

（1）赘生物呈小疣状结节或菜花状、息肉样，小至不足 1 mm，大至可阻塞瓣口。赘生物导致瓣叶破损、穿孔或腱索断裂，引起瓣膜关闭不全。

（2）感染的局部扩散产生心肌脓肿、传导组织破坏、乳头肌断裂或室间隔穿孔和化脓性心包炎。

2. 赘生物碎片脱落致栓塞

（1）动脉栓塞导致组织器官梗死，偶可形成脓肿。

（2）脓毒性栓子栓塞动脉血管壁的滋养血管引起动脉管壁坏死；或栓塞动脉管腔，细菌直接破坏动脉壁。上述两种情况均可形成细菌性动脉瘤。

3. 血源性播散

菌血症持续存在，在心脏以外的其他部位播种化脓性病灶，形成迁移性脓肿。

4. 免疫系统激活

持续性菌血症刺激细胞和体液介导的免疫系统引起：①脾大；②肾小球肾炎（循环中免疫复合物沉积于肾小球基底膜）；③关节炎、心包炎和微血管炎（可引起皮肤、黏膜体征和心肌炎）。

三、临床表现

感染性心内膜炎的潜伏期一般较短，NVE 从菌血症到出现症状约在 2 周以内，PVE 的潜伏期可较长，偶可达 2 ~ 5 个月或更长。

1. 发热

发热是 IE 患者最常见的症状体征，占 80% ~ 90%。在老年人或者患有充血性心衰、极度虚弱、慢性肾衰和有些凝固酶阴性葡萄球菌引起的 NVE 患者中，可以没有发热或者发热很轻微。亚急性者可有全身不适、乏力、食欲缺乏和体重减轻等非特异性症状。热型：可有弛张性低热，一般 < 39℃，午后和晚上高。头痛、背痛和肌肉关节痛常见。急性者呈暴发性败血症过程，可高热寒战。突发心力衰竭者较为常见。

2. 心脏杂音

80% ~ 85% 患者心脏听诊可以闻及心脏杂音，代表已经存在诱发 IE 的内膜损伤。但是三尖瓣 IE 患者往往听不到杂音。金葡菌引起的急性 NVE 患者中，起病初期仅有30% ~ 45% 患者可以闻及杂音，但最终可以在 75% ~ 85% 患者中发现新出现的杂音或者杂音发生变化（多提示瓣膜功能失调的反流性杂音）。杂音的变化在亚急性 NVE 相对少见，而较普遍存在于急性 IE 和 PVF，也是充血性心衰重要的前驱体征。15% ~ 50% 患者发现有脾大，这更常见于长病程的亚急性 IE。

3. 周围体征

多为非特异性，目前已不多见，包括：

（1）瘀点，可出现于任何部位，以锁骨以上，皮肤、口腔黏膜和睑结膜常见，病程长者较多见。

（2）指和趾甲下线状出血。

（3）Roth 斑，为视网膜的卵圆形出血斑，其中心呈白色，多见于亚急性感染。

（4）Osler 结节，为指和趾垫出现的豌豆大的红或紫色痛性结节，较常见于亚急性者。

（5）Janeway 损害，为手掌和足底处直径 1 ~ 4 mm 无痛性出血红斑，主要见于急性患者。引起这些周围体征的原因与微血管炎或微栓塞有关。

4. 其他表现

①脾大：见于病程 > 6 周 15% ~ 50% 的患者，急性者少见。②贫血：IE 时贫血较为常见，尤其多见于亚急性者，有苍白无力和多汗；主要由于感染抑制骨髓所致；多为轻、中度贫血，晚期患者有重度贫血。③部分患者可杵状指、趾。

四、并发症

1. 心脏疾病

（1）心力衰竭为最常见并发症，主要由瓣膜关闭不全所致，主动脉瓣受损者最常发生心内膜炎（75%），其次为二尖瓣（50%）和三尖瓣（19%）；瓣膜穿孔或腱索断裂导致急性瓣膜关闭不全时可诱发急性左心衰竭。

（2）心肌脓肿常见于急性患者，可发生于心脏任何部位，以瓣周组织特别在主动脉瓣环多见，可致房室和室内传导阻滞，心肌脓肿偶可穿破。

（3）急性心肌梗死大多由冠状动脉栓塞引起，以主动脉瓣感染时多见，少见原因为冠状动脉细菌性动脉瘤。

（4）化脓性心包炎不多见，主要发生于急性患者。

（5）心肌炎。

2. 细菌性动脉瘤

占 3% ~ 5%，多见于亚急性者。受累动脉依次为近端主动脉（包括主动脉窦）、脑、内脏和四肢，一般见于病程晚期，多无症状，为可扪及的搏动性肿块，发生于周围血管时易诊断，如发生在脑、肠系膜动脉或其他深部组织的动脉时，往往直至动脉瘤破裂出血时，方可确诊。

3. 迁移性脓肿

多见于急性患者，亚急性者少见，多发生于肝、脾、骨髓和神经系统。

4. 神经系统

约 1/3 患者有神经系统受累的表现：

（1）脑栓塞占其中 1/2，大脑中动脉及其分支最常受累。

（2）脑细菌性动脉瘤，除非破裂出血，多无症状。

（3）脑出血，由脑栓塞或细菌性动脉瘤破裂所致。

（4）中毒性脑病，可有脑膜刺激征。

（5）脑脓肿。

（6）化脓性脑膜炎，不常见。

后 3 种情况主要见于急性患者，尤其是金黄色葡萄球菌性心内膜炎。

五、辅助检查

（一）血、尿常规与生化检查

IE 患者血液学参数普遍存在异常改变。70％～80％的患者有正常细胞正常色素性贫血、低血清铁水平和低血清铁结合力。贫血随着病程的迁延而加重，急性 IE 可能不伴有贫血。亚急性 IE 的白细胞计数大多正常；相反的，急性 IE 则常见以分叶核粒细胞为主的白细胞增多。血小板减少症可以发生，但是极少。

尿液分析结果往往也可异常，即使肾功能仍是正常，但约 50％患者存在蛋白尿和镜下血尿。

红细胞沉降率（ESR）在几乎所有的 IE 患者中均增高（平均水平在 55 mm/h）。其他实验室检查结果往往提示免疫刺激或炎症状态：循环免疫复合物、类风湿因子、免疫球蛋白定量、冷球蛋白和 C 反应蛋白。虽然这些检查结果与疾病活动相一致，但是耗费昂贵，并且不是诊断 IE 以及监测治疗反应的有效疗法。测定循环免疫复合物和补体的浓度有助于评估弥漫性免疫复合物性肾小球肾炎引起的氮质血症。

（二）血培养

持续菌血症是 IE 的典型特征。在评估阳性血培养结果时，必须将持续性菌血症（持续时间在 1 小时以上）同一过性菌血症区分开。在 24 小时内或者更长的时间跨度内的多份血培养结果为阳性，则必须考虑 IE 的诊断。临床疑 IE 者，应在第一日间隔 1 小时采血 1 次，共 3 次。如次日未见细菌生长，重复采血 3 次后，开始抗生素治疗。在近期未接受过抗生素治疗的患者血培养阳性率可高达 95％以上，其中 90％以上患者的阳性结果获自入院后第一日采取的标本。病情凶险者的急性患者，应在入院后 3 小时内，每隔 1 小时 1 次共取 3 个血标本后开始治疗。部分亚急性 IE 患者，如已用过抗生素，病情许可时，可考虑停药 2～7 天后采血，有助明确诊断。每次取得血标本均须放入两个培养基，一个需氧培养基，另一个是硫胶质肉汤培养基（厌氧培养基），每个培养基内注入的血液不少于 10 mL。

此外，为了达到最佳的培养结果，应当告知实验室心内膜炎是可能诊断之一，如果有怀疑的不常见病原体（军团菌、巴尔通体等微生物）也应当向实验室说明。如果怀疑是真菌性心内膜炎，血培养则应用溶解－离心法。应当要求实验室保留致病菌株直到完成成功的治疗。血清学试验有时候也可以用于布氏杆菌、军团菌、巴尔通氏体、衣原体等病原学推测诊断。利用特别的技术，包括 PCR，这些病原体以及其他难以在血培养中发现的病原体，可以从血标本或者赘生物中确认出来。

（三）心电图

偶可见急性心肌梗死或房室、室内传导阻滞，后者提示主动脉瓣环或室间隔脓肿。

（四）X 线检查

肺部多处小片状浸润阴影提示脓毒性肺栓塞所致肺炎。左心衰竭时有肺瘀血或肺水肿征。主动脉细菌性动脉瘤可致主动脉增宽。细菌性动脉瘤有时需经血管造影诊断。CT 扫描有助于脑梗死、脓肿和出血的诊断。

（五）超声心动图

超声心动图是诊断 IE 的重要手段之一，经食管超声心动图（TEE）比经胸壁超声心动图（TTE）具有更高的敏感性与特异性，超声心动图不应当作为血培养阳性和不明原因发热但临床上患 IE 可能性低的患者非选择性的筛查手段。然而，必须对大多数临床上疑似 IE 而血培养阴性的患者进行超声心动图检查评估。TEE 利用双平面或多平面技术，结合彩色血流成像和脉冲多普勒连续成像，已臻于完美。TEE 可以显示更小的赘生物，具有 TTE 无法比拟的图像分辨率。TEE 不仅对临床疑似 IE 而 TTE 检查不能充分显示的患者是一种可取的检查手段，而且对肺动脉瓣成像、PVE 患者（尤其是二尖瓣部位）、有心内并发症高危因素的患者也是一个可选择的方法。

TTE 检测出 NVE 赘生物的敏感度约为 60%。相比之下，TEE 检测出 NVE 赘生物的敏感度则在 85% ~ 95%。对于 PVE 患者而言，由于受到人工瓣膜的屏蔽效应，尤其是二尖瓣部位，TTE 的诊断敏感度降至 15% ~ 35%。但是，TEE 检测 PVE 赘生物，无论是机械瓣膜还是生物瓣膜，主动脉瓣位置或者二尖瓣位置，敏感度都仍达 82% ~ 96%。TTE 检测脓肿的敏感度和特异性分别为 28% 和 98%，相比之下，TEE 则分别为 87% 和 95%。对于识别主动脉下侵袭性感染和瓣膜穿孔，TEE 也比 TTE 更加敏感和准确。

虽然 TEE 发现确证 IE 者心内膜赘生物的敏感度这么高，但病因的确定仍需要血培养确认或者直接的病理解剖和微生物学确证。超声心动图既不能区分感染性赘生物与消耗性损伤，也不能鉴别赘生物与血栓或人工瓣膜血管翳。而且，它也往往不能辨别 NVE 患者活动性赘生物与已治愈的赘生物。瓣膜增厚、腱索或瓣膜断裂、瓣膜钙化和瓣膜瘤都可能被误认为赘生物。这说明单独超声心动图检查的特异性是有限的，单靠超声心动图本身不能确立诊断，但可以提供赘生物和瓣膜功能失调，以及治疗效果、评价预后等宝贵的临床资料。

（六）磁共振和计算机体层显像

这些技术可以发现瓣膜旁的感染扩散、主动脉根部动脉瘤和瘘管；但是与超声心动图相比，它们还不够实用。

（七）核素扫描

目前已经尝试使用镓^{67}的柠檬酸盐、^{111}铟标记粒细胞和^{111}铟标记血小板对 IE 患者和 IE 动物模型进行核素扫描以辨别内膜赘生物和心内脓肿。但是这些方法尚不够敏感，也不能准确解剖定位，故在临床上并不常用。

六、诊断

（一）诊断策略

1. 有 NVE 可能的人群

有基础心脏病变存在或 IE 行为模式，同时临床上有难以解释发热者，即应考虑 IE 的可能；如有菌血症、栓塞现象和心内膜活动性病变（包括心脏杂音改变）的证据，就必须认真考虑心内膜炎的诊断。心内膜炎的症状和体征常是全身性的，而局部症状常为感染性心内膜炎的并发症，并不反映心脏内本身的感染。因此，临床医师为了避免漏诊 IE，必须保持高度警惕性。

2. 有 PVE 可能的人群

由于瓣膜置换术后患者是罹患 PVE 的高危因素，这类患者一旦出现发热或植入瓣膜的功能障碍，如超声心动图提示有新近出现的瓣周漏等，应考虑到心内膜炎可能的诊断。对于有罹患心内膜炎危险性的患者，出现可以引起 IE 类似证候群的并发症时应当仔细考虑以求正确诊断。当然，最后的确诊仍需有细菌学证据和（或）符合 Duke 诊断标准。

3. 提高鉴别诊断的意识

有多种疾病临床症状与 IE 类似，但细菌培养阴性，如心房黏液瘤、急性风湿热、系统性红斑狼疮或其他胶原血管病、非细菌性栓塞性心内膜炎、淋巴瘤腹腔内感染、结核病、抗磷脂抗体综合征、类癌综合征、伴高心排血量的肾细胞癌和血栓形成性血小板减少性紫癜。急性者应与金黄色葡萄球菌、淋球菌、肺炎球菌和革兰阴性杆菌败血症鉴别。应该清楚，即使有典型的心内膜炎症状与体征，最后的确诊也要求有阳性血培养结果或者赘生物、栓子细菌培养结果（或者微生物 DNA 的组织学或 PCR 证据）为阳性。密切结合超声心动图结果与 Duke 诊断标准，以防误诊与漏诊。

（二）诊断措施与标准

根据临床表现、实验室及超声心动图检查制定了感染性心内膜炎的改良 Duke 诊断标准（表 5-2）。按表 5-2 收集临床证据，对比是否符合 Duke 诊断标准中主要或次要标准。

诊断主要标准包括：

（1）两次血培养阳性，而且病原菌完全一致，为典型的感染性心内膜炎致病菌。

（2）超声心动图发现赘生物，或新的瓣膜关闭不全。

次要标准包括：

（1）基础心脏病或静脉滥用药物史。

（2）发热，体温 ≥ 38℃。

（3）血管现象：栓塞、细菌性动脉瘤、颅内出血、结膜瘀点以及 Janeway 损害。

（4）免疫反应：肾小球肾炎、Osler 结节、Roth 斑及类风湿因子阳性。

（5）血培养阳性，但不符合主要诊断标准。

（6）超声心动图发现符合感染性心内膜炎，但不符合主要诊断标准。

表 5-2 感染性心内膜炎的诊断（改良 Duke 标准）

确定为感染性心内膜炎
病理学标准
微生物：由赘生物或栓塞性赘生物或心内脓肿进行培养或组织学证实有细菌
病理改变：组织病理证实赘生物或心内脓肿有活动性心内膜炎改变
临床标准（采用下表所列的特定标准定义）
2 项主要标准，或 1 项主要加 3 项次要标准，或 5 项次要标准
可能为感染性心内膜炎
1 项主要标准加 1 项次要标准，或 3 项次要标准
感染性心内膜炎的诊断标准
主要标准
血培养结果阳性
两份独立血培养发现典型的同一致感染性心内膜炎微生物
草绿色链球菌、牛链球菌、HACEK 属或社区获得性金黄色葡萄球菌或肠球菌而无原发
感染灶的情况，或与感染性心内膜炎相一致的微生物血培养持续阳性，包括：
血培养抽血间隔时间 > 12 h 获得血培养 ≥ 2 次，或所有 3 次，或 4 次血培养中的大多数
（首次和最后 1 次血培养抽血间隔 ≥ 1 h）
Q 热立克次体血培养单次阳性或者抗 I 相抗原 IgG 抗体滴度 > 1 ：800
心内膜受累的证据
感染性心内膜炎超声心动图阳性表现，包括：PVE 或有并发症的 IE 建议行 TEE 检查在瓣膜或其支持结构上，或瓣膜反流路径上，或在医源性装置上出现可移动的物质而不能用其他解剖上的原因解释，或脓肿，或人工瓣的新的部分裂开，或新出现的瓣膜反流（增强或改变了原来不明显的杂音）
次要标准
易患因素：既往有心脏病史或静脉药瘾者
发热 ≥ 38.0℃（100.4°F）
血管征象：主要动脉栓塞、脓毒性肺梗死、菌性动脉瘤、颅内出血、睑结合膜出血、Janeway 损害
免疫现象：肾小球肾炎、Osler 结节、Roth 斑、类风湿因子阳性
微生物学证据：血培养阳性但尚不符合上述主要标准或与感染性心内膜炎相符的致病菌感染活动的血清学证据
确诊心内膜炎：符合 2 项主要标准或 1 项主要标准加 3 项次要标准或 5 个次要标准

确诊心内膜炎：符合 2 项主要标准或 1 项主要标准加 3 项次要标准或 5 个次要标准。

可能心内膜炎：仅符合 1 项主要标准加 1 个次要标准或 3 个次要标准。

善于运用 Duke 这一整套评估体系（并不局限于发病初期收集到的临床数据），对于诊断 IE 既敏感又特异，一般不至于漏诊。

诊断为"可能心内膜炎"患者也需要接受心内膜炎患者相同的治疗方案。Duke 诊断标准要求至少收集到 1 个主要标准或者 3 个次要标准才能诊断"可能心内膜炎"，从而降低了过度诊断和给予未发生感染者治疗的可能性。

诊断凝固酶阴性葡萄球菌或类白喉棒状杆菌（可以引起 IE 但是也常常是血培养的污染菌）心内膜炎时，要求血培养必须持续阳性或者多次偶发阳性培养发现的微生物必须是同一克隆。诊断标准中也体现了这一方面的考虑。

七、治疗

有效治疗 IE 必须实现两个主要目标。第一，赘生物内感染的微生物必须清除。如果无法清除则可能导致感染复发。第二，侵袭性、破坏性的心内和心外感染并发症也必须矫正，这样才能将发病率和病死率降到最低。第二个目标的实现往往超出有效抗生素治疗的能力范围，这还要求心脏或其他部位的外科干预。

（一）IE 治疗的基本原则

强调采用：杀菌性抗生素，高血浆药物浓度，静脉给药，联用药物，长疗程用药。

赘生物内细菌当繁殖到每克组织 $10^9 \sim 10^{10}$ 个的菌群密度时就会转入代谢静止状态，变得难以清除了。临床经验和动物模型试验提示最佳的治疗是应用杀菌性抗生物或联合应用抗生素，而不是单用抑菌性抗生素。此外，微生物通过被动扩散到达无血管赘生物的中心。为了达到赘生物内的有效抗生素浓度，用药时必须首先达到高血浆药物浓度，即使这样，一些抗菌药物的穿透力在此时仍受到限制。只要可行均应静脉给予抗生素，以达到合适的血浆抗生素浓度，并且可以避免口服给药可能带来的药物吸收水平波动。强调要长疗程用药以保证休眠细菌的清除。

在选择治疗 IE 的抗生素种类时，不但要考虑到抗生素本身的杀菌能力，还必须考虑到这些抗生素的最小抑菌浓度（MIC）和最小杀菌浓度（MBC）。MIC 指的是抗生素抑制细菌繁殖生长的最低浓度，MBC 指的是抗生素在 24 小时内清除 99.9% 标准接种细菌的最低浓度。对于大多数链球菌和葡萄球菌来说，青霉素、头孢菌素和万古霉素的 MIC 和 MBC 两者几乎相同或者仅仅相差 2% ~ 4% 分位数。使得这些抗生素 MBC 比 MIC 大 10 倍或更多的微生物很少见。而这种现象被称作耐药性。大多数耐药菌株仅仅比非耐药菌被杀死得更慢一些而已，在延长的治疗潜伏期后（48 小时）它们的 MIC 和 MBC 也趋于相同。肠球菌在接受青霉素和万古霉素抗菌测试时表面上表现出耐药性，但是事实上，哪怕经过再长的治疗时间这类细菌也不被这些抗生素杀死而是仅仅被抑制。肠球菌可以被青霉素或万古霉素两者中一种与氨基糖苷类抗生素合用的联合活性杀死。如果治疗强度充分，这种联用药物对肠球菌互相加强的抗菌活性则被称为协同作用或协同杀菌效应。相同的效应也可见于联用药物治疗链球菌和葡萄球菌时。

协同杀菌效应原理可以用来制订肠球菌心内膜炎的最佳治疗方案，也可以用以制订其他微生物引起的 IE 更有效的治疗方案或者有效的短疗程治疗方案。虽然机体内已经表明链球菌或葡萄球菌也可存在耐药性，但是在动物模型试验中耐药性却与治愈率下降或对青霉素、头孢菌素或万古霉素的延迟反映无关。与此相对应的，链球菌或葡萄球菌存在耐药性时并不要求联合治疗，并且实际上是参考这些耐药菌的 MIC 来制订给药方法已达到良好的治疗效果。

特定细菌引起的 IE 治疗推荐给药方案必须保证血浆中和赘生物中的抗生素浓度在大多数给药间期也均要高于该细菌的 MIC。虽然 IE 患者赘生物内抗生素浓度并不常测定，但是成功地按照推荐的给药方案给药就足以表明已经实现了赘生物内足够高的抗生素浓度。相应地，对于最佳治疗方案，严格遵守推荐的给药方案是十分重要的。

（二）确定抗生素治疗的时间概念

1. 开始的时间

由于目前存在降低成本的压力，因而常常一获得血培养标本就开始对可疑的心内膜炎进行抗生素治疗。这种方式适合用于高度破坏性和急剧进展的急性 IE 患者和表现为血流动力学失代偿急需手术干预患者。及时治疗可以对这类患者的预后产生好的影响。但是，对于血流动力学稳定的可疑亚急性心内膜炎患者，仓促地开始抗生素治疗并不能预防早期并发症，而且影响之后的血培养，从而使心内膜炎的病原学诊断变得困难。对于后面这类患者，更谨慎的处理是暂时延缓抗生素治疗，等待初始的血培养结果。如果这些培养没有立刻表现出阳性结果，治疗上的延迟使得有机会再次取血标本进行培养，而结果不受试验性治疗的混淆。这对于近期曾接受过抗生素治疗的患者尤其重要。

2. 各类 IE 的疗程

对青霉素敏感的细菌至少用药 4 周；对青霉素耐药的链球菌主张联合用药 4 周；肠球菌心内膜炎，疗程 4~6 周；金黄色葡萄球菌和表皮葡萄球菌至少用药 4~6 周；真菌性心内膜炎用药时间甚至长达数月；静脉药瘾性心内膜炎一般主张用药 4 周；人工瓣膜心内膜炎，疗程 6~8 周。

3. 心内膜炎治疗的监测

患者在治疗过程中及疗程完成后的数月内均要接受严密的观察。抗生素治疗失败、心肌或迁徙性脓肿、栓子、抗菌药物的超敏反应和其他治疗并发症（导管相关感染、血栓性静脉炎）或病程中并发的疾病可以表现为持续或者反复的发热。应用 β-内酰胺类抗生素特别是青霉素和氨苄西林，治疗的 IE 患者中有 33% 发生药物不良反应。这些副作用包括发热、皮疹和中性粒细胞减少；在治疗时间超过 15 天后这些副作用出现的频率逐渐增高。这些临床表现提示需要对抗生素治疗方案或者辅助的手术治疗加以改良，以便拯救患者的生命。

有必要定期地测定万古霉素或氨基糖苷类抗生素的血浆浓度，这可帮助调整用药剂量保证最佳治疗的同时避免副作用发生。此外，应用这两种抗生素的患者必须监测肾功能，而接受大剂量 β-内酰胺类抗生素或万古霉素治疗的患者必须至少每周测定一次全细胞计数。

在治疗刚开始的几天内或者持续发热需要明确菌血症是否控制时需要重复抽血进行血培养。对于治疗后发热复燃的患者，即时血培养对评价心内膜炎复发的可能性也是必需的。

八、特定微生物的抗生素治疗

心内膜炎的抗微生物治疗不但应该清除病原微生物，而且应该引起很小的毒性或者不引起毒性。治疗过程还要求改良治疗方案以兼顾患者可能存在的器官障碍、已有的过敏史和其他预计可能存在的毒性。对于大多数细菌引起的心内膜炎来说，治疗 PVE 的抗生素推荐给药方案其疗程要长于 NVE，葡萄球菌性心内膜炎例外，因两者的给药方案相似。

1. 青霉素敏感的草绿色链球菌或牛链球菌

表 5-3 的几种给药方案为青霉素敏感链球菌和牛链球菌引起的心内膜炎患者提供了高效而可比的治疗。4 周给药方案的细菌学治愈率在完成全疗程的患者中达到 98%。为期 2 周的联用青霉素和庆大霉素的用药方案在所选择的病例中与 4 周疗法一样有效。联合用药方案推荐用于没有并发症的 NVE 患者且没有高氨基糖苷毒性危险者。由营养变异的链球菌（缺乏活力菌株）引起的心内膜炎、人工瓣膜心内膜炎或伴有细菌性动脉瘤、心肌脓肿、瓣膜周围感染或心外感染病灶等并发症的心内膜炎，均提倡 4 周。

草绿色链球菌和牛链球菌引起的心内膜炎中 2%~8% 对链霉素耐药（MIC > 2000 μg/mL），并且不能被青霉素与链霉素联合用药杀死。但是，这些链霉素高度抵抗菌株可以被青霉素与庆大霉素联合用药杀死。除非致病的链球菌能排除是链霉素高度抵抗，否则都推荐在短疗程联合给药方案中联用庆大霉素。每天 1 次头孢曲松 2 mg 和庆大霉素（3 mg/kg）或奈替米星（4 mg/kg）中一种联用作为 14 天疗程每日用药 1 次的给药方案，可以有效治疗青霉素敏感的链球菌引起的心内膜炎。尽管如此，每日 1 次氨基糖苷类抗生素的单药治疗效果局限，目前尚不推荐使用这类治疗方案。营养变异菌种比其他草绿色链球菌具有更强的青霉素耐药性。这类病菌引起的心内膜炎患者临床上推荐使用治疗肠球菌心内膜炎的给药方案（表 5-4），但是效果仍不令人满意。

表 5-3　青霉素敏感的草绿色链球菌和牛链球菌引起的自体瓣膜心内膜炎的治疗（最小抑菌浓度 ≤ 0.1 μg/mL）

抗生素	给药剂量和途径	持续时间 / 周
水溶性青霉素 G	1200 万~1800 万 U/24 h，连续静脉滴入或分成 6 等份每 4 h 1 次静滴	4
头孢曲松	2 mg 每日 1 次 iv 或 im	4

水溶性青霉素 G	1200 万 ~ 1800 万 U/24 h，连续静脉滴入或分成 6 等份每 4 h 1 次静滴	2
联用		
庆大霉素	1 mg/kg im 或 iv 每 8 h 1 次	2
万古霉素	30 mg/（kg·24 h）分成 2 等份 iv，除非有条件监测血浆浓度否则总量不超过 2 mg/24 h	4

表 5-4　肠球菌心内膜炎的标准治疗方案

抗生素	给药剂量和途径	持续时间 / 周
水溶性青霉素 G	1800 万 ~ 3000 万 U/24 h 持续静滴或分为 6 等份每 4 h 1 次静滴	4 ~ 6
联用		
庆大霉素	1 mg/kg im 或 iv 每 8 h 1 次	4 ~ 6
氨苄西林	12 mg/24 h 持续静滴或分为 6 等份每 4 h 1 次静滴	4 ~ 6
联用		
庆大霉素	1 mg/kg im 或 iv 每 8 h 1 次	4 ~ 6
万古霉素	30 mg/（kg·24 h）iv 分成 2 等份，除非有条件监测血浆浓度否则总量不超过 2 mg/24 h	4 ~ 6
联用		
庆大霉素	1 mg/kg im 或 iv 每 8 h 1 次	4 ~ 6

对于治疗有青霉素或头孢菌素变态反应（荨麻疹变态反应）的肠球菌心内膜炎患者，建议使用万古霉素。有其他种类青霉素变态反应（如延迟性斑丘疹样皮疹）仍可谨慎应用头孢曲松或头孢唑啉，2 mg iv 每 8 小时 1 次持续 4 周。青霉素敏感链球菌引起的 PVE，推荐给予 6 周青霉素治疗，并且头 2 周内联用庆大霉素。

2. 青霉素相对抵抗链球菌

对于青霉素 MIC 在 0.2 ~ 0.5 μg/mL（表 5-5）的链球菌引起的心内膜炎患者，推荐静脉应用高剂量青霉素，持续 4 周，并在头两周内联用氨基糖苷类抗生素（主要是庆大霉素，原因已在前文提及）。由于即时超敏反应而不能耐受青霉素治疗的患者，可给予万古霉素单药治疗。对于青霉素非即时超敏反应的患者，万古霉素单药治疗或者头 2 周联用庆大霉素的头孢曲松方案均可达到有效治疗。青霉素高度耐药（MIC > 0.5 μg/mL）的链球菌心内膜炎患者必须选用肠球菌心内膜炎推荐治疗方案中的一种方案治疗。

表 5-5　草绿色链球菌和牛链球菌苄青霉素相对抵抗

抗生素	给药剂量和途径	持续时间 / 周
水溶性青霉素 G 联用	1800 万 U/24 h iv 持续静滴或分为 6 等份每 4 小时 1 次静滴	4
庆大霉素	1 mg/kg im 或 iv 每 8 h 1 次	2
万古霉素	30 mg/（kg·24 h）iv 分成 2 等份 iv，除非有条件监测血浆浓度否则总量不超过 2 mg/24 h	4

这些链球菌引起的心内膜炎或者对抗生素治疗不敏感，或者可致广泛的瓣膜损害。推荐青霉素 300 万 U 每 4 小时 1 次持续 4 周治疗 A 组链球菌心内膜炎。G、C、B 组链球菌引起的 IE 比青霉素敏感链球菌引起的更难治疗。由此，往往提倡应用头两周联用庆大霉素的大剂量青霉素 4 周疗法（表 5-5）。约有半数病例需要早期心脏手术以纠正心内并发症，改善预后。

治疗肺炎链球菌 IE 时，感染菌种的耐药性和是否合并脑脊膜炎均是重要的影响因素。治疗青霉素敏感的肺炎链球菌引起的 IE，有或者无伴发脑脊膜炎，可采用苄青霉素 400 万 U iv 每 4 小时 1 次，头孢曲松 2 mg iv 每 12 小时 1 次，或者头孢噻肟 4 mg iv 每 6 小时 1 次。如果不伴发脑脊膜炎，这些治疗方案对于青霉素相对耐药（MIC 0.1 ~ 1.0 μg/mL）肺炎链球菌引起的 IE 也是有效的。但是，如果青霉素耐药（MIC = 2.0 μg/mL）或者头孢噻肟抵抗（MIC = 2.0 μg/mL）肺炎链球菌所致的伴发脑脊膜炎 IE，治疗上则最好是头孢曲松 2 mg iv 每 12 小时 1 次（或者头孢噻肟 4 mg iv 每 4 小时 1 次）联用万古霉素 15 mg/kg iv 每 12 小时 1 次。心衰与病死率有关，而非青霉素耐药性。

3. 肠球菌

肠球菌心内膜炎的最佳治疗方案需要利用破坏细菌细胞壁的抗生素（青霉素、氨苄西林或万古霉素）和对细菌具有致死效应的氨基糖苷类抗生素（主要是链霉素或庆大霉素）两者的协同杀菌效应。高度耐药，定义为高浓度链霉素（2000 μg/mL）或庆大霉素（500 ~ 2000 μg/mL）不能抑制肠球菌生长，表明该药不能对细菌产生致死效应，从而在试管内或在体内都不能参与协同杀菌相互作用。肠球菌心内膜炎推荐的标准治疗方案是为了达到协同杀菌作用而制定。协同杀菌的联合用药可以达到 85% 的治愈率，相比之下，单药、非杀菌治疗方案仅能达到 40%。

一些医疗界权威偏好庆大霉素以 1.5 mg/kg 每 8 小时 1 次给药，但是由于该剂量可能引起肾毒性危险增大，其他专家则提倡 1 mg/kg 每 8 小时 1 次的给药剂量。这两种给药方式各自的庆大霉素血浆峰值浓度分别为 5 μg/mL 和 3.5 μg/mL 左右。如果致病菌株对链霉素不存在高度耐药性，则链霉素 7.5 mg/kg im 给药可达到大约 20 μg/mL 的血浆峰值浓度，作为标准治疗方案中庆大霉素的替代用药。对于青霉素过敏患者，建议采用万古霉素 – 氨基糖苷类抗生素给药方案；而青霉素脱敏疗法也是另外一种可行的治疗方法。如果之前已有的肾功能障碍要求最好避免采用具有潜在肾毒性的万古霉素 – 氨基糖苷类抗生素联合给药方案，那么脱敏疗法就显得更加必要。头孢菌素治疗肠球菌心内膜炎效果不佳。治疗必须持续 4～6 周，但 IE 患者症状持续时间已超过 3 月者，有并发症，或肠球菌 PVE 者，均应延长疗程，为了预防肾毒性和耳毒性，需要在治疗过程中密切地临床随访患者和追踪观察氨基糖苷类抗生素血药水平。

目前最大的临床试验组中，93 例肠球菌心内膜炎患者（66 例 NVE，27 例 PVE），75 例（81%）治愈，15 例（16%）死亡，3 例（3%）复发。达到治愈的治疗方案是中疗程抗细菌细胞壁抗生素分别与 42 天或者 15 天疗程氨基糖苷类抗生素联用。治愈患者中有 39 例应用氨基糖苷类抗生素疗程仅 21 天或更少。氨基糖苷类抗生素短疗程治疗方案也能达到良好的治疗效果，这表明如果肾毒性明显时，可以减少联合用药方案中氨基糖苷类抗生素这一组分的用药水平。所有肠球菌引起的心内膜炎都必须经过谨慎的临床评估以选择有效的治疗方案（表5-6）。致病菌株必须经实验室检测是否具有链霉素和庆大霉素的高耐药性，也必须确定是否对青霉素、氨苄西林和万古霉素敏感。如果细菌对可达到的最高血浆浓度水平的抗细菌细胞壁抗生素耐药或者对氨基糖苷类抗生素高度耐药，包含了无活性抗生素的标准给药方案则不能达到协同联用药和最佳用药。不仅如此，对庆大霉素的高度耐药也预示着对除链霉素以外所有其他的氨基糖苷类抗生素耐药。这些对抗生素的敏感度资料可以辅助选择联合杀菌用药方案中的一种可行方案，如果均不可行，则要寻找替代治疗方案（表5-6）。

表 5-6 肠球菌对标准给药方案 1 中的组分耐药的菌株引起的心内膜炎的治疗策略

Ⅰ．理想治疗包括一种抗细胞壁活性药物与一种有效的氨基糖苷类抗生素联合用药以达到协同杀菌

Ⅱ．抗细胞壁活性抗生素

A．确定氨苄西林和万古霉素的 MIC；测试 β–内酰胺酶产量（头孢硝噻试验）

B．如果氨苄西林和万古霉素敏感，则选用氨苄西林

C．如果氨苄西林耐药（MIC ≥ 16μg/mL）而万古霉素敏感，则选用万古霉素

D．如果细菌可产生 β–内酰胺酶，选用万古霉素或者考虑使用氨苄西林 + 舒巴坦

E．如果氨苄西林和万古霉素均耐药（MIC ≥ 16μg/mL），考虑使用替考拉宁

F．如果氨苄西林耐药并且万古霉素和替考拉宁高度耐药（MIC ≥ 256μg/mL），参见Ⅳ C、D

Ⅲ．氨基糖苷类抗生素与抗细胞壁活性抗生素联用

A．如果对链霉素（MIC < 2000μg/mL）或庆大霉素（MIC < 500～2000μg/mL）不存在高度耐药，选用庆大霉素或链霉素

B．如果对庆大霉素高度耐药（MIC > 500～2000μg/mL），测试链霉素药敏，如果对链霉素不存在高度耐药，则选用链霉素

C．如果对庆大霉素和链霉素均高度耐药，则不再考虑氨基糖苷类抗生素治疗；对敏感细菌采用延长疗程（8～12 周）的抗细胞壁活性抗生素（参见Ⅳ A～E）或者选择替代方案（参见Ⅳ C、D）

Ⅳ．替代给药方案和治疗途径

A．单药治疗（参见Ⅳ C）和外科干预

B．没有高度耐药时考虑选用氨苄西林、万古霉素（或替考拉宁）和庆大霉素（或链霉素）

C．考虑选用奎奴普汀 / 达福普汀治疗敏感的粪肠球菌心内膜炎，并给予外科干预

D. 考虑选用利奈唑胺疗法，同时可给予或不给予外科干预

E. 采用治疗效果不定的氟喹诺酮、利福平或复方新诺明治疗

F. 达普霉素在体外试验中对万古霉素耐药肠球菌有效，但是对此尚未获得临床资料验证

4. 葡萄球菌

超过 90% 的凝固酶阳性和凝固酶阴性葡萄球菌对青霉素耐药。耐甲氧西林现象普遍存在于凝固酶阴性葡萄球菌中，并在金葡菌中也越来越常见。耐甲氧西林菌株对所有 β - 内酰胺类抗生素耐药，但是往往仍对万古霉素敏感。极少葡萄球菌对万古霉素敏感型减弱或耐万古霉素。可被抗细胞壁活性抗生素杀死的葡萄球菌中，这些药物的杀菌效果可以为氨基糖苷类抗生素所加强。半合成耐青霉素酶青霉素或万古霉素与利福平联用并不能达到预期的协同杀菌效果；然而，利福平对异体材料相关的葡萄球菌感染有独特的活性。同种葡萄球菌引起的人工瓣膜感染和 NVE 的治疗不同（表 5-7）。

表 5-7　非人工材料相关的葡萄球菌心内膜炎的治疗

抗生素	给药剂量和途径	持续时间
甲氧西林敏感的葡萄球菌		
萘夫西林或苯唑西林	2 mg iv 每 4 小时 1 次	4 ~ 6 周
选择性地加用庆大霉素	1 mg/kg im 或 iv 每 8 小时 1 次	3 ~ 5 天
头孢唑啉（或其他等剂量的一代头孢菌素）	2 mg iv 每 8 小时 1 次	4 ~ 6 周
选择性地加用庆大霉素	1 mg/kg im 或 iv 每 8 小时 1 次	3 ~ 5 天
万古霉素	30 mg/（kg·24 h）分成 2 等份 iv，除非有条件监测血浆浓度，否则总量不超过 2 mg/24 小时	4 ~ 6 周
耐甲氧西林葡萄球菌		
万古霉素	30 mg/（kg·24 h）分成 2 等份，除非有条件监测血浆浓度，否则总量不超过 2 mg/24 h	4 ~ 6 周

5. 葡萄球菌自体瓣膜心内膜炎

半合成耐青霉素酶青霉素是治疗甲氧西林敏感葡萄球菌所致心内膜炎的基石。如果患者对青霉素过敏不是荨麻疹这类急性变态反应，则可以选用一代头孢菌素。β - 内酰胺类抗生素与氨基糖苷类抗生素的协同作用并不能提高葡萄球菌心内膜炎的治愈率；但是这种联合用药方法可以轻度加速赘生物和血中葡萄球菌的清除速率。为了达到可能的益处，应在 β - 内酰胺类抗生素治疗金葡菌心内膜炎的用药方案头 3 ~ 5 天内加用庆大霉素。更长疗程应用庆大霉素可增加肾毒性，因此应当避免。目前，尚未很好地确定凝固酶阴性葡萄球菌所致 NVE 应用联合用药方案的治疗作用，混合的资料提示联合治疗方案的治愈率较高。

对于静脉药瘾者甲氧西林敏感金葡菌所致的心内膜炎，不伴有并发症并且局限于右心瓣膜者，给予 2 周半合成耐青霉素酶青霉素联用氨基糖苷类抗生素。但是，一些金葡菌所致的右侧心内膜炎患者在治疗的第一周内出现提示并发左心感染的症状；这些患者不应当接受短期疗法。

耐甲氧西林葡萄球菌所致的心内膜炎要求给予万古霉素治疗。复方新诺明治疗对该药敏感的金葡菌引起的右侧心内膜炎仅仅能达到中等疗效，万古霉素真正合适的替代药物是不存在的。耐甲氧西林葡萄球菌往往对利奈唑胺和达托霉素敏感；但是，应用其中任何一种治疗心内膜炎的临床经验都还很有限。替考拉宁，一种类似于万古霉素的糖肽类抗生素（目前在美国没有用于临床），被认为是可能的替代药物。然而，金葡菌一些菌种已经开始对替考拉宁产生耐药性。替考拉宁的起始用量为 6 mg/kg 每天 2 次，持续 3 ~ 4 天，直到血浆谷值浓度达到 20 ~ 30 μg/mL；之后，为了达到最佳治疗效果，须每日给予 10 mg/kg 的剂量以维持这样的谷值浓度。如果耐甲氧西林菌种对庆大霉素敏感，则可将氨基糖苷类抗生素同万古霉素联用以增强抗菌活性。但是，肾毒性损害的概率也随着联合用药增高了。增加利福平与万古霉素联合治疗耐甲氧西林金葡菌所致的 NVE 并没有益处。耐甲氧西林金葡菌引起的右侧心内膜炎不能使用 2 周给药方案。

6. 葡萄球菌人工瓣膜心内膜炎

人工心瓣膜的葡萄球菌感染必须应用 3 种抗生素联合治疗。当感染与异体物质有关时，利福平表现出独特的抗葡萄球菌活性。然而，当利福平单独用药或与万古霉素或 β-内酰胺类抗生素联用治疗葡萄球菌 PVE 时，往往会迅速诱发葡萄球菌的利福平耐药性。因而葡萄球菌 PVE 须应用两种抗生素联合利福平治疗。有认为暂时延迟利福平的用药，直到两种有效抗葡萄球菌药物给药时间满 48 小时后才联用利福平。

对于耐甲氧西林葡萄球菌引起的 PVE，治疗上先给予万古霉素和庆大霉素，如果致病菌对庆大霉素敏感，再加用利福平。如果致病菌对庆大霉素耐药，必须寻找另外一种致病菌敏感的氨基糖苷类抗生素替代。而如果致病菌对所有氨基糖苷类抗生素均耐药，可以选择一种细菌敏感的喹诺酮药物替代。对于甲氧西林敏感葡萄球菌引起的 PVE，治疗上应使用一种半合成耐青霉素酶青霉素以替代联合用药方案中的万古霉素（表 5-8 ）。

有延迟青霉素过敏史的患者可予一代头孢菌素代替半合成青霉素治疗。在人工瓣膜置换术后 1 年内发生的凝固酶阴性葡萄球菌 PVE 往往并发瓣膜周围感染扩散，这种情况下须行瓣膜重新置换以清除感染病灶和维持正常瓣膜功能。金葡菌 PVE 患者经常伴有心内并发症，病死率特别高。早期外科干预与恰当的联合抗生素治疗才有可能治愈金葡菌 PVE。

表 5-8　葡萄球菌所致的人工瓣膜或其他人工材料心内膜炎

抗生素	给药剂量和途径	持续时间 / 周
耐甲氧西林葡萄球菌的给药方案		
	30 mg/（kg·24 h）分成 2 等份 iv，除非有条件监测血浆浓度，否则总量不超过 2 mg/24 h	
万古霉素		≥ 6
联用		
利福平和庆大霉素	300 mg PO 每 8 h 1 次，1.0 mg/kg im 或 iv 每 8 h 1 次	≥ 6
甲氧西林敏感葡萄球菌的给药方案		
萘夫西林或苯唑西林	2 mg iv 每 4 h 1 次	≥ 6
联用		
利福平和庆大霉素	300 mg PO 每 8 h 1 次，1.0 mg/kg im 或 iv 每 8 h 1 次	≥ 6

7. 副流感嗜血杆菌、嗜血杆菌、伴放线菌、人类心杆菌、侵蚀艾肯菌和金氏金菌（HACEK 组微生物）心内膜炎

过去一直使用氨苄西林单独用药或者与庆大霉素联合用药治疗 HACEK 组病原体引起的心内膜炎。偶尔分离到产 β - 内酰胺酶而对氨苄西林耐药的 HACEK 微生物。由于产 β - 内酰胺酶和非产 β - 内酰胺酶 HACEK 菌株均对三代头孢菌素高度敏感，因此推荐使用头孢曲松或者相当于三代的头孢菌素治疗这类病原体引起的 NVE 或 PVE。对于非产 β - 内酰胺酶菌株所致的心内膜炎，氨苄西林与庆大霉素联用可以替代头孢曲松治疗。

8. 真菌性心内膜炎

念珠菌性心内膜炎推荐应用足剂量两性霉素并常常联用 5 氟尿嘧啶治疗。也有报告多例无心内并发症的念珠菌性 NVE 和 PVE 患者经延长疗程的氟康唑治疗后痊愈。尽管如此，在两性霉素治疗后即给予外科干预仍是念珠菌性心内膜炎的标准治疗方案。并且提倡不论是用内科还是外科方式治疗念珠菌性心内膜炎，都应给予长疗程或者不定疗程的氟康唑治疗。真菌感染用静脉滴注两性霉素 B 首日 1 mg，之后每日递增 3 ~ 5 mg，直至 25 ~ 30 mg/d，总量 3 ~ 5 g，应注意两性霉素的不良反应。两性霉素用够疗程后口服氟胞嘧啶 100 ~ 150 mg/（kg·d），每 6 小时 1 次，用药数月。脂质体两性霉素因比两性霉素去胆酸盐毒性更小而更为有用，尽管并不常用。棘球白素和吡咯类药物等新药也可以作为紧急抑制性治疗的替代药物。

9. 其他病原体心内膜炎

不常见微生物引起的 IE 患者的抗微生物治疗基于有限的临床经验和从动物模型及离体实验研究得到数据。

必须谨慎地评估导致心内膜炎棒状杆菌对抗生素的敏感性。很多仍然对青霉素、万古霉素和氨基糖苷类抗生素敏感。氨基糖苷类抗生素敏感菌种可以被青霉素与氨基糖苷类抗生素的协同作用杀死。杰氏棒状杆菌，尽管往往对青霉素和氨基糖苷类抗生素耐药，但是

仍可被万古霉素杀死。棒状杆菌属所致 NVE 或 PVE，可以采用青霉素和氨基糖苷类抗生素或万古霉素联用治疗，取决于致病菌的敏感程度。

肠杆菌科（大肠埃希菌、克雷白杆菌、肠杆菌属、黏质沙雷菌和变形杆菌）对第三代头孢菌素、亚胺培南和氨曲南高度敏感。这些抗生素中选择一种以大剂量用药与氨基糖苷类抗生素联用治疗肠杆菌科引起的 IE。

Q 热立克次体所致 IE 难以清除病原体。提倡应用长疗程（至少 4 年）多西环素（100 mg bid）或者其他四环素类抗生素与喹诺酮联用的治疗方案。18 ～ 48 个月疗程（平均 31 个月，中位数 26 个月）的多西环素与羟氯喹联合治疗可比疗程更长的多两环素联用喹诺酮治疗方案更加有效。有效的治疗中手术也不可或缺。

10. 细菌培养阴性的心内膜炎

厌氧细菌和其他微生物引起的心内膜炎必须特殊诊断。因此，除非临床上或者流行病学上提供了病原学诊断的线索，否则仍推荐采用氨苄西林联合庆大霉素（见肠球菌心内膜炎标准治疗方案，治疗细菌培养阴性的 NVE，因为在非混合应用抗生素治疗的条件下，肠球菌和链球菌不可能引起培养阴性 NVE，所以头孢曲松可以用以替代治疗方案中的氨苄西林。对于培养阴性的 PVE 患者，则在该治疗方案中加用万古霉素。在未获得血培养结果就接受抗生素治疗，并在治疗的第一周内体温即回降至正常的培养阴性心内膜炎患者病死率较低。在处理培养阴性 IE 患者时必须仔细鉴别是否为非细菌性栓塞性心内膜炎。对试验性抗生素治疗反应不佳的患者应考虑手术干预。如果进行手术治疗，就必须对术中切出的组织进行详细的微生物学和病理学检查以明确病原学诊断。

11. 心内膜炎并发症的外科治疗

心脏外科干预在心内膜炎心内并发症的治疗中扮演着越来越重要的角色。回顾性资料表明单用抗生素治疗这些并发症其病死率很高，而结合抗生素和外科治疗则可以降低病死率。相应地，这些并发症便成为心脏手术治疗的指征（表 5-9）。

表 5-9 感染性心内膜炎患者的心脏外科治疗

绝对指征
瓣膜功能失调引起的中到重度充血性心力衰竭
不稳定人工瓣膜，人工瓣膜口阻塞
理想抗生素治疗方案仍无法控制感染
缺乏有效抗生素治疗方案：真菌、布鲁杆菌、铜绿假单胞菌（主动脉瓣或者二尖瓣）
伴心内并发症的金葡菌 PVE
理想治疗后复发的 PVE
通向心包的瘘管
相对指征
瓣膜周围感染扩散，心内瘘管，伴持续发热的心肌脓肿
低反应性金葡菌 NVE（主动脉瓣或者二尖瓣）

续表

理想抗生素治疗后复发的 NVE
伴持续发热的培养阴性 NVE 或 PVE（≥ 10 天）
巨大（ > 10 mm diameter）高移动性赘生物（有或者无前驱动脉栓子）
抗生素高度耐药肠球菌所致的心内膜炎

12. 瓣膜功能失调

新出现或恶化的瓣膜功能失调所致中到重度充血性心衰（CHF）（纽约心脏病协会分级 NYHA Ⅲ 和 Ⅳ 级的 NVE）经内科治疗后的病死率为 50% ~ 90%。类似患者组接受抗生素和心脏手术联合治疗的存活率可达 60% ~ 80%。尽管并发瓣膜功能失调和 CHF 的 PVE 患者接受手术治疗后存活率仅在 45% ~ 85%，但是若只接受抗生素单独治疗的 PVE 患者极少存活时间超过 6 个月。恶化的主动脉瓣关闭不全引起的 CHF 比二尖瓣关闭不全引起者更为严重，进展更为迅速。因而，主动脉瓣心内膜炎患者不但占据手术治疗患者的大多数，而且在并发心衰时急需手术治疗。然而，严重二尖瓣关闭不全也可导致不可逆转的心衰，最终需要外科干预。心内膜炎治疗头 1 周内多普勒超声心动图和彩色血流成像指示明显的瓣膜反流，并不能可靠地预示患者需要在心内膜炎活动期行瓣膜置换术。换言之，即使早期超声心动图没有发现明显瓣膜反流，也仍有可能发生显著 CHF。由此，决定是否行手术治疗必须结合经过细心连续性观察获得的临床资料和超声心动图发现。有时二尖瓣，尤其是人工二尖瓣上极大的赘生物，引起严重的阻塞而需要手术治疗。

13. 不稳定人工瓣膜

受感染的人工瓣膜裂开是瓣膜周感染的表现，往往导致严重血流动力学紊乱瓣膜功能失调。对于伴有此类并发症的 PVE 患者，推荐给予手术治疗。PVE 发病于瓣膜置换后 1 年内及感染累及人工主动脉瓣的患者，发生侵袭性感染的危险增高。这类患者的心内膜炎往往由侵袭性耐药微生物所致，因而，结合内科与外科治疗也更为有益。有些患者临床上貌似稳定，但人工瓣膜明显不稳定、高活动性，并且已经具备了提示瓣环裂开超过 40% 的证据，其瓣膜不稳定型可能会不断进展，必须行手术治疗。偶见非侵袭性、抗生素高度敏感微生物，如链球菌，所致的 PVE 患者在抗菌治疗过程临床病程良好，治疗晚期可见较小瓣膜裂开而并不引起人工瓣膜不稳定或血流动力学状况恶化。

14. 难以控制的感染或缺乏有效的抗生素治疗

对于最大程度的抗菌治疗都无法清除感染，或者在某些情况甚至无法抑制菌血症者，外科干预可改善该类患者的预后。对念珠菌性心内膜炎，推荐两性霉素 B 治疗后不久行外科治疗。对于一些革兰阴性杆菌，如铜绿假单胞菌、氧化木糖无色杆菌引起的心内膜炎，即使给予最大可耐受量的抗生素治疗也无法清除感染，这也要求手术切除感染组织以达治愈。布氏杆菌所致心内膜炎的标准治疗方案也包含了手术治疗，因为单纯药物治疗极少成功。对协同杀菌治疗耐药的肠球菌所致心内膜炎，包括初次治疗没有反应或者在治疗后复发，也要求手术治疗。瓣膜周围感染在某些情况下也属难清除的感染类型。PVE 在最佳抗菌治疗后复发，提示累及异体材料的感染难以清除，故 PVE 复发患者需要手术治疗。相比之下，NVE 患者复发，除非复发与高度耐药菌或瓣膜周围感染有关，否则往往再次给予加强的长疗程抗生素治疗。

九、预后

未治疗的急性患者几乎均在 4 周内死亡。亚急性者的自然史一般 ≥ 6 个月。预后不良因素中以心力衰竭最为严重，其他包括主动脉瓣损害、肾衰竭、革兰阴性杆菌或真菌致病、瓣环或心肌脓肿、老年等。死亡原因为心力衰竭、肾衰竭、栓塞、细菌性动脉瘤破裂和严重感染。除耐药的革兰阴性杆菌和真菌所致的心内膜炎者外，大多数患者可获细菌学治愈。但本病的近期和远期病死率仍较高，治愈后的 5 年存活率仅 60% ~ 70%。10% 在治疗后数月或数年内再次发病。

十、预防

有易患因素（人工瓣膜置换术后、感染性心内膜炎史、体 – 肺循环分流术后、心脏瓣膜病和先天性心脏病）的患者，接受可因出血或明显创伤而致短暂性菌血症的手术和器械操作时，应予预防感染性心内膜炎的措施。

1. 口腔、上呼吸道手术或操作

针对草绿色链球菌预防用药。

（1）阿莫西林 2.0 g 术前 1 小时口服。

（2）不能口服者，氨苄西林 2.0 g，术中 30 分钟内肌内注射或静注。

（3）对青霉素过敏者，克林霉素 600 mg 术前 1 小时口服或术前 30 分钟静滴；或头孢氨苄 2.0 g 术前 1 小时口服；或头孢唑啉（先锋 V 号）1.0 g 术前 30 分钟静注或肌内注射；或头孢羟氨苄 2.0 g 术前 1 小时口服；或克拉霉素（甲红霉素）500 mg 术前 1 小时口服。

高危患者（人工瓣、心内膜炎史、复杂发绀型先天性心脏病或体 – 肺循环分流术后）术后 6 小时需重复应用抗生素半量。

2. 泌尿、生殖和消化道手术或操作

针对肠球菌预防用药。

（1）高危患者：可用氨苄西林加庆大霉素，氨苄西林 2.0 g 加庆大霉素 1.5 mg/kg 术中 30 分钟内静注或肌内注射，术后 6 小时，氨苄西林 1.0 g 静注或肌内注射；或阿莫西林 1.0 g 口服。青霉过敏者（万古霉素加庆大霉素），万古霉素 1.0 g 术前 30 分钟静滴 1 ~ 2 小时加庆大霉素 1.5 mg/kg 术前 30 分钟静注或肌内注射。术后不必重复用药。

（2）中危患者（瓣膜病和除外房间隔缺损的先天性心脏病）。莫西林或氨苄西林：阿莫西林 2.0 g 术前 1 小时口服，或氨苄西林 2.0 g 术前 30 分钟肌内注射或静注。青霉素过敏者可用万古霉素 1.0 g 术前 30 分钟静滴 1 ~ 2 小时。术后不必重复。

（郭良才）

第六章 冠状动脉粥样硬化性心脏病

第一节 稳定型心绞痛

心绞痛是由于暂时性心肌缺血引起的以胸痛为主要特征的临床综合征，是冠状动脉粥样硬化性心脏病（冠心病）的最常见表现。通常见于冠状动脉至少一支主要分支管腔直径狭窄在50%以上的患者，当应激时，冠状动脉血流不能满足心肌代谢的需要，导致心肌缺血，而引起心绞痛发作，休息或含服硝酸甘油可缓解。

稳定型心绞痛（SAP）是指心绞痛发作的程度、频度、性质及诱发因素在数周内无显著变化的患者。心绞痛也可发生在瓣膜病（尤其主动脉瓣病变）、肥厚型心肌病和未控制的高血压以及甲状腺功能亢进、严重贫血等患者。冠状动脉"正常"者也可由于冠状动脉痉挛或内皮功能障碍等原因发生心绞痛。某些非心脏性疾病如食管、胸壁或肺部疾病也可引起类似心绞痛的症状，临床上需注意鉴别。

一、流行病学

心绞痛是基于病史的主观诊断，因此它的发病率和患病率很难进行评估，而且评估结果也会因为依据的标准不同产生差异。

一项基于欧洲社区心绞痛患病率的调查研究显示：45 ~ 54 岁年龄段女性患病率为0.1% ~ 1%，男性为2% ~ 5%；而65 ~ 74岁年龄段女性高达10% ~ 15%，男性高达10% ~ 20%。由此可见，每百万个欧洲人中有2万 ~ 4万人患心绞痛。

最近的一项调查，其标准为静息或运动时胸痛发作伴有动脉造影、运动试验或心电图异常证据，研究结果证实了心绞痛的地域差异性，且其与已知的全球冠心病死亡率的分布平行。例如，心绞痛作为初始冠状动脉病变的发病率，贝尔法斯特是法国的两倍。

稳定型心绞痛患者有发生急性冠状动脉综合征的危险，如不稳定型心绞痛、非ST段抬高型心肌梗死或ST段抬高型心肌梗死。Framingham研究结果显示，稳定型心绞痛的患者，两年内发生非致死性心肌梗死和充血性心脏病的概率，男性为14.3%和5.5%，女性为6.2%和3.8%。稳定型心绞痛的患者的预后取决于临床、功能和解剖因素，个体差别很大。

左室功能是慢性稳定性冠状动脉疾病存活率最有力的预测因子。其次是冠状动脉狭窄的部位和严重程度。左冠状动脉主干病变最为严重，据国外统计，年死亡率可高达30%左右。此后依次为三支、二支与一支病变。左前降支病变一般较其他两大支严重。

二、发病机制

稳定型心绞痛是一种以胸、下颌、肩、背或臂的不适感为特征的临床症候群，其典型表现为劳累、情绪波动或应激后发作，休息或服用硝酸甘油后可缓解。有些不典型的稳定型心绞痛以腹上区不适感为临床表现。William Heberden 在 1772 年首次提出"心绞痛的概念"，并将之描述为与运动有关的胸区压抑感和焦虑，不过那时还不清楚它的病因和病理机制。现在我们知道它由心肌缺血引起。心肌缺血最常见的原因是粥样硬化性冠状动脉疾病，其他原因还包括肥厚型或扩张型心肌病、动脉硬化以及其他较少见的心脏疾病。

心肌供氧和需氧的不平衡产生了心肌缺血。心肌氧供取决于动脉氧饱和度、心肌氧扩散度和冠状动脉血流，而冠状动脉血流又取决于冠状动脉管腔横断面积和冠状动脉微血管的调节。管腔横断面积和微血管都受到管壁内粥样硬化斑块的影响，从而因运动时心率增快、心肌收缩增强以及管壁紧张度增加导致心肌需氧增加，最终引起氧的供需不平衡。心肌缺血引起交感激活，产生心肌耗氧增加、冠状动脉收缩等一系列效应从而进一步加重缺血。缺血持续加重，导致心脏代谢紊乱、血流重分配、区域性以至整体性舒张和收缩功能障碍，心电图改变，最终引起心绞痛。缺血心肌释放的腺苷能激活心脏神经末梢的 A1 受体，是导致心绞痛（胸痛）的主要中介。

心肌缺血也可以无症状。无痛性心肌缺血可能因为缺血时间短或不甚严重，或因为心脏传入神经受损，或缺血性疼痛在脊柱和脊上的部位受到抑制。患者显示出无痛性缺血证据、气短以及心悸都提示心绞痛存在。

对大多数患者来说，稳定型心绞痛的病理因素是动脉粥样硬化、冠状动脉狭窄。正常血管床能自我调节，例如在运动时冠状动脉血流增加为平时的 5 ~ 6 倍。动脉粥样化斑块减少了血管腔横断面积，使得运动时冠状动脉血管床自我调节的能力下降，从而产生不同严重程度的缺血。若管腔径减少 > 50%，当运动或应激时，冠状动脉血流不能满足心脏代谢需要从而导致心肌缺血。内皮功能受损也是心绞痛的病因之一。心肌桥是心绞痛的罕见病因。

用血管内超声（IVUS）观察稳定型心绞痛患者的冠状动脉斑块，发现 1/3 的患者至少有 1 个斑块破裂，6% 的患者有多个斑块破裂。合并糖尿病的患者更易发生斑块破裂。临床上应重视稳定型心绞痛患者的治疗，防止其发展为急性冠状动脉综合征（ACS）。

三、诊断

胸痛患者应根据年龄、性别、心血管危险因素、疼痛的特点来估计冠心病的可能性，并依据病史、体格检查、相关的无创检查及有创检查结果做出诊断及分层危险的评价。

（一）病史及体格检查

1. 病史

详尽的病史是诊断心绞痛的基石。在大多数病例中，通过病史就可以能得出心绞痛的诊断。

（1）部位。典型的心绞痛部位是在胸骨后或左前胸，范围常不局限，可以放射到颈部、咽部、颌部、腹上区、肩背部、左臂及左手指侧，也可以放射至其他部位，心绞痛还可以发生在胸部以外如腹上区、咽部、颈部等。每次心绞痛发作部位往往是相似的。

（2）性质。常呈紧缩感、绞榨感、压迫感、烧灼感、胸憋、胸闷或有窒息感、沉重感，有的患者只述为胸部不适，主观感觉个体差异较大，但一般不会是针刺样疼痛，有的表现为乏力、气短。

（3）持续时间。呈阵发性发作，持续数分钟，一般不会超过10分钟，也不会转瞬即逝或持续数小时。

（4）诱发因素及缓解方式。慢性稳定性心绞痛的发作与劳力或情绪激动有关，如走快路、爬坡时诱发，停下休息即可缓解，多发生在劳力当时而不是之后。舌下含服硝酸甘油可在 2 ~ 5 分钟内迅速缓解症状。

非心绞痛的胸痛通常无上述特征，疼痛通常局限于左胸的某个部位，持续数个小时甚至数天；不能被硝酸甘油缓解甚至因触诊加重。

2. 体格检查

稳定型心绞痛体检常无明显异常，心绞痛发作时可有心率增快、血压升高、焦虑、出汗，有时可闻及第四心音、第三心音或奔马律，或出现心尖部收缩期杂音，第二心音逆分裂，偶闻双肺底啰音。体检尚能发现其他相关情况，如心脏瓣膜病、心肌病等非冠状动脉粥样硬化性疾病，也可发现高血压、脂质代谢障碍所致的黄色瘤等危险因素，颈动脉杂音或周围血管病变有助于动脉粥样硬化的诊断。体检尚需注意肥胖（体重指数及腰围），有助于了解有无代谢综合征。

（二）基本实验室检查

（1）了解冠心病危险因素，空腹血糖、血脂检查，包括血总胆固醇（TC）、高密度脂蛋白胆固醇（HDL-C）、低密度脂蛋白胆固醇（LDL-C）及三酰甘油（TG）。必要时做糖耐量试验。

（2）了解有无贫血（可能诱发心绞痛），检查血红蛋白是否减少。

（3）甲状腺，必要时检查甲状腺功能。

（4）行尿常规、肝肾功能、电解质、肝炎相关抗原、人类免疫缺陷病毒（HIV）检查及梅毒血清试验，需在冠状动脉造影前进行。

（5）胸痛较明显患者，需查血心肌肌钙蛋白（cTnT 或 CTnI）、肌酸激酶（CK）及同工酶（CK-MB），以与急性冠状动脉综合征（ACS）相鉴别。

（三）胸部 X 线检查

胸部 X 线检查常用于可疑心脏病患者的检查，然而，对于稳定型心绞痛患者，该检查并不能提供有效特异的信息。

（四）心电图检查

1. 静息心电图

所有可疑心绞痛患者均应常规行静息 12 导心电图。怀疑血管痉挛的患者于疼痛发作时行心电图尤其有意义。心电图同时可以发现诸如左室肥厚、左束支阻滞、预激、心律失常以及传导障碍等情况，这些信息可发现胸痛的可能机制，并能指导治疗措施。静息心电图对危险分层也有意义。但不主张重复此项检查除非当时胸痛发作或功能分级有改变。

2. 心绞痛发作时心电图

在胸痛发作时争取心电图检查，缓解后立即复查。静息心电图正常不能排除冠心病心绞痛的诊断，但如果有 ST-T 改变符合心肌缺血时，特别是在疼痛发作时检出，则支持心绞痛的诊断。心电图显示陈旧性心肌梗死时，则心绞痛可能性增加。静息心电图有 ST 段压低或 T 波倒置但胸痛发作时呈"假性正常化"，也有利于冠心病心绞痛的诊断。24 小时动态心电图表现如有与症状相一致 STT 变化，则对诊断有参考价值。

（五）核素心室造影

1. ^{201}Tl 心肌显像

铊随冠状动脉血流被正常心肌细胞摄取，休息时铊显像所示主要见于心肌梗死后瘢痕部位。在冠状动脉供血不足部位的心肌，则明显的灌注缺损仅见于运动后缺血区。变异型心绞痛发作时心肌急性缺血区常显示特别明显的灌注缺损。

2. 放射性核素心腔造影

红细胞被标记上放射性核素，得到心腔内血池显影，可测定左心室射血分数及显示室壁局部运动障碍。

3. 正电子发射断层心肌显像（PET）

除可判断心肌血流灌注外，还可了解心肌代谢状况，准确评估心肌活力。

（六）负荷试验

1. 心电图运动试验

（1）适应证：

①有心绞痛症状怀疑冠心病，可进行运动，静息心电图无明显异常的患者，为诊断目的。

②确定稳定型冠心病的患者心绞痛症状明显改变者。

③确诊的稳定型冠心病患者用于危险分层。

（2）禁忌证：急性心肌梗死早期、未经治疗稳定的急性冠状动脉综合征、未控制的严重心律失常或高度房室传导阻滞、未控制的心力衰竭、急性肺动脉栓塞或肺梗死、主动脉夹层、已知左冠状动脉主干狭窄、重度主动脉瓣狭窄、肥厚型梗阻性心肌病、严重高血压、活动性心肌炎、心包炎、电解质异常等。

（3）方案（Burce 方案）：运动试验的阳性标准为运动中出现典型心绞痛，运动中或运动后出现 ST 段水平或下斜型下降 ≥ 1 mm（J 点后 60 ~ 80 ms），或运动中出现血压下降者。

（4）需终止运动试验的情况。①出现明显症状（如胸痛、乏力、气短、跛行），症状伴有意义的 ST 段变化；② ST 段明显压低（压低 > 2 mm 为终止运动相对指征；≥ 4 mm 为终止运动绝对指征）；③ ST 段抬高 ≥ 1 mm；④出现有意义的心律失常，收缩压持续降低 10 mmHg（1 mmHg=0.133 kPa）或血压明显升高（收缩压 > 250 mmHg 或舒张压 > 115 mmHg）；⑤已达目标心率者。有上述情况一项者需终止运动试验。

2. 核素负荷试验（心肌负荷显像）

（1）核素负荷试验的适应证：

①静息心电图异常、LBBB、ST 段下降 > 1 mm、起搏心律、预激综合征等心电图运动试验难以精确评估者。

②心电图运动试验不能下结论，而冠状动脉疾病可能性较大者。

（2）药物负荷试验：包括双嘧达莫、腺苷或多巴酚丁胺药物负荷试验，用于不能运动的患者。

（七）多层 CT 或电子束 CT

多层 CT 或电子束 CT 平扫可检出冠状动脉钙化并进行积分。人群研究显示钙化与冠状动脉病变的高危人群相联系，但钙化程度与冠状动脉狭窄程度却并不相关，因此，不推荐将钙化积分常规用于心绞痛患者的诊断评价。

CT 造影为显示冠状动脉病变及形态的无创检查方法。有较高阴性预测价值，若 CT 冠状动脉造影未见狭窄病变，一般可不进行有创检查。但 CT 冠状动脉造影对狭窄病变及程度的判断仍有一定限度，特别当钙化存在时会显著影响狭窄程度的判断，而钙化在冠心病患者中相当普遍，因此，仅能作为参考。

（八）有创性检查

1. 冠状动脉造影

冠状动脉造影至今仍是临床上评价冠状动脉粥样硬化和相对较为少见的非冠状动脉粥样硬化性疾病所引起的心绞痛的最精确的检查方法。对糖尿病、> 65 岁老年患者、> 55 岁女性的胸痛患者冠状动脉造影更有价值。

（1）适应证：

①严重稳定型心绞痛（CCS 分级 3 级或以上者），特别是药物治疗不能很好缓解症状者。

②无创方法评价为高危的患者，不论心绞痛严重程度如何。

③心脏停搏存活者。

④患者有严重的室性心律失常。

⑤血管重建（PCI，CABG）的患者有早期中等或严重的心绞痛复发。

⑥伴有慢性心力衰竭或左室射血分数（LVEF）明显减低的心绞痛患者。

⑦无创评价属中、高危的心绞痛患者需考虑大的非心脏手术，尤其是血管手术（如主动脉瘤修复、颈动脉内膜剥脱术、股动脉搭桥术等）。

（2）不推荐行冠状动脉造影：严重肾功能不全、对比剂过敏、精神异常不能合作者或合并其他严重疾病，血管造影的得益低于风险者。

2. 冠状动脉内超声显像

血管内超声检查可较为精确地了解冠状动脉腔径、血管腔内及血管壁粥样硬化病变情况，指导介入治疗操作并评价介入治疗效果，但不是一线的检查方法，只在特殊的临床情况及为科研目的而进行。

四、治疗

（一）治疗目标

1. 防止心肌梗死和死亡，改善预后

防止心肌梗死和死亡，主要是减少急性血栓形成的发生率，阻止心室功能障碍的发展。上述目标需通过生活方式的改善和药物干预来实现：①减少斑块形成；②稳定斑块，减轻炎症反应，保护内皮功能；③对于已有内皮功能受损和斑块破裂，需阻止血栓形成。

2. 减轻或消除症状

改善生活方式、药物干预和血管再通术均是减轻和消除症状的手段，根据患者的个体情况选择合适的治疗方法。

（二）一般治疗

1. 戒烟

大量数据表明对于许多患者而言，吸烟是冠心病起源的最重要的可逆性危险因子，因此，强调戒烟是非常必要的。

2. 限制饮食和乙醇摄入

对确诊的冠心病患者，限制饮食是有效的干预方式。推荐食用水果、蔬菜、谷类、谷物制品、脱脂奶制品、鱼、瘦肉等，也就是所谓的"地中海饮食"。具体食用量需根据患者总胆固醇及低密度脂蛋白胆固醇来制定。超重患者应减轻体重。

适量饮酒是有益的，但大量饮酒肯定有害，尤其对于有高血压和心衰的患者。很难定义适量饮酒的乙醇量，因此提倡限酒。稳定的冠心病患者可饮少量（＜ 50 g/ 天）低度酒（如葡萄酒）。

3. ω–3 不饱和脂肪酸

鱼油中富含的 ω–3 不饱和脂肪酸能降低高三酰甘油血症，被证实能降低近期心肌梗死患者的猝死率，同时它也有抗心律失常作用，能降低高危患者的死亡率和危险因素，可用作此类患者的二级预防。但该脂肪酸的治疗只用于高危人群，如近期心梗患者，对于稳定性心绞痛伴高危因素患者较少应用。目前只提倡患者每星期至少吃一次鱼以保证该脂肪酸的正常摄入。

4. 维生素和抗氧化剂

目前尚无研究证实维生素的摄入能减少冠心病患者的心血管危险因素，同样，许多大型试验也没有发现抗氧化剂能给患者带来益处。

5. 积极治疗高血压、糖尿病及其他疾病

稳定型心绞痛患者也应积极治疗高血压、糖尿病、代谢综合征等疾病，因这些疾病本身有促进冠状动脉疾病发展的危险性。

确诊冠心病的患者血压应降至 130/85 mmHg；如合并糖尿病或肾脏疾病，血压还应降至 130/80 mmHg。糖尿病是心血管并发症的危险因子，需多方干预。研究显示：心血管病伴 2 型糖尿病患者在应用降糖药的基础上加用吡格列酮，其非致死性心肌梗死、脑卒中和死亡率减少了 16%。

6. 运动

鼓励患者在可耐受范围内进行运动，运动能提高患者运动耐量、减轻症状，对减轻体重、降低血脂和血压、增加糖耐量和胰岛素敏感性都有明显效益。

7. 缓解精神压力

精神压力是心绞痛发作的重要促发因素，而心绞痛的诊断又给患者带来更大的精神压力。缓解紧张情绪，适当放松可以减少药物的摄入和手术的必要。

8. 开车

稳定型心绞痛患者可以允许开车，但是要限定车载重和避免商业运输。高度紧张的开车是应该避免的。

（三）急性发作时治疗

发作时应立即休息，至少应迅速停止诱发心绞痛的活动。随即舌下含服硝酸甘油以缓解症状。对初次服用硝酸甘油的患者应嘱其坐下或平卧，以防发生低血压，还有诸如头晕、头胀痛、面红等副作用。

应告知患者，若心绞痛发作 > 10 ~ 20 分钟，休息和舌下含服硝酸甘油不能缓解，应警惕发生心梗并及时就医。

（四）药物治疗

1. 对症治疗，改善缺血

（1）短效硝酸酯制剂：硝酸酯类药为内皮依赖性血管扩张剂，能减少心肌需氧和改善心肌灌注，从而改善心绞痛症状。快速起效的硝酸甘油能使发作的心绞痛迅速缓解。口服该药因肝脏首过效应，在肝内被有机硝酸酯还原酶降解，生物利用度极低。舌下给药吸收迅速完全，生物利用度高。硝酸甘油片剂暴露在空气中会变质，因而宜在开盖后 3 月内使用。

硝酸甘油引起剂量依赖性血管舒张副作用，如头痛、面红等。过大剂量会导致低血压和反射性交感神经兴奋引起心动过速。对硝酸甘油无效的心绞痛患者应怀疑心肌梗死的可能。

（2）长效硝酸酯制剂：长效硝酸酯制剂能降低心绞痛发作的频率和严重程度，并能增加运动耐量。长效制剂只是对症治疗，并无研究显示它能改善预后。血管舒张副作用如头痛、面红与短效制剂类似。其代表药有硝酸异山梨酯、单硝酸异山梨酯醇。

当机体内硝酸酯类浓度达到并超过阈值，其对心绞痛的治疗作用减弱，缓解疼痛的作用大打折扣，即发生硝酸酯类耐药。因此，患者服用长效硝酸酯制剂时应有足够长的间歇期以保证治疗的高效。

（3）β-受体阻滞剂：β-受体阻滞剂能抑制心脏 β 肾上腺素能受体，从而减慢心率、减弱心肌收缩力、降低血压，以减少心肌耗氧量，可以减少心绞痛发作和增加运动耐量。用药后要求静息心率降至 55 ~ 60 次 / 分，严重心绞痛患者如无心动过缓症状，可降至 50 次 / 分。

只要无禁忌证，β-受体阻滞剂应作为稳定型心绞痛的初始治疗药物。β-受体阻滞剂能降低心肌梗死后稳定性心绞痛患者死亡和再梗死的风险。目前可用于治疗心绞痛的 β-受体阻滞剂有很多种，当给予足够剂量时，均能有效预防心绞痛发作。更倾向于使用选择性 β_1-受体阻滞剂，如美托洛尔、阿替洛尔及比索洛尔。同时具有 α 和 β-受体阻滞的药物，在慢性稳定性心绞痛的治疗中也有效。

在有严重心动过缓和高度房室传导阻滞、窦房结功能紊乱、明显的支气管痉挛或支气管哮喘的患者，禁用 β-受体阻滞剂。外周血管疾病及严重抑郁是应用 β-受体阻滞剂的相对禁忌证。慢性肺心病的患者可小心使用高度选择性 β_1-受体阻滞剂。没有固定狭窄的冠状动脉痉挛造成的缺血，如变异性心绞痛，不宜使用 β-受体阻滞剂，这时钙拮抗剂是首选药物。

推荐使用无内在拟交感活性的 β-受体阻滞剂。β-受体阻滞剂的使用剂量应个体化，从较小剂量开始。

（4）钙拮抗剂：钙拮抗剂通过改善冠状动脉血流和减少心肌耗氧起缓解心绞痛作用，对变异性心绞痛或以冠状动脉痉挛为主的心绞痛，钙拮抗剂是一线药物。地尔硫䓬和维拉帕米能减慢房室传导，常用于伴有心房颤动或心房扑动的心绞痛患者，而不应用于已有严重心动过缓、高度房室传导阻滞和病态窦房结综合征的患者。

长效钙拮抗剂能减少心绞痛的发作。ACTION 试验结果显示，硝苯地平控释片没有显著降低一级疗效终点（全因死亡、急性心肌梗死、顽固性心绞痛、新发心力衰竭、致残性脑卒中及外周血管成形术的联合终点）的相对危险，但对于一级疗效终点中的多个单项终点而言，硝苯地平控释片组降低达到统计学差异或有降低趋势。值得注意的是，亚组分析显示，占52%的合并高血压的冠心病患者中，一级终点相对危险下降13%。CAMELOT试验结果显示，氨氯地平组主要终点事件（心血管性死亡、非致死性心肌梗死、冠状血管重建、由于心绞痛而入院治疗、慢性心力衰竭入院、致死或非致死性卒中及新诊断的周围血管疾病）与安慰剂组比较相对危险降低达31%，差异有统计学意义。长期应用长效钙拮抗剂的安全性在ACTION以及大规模降压试验ALLHAT及ASCOT中都得到了证实。

外周水肿、便秘、心悸、面部潮红是所有钙拮抗剂常见的副作用，低血压也时有发生，其他不良反应还包括头痛、头晕、虚弱无力等。

当稳定型心绞痛合并心力衰竭而血压高难于控制者必须应用长效钙拮抗剂时，可选择氨氯地平、硝苯地平控释片或非洛地平。

（5）钾通道开放剂：钾通道开放剂的代表药物为尼克地尔，除了抗心绞痛外，该药还有心脏保护作用。一项针对尼克地尔的试验证实稳定型心绞痛患者服用该药能显著减少主要冠状动脉事件的发生。但是，尚没有降低治疗后死亡率和非致死性心肌梗死发生率的研究，因此，该药的临床效益还有争议。

（6）联合用药：β–受体阻滞剂和长效钙拮抗剂联合用药比单用一种药物更有效。此外，两药联用时，β–受体阻滞剂还可减轻二氢吡啶类钙拮抗剂引起的反射性心动过速不良反应。非二氢吡啶类钙拮抗剂地尔硫䓬或维拉帕米可作为对β–受体阻滞剂有禁忌的患者的替代治疗。但非二氢吡啶类钙拮抗剂和β–受体阻滞剂的联合用药能使传导阻滞和心肌收缩力的减弱更明显，要特别警惕。老年人、已有心动过缓或左室功能不良的患者应尽量避免合用。

2. 改善预后的药物治疗

与稳定型心绞痛并发的疾病如糖尿病和高血压应予以积极治疗，同时还应纠正高脂血症。HMC–CoA还原酶抑制剂（他汀类药物）和血管紧张素转换酶抑制剂（ACEI）除各自的降脂和降压作用外，还能改善患者预后。对缺血性心脏病患者，还需加用抗血小板药物。

阿司匹林通过抑制血小板内环氧化酶使血栓素A_2合成减少，达到抑制血小板聚集的作用。其应用剂量为每天75～150 mg。CURE研究发现每日阿司匹林剂量若>200 mg或<100 mg反而增加心血管事件发生的风险。

所有患者如无禁忌证（活动性胃肠道出血、阿司匹林过敏或既往有阿司匹林不耐受的病史），给予阿司匹林75～100 mg，一天一次。不能服用阿司匹林者，则可应用氯吡格雷作为替代。

所有冠心病患者应用他汀类药物。他汀类降脂治疗减少动脉粥样硬化性心脏病并发症，可同时应用于患者的一级和二级预防。他汀类除了降脂作用外，还有抗感染作用和防血栓形成，能降低心血管危险性。血脂控制目标为：总胆固醇（TC）< 4.5 mmol/L，低密度脂蛋白胆固醇（LDL-C）至少应< 2.59 mmol/L；建议逐步调整他汀类药物剂量以达到上

述目标。

ACEI 可防止左心室重塑，减少心衰发生的危险，降低死亡率，如无禁忌可常规使用。在稳定型心绞痛患者中，合并糖尿病、心力衰竭或左心室收缩功能不全的高危患者应该使用 ACEI。所有冠心病患者均能从 ACEI 治疗中获益，但低危患者获益可能较小。

（五）非药物治疗（血运重建）

血运重建的主要指征：有冠状动脉造影指征及冠状动脉严重狭窄；药物治疗失败，不能满意控制症状；无创检查显示有大量的危险心肌；成功的可能性很大，死亡及并发症危险可接受；患者倾向于介入治疗，并且对这种疗法的危险充分知情。

1. 冠状动脉旁路移植手术（CABG）

40 多年来，CABG 逐渐成为治疗冠心病的最普通的手术，CABG 对冠心病的治疗的价值已进行了较深入的研究。对于低危患者（年死亡率 < 1%）CABG 并不比药物治疗给患者更多的预后获益。在比较 CABG 和药物治疗的临床试验的荟萃分析中，CABG 可改善中危至高危患者的预后。对观察性研究以及随机对照试验数据的分析表明，某些特定的冠状动脉病变解剖类型手术预后优于药物治疗，这些情况包括：①左主干的明显狭窄；② 3 支主要冠状动脉近段的明显狭窄；③ 2 支主要冠状动脉的明显狭窄，其中包括左前降支（LAD）近段的高度狭窄。

根据研究人群不同，CABC 总的手术死亡率在 1% ~ 4%，目前已建立了很好的评估患者个体风险的危险分层工具。尽管左胸廓内动脉的远期通畅率很高，大隐静脉桥发生阻塞的概率仍较高。血栓阻塞可在术后早期发生，大约 10% 在术后 1 年发生，5 年以后静脉桥自身会发生粥样硬化改变。静脉桥 10 年通畅率为 50% ~ 60%。

CABC 指征：

（1）心绞痛伴左主干病变（Ⅰ A）。

（2）心绞痛伴 3 支血管病变，大面积缺血或心室功能差（Ⅰ A）。

（3）心绞痛伴双支或 3 支血管病变，包括左前降支（LAD）近端严重病变（Ⅰ A）。

（4）CCS Ⅰ ~ Ⅳ，多支血管病变、糖尿病（症状治疗Ⅱ aB）（改善预后Ⅰ B）。

（5）CCS Ⅰ ~ Ⅳ，多支血管病变、非糖尿病（Ⅰ A）。

（6）药物治疗后心绞痛分级 CCS Ⅰ ~ Ⅳ，单支血管病变，包括 LAD 近端严重病变（Ⅰ B）。

（7）心绞痛经药物治疗分级 CCS Ⅰ ~ Ⅳ，单支血管病变，不包括 LAD 近端严重病变（Ⅱ aB）。

（8）心绞痛经药物治疗症状轻微（CCS Ⅰ），单支、双支、3 支血管病变，但有大面积缺血的客观证据（Ⅱ bC）。

2. 经皮冠状动脉介入治疗（PCI）

30 多年来，PCI 日益普遍应用于临床，由于创伤小、恢复快、危险性相对较低，易于被医生和患者所接受。PCI 的方法包括单纯球囊扩张、冠状动脉支架术、冠状动脉旋磨术、冠状动脉定向旋切术等。随着经验的积累、器械的进步，特别是支架极为普遍的应用和辅助用药的发展，这一治疗技术的应用范围得到了极大的拓展。近年来冠心病的药物治疗也获较大发展，对于稳定型心绞痛并且冠状动脉解剖适合行 PCI 患者的成功率提高，手术相关的死亡风险为 0.3% ~ 1.0%。对于低危的稳定性心绞痛患者，包括强化降脂治疗在内的药物治疗在减少缺血事件方面与 PCI 一样有效。对于相对高危险患者及多支血管病变的稳定性心绞痛患者，PCI 缓解症状更为显著，生存率获益尚不明确。

经皮冠状动脉血运重建的指征：

（1）药物治疗后心绞痛 CCS 分级 Ⅰ ~ Ⅳ，单支血管病变（ⅠA）。

（2）药物治疗后心绞痛 CCS 分级 Ⅰ ~ Ⅳ，多支血管病变，非糖尿病（ⅠA）。

（3）稳定型心绞痛，经药物治疗症状轻微（CCS 分级 Ⅰ），为单支、双支或 3 支血管病变，但有大面积缺血的客观证据（ⅡbC）。

成功的 PCI 使狭窄的管腔减少至 20% ~ 50% 以下，血流达到 TIMI Ⅲ 级，心绞痛消除或显著减轻，心电图变化改善；但半年后再狭窄率达 20% ~ 30%。如不成功需紧急行主动脉冠脉旁路移植手术。

（杨　勇）

第二节　急性冠状动脉综合征

急性冠状动脉综合征（ACS），是以冠状动脉粥样硬化斑块破裂或侵蚀，继发完全或不完全闭塞性血栓形成，而导致心肌缺血和（或）局部坏死的临床心血管事件。20 世纪 80 年代后期将 ACS 分为不稳定型心绞痛（UA）、急性心肌梗死（AMI）和心源性猝死，目前这一定义已不利于 ACS 的早期诊治和预后评估。随着近年来循证医学的发展，人们对 ACS 概念、病理机制和诊疗策略的认识也在不断深入和完善。

新的 ACS 概念认为：冠状动脉被完全阻塞或几乎完全阻塞，但伴有体内早期自动溶栓或充分的侧支循环时，常引起非 Q 波型心肌梗死，它与不稳定型心绞痛一起多不伴有 ST 段抬高，故统称为非 ST 段抬高的 ACS（NSTEACS）；而不伴有体内早期自动溶栓或充分的侧支循环时，常引起 Q 波型心肌梗死，多伴有 ST 段抬高，因此称为 ST 段抬高的 ACS（STEACS）。新的定义为 ACS 病理生理机制研究和早期干预提供了更重要的临床信息。

一、流行病学

据 WHO 报道，目前全球每年有 1600 万人死于 ACS，到 2020 年这个数字将增加到 2500 万人。仅在 2004 年，美国国家卫生统计中心就报道了将 ACS 作为第一或第二诊断的住院患者达 156.5 万例次，其中 UA 为 66.9 万例次，心肌梗死为 89.6 万例次。2002 年美国有 563.7 万名患者因胸痛急诊入院，占急诊总量 5%，2005 年美国用于冠心病的治疗费用高达 3935 亿美元。2005 年欧洲 ACS 研究报告了 25 个国家 103 家医院共 10 484 例 ACS 患者中，42% 为 STEACS，58% 为 NSTEACS；STEACS 和 NSTEACS 的 30 天病死率分别为 8.4% 和 3.5%。流行病学调查资料显示，我国 ACS 的年发病率为 5/10 000，每年新发心肌梗死 50 余万人，现患心肌梗死 200 余万人，而且这一数字正在逐年增加。到 2020 年为止，中国每年因心血管疾病死亡的人数将有可能达到 400 万。ACS 已经成为威胁我国人民健康的主要疾病。

二、病因

目前公认的观点是斑块破裂导致了 ACS。发病机制大多是由于炎性细胞侵入血管内膜下，从而削弱了斑块的稳固性，使之发生破裂。过去曾认为冠状动脉缺血事件是冠状动脉粥样硬化斑块缓慢进行性增大，以致堵塞管腔所致。但一系列的临床资料表明：冠状动脉病变的严重程度，主要取决于斑块的稳定性，与斑块的大小无直接关系，而不稳定斑块的破裂才是 ACS 发病的病理基础。通过血管造影显示：冠状动脉稳定性狭窄不是高危性损伤，而动脉壁内膜大的脂质核心和薄的纤维帽才易产生不稳定的易损性病变；近来研究发现有 3 种与冠状动脉血栓形成相关的不同类型的斑块，即破裂性斑块、侵蚀性斑块和钙化结节。80% 以上的 AMI 和 UA 病例与斑块破裂或侵蚀而导致的病变不稳定有密切关系。不稳定斑块的特点为脂质核心大，纤维帽较薄，平滑肌细胞少见而多炎性细胞浸润，因而易于破裂。包含富含脂质"粥"的斑块不仅易破裂，而且当所含成分暴露于流动的血液中时有极大的血栓形成可能性。动脉粥样硬化的"粥"来源于脂核、退变细胞、巨噬细胞和细胞外基质，它包含有胆固醇酯、脂蛋白 a［LP（a）］、磷脂、细胞碎屑和胶原降解产物。研究认为组织因子在斑块破裂后凝血过程中起到重要的作用，组织因子抗原在动脉粥样硬化的"粥"中出现并被血液循环和内皮黏附的单核细胞所调节，其在 UA 患者冠状动脉组织中是增加的，巨噬细胞和平滑肌细胞决定 ACS 患者斑块中的组织因子数量。动脉粥样硬化的"粥"中的其他成分，如脂质也可引起血小板聚集和凝血系统的激活。即使冠状动脉粥样硬化斑块引起管腔狭窄小于冠状动脉直径的 50%，也能因斑块破裂而变成血栓形成的病灶。一个稳定性斑块发展到破裂有五个步骤，即血管内皮细胞的活化，LDL 运转和进入，LDL 氧化，多种炎症细胞素和蛋白酶表达，以及纤维帽破裂。全身因素可影响局部斑块的不稳定性，如吸烟、口服避孕药、糖尿病、高血压等。最易发生斑块破裂的部位是斑块的肩部或斑块的核心。

"血栓论"认为斑块的破裂暴露了血栓形成的成分，包括胶原、脂质、巨噬细胞和组织因子。这将导致血小板聚集和促凝血系统的激活，从而引起富含血小板的血栓（白血栓）形成，继而相关的冠状动脉血管的血流瘀滞，也会产生富含纤维蛋白和红细胞的血栓（红血栓）。斑块破裂的后果取决于血栓形成的大小及心肌缺血后患者自身的反应，而血栓形成的大小主要取决于损伤的程度、狭窄的程度、斑块的致凝血活性及机体的凝血状态，后两种情况是最重要和决定性的因素，破裂的斑块可以进展到完全堵塞的血栓形成，也可以愈合。斑块破裂并不完全引起 ACS，尸检结果表明，有9%的"健康人群"及22%的糖尿病、高血压患者存在无症状的斑块破裂。另外，其他因素，如局部血流紊乱（在严重狭窄时的高剪切力）和全身及局部平衡失调也会影响血栓反应的程度。

总而言之，不稳定斑块破裂和随之发生的血小板聚集血栓形成是导致 ACS 最主要的机制。ACS 呈急性过程，通常是因冠状动脉粥样硬化斑块破裂或侵蚀诱发血栓形成，使心肌供氧量突然减少所致。冠状动脉病变处于一种不稳定和进展的状态，包括 UA 和 AMI，严重病变可导致猝死。血管堵塞的程度、持续时间及是否存在有效侧支循环决定了心肌梗死发生的类型。STEACS 患者梗死相关血管多为完全闭塞病变，而 NSTEACS 患者多为存在不同程度不规则狭窄病变的开放血管。病理形态学研究则证实，前者冠状动脉内为含大量纤维蛋白的红色血栓，而后者为富含血小板的白色血栓。

三、临床表现

（一）症状

（1）疼痛。患者常表现为胸骨后疼痛，呈压榨性，也可表现为胸部压迫感、紧缩感、沉重感、闷胀感、烧灼感。疼痛可向颈、腭、肩、背或臂部放射。应当看到，我们过去有过分强调"典型性心绞痛"的倾向，这样就必然会导致心绞痛的漏诊。实际上有部分患者始终不出现胸痛，而是仅表现为呼吸、消化道症状或者是出汗、疲乏。因此应该重视非典型胸痛症状 ACS 的诊断，见表6-1。

表6-1　ACS 患者非典型疼痛表现

诱因	呼吸或咳嗽诱发
部位范围	位于中下腹部；仅限于指尖大小，尤其位于心尖部；背部或臂部；向下肢放射
疼痛性质	锐利或刀割样疼痛；针刺样疼痛；闪电样疼痛
持续时间	仅持续数秒钟或持续数小时

此外，还应注意到与冠心病并存的，能诱发或加重 ACS 疼痛症状的一些疾病，如主动脉瓣狭窄或主动脉瓣关闭不全、肥厚型心肌病、贫血、慢阻肺、甲状腺功能亢进、持续性心动过速、血压明显升高或下降等。

（2）消化道症状。可表现为消化不良、胃灼热、恶心、打嗝和上腹痛。

（3）其他表现。可表现为呼吸困难、出汗、乏力、头晕，个别可出现意识丧失。

（二）体征

ACS 缺乏很特异性的临床体征，患者可出现低血压、肺部啰音或原有的啰音加重，严重者发生急性肺水肿。也可出现自主神经活动增强、心动过缓（属于急性下壁心肌梗死出现 Bezold-Jarish 反射的一部分）、血压升高（急性前壁缺血所致）、心动过速等。严重的左室功能失常可能伴有胸骨旁第二心音分裂，一过性或持续性心尖部杂音，通常是全收缩期杂音，可伴有心肌缺血或梗死相关的乳突肌功能失调或断裂。心功能显著失代偿的患者可出现啰音和显著的第三心音，第四心音也是心肌缺血存在的典型信号之一。

四、诊断

ACS 的诊断首先应该依据患者的胸痛性质、特点、时间、发作时的特征，特别是心电图的动态变化，并结合患者早期生化检查综合分析做出判断。其他的非创伤性检查包括心肌核素显像、冠状动脉 CT、心脏超声、胸片、动态心电图（Holter）和运动负荷试验等，但心电图仍然是最方便也是最重要的检查手段。创伤性检查主要是冠状动脉造影（CAC）、光学相干成像（OCT）、血管镜和冠状动脉内超声（IVUS）。

（一）ACS 检查

1. 心电图

发现典型的病理 Q 波与 ST 段抬高，则支持 STEACS；如仅有动态可逆的 ST 段水平型或下斜型压低超过 1 mm，或者 ST 段抬高（肢导联）超过 1 mm，胸导联超过 1 mm 则支持 UA 诊断；若发作时倒置的 T 波呈伪性改变（假正常化），发作后 T 波恢复原先的倒置状态，或以前的心电图正常，近期内出现各导联 T 波倒置，在排除非 ST 段抬高的 MI 后也应该考虑 UA 诊断。如果发作时心电图的 ST 段降低超过 0.5 mm，但不到 1 mm 时，也应高度怀疑为 UA。至于 UA 与大多数非 ST 段抬高的 MI 区别，两者主要根据心肌坏死标志物的测定加以鉴别。

2. 心肌生化标志物

（1）肌酸激酶（CK）。CK 同工酶：> 1 U/L，或 $CK\text{-}MB_2/CK\text{-}MB_1 > 1.5$，在最初 6 小时内与常规 CK-MB 比较，可以改善对 MI 诊断的敏感性。但因为正常人外周血有少量的 CK-MB，骨骼肌重度损伤时 CK-MB 同样升高，心肌组织中的 CK 同工酶仅存在 1 型 CK-MB 同工酶而血浆中的 $CK\text{-}MB_1$ 有不同的同工酶，故使其对心脏坏死的特异性受到了一定的限制。

（2）肌红蛋白。存在于心脏和骨骼肌中，无心脏特异性。肌红蛋白比 CK-MB 或肌钙蛋白更早地从坏死心肌中释放，并且在心肌坏死后 2 小时内即可检出。但是，由于肌红蛋白升高只持续 24 小时，因此现在很少用于诊断 MI。

（3）肌钙蛋白。心脏肌钙蛋白由 TnT，TnI 和 TnC 组成。近年来，一些新的心肌坏死标志物尤其较 CKMB 更为敏感的 cTnT 和 CTnI 的应用，为 ACS 患者的诊断和危险度评估提供了更有价值的依据。cTnT 及 CTnI 的特异性优于 CK-MB，特异性在 6 小时内分别为 74%～96%、93%～99%，当 AMI 时明显升高；敏感性也极高，增高的倍数分别为 30～200 倍和 20～50 倍。cTnT 和 CTnI 多于发病后 3～6 小时出现，有利于临床上 ACS 的早期诊断。cTnT 和 CTnI 作为新的心肌坏死标志物，其敏感性和特异性均高于 CKMB，且其升高的持续时间长达 7～10 天，对入院较迟的 ACS 患者也有诊断意义。有报道 CTnI 的特异性、敏感性、阳性预测价值、阴性预测价值分别为 96.0%、92.3%、96.0% 和 92.0%；

cTnT 的特异性、敏感性、阳性预测价值、阴性预测价值分别为 96.1%、96.0%、96.1% 和 95.8%，肌钙蛋白应在起病即刻抽血测定，并在 8 ~ 12 小时后重复测定 1 次。肌钙蛋白检查可作为 ACS 危险性评估的依据，UA 患者如果肌钙蛋白升高表明属于高危患者组；反之，如肌钙蛋白正常或轻度升高，则可分别列入低危或中危患者组。大多数 AMI 患者的肌钙蛋白显著升高，其升高的程度与病情严重程度相关，因此对预后的评估也颇有帮助。因为肌钙蛋白具有在血中出现早、持续时间长等特点，对于 AMI 患者的早期诊断和鉴别诊断、后期检测、疗效判断及预后评估均有重要价值。由此可见，发病 3 小时内 CTnI、cTnT 检测对大多数 AMI 患者具有临床意义，胸痛 3 小时仍为阴性的患者存在 AMI 的可能性已非常有限。

（4）C 反应蛋白（CRP）。CRP 是临床最常用的炎性标志物，短期内显著升高且排除其他炎症活动的影响外，如果患者无生物学证明存在心肌坏死，则必然意味着动脉粥样硬化斑块处于炎症活动期，即将可能发生心脏不良事件。老年人、吸烟者、体重指数增加、三酰甘油（TG）升高、冠状动脉狭窄的患者多有 CRP 浓度升高。

（5）其他炎症标志物。血清淀粉质 A、白介素 6 及循环中的可溶性黏附性增加的物质，如细胞间黏附分子 -1、CD40、细胞趋化因子和 E- 选择素等，虽然有助于 UA 诊断，也是增加 CAD 事件风险的炎性标志物，但还没有得到临床广泛应用。

现代诊疗策略将 ACS 的诊断标准重新定义，具体如下：① STEMI，有持久的胸痛，心电图有 ST 段弓背向上抬高，CK-MB 升高 2 倍以上，肌钙蛋白 cTnT 或 CTnI 阳性；② NSTEMI，有持久的胸痛，心电图无 ST 段抬高，但 CK-MB 升高 2 倍以上，肌钙蛋白 cTnT 或 CTnI 阳性；③不稳定心绞痛（UA），心电图无 ST 段持续抬高，CK-MB 可正常或升高，但不超过正常 2 倍，肌钙蛋白 cTnT 或 CTnI 阴性。部分 ACS 患者存在 ST-T 改变但 CK-MB 正常，以往均被诊断为 UA。现在测定 cTnT 或 CTnI 发现，在静息状态下胸痛无 ST 段抬高的患者中，CKMB 正常或轻度升高患者 cTnT 或 CTnI > 0.01 μg/L，实际上应诊断为 NSTEMI。这种情况的发生率约为 30%，实际上是局限性心肌细胞坏死，现被称为"微灶性心肌损害"或"微性梗死"。肌钙蛋白 cTnT 或 CTnI 特异性高，是诊断心肌梗死的敏感指标，已逐渐为临床医生所认识和采用。

3. 其他非创伤性检查

在决定采取何种非创伤形式来排除 ACS 时，最重要的是理解心肌缺血瀑布反应，即局部心肌缺血（灌注障碍）→舒张功能障碍→节段性收缩功能障碍（室壁运动异常）→心电图异常（ST-T 改变）→胸痛。可见心肌灌注异常是最先可观察到的缺血客观证据，Hauser 等显示超声室壁运动异常的改变可能发生在疼痛或有意义的 ST 段改变之前，下一步是心电图变化，随后才是胸痛。理解了"缺血瀑布"就能正确地使用核素显像、超声心动图和完整的心电图来提高诊断准确性。

核素显像可以在有条件的医院急诊室使用以提高 ACS 诊断准确性，灌注异常是缺血的首要客观依据。如果有症状的患者灌注扫描正常就可以避免住院，降低了医疗成本。Hilton

等检查了 102 名因胸痛送入急诊室但心电图正常的患者，灌注扫描阳性患者的复发事件发生率是 71%，这些事件是：心源性死亡、非致命的心肌梗死、经皮冠状动脉成形术或血栓栓塞。而灌注扫描阴性的患者只有 1.4% 的发生率（P < 0.001）。

应用 Holter 或者微处理器控制和全程序系统监测 ST 段变化，对证实 ST 段改变及其严重程度是非常重要的，据此可以分辨出患者是否有再发心肌缺血的高危因素。持续监测发现的无痛性心肌缺血与冠状动脉病变的高风险性、心肌灌注不足和左室功能下降有关。尽管持续 ST 段监测的敏感性较高，但还没有被证实它优于其他危险分层方法。在 TIMI Ⅲ B 的亚组研究中，患者出院前被随机应用运动心电图，运动铊扫描，24 小时 Holter 监测进行无创性危险分层。前两者分别发现 33% 和 34% 患者有危险性，而 Holter 只发现 3% 的患者有危险性。持续 ST 段监测的最重要价值在于早期应用于入院后危险性最高的患者和胸痛发作时的监测，欧洲和 ACC/AHA 关于处理 NSTEACS 的指南没有推荐常规持续 ST 段监测。

Peel 等研究了心脏超声在急诊室诊断冠状动脉缺血中的作用，发现对 AMI 有 92% 的敏感性，53% 的特异性，对心肌缺血的敏感性为 88%，特异性为 78%。患者应该在胸痛时检查，因为疼痛消失后灵敏度下降。该方法主要的缺陷是体形可能不允许有足够大的超声窗来明确诊断结论。必须对心内膜进行摄像以准确地判读是否存在异常的室壁运动。

胸片的诊断作用很有限，除非患者已有既往心肌梗死病史或心脏压塞迹象。在 ACS 中心脏大小可以是正常的，纵隔增宽可能伴有主动脉夹层，各种肺部病变有利于鉴别肺源性胸痛。冠状动脉 CT 血管造影对 ACS 的诊断需要有高分辨率的 CT 设备和经验丰富的影像学医师对图像进行后处理，图像假阳性率较高，阳性结果仍需要冠状动脉造影明确。

部分病例可能申请进行低运动负荷实验评价心肌缺血而不一定做核素显像。低运动负荷实验适应证：①胸痛发作停止 24 ~ 48 小时；②静息 ECG 稳定。要求：运动后 HR 达 100 ~ 120 次 / 分负荷量。意义：低运动负荷试验耐受良好者，预后好；很轻运动即诱发严重缺血者，近期预后极差，应尽早做介入治疗（PCI）或冠状动脉搭桥术（CABG）。部分患者可能是假阳性心电图，需要运动试验和各种影像学检查一起做。心电图假阳性的原因包括心室肥厚、原有 ST 段压低、预激综合征、使用地高辛和二尖瓣脱垂。

4. 冠状动脉造影

冠状动脉造影可明确冠状动脉闭塞的部位、程度、范围。ACC/AHA 建议对非 ST 段抬高的 ACS 患者应尽早行冠状动脉造影，以确定是否早期行有创治疗。一般来讲，除 ST 段抬高的 ACS 患者行溶栓治疗成功 1 周后行冠状动脉造影以外，所有其他 ACS 患者均应在 1 周内行冠状动脉造影，以决定下一步的治疗方案。

冠状动脉造影适应证为：

（1）所有非 ST 段抬高的 ACS，都应在 1 周内行冠状动脉造影。

（2）对于充分抗缺血和抗栓治疗 48 小时的不能满意控制症状发作的高危患者应立即行冠状动脉造影检查。

（3）ST 段抬高的 ACS 可于内科治疗病情稳定 1 周后行冠状动脉造影明确下一步治疗

方案。

（4）有下列情形之一者，应立即行冠状动脉造影。

①已采取强化抗缺血、抗栓、溶栓治疗，但患者仍有静息或低活动量诱发的心绞痛/心肌缺血；心绞痛发作时间超过 30 分钟，并伴有持续 ST 段压低，硝酸甘油不能缓解。

②复发心绞痛/心肌缺血伴明显血流动力学障碍，如低血压、充血性心力衰竭、S_2 奔马律、肺水肿或新出现的恶化的二尖瓣关闭不全。

③无创性负荷试验有高危表现。

④无创检查显示 EF < 0.40，大面积前壁或多发充盈缺损。

⑤反复发作自发性心绞痛，发作时 ST 段下移 ≥ 1 mm。

⑥发作时出现严重心律失常，如心率缓慢或恶性室性心律失常。

⑦年龄 > 65 岁，ST 段压低，心脏坏死标志物浓度升高并且没有血运重建术禁忌证的患者。

5. 光学相干断层成像术（OCT）

OCT 是一种实时、在体、高分辨率、无损成像方法，通过测量光在靶组织中后向散射光的时延实现分层成像，这类似于超声成像的原理，区别只是用远红外光波代替了声波来测量反射光波的强度，由于光波的传播速度是声波传播速率的 10.6 倍，无法直接用电学方法测量光波的时延，因此采用 Michelson 干涉仪测量时间延迟。OCT 技术结合了半导体激光技术、光学技术、超灵敏探测技术、信号处理、图像处理等技术，在生物医学及材料科学中有着广泛的应用前景。高分辨率是其最大优势：OCT 分辨率可达几个微米，分辨效果接近组织病理切片水平，并对组织无任何损害，因此它在一些场合有望替代传统的组织病理学检查；OCT 与光镜和电镜下的组织学结构有良好的相关性。

OCT 可以判断冠状动脉斑块形态及性质，区分钙化、纤维及脂质斑块。通过测量纤维帽的厚度以及脂质核，发现导致急性冠状动脉综合征（急性心肌梗死、不稳定心绞痛）的元凶是易损斑块；判断血栓病变、内膜撕裂等冠状动脉造影不能发现的情况；精确测量支架与管壁之间的距离，判断支架置入后急性期支架的贴壁程度，以明确支架对血管壁的作用机制、支架内血栓形成等情况，判断围术期血管的损伤；药物支架置入后数月到数年，用 OCT 评价支架置入后中期和长期的效果。OCT 技术将原来的支架内血管再内皮化更改为支架的内膜组织覆盖，可以探测覆盖组织的厚度、面积、分布和血栓形成，以判断支架内内膜组织的覆盖程度，从而决定是否需要继续服用抗血小板药物氯吡格雷。

6. 血管镜

冠状动脉内血管镜主要通过斑块颜色和高密度血栓进行评价，能提供斑块表面的直观图像和腔内结构。绝大部分研究表明黄色斑块意味着薄纤维帽，而与脂质池无直接相关，也有研究表明黄色外观和钙化相关，所以颜色和组织学成分的关系尚待进一步研究。血管镜的优势在于对血栓的评价。但因血管镜穿透性差，只能观察血管内膜有无破溃，难以检测纤维帽厚度，因此不能显示斑块在血管壁的大小；同时为了使血管壁清晰可见，必须完全阻断血流并以生理盐水冲洗，这将会增加心肌缺血的可能。

7. 冠状动脉内超声

冠状动脉内超声显像（IVUS）提供了冠状动脉造影所无法了解的冠状动脉形态学和病变性质及狭窄严重程度方面的信息。近期的几项降脂治疗大规模临床研究，IVUS 对斑块消长提供了可靠证据，为临床调脂治疗提供了理论基础。随着技术工艺的不断改进，近年来虚拟组织学在临界病变的处理方面起了重要指导作用，IVUS 有望成为早期识别不稳定斑块预防急性冠状动脉综合征的有效手段，指导对易损斑块的干预治疗。

（1）冠状动脉造影未能检出的病变。临床上疑诊为冠心病的患者有 10%～15% 不能通过冠状动脉造影识别出来，而 IVUS 能在冠状动脉造影上看似正常的部位检出粥样硬化病变，这可能是由于血管壁发生代偿性扩张而使冠状动脉造影结果正常。IVUS 检出的早期病变对临床预后的影响目前尚不清楚。

（2）左主干临界病变。通过冠状动脉造影来正确评估左主干临界病变的严重程度有时比较困难，其原因可能和以下几种情况相关：①部分患者的左主干较短，无正常血管节段作为参照血管；②主动脉瓣内残余对比剂以及流动的对比剂本身使主动脉开口模糊不清；③左主干远端血管分叉处可能掩盖此处病变。通过 IVUS 能够准确测量左主干的狭窄程度和部位，但目前尚无 IVUS 诊断左主干病变的统一标准。有学者建议对左主干狭窄 > 60% 的病变，其 IVUS 诊断标准为血管腔横截面积（CSA）< 7.0 mm^2；如果患者无临床症状，其 IVUS 诊断标准为 CSA < 6.0 mm^2；如果左主干狭窄 > 50% 或其 CSA < 9.0 mm^2 应当进行介入治疗。研究表明，左主干病变一年心脏事件的预测因素包括左主干 CSA（OR1.7；95% CI 0.05～0.59，P=0.005）、糖尿病（OR6.32；95% CI 1.82～22.04，P=0.004）、其他主要心包脏层血管是否同时出现狭窄程度 ≥ 50% 的病变（OR3.80；95% CI 1.08～13.39，P=0.037）。因此当 IVUS 用以评估左主干临界病变的严重程度和决定是否进行介入治疗时，除了 CSA 以外，必须综合考虑患者是否合并糖尿病以及是否出现其他血管病变。

（3）其他冠状动脉临界病变。冠状动脉狭窄 50%～75% 时，冠状动脉造影通常低估其病变的严重程度，而 IVUS 不受投照位置的影响，能精确测量其狭窄程度。研究表明，除左主干之外的心包脏层近段冠状动脉 CSA < 4.0 mm^2，通常伴有心肌血流灌注异常，以此作为识别临界病变的标准其敏感性为 88%，特异性为 90%，对这类血管应当进行介入治疗。当 CSA ≥ 4.0 mm^2 时，可以推迟介入治疗。对临界病变的易损斑块，IVUS 可以在形态学上根据斑块内低回声区域的大小和斑块纤维帽的厚度识别易损斑块，最近用于临床的虚拟组织学显像可能提供进一步的临床应用价值，虚拟组织学显像可以将斑块内的不同组成成分以不同颜色显示出来并可以定量，从而指导临床及时干预治疗。

（二）ACS 危险度分层

对两种类型的 ACS 患者进一步进行危险度分层有助于诊断的确立、治疗策略的选择和预后的判断。尽早识别 ACS 的高危和低危人群，对前者尽快采取积极的治疗措施包括药物和介入方法，降低不良事件发生率，而避免后者不必要的住院和检查费用，合理利用了医疗资源。对于 STEMI 患者危险度分层一般于发病早期（数小时内）、住院期间和出院前或后短时间内（< 3 周）分别进行，对近期和远期死亡等心脏事件发生率的预测以及治疗策略的选择具有重要的指导价值。

1. 非 ST 段抬高的 ACS 危险分层

对 NSTEACS 患者危险度分层的意义在于早期干预策略的选定，对这类患者早期不同药物干预或是否行介入治疗是近年来研究的热点。常用的有 TIMI 危险积分和 GRACE 预测积分，参照几个大的使用多变量回归的临床研究如 FRISC Ⅱ 和 TACTICS-TIMI 18 对早期危险评估的研究结果，NSTEACS 可分为低、中、高危险组。对于低危险组的患者急性期可行内科保守治疗，择期行冠状动脉造影或介入治疗，对于中高危险组急诊介入治疗应为首选。其中，临床危险度取决于：年龄、心肌缺血发作的频度、持续时间和对治疗的反应、原先存在的冠心病严重程度相关的基础危险因素（如心力衰竭、曾做过 PCI 等）。

TIMI 危险积分是在 TIMI Ⅱ B 试验中产生的。它的 7 个预测因子是：①年龄 ≥ 65 岁；②至少存在 3 个冠心病危险因素（家族史、糖尿病、高血压、高胆固醇血症、吸烟）；③冠状动脉狭窄显著（已知冠状动脉狭窄 ≥ 50%）；④ ST 段压低；⑤严重心绞痛症状（24 小时心绞痛 ≥ 2 次）；⑥ 7 天内应用过阿司匹林；⑦心肌酶升高〔CK-MB 和（或）心肌特异性肌钙蛋白〕。

出现上述每一个危险因素则积 1 分，TIMI 危险积分简单、实用，已被前瞻性证实，其缺点是冠状动脉狭窄程度不易在就诊时确定。TIMI 积分越高患者发生心血管事件的危险性越大。TIMI 积分 0 ~ 1 分的患者发生心血管事件的危险性为 4.7%，而当 TIMI 积分为 6 ~ 7 分时发生心血管事件的危险性上升至 40.9%。

2. ST 段抬高的 ACS 危险分层

STEMI 的临床危险度取决于以下因素：①高龄；②左心衰竭；③女性；④低血压；⑤既往有心肌梗死病史；⑥心房颤动；⑦前壁梗死；⑧糖尿病。

为简便、正确地评估病患者风险，Antman 提出了 7 点预测 MI 对溶栓治疗风险分层的 TIMI 评分法筛选 STEMI 高危患者：

（1）年龄 > 65 岁。

（2）冠心病危险因子 > 3 项。

（3）早先血管造影，冠状动脉狭窄 > 50% 以上。

（4）cTnT/cTnI 明显升高。

（5）心电图多导联 ST 段抬高。

（6）24 小时内心绞痛发作 > 2 次。

（7）7 天以内服用阿司匹林。

具有以上特征越多者则危险度越高。

五、ACS 的鉴别诊断

在有胸痛不适的患者中，采集完整的病史结合体格检查、心电图和辅助检查，可对 ACS 的鉴别诊断提供重要的依据。临床医师应区别疼痛是否心源性的，是否为缺血性疼痛。应该注意，严重的系统性疾病或肺动脉高压、左室流出道梗阻（如主动脉瓣狭窄或肥厚型心肌病）、主动脉瓣反流、低氧血症、贫血等均可产生劳力性胸痛，但很少发生长时间休息时疼痛。

1. 主动脉夹层

胸痛剧烈，可放射至背、肋、腰、腹部，两上肢血压和脉搏可有明显差异，血管 B 超和 MRI 有助于鉴别，如果患者预行主动脉支架植入术则最好完善主动脉 CT 扫描并三维重建明确破口位置。主动脉夹层有时易与 ACS 相混淆，但典型的急性主动脉夹层症状发作更突然而且症状更严重（ACS 为逐渐加重）。疼痛性质常为撕裂性，可以放射，放射部位取决于撕裂的部位和管腔受压的程度，如放射至颈、背、躯干、腿部，当撕裂累及到脑血管时可出现晕厥和神经症状，绝大多数患者有长期严重原发性高血压史。本病常发生于马方综合征、特发性囊性坏死，女性常发生于妊娠期。Ⅰ 型主动脉夹层撕裂至冠状动脉开口可引起 AMI。

2. 瓣膜反流

腱索断裂所致急性二尖瓣脱垂或乏氏窦瘤破裂所致主动脉瓣反流也有胸痛、肺体循环充血表现，然而系列心电图检查及血清心脏标志物测定以及心脏 B 超易于迅速鉴别。

3. 急性肺栓塞

急性大面积肺栓塞伴有严重呼吸困难、呼吸急促、明显出汗、焦虑。血清心脏标志物测定和心电图没有心肌梗死的特异性动态演变，20%～25% 的患者 EKC 显示 Ⅰ 导联 S 波加深，Ⅲ 导联 Q 波显著，右胸导联 T 波倒置等改变。

4. 急性心包炎

可出现剧烈而持久的心前区疼痛，有时疼痛性质是尖锐或切割样的。诊断性的标志是：疼痛随体位、咳嗽、呼吸而变化。心前区痛可放射至肩部、背颈部，这是由于膈神经受刺激所致。患者常伴发热，早期可闻及心包摩擦音，心电图除 aVR 外，其余导联均有 ST 段弓背向下的抬高，T 波倒置，无动态演变和异常 Q 波出现。

5. 急腹症

急性胰腺炎、消化性溃疡、急性胆囊炎、胆石症等均有腹上区疼痛，通过病史、查体、心电图及相关的酶学检查协助诊断。

6. 食管病变

多与体力活动无明显相关性，而与进食和卧位有关如食管炎，呈胸骨后烧灼感，伴有反酸嗳气，制酸剂治疗有效而硝酸甘油治疗无效。

7. 胸膜病变

多伴有发热、咳嗽、呼吸困难，胸痛与体力活动无关而与体位、呼吸运动有关，体格检查可发现胸膜摩擦音、胸腔积液、积气等体征，胸片和心电图可明确诊断。

8. 带状疱疹

此病可发生窄缩样胸痛，病变处检查呈现过度敏感反应，症状发作后 3 ~ 4 天出疹，结合心电图最终可做出诊断。

（黄志文）

第三节　非 ST 段抬高型急性冠状动脉综合征

一、病因

ACS 虽然临床表现多样，但患者的冠状动脉具有相似的病理生理改变，即动脉粥样硬化斑块由稳定转变为不稳定，继而发生破裂，导致血栓形成，心肌供氧不能满足心肌对氧的需求。因此，ACS 的病理生理过程可分为 3 个阶段：①不稳定斑块的破裂；②急性缺血事件的发生；③急性缺血事件后复发冠状动脉事件的风险。NSTE.ACS 患者共同的病理生理机制主要包括：①斑块破裂：导致急性、非闭塞性的血栓形成；②斑块腐蚀：以血栓黏附于斑块表面而无斑块破裂为特征，尸检发现这种斑块腐蚀在 NSTE-ACS 中占 25% ~ 40%，女性多于男性。

1. 斑块破裂

动脉粥样硬化病变存在于全身所有主要的血管，主要包括脂核和纤维帽。与稳定斑块相比，具有破裂危险的易损斑块形态学特征有：①大而富含脂质的核心（≥ 40%斑块体积）；②胶原和平滑肌细胞缺少的薄纤维帽，血管外层扩张伴正向重塑；③纤维帽、脂质核心周围炎性细胞浸润（单核巨噬细胞、T 细胞、树突状细胞、脱颗粒的肥大细胞等）；④斑块内新生血管增加及斑块内出血。斑块破裂的主要机制包括：单核巨噬细胞或肥大细胞分泌的蛋白酶（如胶原酶、凝胶酶、基质溶解酶等）消化纤维帽；斑块内 T 淋巴细胞通过合成 γ 干扰素抑制平滑肌细胞分泌间质胶原，使斑块纤维帽变薄；动脉壁压力、斑块位置和大小、血流对斑块表面的冲击；冠状动脉内压力升高、血管痉挛、心动过速时心室过度收缩和扩张所产生的剪切力以及斑块滋养血管破裂，诱发与正常管壁交界处的斑块破裂。斑块的大小、管腔的狭窄程度与斑块破裂的危险程度无关，回顾性分析发现，近 2/3 的斑块破裂发生在管腔狭窄 < 50% 的部位，几乎所有破裂发生在管腔狭窄 < 70% 的部位。同时，冠状动脉造影发现，具有相同斑块数目及冠状动脉狭窄程度的患者，有些患者可长期无症状，而有些患者能发生严重的心脏事件。NSTE-ACS 患者通常存在多部位斑块破裂，因此多种炎症、血栓形成及凝血系统激活的标志物增高。

2. 斑块腐蚀

通常指血栓黏附于斑块表面（无斑块破裂），但斑块与血栓连接处内皮缺失。这些斑块通常被认为相对容易形成血栓，但实际上，血栓发生的诱因常位于斑块外部，而并非斑块本身。多见于女性、糖尿病和高血压患者，易发生于轻度狭窄和右冠状动脉病变处。

继发性 NSTE-ACS 患者常有稳定型冠心病病史，冠状动脉外疾病导致心肌氧需与氧供不平衡，剧烈活动、发热、心动过速（如室上性心动过速、房颤伴快速心室率）、甲状腺功能亢进、高肾上腺素能状态、精神压力、睡眠不足、过饱进食、左心室后负荷增高（高血压、主动脉瓣狭窄）等均可增加心肌需氧量；而低血压、严重贫血、正铁血红蛋白血症及低氧血症等减少心肌氧供。另外，少数 NSTE-ACS 由非动脉硬化性疾病所致（如动脉炎、外伤、夹层、血栓栓塞、先天异常、滥用可卡因或心脏介入治疗并发症等）。

二、临床表现

1. 症状

绝大多数 NSTE-ACS 患者有典型的缺血性心绞痛表现，通常表现为深部的、定位不明确的、逐渐加重的发作性胸骨后或者左胸部闷痛，紧缩感，可放射至左侧颈肩部、手臂及下颌部等，呈间断性或持续性，通常因体力活动和情绪激动等诱发，常伴有出汗、恶心、呼吸困难、窒息甚至晕厥，一般可持续数分钟至 20 分钟，休息后可缓解。以加拿大心血管病学会（CCS）的心绞痛分级为判断标准，UA 患者的临床特点包括：①静息时心绞痛发作 > 20 分钟（不服用硝酸甘油的情况下）；②初发心绞痛：严重、明显及新发心绞痛（就诊前 1 个月内），表现为自发性心绞痛或劳力型心绞痛（CCS 分级 Ⅱ 或 Ⅲ 级）；③恶化型心绞痛：原来的稳定型心绞痛最近 1 个月内症状加重，时间延长及频率增加（至少 CCS 分级 Ⅲ 级）。表现为 UA 的患者，如心肌损伤标志物（如 CKMB、cTn）阳性，则应考虑 NSTEMI。

心绞痛发作时伴低血压或心功能不全，常提示预后不良。贫血、感染、炎症、发热和内分泌紊乱（特别是甲状腺功能亢进）易促进疾病恶化与进展。NSTE-ACS 的不典型临床表现有：右胸或者肩胛部疼痛、胸背部疼痛、牙痛、咽痛、上腹隐痛、消化不良、胸部针刺样痛或仅有呼吸困难等，这些常见于老年、女性、糖尿病、慢性肾功能不全或痴呆症患者，应注意鉴别。临床缺乏典型胸痛，特别是当心电图正常或临界病变时，常易被忽略和延误治疗，应注意连续观察。

2. 体征

绝大多数 NSTE-ACS 患者无明显的体征。但常有出汗、焦虑，甚至坐立不安、期前收缩增多、心率加快等情况。患者血压通常正常，但如果患者疼痛和（或）焦虑严重，血压会由于肾上腺素释放而增高。UA 患者体温通常不高，但心肌梗死患者（包括 STEMI 和 NSTEMI）通常在心肌梗死 4 ~ 8 小时后出现低热，持续 4 ~ 5 天。心脏听诊常无阳性体征，但如出现第一心音减弱，则要注意有无急性左心功能不全或者房室传导阻滞的存在；第四心音常在胸骨旁能听到，表明左心室顺应性降低；如出现全收缩期杂音，应考虑有无二尖瓣反流。高危患者心肌缺血引起心功能不全时，可有新出现的肺部啰音或啰音增加、第三心音。

三、诊断

1. 病史及体格检查

（1）病史：对病史认真地询问是明确胸痛患者诊断的重要部分，大约 80% 的 NSTE-ACS 患者有冠状动脉疾病史，且本次胸痛发作常有诱因，如过量运动、情绪激动等，但是许多 NSTE-ACS 症状不典型，因此单纯地依赖病史是不够的。尽管典型心绞痛的胸部不适常被描述为胸闷或压迫感，但研究发现缺血相关胸痛的患者中有 1/4 表现为锐痛或刺痛。所有 NSTE-ACS 患者中 13% 表现为胸膜炎样疼痛，7% 触诊时可产生疼痛。提示 ACS 的胸痛特征有：①胸痛为压迫性、紧缩性、烧灼感、刀割样或沉重感；②无法解释的上腹痛或腹胀；③放射至颈部、下颌、肩部、背部、左臂或双上臂；④胃灼热、胸部不适伴恶心和（或）呕吐；⑤伴持续性气短或呼吸困难；⑥伴无力、眩晕、头晕或意识丧失；⑦伴大汗。提示非典型 ACS 的胸痛特征有：①胸痛为锐痛，与呼吸或咳嗽有关；②胸痛与转动身体或按压身体局部有关；③持续时间很短（< 15 s）。但非典型胸痛不能完全除外 ACS，应注意连续观察和鉴别。

（2）体格检查：绝大多数是正常的，包括胸部检查、听诊、心率及血压测定。体格检查的目的是发现外部诱因和排除非心源性胸痛表现（如主动脉夹层、急性肺动脉栓塞、气胸、肺炎、胸膜炎、心包炎、心瓣膜疾病），焦虑惊恐症状等。

2. 心电图

静息 12 导联心电图是对疑诊 NSTE-ACS 患者进行筛查和评估的重要首选方法。ST-T 动态变化是 NSTE-ACS 最有诊断价值的心电图表现：症状发作时可记录到一过性 ST 段改变（常表现为 2 个或 2 个以上相邻导联 ST 下移 ≥ 0.1 mV），症状缓解后 ST 段缺血性改变改善，或者发作时倒置 T 波呈"伪正常化"，发作后恢复至原倒置状态更具有诊断意义，并提示有急性心肌缺血或严重冠状动脉疾病。陈旧性束支传导阻滞提示患者有潜在的冠状动脉疾病，但新出现的或可能为新出现的束支传导阻滞是高危患者的标志。有无症状时均应记录心电图，症状发作时的 12 导联心电图非常有价值。必要时应将不同时间的心电图做前后比较，如果有动态 ST-T 变化，应考虑可能存在 NSTE-ACS。但有胸痛症状的患者即使心电图正常也不能除外 NSTE-ACS。TIMI-Ⅲb 研究发现，60% 的 NSTE-ACS 患者心电图无变化。

发作时心电图显示胸前导联 T 波对称性深倒置并呈动态改变，多提示左前降支严重狭窄（Wellen 现象）。有冠心病病史的患者如出现胸前导联和（或）aVL 导联的 ST 段改变时应加做后壁导联心电图，以明确是否存在后壁心肌梗死。变异型心绞痛常呈一过性 ST 段抬高。胸痛明显发作时心电图完全正常，还需考虑非心源性胸痛。NSTEMI 的心电图 ST 段压低和 T 波倒置比 UA 更加明显和持久，并可有一系列演变过程（如 T 波倒置逐渐加深，再逐渐变浅，部分还出现异常 Q 波）。约 25% 的 NSTEMI 可演变为 Q 波心肌梗死，其余 75% 则为非 Q 波心肌梗死。反复胸痛的患者需进行连续多导联心电图监测，才能发现 ST-T

波变化及无症状性心肌缺血。

心电图不仅对 NSTE-ACS 的诊断非常关键，其类型及变化幅度也能为预后提供重要参考信息。ST 段压低的患者在未来 6 个月内死亡风险最大；仅有单纯的 T 波变化的患者相比心电图正常的患者，长期风险并不增加；ST 段压低的患者，随着压低的程度及 ST 段最低水平点的数目增加，其死亡风险或再发心肌梗死的概率也将增加。

3. 心肌损伤标志物

心肌细胞损伤后坏死，细胞膜完整性破坏，导致这些细胞内大分子释放入循环血液，从而能够被检测到。主要的心肌坏死标志物包括肌红蛋白（MYO）、肌酸激酶（CK）、肌酸激酶同工酶（CKMB）、心肌肌钙蛋白（cTnT、CTnI），在 NSTE-ACS 患者的诊断和预后判断中十分重要。主要心肌坏死标志物及其检测时间见表 6-2。

表 6-2 主要心肌坏死标志物及其检测时间

时间	MYO	cTnT	cTnI	CK-MB
开始升高时间 /h	1 ~ 2	2 ~ 4	2 ~ 4	6
峰值时间 /h	4 ~ 8	10 ~ 24	10 ~ 24	18 ~ 24
持续时间 / 日	0.5 ~ 1.0	10 ~ 21	7 ~ 14	3 ~ 4

（1）CK、CKMB：迄今为止，CK、CKMB 仍是评估胸痛患者的重要生化指标。但由于它们在正常患者血中也有一定低水平的浓度；除心脏外还存在于其他组织中，特别是骨骼肌；这些特点限制了它们的预测价值。

（2）cTnT、CTnI：与传统的心肌酶（如 CK、CK-MB）相比，cTn 具有更高的特异性和敏感性，是理想的心肌坏死标志物。cTn 在正常人体的血液中含量极少，因此具有高度的特异性。cTn 的检测使我们能够发现 1/3 的 CK-MB 正常的 UA 患者的心肌坏死，目前已成为 NSTEMI 患者诊断和危险分层的必备条件，也为 NSTE-ACS 的早期诊断和预后提供了新的评估内容。高敏肌钙蛋白（hs-cTn）敏感性为 cTn 的 10 ~ 100 倍，胸痛发作 3 小时后即可检测到，因此，2011年 ESC 指南首次推荐 hs-cTn 对 NSTE-ACS 患者进行快速诊断筛查（Ⅰ，B）。

床旁生化标志物能快速提供 NSTE-ACS 的早期诊断及治疗指导。如果症状发作后 3 ~ 4 小时内 cTn 测定结果为阴性，应该在症状出现后 6 ~ 9/12 ~ 24 小时再次监测。但是 cTn 升高也可见于以胸痛为表现的主动脉夹层和急性肺动脉栓塞、非冠状动脉性心肌损伤（如慢性和急性肾功能不全、严重心动过速和过缓、严重心力衰竭、心肌炎、脑卒中、骨骼肌损伤及甲状腺功能减退等疾病），应注意鉴别。

4. 影像学检查

冠状动脉 CTA 推荐用于没有明确冠心病病史、肾功能正常者检查，应考虑 CT 检查的辐射以及对比剂对患者的影响。超声心动图能发现严重心肌缺血引起的左心室射血分数（LVEF）降低和室壁节段性运动异常。利用影像学技术（如 MRI、PET 等）能进行心肌核素显像，评价心肌灌注、心肌细胞活力及心功能。

四、鉴别诊断

临床上持续性胸痛除 ACS 外还可能会有其他疾病，特别是危重疾病，应注意鉴别。主动脉夹层是首先要鉴别的疾病，当夹层累及冠状动脉开口时可伴发 ACS，心脏彩超、主动脉增强 CT 有助于鉴别。肺动脉栓塞常表现为突发呼吸困难、胸痛、咯血、晕厥等，心电图可出现典型 $S_I Q_{III} T_{III}$ 表现，血气分析、D- 二聚体、肺动脉 CT 有助于鉴别。还应与以下疾病相鉴别：①其他心脏疾病：如心包炎、肥厚型心肌病伴发的非典型心绞痛；②骨骼肌肉疾病：颈椎、肩部、肋、胸骨等骨骼肌损伤，可表现为非特异性胸部不适，类似心绞痛的症状，但通常为局部疼痛；③病毒感染，如带状疱疹；④消化道疾病：如食管反流伴痉挛、消化道溃疡、胆囊炎等，常与心绞痛混淆；⑤胸腔内疾病：如肺炎、胸膜炎、气胸等都可导致胸部不适；⑥神经精神相关疾病：可表现为惊恐发作及过度通气，也可被误认为 NSTE-ACS。

ACS 的治疗策略主要包括 3 个方面：病变处冠状动脉血流的恢复与维持；缩小梗死面积、减轻再灌注损伤以及缺血后的功能障碍；稳定冠状动脉血管壁，协调其与循环血流的相互作用。NSTE-ACS 与 STE-ACS 治疗的最大区别在于不需要溶栓治疗，重点在于抗缺血治疗、抗血小板和抗凝治疗。

五、治疗

（一）抗缺血药物治疗

有或无持续缺血等高风险特征的抗缺血治疗。

1. 硝酸酯类

心绞痛时硝酸甘油 / 硝酸酯类用法。

硝酸甘油经舌下含服 3 次 0.4 mg，或每隔 5 分钟喷雾一次心绞痛仍不能缓解，且无血压下降的患者，开始静脉给予 β - 受体阻滞剂，静脉给予硝酸甘油也有益。

（1）静脉硝酸甘油。

初次每分钟 10 μg 静脉滴注，每 3 ~ 5 分钟增加 10 μg 直到症状缓解或出现血压下降。速度超过 20 μg/min 后若仍无反应者，可以逐渐增至 40 μg/min。如果缺血症状和体征缓解，则不需要继续增加剂量，以免引起低血压反应。如果缺血症状和体征不缓解，可以增大剂量直至血压出现下降。用药前血压正常者用药后收缩压 < 110 mmHg（14.7 kPa）；或原有高血压的患者，平均动脉压降低 > 25%，则要非常警惕低血压反应。

静脉最大剂量为 200 μg/min，如果无效再增加剂量也无法获得更多益处。静脉输入剂量维持在 300 ~ 400 μg/h 者，可延长使用 2 ~ 4 周而不会增加高铁血红蛋白。

（2）硝酸酯类的耐药性。

不是正在发作的难以控制的心绞痛，应以局部或口服硝酸酯制剂为主。硝酸酯类药代动力学耐受性依赖于用药的剂量和用药时间，任何形式的用药，连续治疗超过 24 小时都有可能发生耐药。如果需要硝酸甘油连续治疗超过 24 小时，为了维持治疗效果需要周期性增加输入速度，也可以采用低剂量和间断的定量输入法。胸痛和缺血症状消失 12 ~ 24 小时以上，可以尝试减少硝酸甘油的速度和剂量并逐渐改为口服给药，但不要突然停止静脉给药以免引起症状复发或缺血反跳。

2. 止痛药物

在含服或静滴硝酸甘油及充分抗缺血治疗后，疼痛仍持续存在或疼痛复发者可使用中枢镇痛药物。一般静脉注射吗啡 1 ~ 5 mg，必要时可 5 ~ 30 分钟重复使用一次，吗啡具有较强的止痛和抗焦虑的作用，还具有扩张静脉、提高迷走神经张力减慢心率的作用。对于吗啡过敏或呼吸衰竭的患者可以使用盐酸哌替啶 50 ~ 100 mg/ 次肌内注射。

3. β – 受体阻滞剂

（1）临床疗效评估。近期的大型临床试验有 Kirshenbaum，MIAMI，Ryden，Norris，HINT，Robert，TIMI Ⅱ –B，ISIS– Ⅰ 等试验。随机双盲对照试验提示，β – 受体阻滞剂可以避免或减少 13% UA 患者发展为 AMI；对近期发生的 AMI，即使在日常生活中，β – 受体阻滞剂对有缺血及心衰患者都有降低病残率和（或）病死率；对于有疼痛发作的 AMI，静脉使用 β – 受体阻滞剂可使这些高风险患者明显获益。

（2）临床应用。无禁忌证时应早期使用 β – 受体阻滞剂；对高风险以及休息时胸痛的患者应尽早静脉给药，症状控制后再改为口服药物治疗，中低度危险患者可选用口服药物治疗。各种 β – 受体阻滞剂的药动学、副作用以及内在拟交感活性不同，目前没有证据证明哪一类制剂比另一类制剂更有效。

（3）禁忌证。下列情况属于禁忌：任何二度 / 三度房室传导阻滞，且无人工心脏起搏保护时；有哮喘病史或严重左心功能不全；显著窦性心动过缓（心率 < 50 次 / 分），或低血压（BP < 90/60 mmHg）患者。对慢性阻塞性肺病患者应用 β – 受体阻滞剂要保持高度警惕，初次可选用小剂量 β 制剂，或选用短效的 β_1 制剂治疗；如使用 2.5 mg 美托洛尔静脉注射或 12.5 mg 美托洛尔口服或艾司洛尔静脉 100μg（kg·min）给入，应完全避免其他 β_2 – 受体阻滞剂的应用。

（4）临床常用的 β – 受体阻滞剂，如表 6-3 所示。

表 6-3 临床常用的 β – 受体阻滞剂

药物	选择性	部分拟交感活性	常用剂量
普萘洛尔（propranolol）	无	无	10 ~ 80 mg, tid
美托洛尔（metoprolol）	β_1	无	25 ~ 100 mg, bid ~ tid
阿替洛尔（atenolol）	β_1	无	12.5 ~ 50 mg, qd ~ bid
噻吗洛尔（timolol）	无	无	10 mg, bid
倍他洛尔（betaxolol）	β_1	无	10 ~ 20 mg, qd
比索洛尔（bisoprolol）	β_1	无	5 ~ 10 mg, qd
艾司洛尔（esmolol）（静脉用）	β_1	无	50 ~ 300μg/（kg·min）
拉贝洛尔（labetalol）	无	有	200 ~ 600 mg, bid
吲哚洛尔（pindolol）	无	有	2.5 ~ 7.5 mg, tid

4. 钙离子拮抗剂（CCB）

（1）临床疗效评估。丹麦维拉帕米 MI 试验随机双盲与对照组比较，连续维拉帕米治疗 6 个月后治疗组与安慰剂组病死率无统计学显著差异（12.8% vs 13.9%），心肌再梗死率无统计学显著差异（7.0% vs 8.3%），12 个月后死亡率无统计学显著差异（15.2% vs 16.4%）。结论为维拉帕米对早期 AMI 的治疗未能改善生存率。

荷兰硝苯地平 / 美托洛尔试验结果提示：单独硝苯地平治疗组与安慰剂组比较 MI 或再发心绞痛增加 16%；美托洛尔治疗 MI 或再发心绞痛减少 24%；美托洛尔和硝苯地平联合治疗 MI 或再发心绞痛减少 20%，但其治疗效果主要得益于美托洛尔。这种联合治疗无统计学意义，并且因为单一硝苯地平治疗的危害而提前终止了试验。

NSTEMI 发作后 24 ~ 48 小时给予地尔硫䓬或安慰剂治疗 14 天结果：可以降低 CKMB 水平，再梗死和顽固性心绞痛及总病死率无明显增加。Gobel 试验入选了 129 例不稳定性心绞痛患者，结果地尔硫䓬组心绞痛再发减少，随访 1 年表明心脏事件发生也更少。

（2）临床钙离子拮抗剂及其副作用。

多组资料已证明，所有钙离子拮抗剂主要限于控制 UA 的症状。二氢吡啶类制剂对死亡或 MI 复发率无持续效果，同时证明快释放的短效制剂如果不是早期给予 β - 受体阻滞剂，可以增加严重的心脏不良事件。对于减慢心率的钙离子拮抗剂（主要是地尔硫䓬），早期用于急性心肌缺血治疗被证明无害且提示有益。因此，当 β - 受体阻滞剂有禁忌时，可选用减慢心率的钙离子拮抗剂。当有顽固症状时，可早期用于住院患者，甚至用于有轻度左室功能不全的患者。在不稳定性心绞痛冠状动脉痉挛理论盛行时期，几乎常规使用钙拮抗剂。随着这种理论接近终结及 HINT（荷兰美托洛尔和硝苯地平试验）研究的阴性结果公布，ACS 患者应慎重使用钙拮抗剂。所有抗缺血药物包括 β - 受体阻滞剂，仅有地尔硫䓬的抗缺血作用强于硝酸盐类，这种获益长期存在。

5. 血管紧张素转换酶抑制剂（ACEI）

现有 ACEI 用于 AMI 的临床试验主要入选了 STEMI 患者，在 NSTEMI 患者中缺乏评价 ACEI 的随机临床试验。但是大多数 AMI 试验入选了部分 NSTEMI 患者，对冠心病高危患者的二级预防研究也证实了 ACEI 的效益。因此，ACEI 适用于 AMI 最初 24 小时内的患者，ACEI 可在急诊室内开始使用，也可以稍后开始使用。ISIS4 亚组分析资料显示，NSTEMI 患者得益于短期的 ACEI 治疗。最近的 SMILE 试验中的 NSTEMI 亚组，经佐芬普利治疗 6 周使主要终点事件发生率降低了 65%，1 年病死率降低了 43%，提示 NSTEMI 患者早期使用 ACEI 是获益的。ACEI 用于 NSTEMI 患者的建议见表 6-4。

血管紧张素受体拮抗剂（ARB）用于 NSTEMI 治疗还缺乏大规模随机对照的循证医学证据，现有的临床试验表明 ARB 并不优于 ACEI。当患者不能耐受 ACEI 时可用 ARB 代替（ I 类推荐，A 级证据）。

表 6-4　ACEI 用于 NSTEMI 患者的建议

Ⅰ类适应证：

（1）伴有左室收缩功能异常或慢性心力衰竭，使用硝酸甘油和 β – 受体阻滞剂后仍有高血压的 NSTEMI 患者（证据水平 B）

（2）伴有糖尿病的 NSTEMI 患者（证据水平 B）

（3）伴有心力衰竭、左室收缩功能异常、高血压或糖尿病的 NSTEMI 患者出院时带药及出院后长期使用（证据水平 A）

Ⅱa 类证据：

（1）所有 NSTEMI 患者（证据水平 B）

（2）所有 NSTEMI 患者出院时带药及出院后长期使用（B）

注：Ⅰ类表示已证实和（或）公认有用和有效的操作或治疗；Ⅱ类表示有用性 / 有效性的证据相矛盾和存在不同观点的操作或治疗；Ⅲ类表示已证实和公认无用 / 无效，并在有些病例可能是有害的操作或治疗。A 级证据：证据来自多个随机临床试验。B 级证据：证据来自单个随机临床试验或非随机临床试验。C 级证据：专家一致的意见。

6. 其他药物

他汀类药物具有改善内皮功能、消除炎症反应、稳定斑块、预防血栓形成的多相性功效。所有 NSTE–ACS 患者入院早期（1 ～ 4 天）即开始应用，LDL 目标水平 < 100 mg/dL（< 2.6 mmol/L），推荐强化降脂目标是 LDL < 70 mg/dL（< 1.81 mmol/L），但要监测肝功能和防止横纹肌溶解等副作用。曲美他嗪通过改善缺血细胞内的能量代谢，防止细胞内 ATP 水平下降，在维持细胞内环境稳定的同时确保离子泵的功能完善和跨膜钠钾泵正常运转，减少细胞内酸中毒以及阻止心肌细胞内钠和钙的聚集，保护细胞收缩功能和限制氧自由基造成的细胞溶解和内膜损伤，可以不影响血流动力学而改善心肌代谢作用。KATP 通道开放剂（如 Nicorandil）已用于 UA 患者，初步的循证医学证据表明可进一步减少一过性心肌缺血、心动过速发作次数。此类药物进一步评价显示，可使 35 天死亡、MI、缺血复发降低 14%，使 6 个月死亡、MI、顽固性缺血减少 23%。但冠心病病死率和心血管非致命性事件复发率还需要进一步的观察。

（二）抗血小板和抗凝治疗

1. 抗血小板治疗

当动脉内膜受损时，血小板黏附于内皮下胶原，血栓开始形成，这些血小板的进一步激活和凝集对血栓的继续形成是必要的，因此抗血小板凝集是抗血栓形成的一个重要方面。在 UA 急性期，阿司匹林（ASA）与安慰剂相比，明显降低了心肌梗死的发生率。可以肯定，一旦 ACS 诊断明确，除有禁忌证外，所有 UA/NSTEMI 患者，均应立即给予首剂 ASA 300 mg，可以嚼碎以便迅速达到有效血浓度，继而以 75 ～ 150 mg/d 维持，可持续数年，甚至终生。ASA 的禁忌证包括：不能耐受的过敏（主要为阿司匹林哮喘）、活动性出血、血友病、视网膜出血、活动性溃疡或胃肠道、泌尿系统出血。

其他抗血小板疗法，如抑制血小板二磷酸酶（ADP）信号的药物，以及更强效的静脉用血小板糖蛋白（GP）Ⅱb/Ⅲa受体抑制剂的应用，代表了治疗ACS的一个巨大进展。对于不能耐受或严禁应用ASA的ACS患者，可应用ADP拮抗剂（噻氯匹定、氯吡格雷）。噻氯匹定仅在一个NSTE-ACS临床试验中进行了研究，结果显示6个月死亡和心肌梗死的风险显著降低46%。但由于噻氯匹定其潜在的严重副作用，尤其是胃肠道反应、中性粒细胞和血小板减少，因此应用正日趋减少，已逐步被氯吡格雷所替代。

2007年ACC/AHA新的指南修订版中，氯吡格雷被推荐用于除5～7天内计划做CABG的其他UA/NSTEMI患者，理想时间为12个月，除非出血风险过度增加。而在2000年的指南中，血小板膜ADP受体拮抗剂氯吡格雷/噻氯匹定仅推荐用于不能耐受阿司匹林或行PCI术者。氯吡格雷优于噻氯匹定的主要方面是起效快，安全系数更大。上述指南的修订，主要依据是CURE试验及其亚组CUREPCI的结果。有关UA/NSTEMI患者中氯吡格雷的应用问题提供依据的是CREDO试验，在2002年美国JAMA杂志发表的CREDO试验，是另一个有关新的抗血小板药氯吡格雷减少PCI患者复发缺血事件的前瞻性研究。该研究主要针对以下几个问题：①早期负荷量（300 mg）能否提供早期得益；②长期75 mg治疗（1年）与安慰剂对照的疗效评价；③氯吡格雷的安全性，尤其是大出血的频率。该研究共入选行PCI及支架术的患者2116例，入选患者的2/3均为ACS患者。结果发现：①氯吡格雷长期（1年）治疗，可使PCI患者的死亡、心梗、脑卒中发生率降低27%。②在PCI前（＞6小时）给予负荷量可以显著减少28天时的死亡、心梗和需急诊血运重建术的发生率（RRR 39%，P = 0.051）。③29天至1年期间显示长期使用该药对减少心血管事件联合终点的有效性（RRR 37.4%，P=0.04）。而且上述效果是在50%的患者接受GPⅡb/Ⅲa受体拮抗剂基础上获得的。上述结果在所有亚组都是一致的。从安全性上看，1年时大出血的发生率无统计学意义的增加（8.8% vs 6.7%，P=0.057），出血发生率相似，没有观察到致死的出血或颅内出血。因此，CREDO试验是继CURE及其亚组CUREPCI后又一重要的试验，进一步用随机、双盲和前瞻性的试验证实了CURE-PCI的结果，为氯吡格雷的规范化使用提供了新的循证医学依据。

血小板膜糖蛋白Ⅱb/Ⅲa受体抑制剂主要分为两类：①具有识别纤维蛋白原受体的单克隆抗体片段，如阿昔单抗；②通过占领受体上配子的识别部位，竞争性抑制纤维蛋白原约束力的模拟配子，特点是分子小、半衰期短、作用可逆，主要有依替非特和替罗非班。血小板GPⅡb/Ⅲa受体拮抗剂通过抑制血小板性血栓形成的最后共同途径而发挥抗血小板作用，从理论上讲其作用较阿司匹林、肝素等更全面、彻底、有效，因而有希望成为ACS最有前途的治疗用药。但临床实践循证的结果并不十分满意。正是基于目前各种制剂的临床试验结果，修订了2000年版指南中"血小板GPⅡb/Ⅲa受体拮抗剂用于所有高危UA/NSTEMI患者以及计划行PCI的患者有益的"这一表述。2007年修订版的ACC/AHA指南认为，血小板GPⅡb/Ⅲa受体拮抗剂对实施PCI术的患者有实质性获益，对可能接受但不常规实施PCI的患者亦有一定获益，但对不准备实施PCI者获益可疑。同时指南在综合了CAPTURE、ISAR-REACT-Z、IMPACT-2、TARGET、RESTORT、TWNACITY等试验结果后也指出，对于选择早期有创策略的 UA/NSTEMI 患者，在施行诊断性冠状动脉造影之前（上游）应当开始阿司匹林加其他抗血小板治疗：使用氯吡格雷（负荷剂量后每天维持剂量）或静脉内糖蛋白 Ⅱb/Ⅲa 抑制剂（证据级别：A）。只有在血管造影无明显延迟并且可能施行 PCI 时，阿昔单抗才是上游糖蛋白 Ⅱb/Ⅲa 抑制剂治疗的选择药物，否则静脉内依替巴肽或替罗非班是首先选择的糖蛋白 Ⅱb/Ⅲa 抑制剂（证据级别：B）。对于选择早期保守策略的 UA/NSTEMI 患者，入院后尽快在阿司匹林和抗凝治疗基础上加用氯吡格雷（负荷剂量后每天维持剂量），并且至少 1 个月（证据级别：A），理想的是 1 年（证据级别：B）。对于选择早期保守策略的 UA/NSTEMI 患者，如果反复出现症状/缺血、心力衰竭或严重心律失常，应当施行诊断性血管造影（证据级别：A）。在诊断性血管造影（上游）之前，除了阿司匹林和抗凝治疗之外，还应当加用静脉内糖蛋白 Ⅱb/Ⅲa 抑制剂（依替巴肽或替罗非班；证据级别：A）或氯吡格雷（负荷剂量后每天维持剂量；证据级别：A）。其他的有关血小板 GP Ⅱb/Ⅲa 受体拮抗剂用于 UA/NSTEMI 患者在血运重建的早期治疗中获益的试验包括 CAPTURE 试验（阿昔单抗）、PRⅡSMPLUS 试验（替罗非班）、PRUSRIT 试验（安普利泰）。Boersma 等对上述除 CAPTURE 试验以外的 6 个试验荟萃分析发现，血小板 GP Ⅱb/Ⅲa 受体拮抗剂用于 UA/NSTEMI 患者 PCI 术前早期的治疗可降低 30 天死亡和心肌梗死的总发生率（从 11.2% 降至 10.8%，P=0.015），但对 30 天内未接受 PCI 术者则并无益处。临床抗血小板用药剂量及方法见表 6-5。

表 6-5　临床抗血小板用药剂量及方法

阿司匹林：初始剂量 160～325 mg（非肠溶制剂），维持剂量 75～100 mg/d

氯吡格雷：负荷剂量 300 mg（若需快速起效应用 600 mg），维持剂量 75 mg/d

阿昔单抗：0.25 mg/kg 静脉快速注射，随后以 0.125 μg/（kg·min）（最大 10 μg/min）静点，维持 12～24 h

依替巴肽：180 μg/（kg·min）静脉快速注射（PCI 后 10 min 给予第二次快速静脉注射），随后以 2.0 μg/（kg·min）静点，维持 72～96 h

替罗非班：以 0.4 μg/（kg·min）静脉滴注 30 min，随后以 0.1 μg/（kg·min）持续静点 48～96 h。临床试验已证实了高剂量应用方案［25 μg/kg 快速静脉注射 + 15 μg/（kg·min）静点 18 h］

2011 年 3 月 ACC/AHA 发布了 UA/NSTEMI 的治疗指南更新版本。最新指南以 2007 年指南内容为基础，对 2010 年 4 月前的各种研究结果及数据再次进行分析，并重点研究这些结果的合理性而做出更新。TRITONTIM138 的结果表明，普拉格雷虽有优于氯吡格雷之处，但未明显减少心血管死亡和非致死性卒中，且出血率增加，不推荐常规用于血管造影前或未行 PCI 的患者。本届 ACC 删去有胃肠道出血病史的 UA/NSTEMI 患者使用减小胃肠道出血复发风险的药物推荐，特指质子泵抑制剂（PPI）。虽然大量的质子泵抑制剂影响氯吡格雷抗血小板作用的研究结果不一，但奥美拉唑（或兰索拉唑和雷贝拉唑）抑制 CYP4502 C19，明显减低氯吡格雷抗血小板作用的报道高度提示其合用之风险。

虽然氯吡格雷与 ASA 可明显减少冠心病患者的不良事件，但个体差异仍很明显，有些患者对氯吡格雷反应较低，甚至出现抵抗。FDA 在 2010 年宣布氯吡格雷抵抗的"黑框警告"，ACC/AHA 也已证实应用氯吡格雷后出现心血管不良事件与大于 1% 的无功能的等位基因表达有关，并且这种现象主要是因为基因变异所致。由于种族基因差异，现认为美籍非洲人群、亚洲及拉丁美洲人种更可能出现氯吡格雷抵抗。数个试验正在研究常规基因测试能否帮助改善冠心病患者预后，但目前尚无证据需要常规做基因测试。对于服用氯吡格雷仍有反复心肌缺血发作者，仍应建议做基因测试。

另外一种噻吩吡啶类口服抗血小板药替卡格雷可能在不久的将来作为选择。初步研究发现，相比氯吡格雷，替卡格雷有较好的疗效，但也增加出血风险。因此 FDA 及指南尚未对替卡格雷的应用做出建议。

对于血小板 GPⅡb/Ⅲa 受体拮抗剂在 ACS 中的地位得到肯定，特别对那些高危患者，如心肌酶高、糖尿病及再次血管化治疗。但尚无研究对口服氯吡格雷及静脉用的血小板 GPⅡb/Ⅲa 受体拮抗剂作为抗血小板药物的对比研究。对血小板 CPⅡb/Ⅲa 受体拮抗剂作为抗血小板方面的应用时间、优化及风险收益方面的研究，对术前或随后用，或选择常规或暂时性使用还需研究。

2. 抗凝治疗

普通肝素为非均一的多糖分子聚合物，分子量为 2000 ~ 30 000 da。普通肝素中 1/3 的分子包含戊糖序列，可与抗凝血酶结合，加速抗凝血酶对 Xa 因子的抑制，对Ⅱa 因子的抑制需要肝素与凝血酶和抗凝血酶的桥结，普通肝素通过皮下途径吸收较差，静脉途径比较理想。但治疗窗狭窄，需要监测 APTT。普通肝素在注射中断 3 ~ 4 小时后，其抗凝作用就迅速消失。在治疗结束的头 24 小时内，凝血过程可能被再度激活，尽管同时服用阿司匹林复发风险仍会暂时提高。一项对 6 个普通肝素与安慰剂或空白对照组的短期临床试验汇总分析表明：肝素使死亡和心肌梗死风险下降了 33%，实际上所有的益处均归因于其使心肌梗死发病危险的降低。如果把 FRISC（低分子肝素与安慰剂对照试验）研究结果加进来，获益会更加明显。对普通肝素合并阿司匹林与单独阿司匹林治疗 NSTE-ACS 患者进行比较，发现普通肝素治疗中断后事件复发，这解释了普通肝素治疗的益处不能随时间而保持的原因，除非该患者在中断普通肝素前进行了血管再通治疗。

20 世纪 80 年代早期低分子肝素就已被应用于临床，进入 20 世纪 90 年代中期后人们开始评估低分子肝素在 UA 中的价值。低分子肝素分子量在 2000 ~ 10 000 da，主要抗 Xa 因子活性，抗Ⅱa 因子活性低于普通肝素，而且都为皮下给药起效较缓慢。但低分子肝素疗效与普通肝素相比，有血小板减少症发生率低、使用方便无须监测凝血功能、皮下注射代替静脉给药等优点。1994 年 Gurf 发现低分子肝素合用阿司匹林治疗 UA 与单用阿司匹林相比，复发和发生非致死性心肌梗死的比例有下降趋势。FRISC 研究也发现，与安慰剂组比较，应用低分子肝素于 UA/NSTEMI 6 天后能显著降低死亡和心肌梗死的发生率。低分子肝素或普通肝素用于 UA/NSTEMI 并不要求长程用药，一般推荐疗程为发病后（6±2）天，普通肝素与低分子肝素疗效相近。延长疗程不仅不能使患者受益，还会增加出血的危险性。

其他的抗凝剂还包括磺达肝癸钠、比伐卢定和水蛭素。Fondaparinux 是目前临床使用的唯一选择性 X a 因子抑制剂，它以抗凝血酶介导选择性抑制 X a 因子，对凝血酶生成抑制呈剂量依赖关系，对凝血酶本身没有抑制作用。对于 ACS 而言推荐 2.5 mg 固定剂量，不需要调整剂量也不需要监测 X a 的活性。比伐卢定是一种最近应用于临床的直接凝血酶抑制剂。临床研究显示，其抗凝治疗效果确切，且出血事件的发生率较低，与传统的肝素抗凝治疗相比使用更为安全。为了证明比伐卢定在 ACS 患者治疗中的有效性和安全性，研究者设计了 ACUITY 临床研究：该试验共纳入了 13 819 例高危的非 ST 段抬高型 ACS 患者，其结果在 2006 年 ESC 年会上公布，与传统的肝素联合 CP Ⅱ b/ Ⅲ a 抑制剂治疗相比，单用比伐卢定能够显著地降低严重出血事件的发生率（3.0％对 5.7％），缺血事件方面也不亚于传统肝素联合 CP Ⅱ b/ Ⅲ a 抑制剂（联合不良终点事件 10.1％对 11.7％，主要不良心脏事件 7.8％对 7.3％），综合分析的结果显示，单用比伐卢定可以使患者更加获益。直接凝血酶抑制物水蛭素是从水蛭中提取的，在对几个大型随机临床试验荟萃分析中发现：水蛭素比普通肝素显著降低事件发生率，但是长期随访这种差异不能保持，而且用水蛭素作为主要治疗措施使 NSTE-ACS 患者的出血发生率更高。临床抗凝剂使用剂量及方法见表 6-6。

表 6-6 临床抗凝剂使用剂量及方法

抗凝剂	使用方法剂量
磺达肝癸钠	2.5 mg/d 皮下注射，肌酐清除率 < 30 mL/h 者禁用
比伐卢定	0.1 mg/kg 快速静脉注射，随后以 0.25 mg（kg·h）静滴；若行 PCI，术前额外静脉给予 0.5 mg/kg 快速静脉注射，静点量增至 1.75 mg/（kg·h）
普通肝素	60 ～ 70 1 U/kg 快速静脉注射（最大剂量 5000 IU），随后以 12 ～ 15 IU/（kg·h）静滴（最大剂量 1000 IU/h），维持 APTT 在 1.5 ～ 2.5 倍
依诺肝素	1 mg/kg 皮下注射每 12 h 一次
达肝素	120 IU/kg 皮下注射每 12 h 一次
那曲肝素	86 IU/kg 皮下注射每 12 h 一次
水蛭素	0.1 mg/kg 快速静脉注射，随后以 0.25 mg/（kg·h）静滴；若行 PCI，术前额外静脉给予 0.5 mg/kg 快速静脉注射，静点量增至 1.75 mg/（kg·h）

2011 年版 ACC/AHA 关于 UA/NSTEMI 治疗指南从多个层面通过近几年的数个大型研究使抗凝药物的地位得到了进一步巩固和发展。

对于首选保守治疗，且没有行 CAG 可能，应行负荷试验以明确病情（B）：①如试验证明为非低危组，则应行 CAC（A）；②如仍为低危组，应用 48 小时的低分子肝素，或依诺肝素，或磺达肝癸钠，使用抗凝至少 8 天后停用（A）。

在 CAG 后决定行 CABC 的，继续使用肝素；术前 12 ～ 24 小时停用依诺肝素（B）；术前 24 h 停用磺达肝癸钠（B）；术前 3 小时停用比伐卢定（B）。

CAC 明确为冠心病并计划用药物治疗，以下情况则应抗凝：①如 CAC 之前用过低分子肝素，则继续使用至少 48 小时（A）；②如术前已用依诺肝素，则继续应用 8 天（A）；

③如术前已用磺达肝癸钠，则继续应用至 8 天（B）；④如术前已用磺达肝癸钠，可停用，也可用 0.25/（kg·h）共 72 小时（B）。

对于没有行 CAG 及负荷试验检查的患者，则推荐如下用药方法：连续使用 ASA（A）；连续使用氯吡格雷 1 个月（A），最好一年（B）；如果已使用血小板 CP Ⅱ b/ Ⅲ a 受体抑制剂，则应停用（A）；连续使用低分子肝素 48 小时，或在住院期间用依诺肝素，使用不超过 8 天（A）。

对于在 CAC 之后行 PCI 患者，如 CAC 之前已用比伐卢定抗凝及用氯吡格雷至少 6 小时，则可以不用血小板 GP Ⅱ b/ Ⅲ a 受体抑制剂（B）。

六、再灌注治疗

有以下高风险指征的 NSTE-ACS 患者，都应该尽早完成 CAC，以便早期实施 PCI 或 CABC：①尽管经过充分的抗缺血和抗血小板及抗凝治疗，在休息或低活动量时仍发生心绞痛或心肌缺血；② NSTE-ACS 患者，血清 TnT 或 TnI 阳性且水平逐渐升高；③经治疗症状稳定后新出现的或推测是新出现的 ST 段压低；④再发心绞痛或缺血伴随心力衰竭症状，S_3 奔马律，肺部湿性啰音明显增多或肺水肿，新的恶化的二尖瓣反流；⑤恶性室性心律失常；⑥非创伤性负荷试验证明属于高风险的患者；⑦左室收缩功能降低（EF < 0.4）；⑧ PCI 干预治疗在 6 个月以内；⑨血流动力学不稳定；⑩之前曾行 CABG 治疗。过去，FRISC Ⅱ、MITI、TACTICS-TIMI18、VINO、RITA3 和 ISARCOOLE 等试验也已经证明，早期介入干预可以明显改善非 ST 段抬高的 ACS 患者的预后。ACC/AHA 推荐 UA/NSTEMI 早期介入治疗和保守治疗的策略。

2010 年 ESC 指南有关 NSTE-ACS 血运重建建议：

侵入策略适用于：① GRACE 积分 > 140 或至少有一个高危指标；②症状反复发作；③负荷试验可诱发心肌缺血。早期侵入策略（< 24 小时）适用于 GRACE 积分 > 140 或多项其他高危指标，晚期侵入策略（72 小时以内）适用于 GRACE 积分 < 140 或无多项其他高危指标，但缺血风险极高（顽固性心绞痛、相关性心力衰竭、心律失常、血流动力学不稳定）患者应考虑行急诊（< 2 小时）冠状动脉造影。下列患者不宜采取侵入性策略：①整体风险较低；②诊断和介入治疗风险较高。由此可见，直接早期侵入优于早期保守策略，早期侵入优于晚期侵入策略，CRACE 积分 > 140 的高危患者应尽可能在 24 小时内紧急造影，发生血栓事件或 MI 风险高的患者应立即接受造影，低危患者也应在住院期间（最好72 小时内）完成 PCI。

（黄志文）

第四节　ST 段抬高型心肌梗死

ST 段抬高型心肌梗死（STEMI）是指在冠状动脉病变的基础上，冠状动脉血流中断，使相应的心肌出现严重而持久的急性缺血，最终导致心肌的缺血性坏死。在临床上常有持久的胸骨后压榨性疼痛、发热、白细胞计数增高、血清心肌损伤标志物升高，以及特征性心电图动态演变，并可出现多种心律失常、心源性休克或心力衰竭，是急性冠状动脉综合征（ACS）的最严重类型。STEMI 是动脉粥样硬化患者的主要死亡原因之一。

一、病因

冠状动脉内阻塞性血栓形成的最初事件是动脉粥样硬化斑块的破裂或溃疡形成。斑块破裂导致斑块中的致栓物质暴露于循环中的血小板，如胶原纤维蛋白、血管病性血友病因子、玻璃体结合蛋白、纤维蛋白原、纤维连接蛋白等。血小板黏附在溃疡表面，随之引起血小板激活与聚集，导致血栓形成，纤维蛋白原转变成纤维蛋白，继而激活血小板及引起血管收缩，这其中部分也是由于血小板源性血管收缩物质所致。这种血栓前的外环境促进了一个活动血栓（包括血小板、纤维蛋白、凝血酶及红细胞）的形成和建立，引起梗死相关动脉（IRA）的阻塞，心肌缺血坏死。

由于心包脏层冠状动脉前向血流的中断，相应血管供应的心肌缺血，立即失去了正常的收缩功能，异常的心肌收缩方式包括：运动不协调、运动减弱、运动消失和运动障碍，其严重程度主要取决于梗死部位、梗死程度及范围。缺血区心肌功能失调可通过增强功能正常的心肌运动来弥补，这主要通过急性代偿机制（包括交感神经系统活性增强）及 Frank Starling 机制（即增加心脏前负荷，使回心血量增多，心室舒张末容积增加，从而增加心排血量及提高心脏做功）来实现。急性心肌梗死引起的心力衰竭也称泵衰竭，按 Killip 分级可分为 4 级，见表 6-7。

表 6-7　急性心肌梗死 Killip 分级

Killip 分级	定义
Ⅰ级	尚无明显心力衰竭
Ⅱ级	有左心衰竭，肺部啰音 < 50% 肺野
Ⅲ级	有急性肺水肿，全肺大、小、干、湿啰音
Ⅳ级	心源性休克

二、临床表现

1. 前驱症状

患者发病前几天或几周内会出现典型前驱症状。其中以新发心绞痛和原有心绞痛加重最为突出。心绞痛发作较前频繁、程度加重、持续时间延长、硝酸甘油效果差等较常见。

2. 症状

（1）疼痛：胸痛是 STEMI 患者最早出现、最为突出的症状，但患者疼痛程度不一，通常都较为严重，在某些情况下是患者无法忍受的，疼痛持续时间较长，通常超过 30 分钟，甚至可持续达数小时。这种不适可描述为：紧缩感、烧灼感、压迫感或压缩感。常位于胸骨后或心前区，可向左肩、左臂、左手尺侧及后背部放射，引起左手臂、手指及后背部不适感。在部分 STEMI 患者中，疼痛最初发生于腹上区，引起腹部的一系列症状而被误认为消化道疾病。某些患者可出现疼痛向肩背部、上肢颈部、下颚甚至肩胛区放射。STEMI 引起的胸痛通常持续时间长，多在 30 分钟以上，甚至可达数小时，休息或含服硝酸甘油后不能缓解，患者常有濒死感。但有 8%～10% 的 STEMI 患者为无痛性的，尤其多见于老年患者，一般有较高的心力衰竭发生率。

（2）全身症状：常有大汗、发热、心动过速及白细胞计数升高等表现。发热常出现在发病后 1～2 天，主要是由于心肌坏死物吸收引起，通常为低热，在 38℃ 左右，很少高于 39℃，持续约 1 周。

（3）消化道症状：50% 以上的 STEMI 患者有恶心、呕吐，可能由于迷走神经反射或与左心室内的机械刺激感受器有关。下壁 STEMI 患者比前壁 STEMI 患者这些症状更为多见。

（4）心律失常：见于绝大多数 STEMI 患者，分为快速性心律失常和缓慢性心律失常，多发生于发病后 1～2 天。前壁 STEMI 多数易引起快速性心律失常（如室性期前收缩、室性心动过速、心房扑动、心房纤颤等），以室性期前收缩最为常见，如室性期前收缩连续出现短阵室速，甚至出现 Ron-T 现象，为室颤发生的先兆。部分患者入院前死亡的主要原因为室颤。下壁 STEMI 易引起缓慢性心律失常（如窦性心动过缓、房室传导阻滞、束支传导阻滞、窦性停搏等），主要与右冠闭塞引起窦房结或房室结血供减少有关。

（5）急性左心衰竭或心源性休克：在部分患者，尤其是老年人，STEMI 的临床表现通常不是疼痛而是表现为更严重的急性左心衰竭和（或）心源性休克，这些症状可能同时伴有出汗、呼吸困难、恶心和呕吐、意识不清等。

3. 体征

心脏听诊常有心动过速、心动过缓、各种心律失常。第一心音、第二心音减弱以及第四心音也较常见，提示心脏收缩力和左心室顺应性降低。在 STEMI 以及二尖瓣功能失调（乳头肌功能不全，二尖瓣关闭不全）引起的二尖瓣反流患者可闻及收缩期杂音。第三心音通常反映为左心室充盈压力增加，左心室功能严重失调。右心室 STEMI 患者常表现出明显的颈静脉怒张和 V 波，以及三尖瓣反流。大面积心肌缺血患者及既往有心肌梗死患者常在心肌梗死早期就存在左心功能不全表现，如呼吸困难、咳嗽、发绀、肺部啰音等。

三、诊断

2012 年 ESC/ACCF/AHA/WHF 第三次重新定义了急性心肌梗死的诊断标准。

（一）诊断标准

1. 急性心肌梗死的诊断标准

在符合急性心肌缺血的情况下，当存在心肌坏死的证据时，应当使用急性心肌梗死的术语。在这些情况下，下述标准任何一条均符合急性心肌梗死的诊断：

（1）心肌损伤标志物［首选肌钙蛋白（cTn）］升高和（或）下降，至少有 1 次超过

99%参考值上限，并且至少包含以下 1 条：

①心肌缺血症状。

②新出现的或推测新出现的明显的 ST-T 改变或新发左束支传导阻滞（LBBB）。

③心电图出现新近的病理性 Q 波。

④新出现的存活心肌丢失或新出现的局部室壁运动异常的影像学证据。

⑤经冠状动脉造影（CAG）或尸检证实有冠状动脉内血栓。

（2）提示心肌缺血症状的心脏死亡和推测新的心电图改变或新的 LBBB，但死亡发生在心脏标志物获得或者升高之前。

（3）PCI 相关的心肌梗死：基线 cTn 正常时，cTn 升高 > 5×99%参考值上限；基线 cTn 升高或稳定或逐步下降时，cTn 较基线升高 > 20%。此外，需包含以下任意 1 条：

①心肌缺血症状。

②新的心电图缺血改变。

③ CAC 发现一条主要冠状动脉或一条边支丢失或持续慢血流或无血流或栓塞；有新近出现的存活心肌丢失的影像学证据或新的局部室壁运动异常。

（4）支架内血栓相关的心肌梗死：存在心肌缺血的症状，通过 CAG 或尸检发现心肌梗死，心脏标志物升高和（或）下降，至少有 1 次超过 99%参考值上限。

（5）冠状动脉搭桥术（CABC）相关的心肌梗死：基线 cTn 正常时，cTn 升高 > 10×99%参考值上限；基线 cTn 升高、稳定或逐步下降时，cTn 较基线升高 > 20%。此外，需包含以下任意 1 条：

①新发的病理性 Q 波或者新出现的 LBBB。

② CAG 证实桥血管或冠状动脉新的闭塞。

③有新近出现的存活心肌丢失的影像学证据或新的局部室壁运动异常。

2. 既往心肌梗死的诊断

下述任意 1 项均符合既往心肌梗死的诊断。

（1）在没有心肌缺血的情况下，出现有症状或无症状的病理性 Q 波。

（2）在没有心肌缺血的情况下，有局部存活心肌细胞减少的影像学证据，局部心肌变薄或不能收缩。

（3）既往心肌梗死的病理学改变。

（二）诊断

1. 病史及体格检查

（1）病史：STEMI 患者临床表现多变，有些患者症状较轻，未能引起患者重视，而有些患者发病急骤，病情严重，以急性左心衰竭、心源性休克甚至猝死为主要表现。但大多数有诱发因素，最常见有情绪变化（紧张、激动、焦虑等）和过度体力活动，其他的如血压升高、休克、脱水、出血、外科手术、严重心律失常等。这些诱发因素能促发不稳定的粥样斑块发生破裂，形成血栓，从而导致 STEMI 的发生。对于典型的心肌梗死引起的胸痛诊断难度不大，但对于不典型胸痛（如上腹痛、呼吸困难、恶心、呕吐等）、无痛性心肌梗死以及其他不典型症状均应引起高度重视，特别多见于女性、老年患者、糖尿病患者，因为这些症状常不易让医生联想到与心脏疾病有关，从而延误诊治。STEMI 常见非典型表现有：①新发生或恶化的心力衰竭；②典型心绞痛，但性质不严重，无较长持续时间；③疼痛部位不典型的心绞痛；④中枢神经系统症状；⑤过度焦虑，突发狂躁等；⑥晕厥；⑦休克；⑧急性消化道症状。

（2）体格检查：所有 STEMI 患者应密切注意生命体征，并观察患者有无外周循环衰竭的表现，如面色苍白、皮肤湿冷等。血压除早期升高外，绝大多数患者血压下降，有高血压的患者，血压常在未服药的情况下降至正常。前壁 STEMI 多表现为交感神经兴奋引起的心率增快及快速性心律失常，而下壁 STEMI 多表现为副交感神经兴奋引起的心率减慢及缓慢性心律失常。心脏听诊可出现第一心音、第二心音减弱以及第四心音。

2. 心电图

（1）心电图的特征：心电图不仅是诊断 STEMI 的重要手段之一，而且还可以起到定位、定时的作用。ST 段弓背向上抬高，尤其是伴随 T 波改变以及相对应导联的 ST 段压低（"镜像改变"）以及病理性 Q 波，并伴有持续超过 20 分钟的胸痛，强烈支持 STEMI 的诊断。2012 年第 3 版《心肌梗死全球统一定义》推荐 STEMI 的心电图诊断标准为：两个相邻导联新出现 J 点抬高；在 V_2、V_3 导联，男性（> 40 岁）≥ 0.2 mV，男性（< 40 岁）≥ 0.25 mV，女性 ≥ 0.15 mV；在其他导联 ≥ 0.1 mV。

（2）动态演变：ST 段的动态演变及 T 波改变伴随病理性 Q 波出现对 STEMI 的诊断具有高度特异性。主要分为超急性期、急性期、亚急性期和陈旧期，各期心电图特点。

（3）定位诊断：根据心电图特征性改变的导联可对急性心肌梗死进行定位诊断。但是许多因素限制了心电图对于 STEMI 的诊断和定位：心肌损伤的范围、梗死的时间、梗死的部位（如 12 导联心电图对于左心室后外侧区敏感程度较差）、传导异常、既往梗死或急性心包炎、电解质浓度的改变以及心血管活性药物的使用。心电图诊断前壁及下壁 STEMI 意见统一，对侧壁及后壁 STEMI 无统一依据。另外，在部分 STEMI 患者中，由于梗死位置的因素，心电图并不能出现典型的 ST 段改变。因此，即使缺乏 STEMI 的典型心电图改变，也需要立即开始针对心肌缺血进行必要的治疗，并尽可能完善相关检查排除 STEMI，避免恶性心律失常的发生。

所有疑似 STEMI 的患者入院后 10 分钟内必须完成一份 12 导联心电图。如为下壁心肌梗死，需加做后壁及右胸导联。如早期心电图不能确诊，需 5 ~ 10 分钟后重复行心电图检查，并注意动态观察。

3. 心脏生化标志物

心肌损伤标志物呈动态升高改变是 STEMI 诊断的标准之一。敏感的心脏标志物测定可发现尚无心电图改变的小灶性梗死，对于疑似 STEMI 的患者，建议于入院即刻、2 ~ 4 小时、6 ～ 9 小时、12 ～ 24 小时行心肌损伤标志物测定，以进行诊断并评估预后。

（1）cTn：是诊断心肌坏死特异性和敏感性最高的心肌损伤标志物，主要有 CTnI 和 cTnT，STEMI 患者症状发生后 2 ～ 4 小时开始升高，10 ～ 24 小时达到峰值，CTnI 持续 5 ～ 10 天，cTnT 持续 5 ～ 14 天，但 CTnI/cTnT 不能对超过 2 周的心肌梗死患者进行诊断。需要注意的是，cTn 的灵敏度相当高，但在某些情况（如肾衰竭、充血性心力衰竭、心脏创伤、电复律后、射频消融后、病毒感染等）下 cTn 也同样可以升高，出现假阳性情况。因此，不能单凭 CTnI/cTnT 升高而诊断急性心肌梗死，还应结合心电图、患者临床情况等进行全面分析。

（2）肌酸激酶同工酶（CK-MB）：对判断心肌坏死的临床特异性较高，STEMI 后 6 小时即升高，24 小时达到高峰，持续 3 ～ 4 天。由于首次 STEMI 后 cTn 将持续升高一段时间（7 ～ 14 天），CK-MB 更适于诊断再发心肌梗死。连续测定 CK-MB 还可作为判断溶栓治疗效果的指标之一，血管再通时 CK-MB 峰值前移（14 小时以内）。

（3）其他：天门冬氨酸氨基转移酶（AST）、乳酸脱氢酶（LDH）对诊断 STEMI 特异性差，已不再推荐用于诊断 STEMI。肌红蛋白测定有助于早期诊断，敏感性较高，但特异性差，并且检测的时间窗较短。STEMI 后 1 ～ 2 小时即升高，4 ～ 8 小时达到高峰，持续 12 ～ 24 小时。

4. 影像学检查

超声心动图可作为早期诊断急性心肌梗死的辅助检查之一，可发现节段性室壁运动异常和室壁反常运动，收缩时室壁运动变薄是心肌缺血的典型表现。同时，超声心动图能检测 STEMI 患者的心功能情况，对其预后进行评估。在 STEMI 患者出现心源性休克时，超声心动图可用于检测导致低心排血量的机械性因素（如新出现的室间隔穿孔或乳头肌功能失调），并将之与左心室收缩功能障碍相互鉴别。超声心动图可作为 STEMI 患者常用的影像学检查，但注意急性心肌梗死早期患者必须行床旁超声心动图检查。X 线检查能够早期发现心力衰竭和心脏扩大的迹象，以及急性左心衰引起肺水肿时的改变，即肺血管周围的渗出液可使纹理模糊、肺门阴影不清楚，相互融合呈不规则片状模糊影，弥漫分布或局限于一侧或一叶，或见于肺门两侧，由内向外逐渐变淡，形成所谓"蝶形肺门"，同时小叶间隔中的积液可使间隔增宽，形成小叶间隔线，即 Kerley A 线和 B 线等。放射性核素心肌显像可评判心肌灌注情况，同时可评价患者的心功能情况。STEMI 强调早期再灌注治疗，因此影像学检查在急性 STEMI 的应用受到了很大的限制。必须指出，不应该因等待患者血清心脏生化标志物测定和影像学检查结果而延迟再灌注治疗。

四、鉴别诊断

STEMI 的持续性胸痛应与以下疾病相鉴别，特别是危重疾病。

1. 主动脉夹层

胸痛呈撕裂样、剧烈且很快达到高峰，常放射至肩背部及下肢，心率增快、血压升高，当夹层累及冠状动脉开口，会出现 ACS，心脏彩超、主动脉增强 CT 有助于鉴别。

2. 肺动脉栓塞

常表现为突发呼吸困难、胸痛、咯血、晕厥等，肺动脉瓣第二心音亢进，心电图可出现典型 $S_I Q_{III} T_{III}$ 表现，心肌损伤标志物常不高，血气分析、D- 二聚体、肺动脉 CT 有助于鉴别。

3. 急性心包炎

胸痛常伴发热，深呼吸时加重，早期可闻及心包摩擦音，心电图有 ST 段弓背向下型抬高，心肌损伤标志物常不高。

4. 不稳定型心绞痛

胸痛时间较短，一般少于 20 分钟，心电图常呈 ST 段下移，T 波倒置，但变异型心绞痛有 ST 抬高，无病理性 Q 波，心肌损伤标志物常不高。

5. 急腹症

如食管反流伴痉挛、消化道穿孔、急性胰腺炎、急性胆囊炎等急腹症常与 STEMI 混淆，一般无心电图改变和心肌损伤标志物增高。

目前 STEACS 治疗主要包括药物与非药物治疗两方面。此外，基因治疗和干细胞治疗也具有良好前景。

五、一般治疗

1. 休息

缺血正在发作的患者应卧床，无症状者可在床边洗漱，用坐便器，活动量以不诱发缺血症状发作为前提。高危心梗的患者应卧床休息一周，保持环境安静。

2. 吸氧

有发绀、呼吸困难或高危者应予以吸氧，无发绀或低氧血症（$PO_2 > 90\%$）的患者是否吸氧，尚无一致的看法。

3. 监测

在 CCU 病房进行心电、血压、呼吸、肺毛细血管楔压和静脉压的监测。

4. 护理

进食不宜过饱，保持大便通畅，高危患者应帮助患者翻身，定时按摩下肢促进下肢血液循环，防止静脉血栓形成。

5. 止痛

选择硫酸吗啡 2 ~ 4 mg 静脉注射，必要时可间隔 5 ~ 15 分钟增加 2 ~ 8 mg 重复使用一次，吗啡具有较强的止痛和抗焦虑的作用，还具有扩张静脉、提高迷走神经张力减慢心率的作用。但多倾向于低剂量吗啡，而主要依靠抗缺血和再灌注的疗效。主要副作用为低血压、心动过缓、胃肠道反应及呼吸抑制。对于呼吸衰竭的患者可以使用盐酸哌替啶 50 ~ 100 mg/ 次肌内注射。

六、抗缺血药物治疗

1. 硝酸甘油

正在缺血发作的患者，舌下含服硝酸甘油（0.4 mg），每5分钟一次，连续给3个剂量再评估是否静脉应用硝酸甘油。静脉硝酸甘油可用于解除缺血性胸痛，控制高血压和治疗肺水肿。硝酸甘油应用时收缩压应 > 90 mmHg（12.0 kPa）或不低于基线下 30 mmHg（4.0 kPa）。冠状动脉扩张，特别是邻近斑块破裂部位冠状动脉扩张的 AMI 患者，使用硝酸酯最有益。对存在冠状动脉痉挛的 STEMI，硝酸酯扩张血管的作用特别有效。STEMI 患者在症状稳定后继续使用硝酸酯药物只有中等效益。硝酸酯类降低病死率（7.4%），与安慰剂组病死率（7.7%）相比没有显著的统计学意义。硝酸甘油静脉注入，初始剂量 5 ~ 10 μg/min，此后每分钟 5 ~ 10 μg 增加直到症状缓解。使用前血压正常者可以血压下降 10%，高血压患者可以降低 30%，但收缩压不能 < 90 mmHg（12.0 kPa）或不低于基线下 30 mmHg（4.0 kPa）。

2. β-受体阻滞剂

如无禁忌证，不管患者是否溶栓或初步执行 PCI 均应迅速给予口服 β-受体阻滞剂，尤其是心动过速和高血压患者应当给予静脉 β-受体阻滞剂。STEMI 发作几小时内给予 β-受体阻滞剂可减慢心率，降低全身动脉压和心肌收缩力，从而降低心肌氧耗，延长左室舒张期，增加缺血心肌灌注，特别是内膜下心肌灌注，还可以减少致命室性心律失常的发作频率。接受溶栓治疗的患者，静脉给予 β-受体阻滞剂对梗死面积起到中等度限制作用。心肌梗死症状发作 12 小时内，静脉给予阿替洛尔、美托洛尔的循证医学证据均已证明比安慰剂组明显降低了患者的病死率。STEMI 早期有中度以上左室功能衰竭的患者，不宜静脉给予 β-受体阻滞剂，直到心衰代偿为止。但在患者出院前应当给予口服的 β-受体阻滞剂。

3. 肾素血管紧张素醛固酮系统抑制剂

前壁 STEMI 有肺充血或 LVEF < 0.40，且无血压降低［收缩压 < 100 mmHg（13.3 kPa）或低于基线下 30 mmHg（4.0 kPa）］和对该类药物禁忌时，可在 STEMI 最初 24 小时内口服血管紧张素转换酶抑制药。不能耐受 ACEI 而且有临床的或放射线的 HF 体征和 LVEF < 0.40 的 STEMI 患者，可以给血管紧张素受体拮抗剂（如缬沙坦和坎地沙坦）。静脉 ACEI 有导致低血压的风险，除非有顽固性的高血压，不宜用于最初 24 小时内的 STEMI 患者。血管紧张素转换酶抑制药治疗 AMI 获益最大的是前壁 MI 和伴随心脏功能不全的高风险患者。

国外应用卡托普利持续治疗急性心肌梗死（AMI），与安慰剂比较，死亡率相对减少 7%，在 1000 个病例中，减少死亡 4.9 例，对前壁 MI 患者受益较大。总死亡 143 例中，44 例（30.8%）发生在 1 天以内，37 例（25.9%）发生在 2 ~ 7 天，被挽回生命者的 60% 是在头 5 天以内使用了卡托普利持续治疗。在另一组死亡的 219 例中，被挽回生命者的 56.7% ~ 84.2% 是在治疗的 7 天以内使用了卡托普利持续治疗，说明了早期运用 ACEI 治疗的重要性。

中国卡托普利治疗急性心肌梗死（AMI）心脏研究（CCS-Ⅰ）共入选 14 962 例患者，治疗组 7468 例，对照组 7494 例，结果：治疗 4 周总病死率，治疗组 9.12%，对照组 9.74%（P=0.19），与对照组比较，虽然无明显差异，但是治疗 1000 例，可以减少 6.2 例死亡。长期随访 2 年，治疗 AMI 1000 例，可挽救生命 18 例。治疗组和对照组比较，HF 发生率绝对减少 9.5%（P =0.02）。治疗组和对照组比较，死亡及 HF 联合终点事件绝对减少 7.2%（P = 0.02）。

急性 STE 高血压患者用治疗剂量的 ACEI，开始用低剂量口服，24 ~ 48 小时内，无明显不利影响，逐渐地增加达到饱和剂量。如卡托普利开始给 6.25 mg，如果患者可耐受，2 小时后再给 12.5 mg，10 ~ 12 小时后，50 mg，2/d。静脉注射依拉普利 + 口服依拉普利组的死亡率略高于安慰剂组（分别为 7.2% 比 6.3%），可能与老年患者及梗死早期同时静脉口服给药引起低血压的副作用有关，建议避免静脉注射。卡托普利治疗 AMI 引起低血压和咳嗽的发生率显著多于对照组。

STEMI 后，用 ARB 治疗不如 ACEI 用于 STEMI 作用探讨的那样清楚。但是，OPTIMAAL 试验中，缬沙坦 50 mg/d 或卡托普利 50 mg tid，口服治疗对所有 AMI 导致的病死率无差异，且卡托普利结局甚至更好一些。缬沙坦组引起的低血压及肾功能不全并发症更普遍，卡托普利的咳嗽、皮疹和味觉紊乱较普遍。广泛的临床试验和经验指出，患者在 STEMI 康复期的治疗也仍以 ACEI 为首选，除非患者不能耐受 ACEI。

4. 钙离子拮抗剂

钙离子拮抗剂分为两类：①主要具有血管活性的二氢吡啶类（DHPs），如硝苯地平、氨氯地平等；②主要具有心脏活性的非二氢吡啶类。两种类型的钙拮抗剂特别是 DHPs 可抑制血管持续性钙通道，消除钙内流，引起血管舒张，改善心肌血供。另一个血管作用是增加血管内皮产生 NO，从而发挥扩血管作用和抗血小板作用。CCB 可以对抗高浓度氧化 LDL 的缩血管作用，非 DHPs 主要有维拉帕米和地尔硫䓬，具有 β - 受体阻滞剂作用，可降低心肌收缩力和减慢心率。DHPs，特别是短效的硝苯地平外周血管扩张作用太明显，可刺激肾上腺素能受体引起反射性心动过速，从而有可能引起心血管意外事件。

DATA 试验是急性 STEMI 的早期平行试验，即伴有 ST 段抬高的胸痛患者在 6 小时内，联合使用组织型纤溶酶原激活剂和静脉注射地尔硫䓬可减少梗死后缺血和再梗死，降低 35 天死亡、再梗死或复发性缺血。另一项心肌梗死早期使用维拉帕米的 DAVITI 试验未能显出明显收益，但 40% 患者入院症状已超过 6 小时。在美国，一项较小规模有关地尔硫䓬的临床资料充分显示，静脉使用地尔硫䓬（美国未批准这一适应证）比硝酸盐制剂缓解疼痛更有效。随访一年地尔硫䓬组事件发生更少，地尔硫䓬比硝酸盐制剂似乎有更多的长期优点，但其优越性较 β - 受体阻滞剂差，地尔硫䓬在缓解缺血方面与普萘洛尔疗效相当。ACS 后随访研究表明，就生存意义而言，地尔硫䓬不比 β - 受体阻滞剂强。

七、抗血小板和抗凝治疗

抗血小板药物包括阿司匹林（ASA）、ADP- 受体拮抗剂、血小板膜糖蛋白Ⅱb/Ⅲa 受体拮抗剂。抗凝药物主要包括普通肝素、低分子肝素。众多的临床研究已经证实了阿司匹林在 ACS 治疗中的积极作用，ADP- 受体拮抗剂噻氯匹定、氯吡格雷能抑制 ADP 激活血小板聚集的途径，达到抗栓治疗的目的。血小板膜糖蛋白Ⅱb/Ⅲa 受体拮抗剂的应用是目前治疗的新进展，包括单克隆抗体阿昔单抗、非肽类受体拮抗剂替罗非班和拉米非班、肽类受体拮抗剂依替巴肽等 3 类药物。抗凝药物肝素通过其刺激抗凝血酶Ⅲ的作用而起抗血栓作用，低分子肝素是 ACS 时最常用的抗凝剂。

1. 抗血小板治疗

ESC 对三个抗血栓试验的荟萃分析显示：在 STEMI 患者入院治疗几周后，ASA 治疗组（324 mg/d）最终因复合原因终点死亡或心肌梗死的发生率降低 51%，1 年的病死率下降43%。同样因 ACS 入院，应用 ASA 300 mg/d 长达 2 年的患者其心源性死亡和非致命性心肌梗死的发生率下降约 51%，入院后立即应用小剂量 75 mg/d，在第 5、30、90 小时因复合原因终点死亡或心肌梗死的发生率也明显下降。另一个大的试验汇总分析证明，长期（> 1个月）抗血小板治疗（主要是 ASA）明显地降低高危以后发生缺血事件的危险性，而且还认为 ASA 可减轻缺血性事件发生的严重程度。在 CURE 试验中，阿司匹林以 75 ~ 325 mg与氯吡格雷合用不管是在单用阿司匹林组还是阿司匹林与氯吡格雷合用组，随着阿司匹林剂量的增加，严重出血发生率亦随之增加，剂量在 100 mg 及以内的风险最低，并无证据证实更高剂量的阿司匹林可以进一步改善其有效性。

在紧急情况下，首剂应采用大剂量氯吡格雷 300 mg 以迅速抑制血小板，继以 75 mg/d 维持。最近有 CAPRIE 和 CHARISMA 两个大型临床试验验证了氯吡格雷与阿司匹林以及氯吡格雷加阿司匹林与安慰剂加阿司匹林对临床结果的影响。结果氯吡格雷与阿司匹林相比，可显著降低相对风险 8.7%（P=0.043），氯吡格雷 300 mg 首剂合并 ASA 75 ~ 100 mg 可使患者耐受，双重抗血小板治疗与单用阿司匹林相比，复合终点事件明显下降（6.9% 对7.9%，RR1.25，95% CI 0.77 ~ 0.99，P=0.046），且不会增加出血并发症，尤其是颅内出血和胃肠道出血的危险。如果在 CABC 术前停药 > 5 天，则氯吡格雷组严重出血并发症并不增加。如果停药时间 ≤ 5 天，则 CABC 导致的严重出血会升高（氯吡格雷组 9.6% 对安慰剂组 6.3%，P=0.006）。因此 AHA/ACC 的新指南在Ⅰ级建议中推荐在 CABG 术前氯吡格雷要停药 5 ~ 7 天。

血小板膜糖蛋白Ⅱb/Ⅲa 受体抑制剂主要分为两类：依替非特和替罗非班。两者较自然配体更具亲和力，能占据Ⅱb/Ⅲa 受体上的纤维蛋白原约束部位，因而能预防血小板聚集。静脉应用Ⅱb/Ⅲa 受体抑制剂的最大效益者，是在接受经皮冠状动脉腔内成形术（PTCA）和肌钙蛋白阳性 ACS 的患者中。2007 年 ESC-ACS 诊断和治疗指南指出：在依据的各个临床研究中，CUSTOIV-ACS 是第一个直接检验阿昔单抗用于未接受早期血运重建患者的试验。结果阿昔单抗使用 24 或 48 小时均未优于安慰剂组，而出血并发症及血小板减少在阿昔单抗组更常见。因此，指南推荐阿昔单抗仅限于用于接受 PCI 的患者。GUSTOIV-ACS 未达到预期结果可能与入选患者低危患者多，不良事件发生率低以及用药剂量和给药方式不恰当有关，使这一试验的最终说服力受到了影响。

ACC/AHA 新指南强调：①在 STEMI 的第一天应给予阿司匹林 162 ~ 325 mg，若没有禁忌证，应长期维持日常基础治疗剂量 75 ~ 162 mg；②由于对阿司匹林高度敏感或有严重胃肠疾病不能耐受的患者，应该给予噻氯匹定（优先考虑氯吡格雷）；③对那些计划行 CABG 的患者服用氯吡格雷，如果可能的话，应停用至少 5 天，最好停用 7 天，除非对紧急血运重建的需要重于出血的危险；④对那些接受诊断性心脏导管检查和计划行 PCI 的患者，应即刻开始服用氯吡格雷，置入裸金属支架后持续至少 1 个月，最好 12 个月。如果患者置入药物涂层支架没有出血高度危险则至少服用 12 个月。如果患者对阿司匹林不能耐受可单纯口服氯吡格雷，但建议最初 1 个月剂量加倍，也可考虑联用西洛他唑。

2. 抗凝治疗

有 6 个大规模临床随机试验（即 FRIC 试验、ESSENCE、TIMI Ⅱ B、FRAXIS、EXTRACT-TIMI25 和 PCIEXTRACT-TIMI25）直接比较了低分子肝素与普通肝素疗效，结果 FRIC 和 FRAXIS 研究结果认为，低分子肝素 dalteparin 和 nadroparin 在预防死亡和心肌梗死的疗效不低于普通肝素；而 ESSENCE、TIMI Ⅱ B 和 EXTRACT-TIMI25 研究则证明，enoxaparin 的疗效优于普通肝素。2006 年 ESC 年会上公布的 PCIEXTRACT-TIMI25 研究表明，对于接受 PCI 治疗的 ST 段抬高型心梗患者，enoxaparin 可以降低死亡率、心脏病的发作风险，同时不增加出血并发症（enoxaparin 组 1.4%，普通肝素组 1.65%）；研究还显示，enoxaparin 能够降低 PCI 术前的死亡和再发心脏事件（enoxaparin 组 10.7%，普通肝素组 13.8%），同时降低 PCI 的手术率。EVET 研究则比较了不同低分子肝素间的疗效差别，证实了同 tinzaparin 相比，enoxaparin 可显著降低死亡和心肌梗死联合终点发生率。总之，低分子肝素有以下几个优点：使用方便，不需要监测凝血时间；无肝素抵抗和血小板减少的不良反应；重要器官出血明显减少。新的其他抗凝剂还有磺达肝癸钠，最新的 OASIS6 试验评价了 STEMI 患者应用磺达肝癸钠治疗的效果和安全性，与标准治疗方案（肝素抗凝治疗）相比，能够明显降低患者死亡或再次心梗的发生率（30 天时风险降低 14%，P = 0.008）。研究还证实，Fondaparinux 不增加患者严重出血事件的发生，显示其优越的疗效和安全性。从而极有可能使 Fondaparinux 成为未来 ACS 的标准治疗方案之一。但不主张 Fondaparinux 单独用于 STEMI 直接 PCI 时，需联合普通肝素治疗，以减少导管内血栓形成发生。STEMI 急性期后，以下情况需口服抗凝剂治疗：超声心动图提示心腔内有活动性血栓，口服华法林 3 ~ 6 个月；合并心房颤动者；不能耐受阿司匹林和氯吡格雷者，可长期服用华法林，维持 INR 2 ~ 3。若需在阿司匹林和氯吡格雷的基础上加用华法林需注意出血的风险，严密监测 INR，缩短监测间隔。

八、再灌注治疗

再灌注治疗主要包括溶栓治疗，经皮冠状动脉介入治疗（PCI）和冠状动脉搭桥术（CABG）。再灌注治疗效果和再灌注时机选择有明显相关性；ST 段抬高 MI 无禁忌证的患者，应迅速使用再灌注治疗，改善生存率。纤维蛋白溶解药，溶解血栓的效果将随时间的拖延而降低。如果在症状发作 3 小时内（特别是在 1 小时内），给予纤维蛋白溶解治疗，偶尔可以阻止血的发展，并可极大地减低患者病死率。所以文献介绍，从进入医院大门到开始纤维蛋白溶解治疗，应在 30 分钟内完成。进入医院前纤维蛋白溶解治疗，每提前 1 小时，可减少 17% 病死率。心肌遭遇危害的程度，侧支循环和冠状动脉闭塞的时间，是决定 MI 范围太小的主要因素。血管闭塞持续超过 30 分钟，心肌细胞坏死。ST 段抬高症状开始 90 分钟，实施再灌注治疗，大约可以挽救一半心肌遭受坏死的厄运。如果缺血在 4 ~ 6 小时才开始治疗，可挽救的心肌很有限。对死亡风险高的 STEMI 患者，较溶栓治疗比较，血管成形术将获得更多的益处。死亡风险低的患者溶栓治疗的死亡风险也相对较低，对这些患者实施首次血管成形术与溶栓治疗比较，不降低病死率。

1. 溶栓治疗

溶栓治疗减少了冠状动脉内血栓数量，并显著提高了 STEACS 患者的存活率。然而，对无 ST 段持续性抬高的 ACS 患者不推荐溶栓治疗，对小剂量溶栓亦不持积极态度。在一系列应用链激酶、尿激酶、APSAC（乙酰化纤溶酶原链激酶复合物）、t-PA 进行的研究中一致地观察到溶栓治疗对 NSTEACS 患者有害。这是由于：① STEACS 与 NSTE-ACS 相比较，前者以纤维蛋白红细胞（红血栓）为主，后者以血小板纤维蛋白血栓（白血栓）为主，溶栓剂对白血栓作用差；②大剂量溶栓剂在溶栓的同时也激活凝血系统，反而使部分已十分狭窄的管腔形成新的血栓，使管腔闭塞而诱发 AMI。溶栓治疗的适应证与禁忌证见表 6-8。

表 6-8　溶栓治疗的适应证与禁忌证

适应证：

胸痛持续 > 30 min，而 < 12 h

至少 2 个相邻胸前导联 ST 段抬高 0.1 mV 或解剖学上相关的肢体导联 ST 段抬高 0.1 mV，或新出现的左束支传导阻滞禁忌证

急性：活动性内出血；血压 ≥ 200/120 mmHg；怀疑或已知的主动脉夹层

亚急性或慢性：动静脉畸形；脊髓或颅内肿瘤；出血性视网膜炎症；妊娠；活动性消化性溃疡；正在使用华法林

既往史：

有可能引起闭合腔出血的过去 2 周内的外伤或手术

过去 8 周的脊髓或颅内手术

最近的头部外伤

续表

2 个月内延长或创伤性心肺复苏

以前出血性脑卒中或一年内任何脑卒中

溶栓前检查血常规、血小板计数、出凝血时间及血型。即刻口服水溶性阿司匹林 0.15 ~ 0.3 g，以后每日 0.15 ~ 0.3 g，3 ~ 5 天后改服 50 ~ 150 mg，出院后长期服用小剂量阿司匹林。

2. 静脉用药种类及方法

（1）尿激酶（UK）：150 万 IU（约 2.2 万 IU/kg）用 10 mL 生理盐水溶解，再加入 100 mL 5% ~ 10% 葡萄糖液体中，30 分钟内静脉滴入。尿激酶滴完后 12 小时，皮下注射肝素 7500 U，12 h/ 次，持续 3 ~ 5 天。

（2）链激酶（SK）或重组链激酶（rSK）：150 万 U，用 10 mL 生理盐水溶解，再加入 100 mL 5% ~ 10% 葡萄糖液体中，60 分钟内静脉滴入。

（3）重组组织型纤溶酶原激活物（rtPA），用 rt-PA 前先给予肝素 5000 U 静脉滴注。同时按下述方法应用 rtPA。①国际习惯加速给药法：15 mg 静脉注射，0.75 mg/kg（不超过 50 mg）30 分钟内静脉滴注，随后 0.5 mg/kg（不超过 35 mg）60 分钟内静脉滴注，总量 ≤ 100 mg。②国内试用小剂量法：8 mg 静脉注射，42 mg 90 分钟内静脉滴注，总量为 50 mg。rt-PA 滴毕后应用肝素每小时 700 ~ 1000 U，静脉滴注 48 小时，监测 APTT 维持在 60 ~ 80 s，以后皮下注射肝素 7500 U，每 12 小时一次，持续 3 ~ 5 天。

九、监测项目

1. 临床监测项目

（1）症状及体征：经常询问患者胸痛有无减轻以及减轻的程度，仔细观察皮肤、黏膜、咳痰、呕吐物及尿中有无出血征象。

（2）心电图记录：溶栓前应做 18 导联心电图，溶栓开始后 3 小时内每半小时复查一次 12 导联心电图（正后壁、右室梗死仍做 18 导联心电图），以后定期做全套 ECC，电极位置应严格固定。

2. 用肝素者需监测凝血时间

可用 LeeWhite 三管法，正常为 4 ~ 12 min；或 APTT 法，正常为 35 ~ 45 s。

3. 发病后 6、8、10、12、16、20 小时查 CK、CK-MB

十、冠状动脉再通的临床指征

（一）直接指征

冠状动脉造影观察血管再通情况，依据 TIMI 分级，达到 Ⅱ、Ⅲ 级者表明血管再通。

（二）间接指征

（1）心电图抬高的 ST 段在输注溶栓剂开始后 2 小时内，在抬高最显著的导联 ST 段迅速回降 ≥ 50%。

（2）胸痛自输入溶栓剂开始后 2 ～ 3 小时基本消失。

（3）输入溶栓剂后 2 ～ 3 小时内，出现加速性室性自主心律、房室或束支阻滞突然改善或消失，或者下壁梗死患者出现一过性窦性心动过缓、窦房阻滞伴有或不伴有低血压。

（4）血清 CKMB 酶峰提前在发病 14 小时以内或 CK 在 16 小时以内。

具备上述 4 项中 2 项或以上者考虑再通，但第（2）与第（3）项组合不能判定为再通。对发病后 6 ～ 12 小时溶栓者暂时应用上述间接指征［第（4）条不适用］，有待以后进一步探讨。

十一、溶栓治疗的并发症

1. 出血

（1）轻度出血：皮肤、黏膜、肉眼及显微镜下血尿，或小量咯血、呕血等（穿刺或注射部位少量瘀斑不作为并发症）。

（2）重度出血：大量咯血或消化道大出血、腹膜后出血等引起失血性低血压或休克，需要输血者。

（3）危及生命部位的出血：颅内、蛛网膜下腔、纵隔内或心包积血。

2. 再灌注性心律失常

注意其对血流动力学影响。

3. 一过性低血压及其他的变态反应（多见于 SK 或 rSK）等

十二、梗死相关冠状动脉再通后一周内再闭塞指征

（1）再度发生胸痛，持续 ≥ 0.5 小时，含服硝酸甘油片不能缓解。

（2）ST 段再度抬高。

（3）血清 CKMB 酶水平再度升高。

上述三项中具备两项者考虑冠状动脉再闭塞。若无明显出血现象，可考虑再次应用溶栓药物，剂量根据情况而定。但 SK 或 rSK 不能重复用，可改用其他溶栓剂。

十三、疗效估价

（一）心肌梗死范围

（1）急性早期 ST 段抬高的导联，R 波未消失，提示尚有存活心肌。

（2）随着病程的进展，异常 Q 波导联数未增加，提示梗死区无扩展。

（1）急性肺水肿，具明显的临床症状或X线征象。

（2）心源性休克。

（3）严重的心律失常：室性心动过速、室颤、束支传导阻滞或Ⅰ度房室传导阻滞。

（4）室壁瘤。

（5）室间隔穿孔、乳头肌断裂、游离壁破裂。

（三）心功能状态与左室重塑

1. X线检查

观察心影大小及形态、肺瘀血及心胸比值。

2. 超声心动图和（或）核素心血池检查

观察有无左室扩张、室壁运动异常、室壁瘤、心室收缩和（或）舒张功能异常等。

（四）病死率及随访观察

1. 住院病死率（5周）及死亡

心脏性死亡或非心脏性死亡。

2. 长期随访

每半年全面复查一次（包括心功能检测，登记劳动能力和活动量，心绞痛和再梗死情况，对死亡者做死因调查）。二级预防和溶栓后心肌缺血评估，以及进一步的介入（PCI）或冠状动脉旁路术（CABG）等治疗的必要性选择，在随访期中定期进行。

3. 经皮冠状动脉介入治疗（PCI）

经皮冠状动脉介入治疗，至少可使90%患者的冠状动脉再通，是心肌灌注非常有效的措施之一。经过PCI治疗的STEMI患者，70%～90%可达到TIMI3级血流。但是，PCI治疗后，仍有15%的血管再次闭塞。在支架植入后，再闭塞率减少到5%。

PCI是ST段抬高的心梗患者迅速得到血管再通的最有效手段，同时可显著改善患者的近期和远期预后，PCI后30天、6个月的主要不良心脏事件的发生率分别为4.3%和6.9%，显著低于药物治疗，尤其是对高危患者。TYPHOON试验是第一项用于比较急性心梗患者选用西罗莫司药物洗脱支架和金属裸支架治疗效果的多中心随机化研究。该研究纳入急性心梗患者712例，患者随机接受西罗莫司洗脱支架和金属裸支架治疗，1年随访结果显示，两组患者在死亡率、再次心梗和支架血栓方面无显著差异，但是西罗莫司洗脱支架组患者靶血管血运重建率明显降低（P < 0.001）。随访8个月时复查的造影结果显示，支架内晚期管腔丢失在西罗莫司洗脱支架组为0.13，金属裸支架组为0.83（P < 0.0001）；界定再狭窄率分别为3.5%和20.3%（P < 0.001）。TYPHOON试验表明，西罗莫司洗脱支架能够降低靶血管血运重建率，同时有利于减少支架内再狭窄的发生。PASSION试验是另一项用于探讨药物洗脱支架治疗急性心梗患者临床疗效的大型对照研究，与TYPHOON试验不同，该试验选用的是紫杉醇药物洗脱支架。研究结果显示，与金属裸支架相比，紫

杉醇药物洗脱支架组患者主要不良心脏事件的发生率有降低趋势，但无显著性差异。上述两项临床试验所获得的结果虽然有所不同，但都证实了治疗急性心梗的良好疗效，为今后治疗急性心梗优先选用药物洗脱支架提供了循证医学依据。2006年ACC会议同时公布了BASKETLATE试验，受试者分别给予金属裸支架、紫杉醇涂层支架或西罗莫司涂层支架治疗，存活6个月后停用氯吡格雷治疗。对这些受试者再随访12个月，结果表明，接受药物洗脱支架治疗的患者在结束6个月的氯吡格雷治疗后，1年内主要复合终点死亡和心梗事件发生率明显高于接受金属裸支架治疗的患者；非致死性心脏不良事件的发生率也显著增高。此外，药物洗脱支架组患者晚期血栓事件的发生率为金属裸支架组患者的2倍（2.6%对1.3%）。BASKETLATE研究结果在2006年ESC年会上引起了广泛的关注和巨大的争议。该试验的结果可能与以下原因有关：①对于选择药物洗脱支架治疗的患者，目前指南所推荐的术后氯吡格雷服用期有可能过短，还应延长术后服用的时间；②药物洗脱支架虽然能够降低再狭窄率，改善患者的近期预后，但在停用氯吡格雷后，由于晚期血栓事件的增加，患者发生不良事件的风险会明显增高。因此，寻求更理想的支架和更科学的治疗手段可能是解决药物洗脱支架不足之处的根本办法。

（五）STEMI患者PCI的选择

1. 直接PCI

对所有发病12小时内的STEMI患者直接采用介入方法开通梗死相关血管（IRA）称为直接PCI。与溶栓比较，直接PCI能更有效开通梗死相关血管，严重出血并发症减少，是最有效降低STEMI患者死亡率的治疗。应鼓励有条件、有经验并且能进行24小时PCI的医院积极开展直接PCI。尽可能缩短门囊时间（D2B时间）是直接PCI治疗成功的关键，要做到D2B时间小于90分钟。推荐的直接PCI适合于下列情形：①有溶栓禁忌证患者；②发病>3小时以上的患者，更趋首选直接PCI；③心源性休克，年龄<75岁，心梗发病<36小时，休克<18小时首选直接PCI；④年龄>75岁的心源性休克患者，心梗发病<36小时，休克<18小时，权衡利弊后可考虑直接PCI；⑤心梗发病12～24小时，仍有缺血证据，或有心功能障碍或血流动力学不稳定或严重心律失常，可考虑直接PCI。

值得强调的是，发病12小时以上的无症状或无缺血证据患者，不鼓励在急性期进行PCI治疗。直接PCI治疗时，对于血流动力学稳定的患者，不应该干预非梗死相关血管。应鼓励建立以中心医院带动周边医院，辐射120急救系统，绿色通道直通导管室以及远程监测，无线传输等先进方式以尽量缩短D2B时间。

2. 转运直接PCI

STEMI患者就诊于不能行直接PCI的医院时，如果存在溶栓禁忌证或者转运的相对延误时间（D2BD2 N）预计小于1小时，应尽可能转运到介入中心行直接PCI，而不要就地溶栓。特别对于发病>3小时、年龄>75岁、血流动力学不稳定的患者PCI的获益较就地溶栓明显。Dalbv等汇总了6个转运相关的研究发现，转运至PCI中心进行直接PCI

组的复合终点事件较就地溶栓组降低了 42%（P < 0.001），再梗死的发生率降低了 68%（P < 0.001），脑卒中的发生率降低了 56%（P = 0.015）。并且 PRAGUE1/PRAGUE2/AIRPAMI/DANAMI-2/LIMI 等 5 个转运试验中共 1468 例患者，发生转运死亡仅 2 例（0.1%），途中发生室颤 13 例（0.8%），这说明转运是安全可行的。需要强调的是，转运直接 PCI 的获益取决于相对延误时间，90 分钟内完成转运及 PCI，才能使绝大多数患者获益，转运开始前应给予适当的药物治疗（主要是抗血小板、抗凝治疗）。

3. 溶栓后转运 PCI

STEMI 患者就诊于不能行直接 PCI 的医院时，如果转运到 PCI 中心的相对延迟过久，无溶栓禁忌证，应考虑就地溶栓。尤其对于年纪较轻（< 65 岁）、发病时间短（< 2 小时）的前壁心肌梗死患者，就地溶栓可能较转运 PCI 更多获益。有研究指出，对于发病 2 小时内患者，因 PCI 延误所导致的益处下降至与就地溶栓治疗等效，在 < 65 岁的前壁心肌梗死患者的最大延误时间仅 40 分钟，而在 > 65 岁的非前壁心肌梗死患者则可达到 168 分钟。说明前一类患者更倾向于就地溶栓而后一类患者则更倾向于转运 PCI。溶栓后 90 分钟内如胸痛不缓解或心电图 ST 段回落 < 50%，临床提示溶栓失败，应尽快行补救 PCI。对于溶栓未成功患者，补救仍是无奈的最好的选择。

近期一些研究显示溶栓并非 STEMI 治疗的终点，溶栓后的患者应尽快转运到 PCI 中心，以备必要时行 PCI。CARESS/TRANSFER-AMI/NORDISTEMI 等三项研究显示在不能开展 PCI 医院内接受急诊溶栓的高危患者，溶栓后尽快转诊至 PCI 中心进行直接 PCI，比等待再灌注失败后再转诊进行补救 PCI 获益更多。TRANSFER-AMI 研究共纳入 1059 例 STEMI 症状出现后 12 小时内就诊于不能开展 PCI 处理医院，且有 ≥ 1 项高危特征、接受急诊溶栓治疗的患者，随机接受药物介入治疗策略（溶栓后 6 小时内进行直接 PCI 转诊，平均溶栓至介入时间 2.8 小时）或溶栓后标准治疗处理（平均溶栓至介入时间 32.5 小时），后者包括因 60 ~ 90 分钟时胸痛持续且 ST 段抬高回落 < 50% 或血流动力学不稳而进行的按需补救性 PCI 治疗。结果显示，药物介入治疗组的主要终点事件低于标准治疗组。

需要强调的是，此类患者接受溶栓是因为无条件行直接 PCI 或相对延误过久，而并非在等待直接 PCI 前常规应用半量或全量溶栓药（即易化 PCI），以上研究中溶栓到介入时间间隔均大于 2 小时，并非溶栓后即刻行 PCI，因此溶栓后转运 PCI 不等同于易化 PCI。ASSENT-4、FINESSE 研究及 Keeley 等的荟萃分析都已证实，易化 PCI 并未优于直接 PCI 且带来更多的并发症，所以易化 PCI 的策略目前已被否定。另外，以上研究多用替奈普酶（TNK-tPA），而我国溶栓多用尿激酶、链激酶或 rtPA，药物特性有所不同，故我国患者溶栓后转运 PCI 的证据有待进一步积累。

发病 > 12 小时的 STEMI 患者，如果血流动力学不稳定，应当即刻直接 PCI；若血流动力学稳定，可考虑在发病 1 周左右病情平稳时行择期 PCI。AbbateA 等的荟萃分析显示，发病 > 12 小时的稳定 STEMI 患者，行 PCI 组（12 小时 ~ 60 天）较保守治疗组死亡率有所降低（6.3% vs 8.4%，P=0.03），且左室射血分数增加。但由于目前的 RCT 研究样本量还较少，对于发病 12 小时以上的无症状或无缺血证据患者，目前不鼓励在急性期进行 PCI 治疗。

4. 冠状动脉搭桥术（CABG）

随着麻醉和外科技术的发展，CABG 成功率在日益提高。与 PCI 比较，在有效缓解症状和降低病死率方面，循证医学结果不太一致，这可能与各中心入选的病例有关。在 2000 年的 BARI 试验中，分别对 PCI 和 CABG 组患者随访 7 年发现，无论入选时严重程度如何，CABG 组中存活时间明显延长。但亚组分析发现，只有合并糖尿病的患者其存活率明显高于 PCI 组。美国 ACC 于 2001 年公布的 ERACI Ⅱ 试验表明：冠状动脉支架置入术与 CABG 治疗在多支冠状动脉病变的高危患者中，支架置入术 30 天死亡率和梗死发生率较低。这种疗效在 18 个月的随访中仍然存在。而在晚期随访中，PCI 组靶血管重建和心绞痛较常见。1999 年 ARTS Ⅰ 试验比较了冠状动脉支架植入术（普通金属支架）与 CABG 对多支血管病的疗效，结果显示 CABG 优于冠状动脉支架植入术，1 年无事件生存率分别为 89% 与 75%。2003 年公布的应用药物涂层支架（DES）对多支血管病介入治疗与 CABG 疗效进行对比研究的 ARTS Ⅱ 试验结果：DES 的 1 年无事件生存率高于 CABG（95% 比 90%），这是目前最常被引用的证明 DES 优于 CABG 的临床证据，然而 Rao 等报道糖尿病患者接受 DES 后需要再血管化率达到 10%～15%，远不及 CABG 患者获得的效益，在相似的 ISAR 实验中，DES 植入后，9 个月的重建血管的再血管化率 Taxus 组是 12.2%，Cypher 组是 6.4%。在 2004 年 AHA 年会中 Macaya 等（ARTS Ⅱ）的结果显示，糖尿病亚组接受 DES 治疗的患者再血管化率为 12.6%，而同期的 CABG 为 4.2%。糖尿病多支病变患者，CABG 和 DES 组的 1 年死亡率中无差异（8% vs 10%，P = 0.6），但是主要临床不良事件（MACE）发生率 CABC 组明显低于 DES 组（12% vs 27%，P = 0.006），同时再血管化率也低于 DES 组（3% vs 20%，P < 0.001），而且造影显示植入 DES 后支架血栓率为 3%，是术后血栓形成的独立危险因素。在左主干和（或）多支病变中，CABG 仍有优势，Matthew 等报道 47 例左主干和（或）多支病变植入 DES 后，随访 276 天中，21 例术后出现病变血管再狭窄（42%），而且常累及回旋支开口，19 例需要再次血运重建（38%）。SYNTAX 随机队列实验研究显示，欧洲和美洲 104 个中心在 2004 年的 3 个月中，患者接受 CABG 的占 74%，其中 3 支病变占 71%、左主干占 29%。在 3 个月期间，平均每个中心有 8.3 个患者进行 PCI，而同期有 99.3 个患者选择 CABG；在美国，只有 18% 左主干和（或）三支病变患者选择支架植入，在欧洲为 29%；实验说明在复杂病变血运重建中，CABG 仍占有主导优势。国际上正在组织三个大规模随机对照临床研究进行多支血管病的 PCI 和 CABG 疗效评估：① FREDOOM，多支血管病合并糖尿病患者的 DES（Cypher 或 TAXUS）与 CABG 的对比研究；② SYNTAX，左主干和（或）多支血管病的 DES（TAXUS）与 CABG 对比研究；③ COMBAT，左主干和（或）多支血管病的 DES（Cypher）与 CABG 对比研究。相信以上研究结果将有助于明确 CABG 和 DES 各自的优势和适应证。

上述已有许多非随机和随机研究对 PCI 和 CABG 进行了比较，尽管这些研究还存在某些局限性，但 PCI 和 CABG 的比较试验还是获得了一些普遍性结论。

（1）对于单支或者两支，且左室功能正常的患者，PCI 和 CABG 都是可以的选择。从1 年和 5 年生存率比较，两者无明显差别。但是需要再血管化的比率，PCI 组高于 CABG 组。从这组病例中再细分出糖尿病组患者，随机分配到 CABG 组的患者更具有生存优势。

（2）对于冠状动脉病变复杂，特别是合并糖尿病和（或）左室功能低下的患者，CABG 组的 5 年生存率明显优于 PCI 组。这种优势在大多数亚组里保持，包括：男性，年龄大于 65 岁，无之前的 PCI 或 CABG 史，无论有无糖尿病，EF > 40％等。简而言之，对于冠状动脉病变复杂，或合并糖尿病和左室功能低下的患者，CABG 是第一选择。

（3）自从 DES 支架出现以后，左主干病变的治疗方式有了新的选择。从最近的几个试验来看，DES 是可以用于孤立的无保护左主干病变的，也适合于左主干 + 单支病变的患者。但是需要指出的是：①在左主干病变患者中，只有 6％ ～ 9％的患者是孤立的左主干病变，70％ ～ 80％合并多支冠状动脉病变；② 40％ ～ 94％的左主干病变发生在左主干远端，并且延伸到 LAD/LCX/ 中间支，为分叉病变，而这种双分叉或者三分叉病变行 PCI 后具有很高的再狭窄发生率；③左主干患者行 PCI 治疗，一旦发生急性或者后期的栓塞，将带来灾难性的后果；④对于远期的再血管化比率来讲，PCI 明显高于 CABG。

小切口直视下的 CABG 运用日益广泛，它减少了传统胸骨正中切口的创伤，经左前外、左胸骨旁、剑突下或右前外侧切口在常温心脏不停跳下进行冠状动脉搭桥手术，大大缩短了患者的康复时间，降低了术后并发症，同时，胸腔镜辅助下的冠状动脉搭桥术，进一步减少了创伤，促进了 CABG 向微创的方向发展。北京阜外医院已经先后在国内开展了胸骨旁小切口下的冠状动脉搭桥手术、胸腔镜辅助的冠状动脉搭桥手术，均取得了良好的效果。近几年来，随着智能化机器人的开发和应用，腔镜制作技术的改进，运用机器人辅助的 CABG 术成为现实，它在胸壁上开三个小窗，运用机械手的遥控操作即可完成手术，将手术创伤减到最少。

冠状动脉杂交手术是目前国际上较先进的冠心病治疗理念和技术，对合并有回旋支或右冠的局限性狭窄的患者，用机器人完成乳内动脉与前降支的不开胸搭桥手术，再在右冠或回旋支行支架置入。杂交手术可以实现多支血管病变的微创化手术治疗，它结合了微创手术和支架各自的优势，在保证治疗效果的前提下，最大可能地减少创伤。

十四、强化调脂药物治疗

越来越多的证据表明，近年一些大规模的临床试验结果显示，在 ACS 早期（数天内）用他汀类药可降低非致死性心肌梗死、再发心绞痛和院内死亡的发生率，包括男性、女性、老人、吸烟患者、糖尿病患者、高血压患者或慢性肾脏疾病（CKD）。Wiviott 等综合分析了 AtoZ 和 PROVE-IT 试验后认为：对 ACS 的患者应该早期强化他汀类药物治疗并伴以适当的血运重建。以往认为动脉粥样硬化是一种慢性持续进展的疾病，而他汀类药物治疗可以延缓动脉粥样硬化的进程，但不能逆转。早先进行的 CARE 研究证明，当 LDL 降至

150 ～ 175 mg/dL 范围时，患者病死率下降 35%；LDL 在 125 ～ 150 mg/dL 范围时，患者病死率下降 26%；LDL < 125 mg/dL 时，患者病死率仅下降 3%。所以研究者认为 LDL 维持在 125 mg/dL 以下时，患者并未从治疗中获得太多益处。2006 年最新发表的 ASTEROID 试验在美国、加拿大和欧洲的 53 个中心进行，用以评价强化降脂治疗能否逆转动脉粥样硬化进程。该研究显示以瑞舒伐他汀 40 mg/d 进行强化降脂治疗，能够使冠心病患者 LDLC 下降至 60.8 mg/dL，HDL-C 升高 14.7%；IVUS 检测的各项参数均提示斑块逆转。表明在高危冠心病患者应推荐最大强度的他汀类药治疗，不设定 LDL-C 的降低目标，以无不良反应发生为前提，能够达到的最低 LDLC 水平为最佳的治疗策略。在综合了众多循证医学证据后，ESC 和 AHA/ACC 在 2007 年指南中均建议，所有 ACS 患者均推荐给予他汀类治疗（无禁忌证时），无论胆固醇水平多高，入院早期（1 ～ 4 天）即开始应用，LDL 目标水平 < 100 mg/dL（< 2.6 mmol/L）；推荐强化降脂目标是 LDL < 70 mg/dL（< 1.81 mmol/L），在入院后 10 天之内开始。发表在 2007 年 5 月份《中华心血管病杂志》的指南建议，中国 ACS 患者的调脂治疗目标为：TC < 120 mg/dL（3.11 mmol/L），LDLC < 80 mg/dL（2.07 mmol/L），现有他汀类药物治疗标准剂量见表 6-9。

表 6-9　现有他汀类药物降低血压水平 30% ～ 40% 所需的剂量（标准剂量）

药物	剂量 /（mg/d）	LDL-C 降低水平 /%
阿托伐他汀	10	39
洛伐他汀	40	31
普伐他汀	40	34
辛伐他汀	20 ～ 40	35 ～ 41
氟伐他汀	40 ～ 80	25 ～ 35
瑞舒伐他汀	5 ～ 10	39 ～ 45

十五、并发症的治疗

（一）低血压的处理

临床无容量负荷过重的低血压患者，可静脉快速补液纠正，急诊床边 UCG 检查，评估有无机械并发症的依据。纠正或控制心律失常和传导阻滞，有变力性功能衰竭时，给予变力性血管加压药如具有 β - 受体兴奋性的高剂量多巴胺和具有收缩血管性质的肾上腺素。首选多巴胺：最初剂量 2.5 ～ 5.0 μg/（kg·min）或 5 ～ 15 μg/（kg·min）静脉给入。收缩压达到 90 mmHg（12.0 kPa），可以减少多巴胺的输入量。如果患者明显血压降低，可静脉给予肾上腺素，收缩血管而引起心动过速的作用较弱，使收缩期动脉血压达到 90 mmHg（12.0 kPa）以上。升高血压的同时，开始考虑主动脉内球囊反搏术（IABP）。尽量避免 β - 受体阻滞剂和钙拮抗剂的使用。

（二）肺水肿的处理

适当给氧提高患者血氧饱和度 > 90%，减轻心脏前负荷（硝酸酯、吗啡和利尿剂），减轻肺充血，避免急速使用负性肌力药物 β - 受体阻滞剂和钙拮抗剂。首先给予硝酸甘油舌下含服或硝酸甘油喷雾剂，随后静脉给予硝酸甘油。最初硝酸甘油 5 ~ 20μg/（kg·min）静脉注入，每 5 ~ 10 分钟增加 5 ~ 10μg/（kg·min），直到呼吸困难缓解或血压下降（正常血压患者平均动脉血压下降 10%，高血压患者平均动脉血压下降 30%）。当 STEMI 患者血容量增多时，可给予低至中等剂量的襻利尿剂（呋塞米，或布美他尼）。如果系急性肺水肿无血压升高，而且又怀疑心源性休克时，给予变力性血管加压药物治疗和（或）IABP 支持，以缓解肺水肿和维持适当灌注。对于 Killip 2 ~ 3 级的高风险患者，PCI 治疗比纤维蛋白溶解治疗将有更大的获益。

ACEI 是治疗肺水肿的适应证。心肌梗死并发 CHF 患者，雷米普利治疗 3 ~ 10 天可以明显缩小 30 天相对死亡风险（P=0.002）。虽然 MI 急性期给予血管扩张剂和利尿剂可能会引起低血压和休克风险，但是肺水肿无高血压的患者 MI 晚期风险较低，多数患者在出院前能够耐受 ACEI 的治疗。AMI 24 小时内用卡托普利或赖洛普利治疗肺水肿患者，有益于全面降低病死率和联合终点事件。但要尽量避免血压过低，特别是在使用纤维蛋白溶解治疗时。

洋地黄治疗 STEMI 并发肺水肿无效，除非有快速心室反应的心房颤动的患者。静脉注射硝普钠虽然可以减轻心脏前后负荷，但也可以并发心脏窃血事件，而且老年人对硝普钠特别敏感，一定要从小剂量开始并严密监测血压，避免低血压或脑缺血卒中事件发生。

重组脑钠肽是新的血管扩张药，可促进利尿，但它不适用于 STEMI 并发肺水肿的治疗。因为其有较强的血管扩张作用，易导致低血压特别是无容量负荷过重的 CHF 的 STEMI 患者。醛固酮拮抗剂（依普利酮）对因 CHF 而再住院患者有预防继发性死亡效果。螺内酯可以改善 STEMI 并慢性心功能不全患者的生存率。

（三）心衰/低排综合征机械病因的处理

这些病因包括急性乳头肌断裂引起的二尖瓣反流、室间隔穿孔、心室游离壁破裂和室壁瘤。急性乳头肌断裂和室间隔穿孔应当紧急实施外科心脏修补，除非患者不愿意接受手术或有外科手术禁忌证，手术同时实施 CABG 治疗。左心室游离壁破裂（心脏破裂）最常见于首次前壁 MI 患者、老年人和妇女，其他危险因素包括：高血压患者，无侧支血流形成者，应用皮质醇激素或非固醇类抗感染药（NSAIDs）治疗者。心室游离壁破裂需要紧急心包穿刺解除心包填塞及外科心脏修补。STEMI 患者有室壁瘤时，常存在难以控制的过速性室性心律失常和经药物治疗或导管处理无效的泵衰竭，可以考虑动脉瘤切除和 CABG 治疗。

（四）心律失常的处理

1. 室颤

治疗原则：①室颤（VF）或无脉搏的室性心动过速，可采用非同步直流电电击除颤，初次电击能量200 J；如果不成功，第2次给200~300 J；如再不成功，第3次可给360 J电击。②电击治疗难控制的VF，用胺碘酮300 mg或5 mg/kg静脉注射，随后，再反复非同步电击。③纠正电解质和酸碱紊乱至正常水平（钾 > 4.0 mmol/L，镁 > 0.82 mmol/L），预防VF复发。④电击难以控制的VF也可选用普鲁卡因胺静脉注射。但是因为药物半衰期短，需要持续给药且效果有限，其利大于弊或等于弊。⑤当应用纤维蛋白溶解剂治疗时，不主张预防性地给予抗心律失常药物，因其弊大于或等于利。

心肌梗死后12小时内，最易发生室性加速性自主节律，如果患者接受纤维蛋白溶解，或者是初步PCI治疗后的再灌注也易发生室性加速性自主节律。这种再灌注心律失常并不是发生VF的征兆，而是不再发生VF风险的好的预兆。因此早期纤维蛋白溶解或PCI治疗，可能是对原发性VF的最好预防措施。利多卡因虽然可降低原发性VF 33%，但是死亡率却增加，可能是发生致命性心动过缓和心肌无收缩所致。目前，没有资料显示，常规利多卡因治疗可以预防或减少STEMI患者的病死率。如无血流动力学或传导阻滞等禁忌证，AMI应常规早期使用 β - 受体阻滞剂治疗，可以缩小早期VF的发生率。低血钾是导致VF的危险因素，单独低镁血症目前还没有发现有增加VF的危险，虽然尚不肯定补钾和补镁预防VF的益处，但是临床实践，维持血钾 > 4.0 mmol/L、血镁 > 1.0 mmol/L是合理预防室性心律失常的措施。电击不易转复的患者，可以考虑给血管升压素40 U静脉注射和胺碘酮静脉注射，可改善住院和出院后有持续性VT和VF休克患者的生存率。经非同步化电击治疗顽固性VF无效时，没有证据说明注射利多卡因有更多益处。

2. 室性心动过速

治疗原则：①持续性的多形性室速，可用非同步化电击治疗。开始电击能量200 J，不成功再第二次电击能量200~300 J，必要时电击量可达360 J。②持续性单形VT发作时伴随心绞痛、肺水肿、低血压［收缩压 < 90 mmHg（12.0 kPa）］，可用同步化电击治疗。开始电击能量100 J，不成功再增加电击量。如果血流动力学稳定，电击前可以给予较轻的麻醉药物以减轻患者痛苦。③持续性VT无心绞痛发作或肺水肿、低血压［收缩压 < 90 mmHg（12.0 kPa）］给予胺碘酮治疗：150 mg（或5 mg/kg）静脉注入，持续10分钟以上；必要时可重复150 mg持续10分钟以上。或选择360 mg静脉滴注6小时以上（1 mg/min），其后以540 mg/18小时静脉滴注（0.5 mg/min）。总的累积剂量24小时使用不超过2.2 g。同步化电击治疗转复能量为50 J。虽然可以用普鲁卡因胺静脉注射处理，但证据证明患者没有因此而获得任何益处。④顽固性多形性室速应积极加强抗心肌缺血治疗，给予 β - 受体阻滞剂和IABP治疗并考虑紧急PCI或CABG治疗。保持血清电解质平衡：钾 > 4.0 mmol/L，镁 > 0.82 mmol/L，患者心率 < 60次/分，长QTc可考虑安装临时起搏器。⑤孤立性室性期前收缩，二联律，加速性自主节律和非持续性单形VT不需要常规使用抗心律失常药物，纤溶蛋白溶解治疗时不需要常规使用预防心律失常药物，否则均可能有害无益。⑥室性心动过速虽非持续性，但如果心室率 > 200次/分，持续 > 10 s，也可能引起脑灌注降低，这些患者均应该按照持续性VT处理。⑦ MI后室性心动过速并LVEF < 0.3患者，随机分配ICD治

疗和常规治疗，平均随访 20 个月，ICD 组病死率减少 31%，常规组减少 5.6%。STEMI 患者从 ICD 治疗中明显获益。ICD 植入至少要在 MI 后 1 个月，冠状动脉重建术后 3 个月进行手术。

3. 室性期前收缩

孤立性室性期前收缩，二联律和非持续性单形 VT 不需要常规使用抗心律失常药物，除非危及血流动力学。所有 STEMI 患者有室性心律失常均应该检查电解质，特别是血钾、血镁和其他有代谢作用的化验参数（动脉 pH）。Ⅰ类抗心律失常药物控制 STEMI 后的室性期前收缩生存率不如安慰剂，尽量避免使用。

4. 室上性心律失常

持续性心房颤动（Af）和心房扑动（AF），危及血流动力学可使用心室同步转复 Af（初次电量 200 J）和 AF（初次电量 50 J）。对电击转复无效或转复后不能维持可使用抗心律失常药物（如胺碘酮）减慢心率治疗，有严重 LV 功能不全和 HF 的患者可静脉给予洋地黄药物。正在缺血发作的持续 Af 或 AF 但无血流动力学异常的患者可使用 β – 受体阻滞剂、静脉地尔硫草或维拉帕米，并可应用心室同步转复 Af（初次电量 200 J）和 AF（初次电量 50 J）。无血流动力学危害且无缺血的持续 Af 或 AF，只要适当控制心室率，并予以抗凝治疗。STEMI 之前没有 Af 或 AF 病史者，应考虑转复窦性心律。阵发性折返性室上性心动过速因其心室率极快，宜按照室上性心动过速处理。房性期前收缩不需要治疗。

5. 缓慢性心律失常

AMI 后发生窦性心动过缓的频率有 30% ~ 40%，尤其是下壁 STEMI 后 1 小时，发生缓慢性心律失常特别频繁。

处理原则为：①STEMI 期间，药物治疗心动过缓和房室传导阻滞是属于治疗性而非预防性的措施，可用阿托品 0.6 ~ 1.0 mg 反复注射，每 5 分钟一次，直到达到效果或总量达到 0.04 mg/kg（体重 50 kg 者 2 mg）。②结下型阻滞时阿托品只增加窦率而无法影响结下传导，传导有效比率降低，可能会降低心室率。其他的药物是异丙肾上腺素和茶碱，但是在 CAD 患者中尤其在 AMI 患者中，不宜使用这两类药物，因为它们增加了心肌的氧耗并可能引起严重的心律失常，甚至猝死。最好是安装临时起搏器帮助患者度过危险期。③心室无收缩的患者应迅速采取复苏措施，包括胸外按压、阿托品、血管升压素、肾上腺素和临时起搏。最重要的是寻找病因，立即停止可能导致抑制窦房结功能，降低房室结传导或抑制潜在逸搏机制的药物，并按照心肺复苏指南处理。④永久起搏器用于 STEMI 并心动过缓或传导阻滞的患者，经临时起搏器保护已过心肌水肿期仍持续存在心律失常者，包括：双束支阻滞的希浦肯野系统，有持续二型或三度房室阻滞；短暂进展的二度或三度结下型房室阻滞和伴随的束支阻滞，如果阻滞部位不清楚可做必要的电生理学检测，持久的和有症状的二度或三度房室阻滞。在房室结水平的持久二度或三度房室阻滞，可以考虑永久心室起搏但获益不大；短暂的房室阻滞无室内传导障碍患者，不需要永久起搏器；孤立的左前分支阻滞导致的短暂房室阻滞不需要永久心室起搏；无房室阻滞的后天获得性左前分支阻滞，有束支阻滞持续一度房室阻滞的患者都不需要永久心室起搏。

展望未来，最令人瞩目的当属基因治疗和干细胞治疗，基因治疗基础研究的进展主要集中在抗血管内膜增生、抗血栓形成、抗心肌梗死后心肌重构（通过遗传修饰使心脏的成纤维细胞转化为肌性表型是使已发生梗死的心肌恢复功能的可能途径）、治疗不稳定斑块等几个方面。干细胞的移植还处于探索阶段，研究中所采用的干细胞移植技术有开胸直接局部注射技术、导管介入移植技术、骨髓干细胞动员及经静脉途径。基因和干细胞技术有可能成为未来解决急性冠状动脉综合征根本问题的突破点之一。

十六、出院后的治疗

虽然 ACS 的大多数不良事件发生在早期阶段，早期接受血运重建的患者发生致命性心律失常的风险较低（0 ~ 0.25%），大约 80% 发生于出现症状的 12 小时以内，但在发病后的数月内心肌梗死和死亡风险仍然增高。患者早期临床情况的稳定并不表示基础病理过程已经稳定。有关破裂斑块愈合时间的资料甚少，一些研究表明尽管药物治疗取得了初步的临床稳定，但 ACS 的"罪犯"病变仍有迅速进展的可能，UA 或 MI 后长达 6 个月仍能观察到凝血酶形成增加。患者出院的主要依据是临床和造影的结果，NSTE-ACS 患者"罪犯"血管成功植入冠状动脉内支架至少再住 24 小时，而 STEMI 的患者住院时间应至少在症状稳定后 2 ~ 3 周或支架植入 1 周以后。

ACS 出院后的治疗包括：①去除危险因素；②戒烟；③适量运动保持适当体重，应使体重指数保持在 25 以下；④坚持调脂治疗控制血脂水平在理想范围内；⑤糖尿病应严格控制血糖必要时加用胰岛素治疗；⑥控制高血压 < 130/85 mmHg。

ACS 出院后需要长期的药物治疗减轻或防止缺血症状再发生，防止冠状动脉狭窄进一步加重或再狭窄（PCI 或 CABG 后）。ACC/AHA 建议的 ACS 稳定后使用的药物。

（1）抗血小板治疗所有冠心病患者首选阿司匹林终身服用，剂量 75 ~ 150 mg/d，有阿司匹林禁忌者使用氯吡格雷 75 mg/d 或西洛他唑。置入金属裸支架的患者术后 1 个月，置入西罗莫司洗脱支架者术后 3 个月，置入紫杉醇洗脱支架者术后 6 个月服用阿司匹林 100 ~ 300 mg/d。同时联合使用氯吡格雷 150 mg/d，两周后改为 75 mg/d 继续口服，置入裸金属支架后持续使用至少 1 个月，最好 12 个月。如果患者置入药物涂层支架没有出血高度危险则至少服用 12 个月。如果患者对阿司匹林不能耐受可单纯口服氯吡格雷，但建议最初 1 个月剂量加倍，也可考虑联用西洛他唑。

（2）硝酸酯类有心绞痛发作的患者，可舌下含化或喷雾使用硝酸酯类，预防发作可使用其他制剂。

（3）钙拮抗剂应尽量避免使用二氢吡啶类钙拮抗剂，当心绞痛使用 β-受体阻滞剂无效或禁忌时可适当选用非二氢吡啶类钙拮抗剂如地尔硫䓬，支架植入患者建议术后服用地尔硫䓬 3 ~ 6 个月（90 mg/d）。

（4）β-受体阻滞剂无禁忌证的患者均应服用 β-受体阻滞剂，因为其能抗心肌缺血、防止快速性心律失常、降低心肌梗死和猝死发生率。

（5）ACEI 适用于合并充血性心衰、左室功能障碍（LVEF < 0.4）、高血压和糖尿病的患者。国际上已有 Hope 试验显示：中高危险组 ACS 患者长期使用 ACEI 可降低心血管事件发生率和病死率。

（6）他汀类 HMG-CoA 还原酶抑制剂可以显著减少那些 LDL 水平很高或中度增高甚至较低（3.0 mmol/L 以下）患者的病死率和冠状动脉事件。几项脂质干预的血管造影试验提示临床预后的改善与粥样斑块消退无必然联系，而可能与他汀类稳定了炎性斑块、逆转内皮功能紊乱和减少致血栓因子有关。

（黄志文）

病例 01　冠状动脉粥样硬化性心脏病 PCI 术后

一、病历摘要

姓名：×××　　性别：男　　年龄：53 岁

过敏史：无。

主诉：反复胸闷 2 年余，再发 1 月。

现病史：患者于 2019 年开始无明显诱因出现胸闷，多于活动时出现，位于胸骨中下段，为憋闷不适，阵发性，每次持续 1 分钟左右，休息后可缓解，无放射性疼痛，无发热，无恶心、呕吐，无咳嗽、咳痰、咯血，无气促、呼吸困难等。曾于 2019 年 8 月在我科住院诊疗，曾行冠脉造影检查，提示前降支近段狭窄 40% ~ 50%，回旋支近段狭窄 50% ~ 60%，给予阿司匹林、阿托伐他汀钙片等药物治疗，患者症状缓解出院。8 月前因"反复活动后胸闷"在我科住院，2020-09-10 行冠脉造影术：见冠脉分布呈右优势型优型，左主干（LM）未见狭窄；左前降支（LAD）近段弥漫性狭窄 60% ~ 70%，血流 TIMI 3 级；左回旋支（LCX）中远段严重狭窄，最狭窄处 90%，血流 TIMI 3 级；右冠状动脉（RCA）未见狭窄，血流 TIMI 3 级。于 LCX 中远段植入 3.0×23 mm Firebird2（14 atm）支架。出院后规律服用"阿司匹林、氯吡格雷、依折麦布、瑞舒伐他汀、美托洛克、单硝酸异山梨酯"。术后自觉活动耐量有下降，步行 500 米左右后觉劳累，出院后患者在门诊复诊。近 1 月患者再次出现胸闷，发作特点与既往类似，伴乏力，无黑蒙、晕厥，无咳嗽、咳痰，无发热等。自发病以来，患者精神、睡眠尚可，饮食及大小便正常，体重无明显改变，体力有所下降。

既往史：既往有胆囊切除病史。有吸烟史，平均每天 2 ~ 3 包，否认饮酒史。否认新冠接触史。

二、查体

体格检查：T 36.4℃，P 87次/分，R 20次/分，BP 124/78 mmHg。神志清楚，应答切题。双肺呼吸音清晰，未闻及干湿性啰音。心前区无隆起、凹陷，心尖冲动位于第五肋间左侧锁骨中线内侧 0.5 cm，心尖冲动正常，搏动范围约 2.0 cm×2.0 cm，未触及震颤，未触及心包摩擦感。心脏相对浊音界正常，心率 87次/分，律齐，各瓣膜听诊区未闻及病理性杂音，未闻及心包摩擦音及附加音。腹软，无压痛及反跳痛，肝脾肋下未及，肝颈静脉回流征阴性，双下肢不肿。

辅助检查：入院后完善相关检查，糖化血红蛋白正常，甘油三酯（TG）0.71 mmol/L，总胆固醇（CHOL）3.71 mmol/L，高密性脂蛋白胆固醇（HDL）1.46 mmol/L，低密度脂蛋白胆固醇（LDL）2.04 mmol/L；肝肾功能正常，心肌酶、肌钙蛋白正常。2021-05-20，DR 胸部正侧位：主动脉硬化，余心、肺、膈未见明显异常。心脏彩超：PCI术后，室壁运动未见明显异常。各心腔大小与大血管内径未见明显异常。左室舒张、收缩功能正常。彩色多普勒血流示：三尖瓣反流（微量）。DR 胸部正侧位，主动脉硬化，余心、肺、膈未见明显异常。2021-05-24，负荷心肌灌注显像，静息＋运动负荷门控心肌断层显像提示：①左室各壁未见明确的心肌梗死灶。②左室前壁中段血流灌注减低，呈可逆性稀疏，考虑为相应室壁心肌缺血。③左室心腔不大，室壁运动基本正常。④左室整体收缩功能正常。2021-05-27 行冠脉介入治疗：造影术提示冠脉供血呈均衡型，左右冠状动脉开口位置正常，左主干（LM）未见狭窄；左前降支（LAD）近段弥漫性狭窄 60%～70%，第一对角支开口处局限性 90% 狭窄，对角支中段局限性 85% 狭窄，血流 TIMI3 级；左回旋支（LCX）中远段可见支架影，支架内通畅，血流 TIMI 3 级；右冠状动脉（RCA）可见动脉粥样硬化斑块，未见狭窄，血流 TIMI 3 级。造影结论，冠心病单支病变累及 LAD、D1；LCX 支架置入术后支架内通畅。

三、诊断

初步诊断：

    1．冠心病 不稳定型心绞痛

    2．胆囊切除术后状态

鉴别诊断：

1．反流性食管炎

支持点：反复发作胸闷，位于胸骨中下段。

不支持点：胸闷性质为憋闷，持续时间较短，与反流性食管炎特点不符。

结论：暂不考虑。

2．急性肺栓塞

支持点：反复发作胸闷，为憋闷感，与活动有关。

不支持点：持续时间短，无明显气促。

结论：必要时进一步行肺动脉 CTA 检查。

最终诊断：

    1. 冠状动脉粥样硬化性心脏病（PCI 术后）

    2. 稳定性心绞痛

    3. 心功能 I 级

四、诊疗经过

2021-05-27 行药物洗脱冠状动脉支架置入 + 置入一根血管的支架 + 经皮冠状动脉腔内血管成形术（PTCA）+ 冠状动脉血管内超声（IVUS）+ 单根导管的冠状动脉造影术 + 单根血管操作，更换桡动脉鞘管为 7F 动脉鞘管，J 型导丝引导下送 7F EBU3.5 导管至左冠同轴位，沿导管送 SION 导丝通过近段病变至 LADd，送另外一根 SION 导丝通过近段病变至第一对角支远端，送入火山公司血管内超声导管至 LAD 内，回撤记录超声影像分析 LM-LAD 内斑块钙化显著，可见 LAD 中段管腔直径 2.5 mm 左右，可见斑块环状均匀分布，至第一对角支发出之前可见斑块呈偏心性且斑块钙化显著，管腔面积 4.0 mm^2，分析血管直径和病变情况显示左前降支近段斑块直接延续至左主干远段，左主干直径 4.0 ~ 4.5 mm，左前降支直径 3.5 mm。和患者以及家属沟通冠状动脉造影结果和冠状动脉血管内超声结果，结合患者行心肌核素显像显示前降支分布区域的灌注不良，进一步针对前降支和对角支病变行冠状动脉内介入治疗指证明确。家属表示知情同意，遂继续行冠状动脉内介入治疗。先用 2.0/12 mm 的预扩张 BALLOON 对第一对角支开口和中段狭窄病变处以 8 ~ 12 atm×15 s 进行充分扩张，再送入 2.25 mm×13 mm 冠状动脉棘突球囊扩张导管至第一对角支中段和开口以 8 ~ 10 atm×5 s 对狭窄病变处进行扩张成型和斑块切割；送 2.25 mm×13 mm 冠状动脉棘突球囊扩张导管至 LAD 近段以 10 ~ 12 atm×5 s 对狭窄病变处进行扩张成型和斑块切割。沿 D1 钢丝送入 2.0 mm×12 mm 的预扩张 BALLOON 预置于第一对角支中段拟行球囊拘禁技术，于前降支近段送入 3.5 mm×23 mm 火鸟 2 代西罗莫司药物洗脱支架进行定位，发现支架偏长，远端处于间隔支后斑块上。遂换用 3.5×18 mm 火鹰西罗莫司药物洗脱支架准确定位后以 10 atm×10 s 释放支架，回撤支架球囊后以 12 atm×5 s 对支架近段进行整形扩张。复查造影显示支架中段膨胀不良，对角支开口可见斑块移位后狭窄程度无明显加重，撤出对角支内 2.0×12 mm 的预扩张 BALLOON。沿导管送入第三根 SION 钢丝 Knckle 前行送至 LAD 中段后回撤钢丝穿过支架网眼后送入第一对角支远端，撤出支架下钢丝后，沿导丝依次送入 1.25 mm×15 mmAPT 预扩张球囊、2.0 mm×12 mm 美敦力预扩张球囊对支架网眼进行充分扩张，沿钢丝送入 2.0 mm×25 mm 轻舟紫杉醇药物洗脱球囊以 8 atm×45 s 共两次对第一对角支中段和开口至近段病变进行扩张整形以及药物释放。药物球囊留置第一对角支内，送入 3.5×12 mm 脉动后扩张球囊至 LAD 支架内，两个球囊前端对齐后，以 6 ~ 8 atm×5 s 进行球囊对吻扩张后，撤出对角支内球囊。3.5 mm×12 mm 脉动后扩张球囊以 12 ~ 16 atm×5 s 对 LAD 支架进行整形扩张，撤出球囊，拟再次送入火山公司血管内超声导管至 LAD 内检查支架贴壁情况，但导管在前降支开口转折处推送存在阻力，遂放弃继续行血管内超声检查。送入第二根 3.5 mm×12 mm 脉动后扩张球囊以 16～18 atm×5 s 将 LAD 支架口部扩张呈喇叭口状确保支架贴壁良好，多体位复查显示 LAD 支架贴壁良好，对角支开口和中段狭窄显著改善，残余狭窄小于 30%。入院先后于双抗、调脂、控制心室率、抗凝等治疗，病情好转，予以出院。

五、出院情况

无诉胸闷、胸痛，无心悸、气促，精神、睡眠、胃纳尚可，二便可。 BP 101/62mmHg，心肺未及异常。

六、讨论

冠状动脉分叉病变是冠状动脉介入治疗的一个挑战。分叉病变日渐增多，目前可以占到介入治疗的 15%。分叉病变治疗结果不令人满意，主要是分支的闭塞或难以通过支架孔隙扩张分支血管。主要问题是涉及的分支（直径小于 3 mm，尽量避免支架置入）是否要保护。直径 < 2.0 mm 的小分支血管的闭塞可导致心绞痛或小面积心肌梗死，但临床意义及后果较小；而直径 > 2.0 mm 的分支开口有 > 50% 的狭窄，就需要保护措施，以免分支阻塞后产生严重后果。最近研究分叉病变的主支和分支均置入支架比仅在主支置入支架的临床事件发生率高。因此目前主张分叉病变的支架置入仅在主支置入支架，分支用球囊或切割球囊或斑块旋磨治疗。药物涂层支架可改变分叉病变长期预后。

（一）分叉病变的特点

分叉病变由于主支与分支分叉的角度及斑块的累及部位不同可表现为不同的类型，术者应熟悉分叉病变的各种类型，根据分支的开口或与主支的角度、斑块累及主支与分支的范围、术中斑块可能发生的移行（或称铲雪效应 "snow plow effect"）做出相应的处理策略，是分叉病变手术成功的关键。根据主支与分支的角度可分为两种类型。Y 型病变：当分支和主支之间的角度小于 70° 时，此时导丝容易进入分支，但容易出现斑块的移行。T 型病变：当分支和主支之间的角度大于 70° 时，此时导丝进入分支可能有困难，但斑块移行较少。根据斑块累及主支和分支的部位分叉病变可分为以下几型（Lefevre 分型）。1 型病变：病变涉及主支近侧和远侧及分支开口。2 型病变：累及分叉位的主支，但未累及分支开口。3 型病变：病变位于主支的分叉近侧。在治疗这型病变时，支架应完美覆盖分支开口，然后对吻球囊扩张可避免斑块的移行。4 型病变：病变累及分叉的各分支开口，而不累积主支分叉的近侧。4a 型病变：是病变累及主支的分叉远侧。4b 型病变：是病变累及分支开口处。

（二）分叉病变处理对策

国际上比较公认分叉病变理想的处理原则是保证主支及分支的理想开放，或在保证主支理想开放的前提下分支血管的残余狭窄小于 50％，血流为 TIMI 3 级。目前主张分叉病变的支架置入尽可能地置入一个支架，即主支置入支架，除非当分支的解剖比主干解剖更重要时，分支供血范围大于主支时，可在分支置入支架，对吻支架比 provisional 支架好。如果需要置入二个支架时往往采用 T 型支架的置入方式，因为在分叉病变的多种支架置入方式中，T 型支架的心脏事件发生率低，远期效果较好。在分叉病变的类型中 1 型病变有时需用 T 型支架的置入方式，而其他类型的病变往往只在主支置入支架，但支架置入应该完全覆盖分支的开口，最终用双球囊对吻技术扩张。对于分支血管是否需要保护取决于分支的大小、分支的供血范围、分支与主支的解剖关系。一般认为分支直径大于 2 mm 的血管应予保护，尤其当分支较粗大且供血的区域重要，或者当分支的解剖比主支解剖更重要时，此时分支作为主支来处理。而分支血管直径小于 2.0 mm（尤其小于 1.5 mm）不需要保护，即使发生分支闭塞，也不会造成严重后果。对于分叉伴钙化的病变应考虑先行斑块旋磨术再置入支架，可改善即时和远期效果；对于伴有明显的偏心病变应考虑先行斑块切割术（DCA）再置入支架，可减少斑块的移行及改善远期效果；切割球囊技术同样可减少斑块移行，减少分支闭塞。分叉病变的主支及分支的解剖结构提示不适合或不能行支架置入或分支粗大供血范围广又不能保护的应考虑 CABG。分叉病变的支架置入技术要求术者具有熟练的介入治疗技术、良好的血管造影设备、各种型号的球囊与支架。

（三）分叉病变支架置入的技术

1. 病例的选择

除了分支供血范围大，而且分叉开口解剖结构复杂或估计随访中再狭窄很高的病例（如伴三支病变、长病变等）以外，分叉病变的介入治疗是没有特殊禁忌证。尽管如此，对分叉病变的每个患者，仍应在术前权衡 CABG 的可行性和预测介入治疗成功率、可能出现的并发症及再狭窄的高低。

2. 器械选择

导引导管：在大多数病例中常选择 7F 导引导管，有的术者偏爱选择 6F 导引导管。在伴有严重钙化病变需要进行斑块旋磨术时可选择 8F 导引导管。要求选择的导引导管具有良好的支撑力。对左冠状动脉常选择 JL4 导引导管，但对前降支与对角支分叉病变扭曲或成角时、回旋支与钝缘支分叉病变扭曲或成角时可以选用 AL（Amplatz Left）、XB（Extra Backup）（我们经桡动脉时常首选）等导引导管。对右冠状动脉的分叉病变常先选择是 JR4 导引导管，如需要良好的支撑力有时可选择 AL（我们经桡动脉时常首选）导引导管。导引导丝：导引导丝应具有良好的扭力和操纵性，而且导丝应具有合适的支撑力。最常用的导丝如 BMW 导丝（ACS Guidant 公司）。在对伴有扭曲、钙化、分支入口困难的分叉病变可选用亲水导丝如 PT Graphix（Boston Scientific 公司）。这类导丝也有助于穿过支架孔隙。但值得注意的是这类导引导丝如作为进入分支的导丝时，在主支置入支架前应更换非亲水导丝，防止亲水导丝被支架"监禁"，导致该导丝断裂或撤出困难。球囊导管：新型的球囊导管具有外形小、推送能力好、穿过病变能力强等特点，适合绝大多数分叉病变。支架：

对于分叉病变的支架以往常常选择缠绕型支架，主要是考虑缠绕型支架结构比较疏松，造成分支闭塞的机会相对少。但缠绕型支架支撑力差，弹性回缩明显，而且如果不应用球囊对吻技术同样可引起斑块的移行，缠绕型支架使用较少。环状支架结构较疏松，但有较好的支撑力，适合与主支较直的分叉病变的支架置入，但对成角或明显钙化的分叉病变，环状支架的支撑力是不够的，有时可出现斑块向支架间隙内脱垂的现象，造成即时和远期效果不满意。新一代的管状支架不但支撑力好，而且结构合理，具有较大的孔隙，适合绝大多数的分叉病变，是目前使用最多的支架，尤其对伴有成角、钙化或明显偏心的分叉病变，其效果优于前二种支架。但管状支架结构相对紧密，有时使得导丝通过支架孔隙进入分支是困难的。

3. 分叉病变介入治疗的技术操作要点

（1）造影体位：在分叉病变介入治疗时造影的体位是个重要问题，要多体位的造影充分展示主支与分支之间的关系及角度。分叉病变最常见在前降支和对角支、回旋支和钝缘支、右冠状动脉远端和后降支后侧支的病变。对于前降支与对角分叉病变，常采用右前斜位 $0° \sim 10°$ + 头位 $30° \sim 40°$、左前斜位 $45°$ + 头位 $25°$ 或蜘蛛位；对右冠状动脉后三叉的病变常采用正位 + 足位 $20°$ 或左前斜 $10° \sim 20°$ + 头位 $20°$ 体位；回旋支与钝缘支的分叉病变常采用右前斜 $0° \sim 20°$ + 足位 $20° \sim 30°$ 体位。但对于每个患者、病变造影体位都不是固定不变的，在介入治疗时一定要完全充分暴露分支的开口及其与主支的关系，尤其在分支也需置入支架时更为重要。

（2）导引导管的操作：导引导管应提供良好的支撑力，要选择内径较大的导引导管，以便顺利通过双球囊或双支架，同时又使造影剂能充分显影冠状动脉。导引导管顶端与冠脉开口应有较好的同轴性。在对吻球囊扩张后，两球囊回撤时检查导引导管顶端的位置，此时往往由于球囊撤回导致导引导管深插进入靶血管，可能发生导管嵌顿血管，严重时可引起血管内膜的损伤。术者除要观察导引导管顶端的位置外，压力的监测也很重要，如出现导引导管进入靶血管，监测的压力下降或出现心室化压力，术者应固定导丝，缓慢撤回导引导管至冠脉口。在双球囊撤出后应彻底开通 Y 接头，排除导引导管内的可能存在的气泡，以免造影时发生冠状动脉气栓。

（3）导引导丝的操作：第一支导丝先通过认为比较困难的病变，然后第二支导丝进入分叉病变的另一支血管。在送入第二支导丝时不易过度旋转，一般不要超过 $360°$，避免二支导丝互相缠绕，引起球囊或支架不能到达病变部位。由于分支血管与主支血管成一定的角度，进入分支血管的导丝应根据成角的大小塑形 J 形顶端，顶端的长度根据主支的直径而定，有时塑形 $90°$ 角才能进入分支血管。二支导丝到位后应固定导丝并加以区分。如果进入分支失败，而该分支重要又无法保护，此时应选择 CABG。在主支置入支架后，分支导丝被所谓的"监禁"，这时需要主支与分支的导丝交换，以便应用双球囊对吻扩张技术。由于主支的支架置入和分支中有导丝存在，这有助于导丝再进入分支。此时应回撤在主支的导丝设法穿过支架孔隙进入分支，将导丝送入分支的远端，然后被"监禁"导丝从分支回撤，送入主支的远端。

（4）球囊扩张：分叉病变介入治疗时仅对存在严重的钙化病变或无法扩张的病变，采用斑块旋切、旋磨术的技术。切割球囊对分叉病变应用有利支架的扩张。在大多数的病例斑块切除术并不作为常规使用的技术，但对大分支开口的病变，旋切除斑块能降低支架置入时引起的斑块移行。在分叉病变的介入治疗时，并非都需要球囊预扩张，在急性冠脉综合征中，由于斑块通常比较柔软，仅对分叉病变的分支进行预扩张，主支可直接置入支架。在慢性心绞痛或钙化病变中，应行球囊预扩张，不宜直接支架置入。球囊预扩张的方法是对主支与分支各自分别预扩张或采用双球囊对吻扩张。所谓的双球囊对吻扩张是指在分叉病变主支与分支中同时放置两个球囊同时扩张。由于预扩张和最终的球囊对吻扩张常常使用同一支球囊，所以预扩张球囊应选择外形小、推送力好、穿过病变能力好的球囊。如果主干与分支血管直径相同，先用切割球囊扩张分支血管，然后再扩张主干血管；如果分支血管明显小于主干血管，一般在分支血管内采用普通球囊扩张，然后将切割球囊送到主干血管内并进行对吻扩张。

（5）支架置入。基本技术方法：①仅主支支架（主支置入支架，边支不处理）；②主支支架＋边支扩张［主支置入支架，边支单纯球囊扩张（切割球囊预扩张）］；③完全支架术（主支和分支均置入支架）：包括必要性 T 支架（provisional T stenting，最常用，是处理 2、3、4a 型的金标准，必要时通过主支支架孔置入边支支架即 through the stent，T 指 through）、对吻（kissing）支架（V 型支架术，双导丝，对吻球囊，应分别扩张起每一个支架后然后压力相同对吻支架，再对吻球囊）、Crush 支架（放置分支血管支架，再放置主支血管支架，再通过主支血管支架放置导丝至分支血管，行主支和分支血管对吻球囊扩张术）及 Culotte 支架（裤裙支架即 trousers stent，先放置主支支架，然后通过第一支架的侧孔放置边支支架，两支架近端环状重叠）等；④分叉型支架：如 Invatec 的 TWIN RAIL 支架，AST 的 Petal 支架。从手术成功率及随访的疗效判断，分叉病变置入支架，对双支血管均置入支架的效果并不优于仅在主支血管置入支架和对分支血管进行单纯球囊扩张术。但是，如分支很大，一旦闭塞将会引起严重的后果，或分支血管发生夹层，闭塞后出现临床症状等时分支必须置入支架。所以，分叉病变的支架置入现在主张仅在主支置入支架，如果需要主支与分支同时置入支架时常常采用 T 型支架置入技术，而其他技术较少使用。支架常选择环状支架和管状支架，尤其是新一代的管状支架具有良好的支撑力及足够大支架孔隙，适合绝大多数的分叉病变，分支的开口病变常选择较短的管状支架。

主支支架置入：主支支架通常覆盖分支的开口，主支的支架置入与一般病变相同。但值得注意的是，在主支支架置入后，如分支开口没有受到影响，不必再治疗分支。如分支血管闭塞或开口残余狭窄大于 50% 或血流在 TIMI 2 级以下应处理分支血管。此时应主支与分支的导丝进行交换，球囊扩张分支血管或置入支架。但是，分支的球囊扩张或支架置入可引起主支的支架变形，而导致血管壁与支架不能紧贴，这可能导致亚急性血栓和血管再狭窄，因此不管分支血管是球囊扩张或支架置入最终必须通过对球囊吻扩张，才能到达满意的结果。

分支支架置入：当分支重要或供血范围较大时，在主支支架置入后，由于斑块的移行或分支开口出现夹层或扩张不满意时，引起分支闭塞或有明显的残余狭窄或血流差时，应在分支开口处置入支架。分支支架置入的关键是造影体位要充分暴露分支的开口、导丝的进入分支（与主支交换或重新进入另外的导丝）、球囊充分扩张通过主支支架孔隙及分支的开口、分支支架的精确定位及最终双球囊对吻扩张。另外，对4b型病变的支架置入要慎重，由于这类病变仅累及分支开口处，支架置入时精确的定位是手术关键。分支支架置入容易引起斑块向主支移行或损伤主支（尤其病变是Y型病变时）。因此对4b病变的支架置入要正确评估，权衡利弊，斑块旋切和切割球囊可减少斑块向主支移行。

（6）分叉病变介入治疗的并发症：分叉病变介入治疗的并发症主要有二类，一类是与常规介入治疗一样的并发症，另一类是分叉病变所特有的，即分支的闭塞或少数病例的主支损伤。分支闭塞最主要的原因是斑块移行，夹层、痉挛、栓塞也可以引起分支的闭塞。双球囊对吻扩张技术是防止斑块移行的好方法，斑块旋切、旋磨及切割球囊也能减少斑块的移行，支架的置入仍是治疗分支闭塞最好的方法。分叉病变的介入治疗策略比技术更为重要，它可以使对貌似复杂的分叉病变操作途径简单化，可提高分叉病变介入治疗的成功率，降低并发症，降低远期心脏事件的发生率及降低TLR（target lesion revascularization，靶病变血管重建）。分叉病变介入治疗的成功率相对较低（89%，非分叉病变为96%），远期疗效不如非分叉病变，尽管有许多新的辅助治疗技术（如斑块旋切、旋磨和切割球囊技术）应用分叉病变的介入治疗，但其远期结果不如非分叉病变。药物涂层支架可明显降低一般病变的再狭窄及心脏事件的发生率，药物涂层支架对分叉病变的应用也可能具有同样更好的作用。

（杨　勇）

病例 02　冠心病　亚急性下壁心肌梗死

一、病历摘要

姓名：×××　　性别：男　　年龄：48岁

过敏史：无。

主诉：胸痛3个月。

现病史：患者于3个月无明显诱因感到胸痛，以心前区为甚，呈阵发性闷痛，疼痛程度难以忍受，放射至左侧肩胛部，伴头晕、眼花，伴恶心，无呕吐，无气促、咳嗽、咳痰、咳粉红色泡沫痰、头痛、发热、晕厥、心悸、大汗淋漓、夜间阵发性呼吸困难、端坐呼吸、抽搐、濒死感，持续时间约10分钟，自服"速效救心丹"，疼痛不能缓解，能平卧，遂至我院急诊就诊，收入我科，2021-02-18冠脉造影术示"右侧冠状动脉中段血栓致完全闭塞"，予抗血小板、降脂等治疗，并于 2021-02-22 行 "PTCA+ 冠状动脉内血栓溶解药物输注术"，经治疗后好转出院，出院后规律服用抗血小板聚集、降脂药物。现患者无胸闷、胸痛，无气促、咳嗽、咳痰、咳粉红色泡沫痰、头痛、呕吐、咯血、发热、晕厥、心悸、大汗淋漓、夜间阵发性呼吸困难、端坐呼吸等，为进一步评估冠脉情况来我院就诊，门诊以"冠心病"收入院。自发病以来，患者精神状态一般，体力情况良好，食欲食量一般，睡眠情况良好，体重无明显变化，大便正常，小便正常。

二、查体

体格检查：T 36.8℃，P 66 次 / 分，R 20 次 / 分，BP 129/84 mmHg。发育正常，营养良好，正常面容，神志清楚，自主体位，应答切题，查体合作。全身皮肤黏膜色泽正常，未见皮疹，无皮下结节、瘢痕，未见皮下出血点及红斑，未见肝掌，未见蜘蛛痣。双颌下、颏下、颈部、锁骨上、腋窝、腹股沟及腘窝淋巴结未扪及肿大。头颅大小正常无畸形。眼结膜无充血、水肿、出血点，眼球无突出、震颤，巩膜无黄染，双侧瞳孔等圆等大，左瞳孔 3.0 mm，右瞳孔 3.0 mm，对光反射存在。耳郭无畸形，外耳道未见分泌物，乳突无压痛，听力正常。鼻翼无扇动，鼻腔通气良好，鼻中隔无偏曲，各鼻窦区均无压痛。口唇红润，无疱疹及口角糜烂，黏膜无溃疡、出血，牙齿排列整齐，牙龈无出血、肿胀。咽正常无充血，扁桃体无肿大。发音正常。两侧对称，无抵抗，未见颈动脉搏动，颈静脉不充盈，气管居中，甲状腺未触及肿大，未闻及血管杂音。胸廓对称，呼吸节律正常。乳房外观正常，未扪及包块。呼吸运动两侧相等。两侧呼吸动度均等，两侧语言震颤无明显差别，无胸膜摩擦感。呈清音，肺下界位于右侧锁骨中线上第 6 肋间，肩胛线第 10 肋间，左侧肩胛线第 10 肋间，双肺下界移动度约 4 cm。呼吸音清，双肺未闻及明显干湿啰音。心前区无隆起，心尖冲动于左侧第 5 肋间锁骨中线内 1.0 cm。搏动范围直径约 1.5 cm，心尖部无震颤、摩擦感及抬举性搏动，心尖冲动位置同上。心率 66 次 / 分，心律整齐，无心包摩擦音；脊柱四肢关节无畸形。锁骨中线与前正中线之间距离为 9 cm；心脏相对浊音界见表 6-10。

表 6-10　心脏相对浊音界

右侧 /cm	肋间	左侧 /cm
2.5	II	2.5
2.5	III	4
3	IV	5.5
	V	8.5

神经系统：深浅感觉存在，腹壁反射存在，二头肌、膝腱及跟腱反射正常。Babinski 征（－），Oppenheim 征（－），Kernig 征（－），Brudzinski 征（－）。

专科检查：胸廓正常，呼吸运动正常，呼吸节律正常，双肺叩诊呈清音，双肺呼吸音清，未闻及干湿啰音。心前区无隆起，心尖冲动范围正常，心前区未触及震颤和心包摩擦感，心脏相对浊音界正常，心率 66 次 / 分，心律齐整，各瓣膜听诊区未闻及杂音。双下肢无水肿。

辅助检查：2021-05-13 行选择性冠脉动脉造影，冠状动脉分型右优势型，左主干未见狭窄及阻塞性病变，前降支近段未见狭窄及阻塞性病变，中远段收缩期轻度狭窄，TIMI 血流 3 级。远端可见少量侧支循环向 RCA 远端供血；回旋支未见狭窄及阻塞性病变，TIMI 血流 3 级，远端可见少量侧支循环向 RCA 远端供血；右侧冠状动脉近中段狭窄约 50%，中段发出 AM2 后 100% 完全闭塞，TIMI 血流 0 级，AM_2 向 RCA 远端同侧侧支循环供血。当时未行 PCI 术。2021-05-14 葡萄糖测定（餐后 2 h）：餐后 2 小时血糖 [GLU2]8.37 mmol/L；生化 36 项示丙氨酸氨基转移酶 [ALT] 86.1 U/L，L-γ-谷氨酰基转移酶 [GGT] 85.3 U/L，肌酸激酶 [ICK] 246.8 U/L，尿酸 [SUA] 488.4μmol/L，甘油三酯 [TG] 6.52 mmol/L；尿常规分析 潜血 [BLD]1+；大便常规、凝血四项、糖化血红蛋白未见异常。

彩色超声心动图检查（含室壁动力、心内膜检测）示：①节段性室壁运动异常。②左心功能减低，EF47%。③主动脉瓣退行性变并少量反流。④二尖瓣、三尖瓣少量反流。⑤微少量心包积液。2021-05-17 动态心电图：①窦性心律，分析的总心搏共 96 076 次，平均心室率 69 次 / 分，最慢 51 次 / 分，发生于 02：36；最快 123 次 / 分，发生于 08：58。最长 R-R 间期是 1.18 s，发生于 02：36：11。②房性期前收缩，共有 106 次 / 记录时间内，其中单发 102 次，成对 2 次，有二联律 2 次。③多源性室性早搏，共有 71 次 / 记录时间内，其中单发 71 次。④结合临床，考虑为亚急性下壁心肌梗死。⑤SDNN 大于 100，心率变异性正常。

三、诊断

初步诊断：

1. 冠心病
2. 心绞痛
3. 心功能 Ⅱ级

最终诊断：

1. 冠心病
   亚急性下壁心肌梗死
   心功能 Ⅱ级
2. 葡萄糖耐量减少
3. 轻度贫血
4. 前列腺增生
5. 轻度脂肪肝
6. 高尿酸血症

四、诊疗经过

2021-05-13 至 2021-05-24 阿司匹林 100 mg qd po、替格瑞洛 90 mg bid po 抗血小板聚集；琥珀酸美托洛尔缓释片 47.5 mg qd po 控制心室率；普伐他汀钠片 40 mg qd po 降脂、稳定斑块；盐酸伊托必利片 50 mg tid po 改善胃肠动力；雷贝拉唑钠肠溶片 20 mg qd po 抑酸、保护胃黏膜；0.9% 氯化钠注射液 2 mL iv drip qd 营养心肌；注射用辅酶 I 5 mg+5% 葡萄糖注射液 250 mL iv drip qd 改善心肌缺血、丹参酮 II A 磺酸钠注射液 80 mg 营养心肌。2021-05-23 行药物洗脱冠状动脉支架置入＋经皮冠状动脉腔内血管成形术＋单根导管的冠状动脉造影术＋周围动脉内压力检测＋单根血管操作＋植入两枚药物洗脱支架，术程顺利，术后患者无不适。

五、出院情况

现患者胸痛症状较前明显好转，无气促、头晕、头痛、恶心、呕吐等不适。查体：BP 128/80 mmHg。胸廓正常，呼吸运动正常，呼吸节律正常，双肺叩诊呈清音，双肺呼吸音清，未闻及干湿啰音。心前区无隆起，心尖冲动范围正常，心前区未触及震颤和心包摩擦感，心脏相对浊音界正常，心率 67 次 / 分，心律齐整，各瓣膜听诊区未闻及杂音。双下肢无水肿。生命体征平稳。

六、讨论

1. 首先明确患者生命征是否稳定（问诊：能否对答如流？视诊：有无大汗淋漓、脸色苍白、体位如何？触诊：皮肤湿冷、脉搏快慢、细弱？即可以明确），需不需要急救。

2. 明确患者目前即时有无胸痛，程度如何。排除致命性胸痛（急性心肌梗死、动脉夹层、肺动脉栓塞、张力性气胸等），若存在即走胸痛流程。

3. 本患者诊断已明确，目前关键是治疗方案（冠脉介入治疗？药物？如何选择？），参照最新指南进行治疗，个体化。

4. 寻找及控制相关危险因素，尽量使用改善心室重构、预防猝死药物，提高患者生存率及生活质量。

（黄志文）

第七章 心肌疾病

第一节 扩张型心肌病

扩张型心肌病（dilated cardiomyopathy，DCM）以左心室或双心室内径增大、心肌收缩力明显降低（收缩性心功能障碍）为特征，可伴不同程度的心肌舒张性或顺应性下降（舒张性心功能障碍），以往曾被称为充血性心肌病。本病常伴有心律失常，病死率较高。近年来，扩张型心肌病的诊断率逐渐增加，据估计，年诊断率约为 8/10 万，患病率约为 37/10 万，其中半数患者年龄在 55 岁以下，约 1/3 患者心功能为 Ⅲ ~ Ⅳ 级（纽约心脏病协会分级标准）。但部分未被诊断的轻型患者可能会使实际患病率更高。

一、病因

扩张型心肌病是多种因素长期作用引起心肌损害的最终结果。感染/非感染性心肌炎、乙醇/中毒、代谢等多种因素均可能与扩张型心肌病发病有关。短暂的原发性心肌损伤（如接触毒性物质）对某些心肌细胞来说可能是致死性的，但残存的心肌细胞会因此而增加负荷，发生代偿性肥厚。这种代偿性变化在早期尚能维持心脏的整体功能，但最终将表现为心肌的收缩和舒张功能障碍。心肌炎既有不可逆的心肌细胞死亡，又有由细胞因子所介导的可逆性心肌抑制。某些因素（如乙醇）虽然不直接损害心肌细胞，但如长期作用仍可造成严重的心脏功能障碍。此外，许多损伤还会累及心脏的纤维支架系统，影响心肌的顺应性，从而参与心室扩大的发生与发展。

近年研究表明，多数扩张型心肌病与病毒感染及自身免疫反应有关。也已发现，病毒性心肌炎可以演变为扩张型心肌病，在心肌炎和扩张型心肌病患者心内膜心肌活检标本中均可发现肠道病毒基因，扩张型心肌病患者血清可检测出多种抗心肌的自身抗体，如抗 ADP/ATP 载体抗体、抗 β_1 肾上腺素能受体抗体、抗 M_2 胆碱能受体抗体和抗肌球蛋白重链抗体等，也可以检测出肠道病毒基因片段。病毒感染和免疫反应损伤学说是目前扩张型心肌病主要的发病学说。此外，遗传因素也可能起一定作用。

（一）病毒持续感染

病毒感染后体内持续存在的病毒 RNA 是病毒性心肌炎进展为扩张型心肌病的一个危险因素。小鼠动物试验显示，柯萨奇病毒能溶解心肌细胞，肠道病毒蛋白酶可以引起心肌细胞骨架破坏，而这种改变被公认为是扩张型心肌病的主要特征。病毒对心肌细胞的损害既可发生在病毒滴度较高的时期（柯萨奇 B1、B4 病毒感染病例），也可发生于病毒（柯萨奇 B3 病毒）感染后免疫反应开始时。病毒对心肌组织的损伤既可直接损伤，亦可通过免疫机制造成损伤。当病毒 RNA 持续存在于心肌时，T 淋巴细胞可浸润心肌组织。研究表明，病毒基因的低水平表达可引起慢性进行性心肌损伤，当病毒 RNA 在心肌持续存在 90 天以上时，心肌可呈现类似扩张型心肌病的病理变化。

当机体防御能力降低时，机体可呈慢性病毒携带状态。在此慢性过程中，病毒可存在于脾脏、肝脏、胰腺和全身淋巴结。其危害不在于对心肌的直接侵袭，而在于激发机体的免疫反应；同时持续存在的病毒 RNA 仍可复制，产生无侵袭性但具有抗原性的大量病毒 RNA，诱发机体的免疫反应，引起心肌损伤。

（二）自身免疫反应

目前推测免疫介导的心肌损害是 DCM 发病的重要机制。

1. 体液免疫

在扩张型心肌病患者血清标本中可检测出多种抗心肌的自身抗体，包括抗线粒体 ADP/ATP 载体抗体、抗 β_1- 受体抗体、抗 M_2 胆碱能受体抗体、抗热休克蛋白抗体、抗肌球蛋白重链抗体、抗支链 α- 酮酸脱氢酶（branched chain alpha keto acid dehydrogenase，BCKD）复合体抗体和抗层粘连蛋白（lami-nin）抗体等，这些自身抗体在本病发病中起重要作用。

（1）抗线粒体 ADP/ATP 载体（ANT）抗体：研究发现，ANT 与病原体蛋白存在共同的抗原决定簇，如 ANT 氨基酸序列 27～36 和柯萨奇 B3 病毒精氨酸序列 1218～1228 相似，可通过交叉反应引起自身抗体产生。也有研究认为，病毒感染导致线粒体隔离抗原释放，或引起心肌抗原性质改变，或通过旁路激活自身反应性 T 淋巴细胞，从而诱发针对线粒体的自身免疫反应。

抗 ANT 抗体能抑制心肌线粒体的 ATP/ADP 转运，导致心肌细胞能量代谢障碍，损害心肌功能。ANT 与钙通道蛋白亦可能有相同的抗原决定簇。抗 ANT 抗体可与心肌细胞膜上的钙通道蛋白结合，抑制钙通道失活，促进钙内流，使细胞内钙超负荷，导致心肌细胞变性坏死。换言之，抗 ANT 抗体激活 Ica 引起的钙超负荷是 DCM 患者心肌损伤的原因之一。

（2）抗 β_1- 受体抗体：β- 受体属 G 蛋白耦联膜受体，当 β- 受体与神经体液递质结合后被激活，在产生生理效应的同时，受体内陷，与溶酶体融合，蛋白分解酶使其降解。溶酶体可与表面含有主要组织相容性复合体（MHC）类分子的核受体结合，如果降解后产生的受体多肽能与 MHC 分子形成复合体，该复合体可被转运到膜表面，递呈给辅助 T 淋巴细胞（TH）受体，激活 TH。活化的 TH 与 B 淋巴细胞相互作用，产生针对自身受体多肽分子的特异性抗体。正常情况下，心肌细胞不表达 MHC 类分子，只有当其具备免疫活性时才表达 MHC 类分子。病毒感染可诱导心肌细胞表达 MHC 类分子，使心肌细胞成为抗原提呈细胞。另外，病毒与 β-受体分子结构上具有的共同抗原决定簇，可通过模拟机制引起抗β-受体抗体产生。

抗 β_1-受体抗体能激活受体的 Ca^{2+} 通道，增加心肌细胞 Ca^{2+} 内流，导致钙超负荷，引起心肌细胞损伤。同时，抗 β_1-受体抗体可增加心肌细胞 cAMP 依赖的蛋白激酶（PK）活性，通过与 β-受体结合使细胞质与质粒 PK 活性之比明显提高，导致细胞质和质粒 cAMP 依赖的 PK 激活，实现正性变时变性作用。也有作者认为，抗 β_1-受体抗体可影响心肌细胞信息传递，使受体调节的心肌细胞代谢发生紊乱，心肌细胞 β-受体数目下调，诱发心肌损害。

（3）抗肌球蛋白抗体：目前认为有两种机制引起扩张型心肌病患者发生免疫应答，产生抗肌球蛋白抗体：①病毒感染或引起心肌组织坏死的其他原因导致肌球蛋白的释放和暴露，触发机体的自身免疫；②病毒分子与肌球蛋白有相似的抗原决定簇。

（4）抗 M_2 胆碱能受体抗体：M_2 胆碱能受体是位于心肌细胞膜上的一种蛋白质，属 G 蛋白耦联膜受体，与 β-受体一起协同调节心肌腺苷酸环化酶的活性和离子通道，调节心脏功能。而抗 M_2 胆碱能受体抗体具有拟胆碱能样作用，能减低豚鼠心室肌由异丙肾上腺素引起的环磷酸腺苷（cAMP）浓度的增加，减慢心室肌细胞的收缩频率，减慢心室压力增加的最大速度，减慢心率。这种由抗 M_2 胆碱能受体抗体引起的抑制作用可由胆碱能拮抗剂阿托品或用中和抗体抵消。该抗体的产生可能是由于病毒感染后使 M_2 胆碱能受体成为自身抗原，激发自身免疫反应所致。

（5）其他抗体：除以上几种抗心肌自身抗体外，在扩张型心肌病患者血清中还存在抗线粒体 M7 抗体、抗 BCKD 复合体抗体、抗肌动蛋白抗体、抗肌浆网 ATP 酶抗体等。

尽管 30%～40% 的扩张型心肌病患者血清中有器官和疾病特异性自身抗体，但仍有部分患者不出现抗自身抗体，这可能与以下几种因素有关：①扩张型心肌病是一种多因素疾病，缺乏自身抗体说明以细胞免疫引起损害为主或由其他因素引起；②心脏的自身抗体可能是疾病的早期征象，随着病程的延长会消失；③不同的扩张型心肌病患者可出现不同的自身抗体，因检测方法和检测种类不同，可产生阴性结果；④自身抗体的产生与人类白细胞抗原有关。

2. 细胞免疫

在扩张型心肌病中，细胞介导的异常免疫反应表现为损害淋巴细胞功能、改变淋巴细胞亚群的比例和活化免疫细胞因子系统。扩张型心肌病患者外周血总 T 细胞（CD3）、抑制性/细胞毒性 T 细胞（CD8）明显降低，辅助性/诱导性 T 细胞（CD4）无明显变化。研究表明，细胞毒性 T 淋巴细胞有体外溶解病毒感染的心肌细胞的作用。病毒感染后，心肌细胞膜上可呈现一种称为 T 细胞受体的多肽，T 淋巴细胞识别并和这种受体结合后，可引起心肌细胞损伤；应用抗 T 细胞受体抗体可使心肌细胞损伤减轻。此外，自然杀伤细胞尚可分泌一种穿孔素（perforin），使心肌细胞形成孔状损伤。

3. 细胞因子的作用

DCM 患者血清中炎症因子水平显著增高，肿瘤坏死因子（TNF）α/白细胞介素 IL-10 比值与血浆肾上腺素水平呈正相关；血清 TNF 受体（sTNFR）水平与左心室大小相关；白介素含量与心肌重量的增加及心肌纤维化的程度呈正相关。干扰素 γ 和 TNF-α 可诱导心肌细胞表面产生细胞间黏附分子 -1（ICAM-1），后者在心肌细胞和淋巴细胞的联结中发挥作用。

（三）遗传

扩张型心肌病的家族遗传倾向不及肥厚型心肌病，但遗传因素仍起一定作用，扩张型心肌病的家族连锁比通常意识到的更为多见。有 20% 的患者其一级亲属也呈现扩张型心肌病的证据，提示家族遗传相对常见。

典型的家族性心肌病为神经肌肉病变，如 Duchenne 肌营养不良，与 X 性连锁遗传有关的 Becker 慢性进行性肌营养不良，二者均为抗肌萎缩蛋白基因（一种细胞骨架蛋白）突变所致。最近，在一患有与 X 性连锁遗传有关的心肌病但无骨骼肌病的家系中证实了与抗肌萎缩蛋白基因有关的心脏催化区域的缺失。有报道认为家族性心肌病存在线粒体异常，如 Kearns-Sagre 综合征：心肌病、眼肌麻痹、视网膜病变以及小脑共济失调。除肌蛋白和代谢异常外，遗传因素还影响抗心肌免疫反应的触发。有同一家族的成员在病毒感染后或妊娠时出现心力衰竭的报道。大多数家族性病例属常染色体显性遗传，但该病在遗传性上极具异质性，已报道有常染色体隐性遗传 49 及 X- 连锁遗传者。有一种类型的家族性 X- 连锁扩张型心肌病系基因的启动子区和编码肌营养不良蛋白（dystrophin）的第一外显子缺失所致，后一种蛋白是构成肌细胞骨架的成分之一。据此推测，由上述基因变化所造成的心脏肌营养不良蛋白缺乏乃是扩张型心肌病的病因。此外，也有报道线粒体 DNA 发生突变者。至于无明显家族连锁的患者是否都具有扩张型心肌病的遗传易感性则仍属不明。

目前已发现多个与家族性心肌病显性遗传相关的染色体位点，包括 1 号染色体（q32），2 号染色体（q31），5 号染色体（q33-34），6 号染色体（q12-16），9 号染色体（q13-22），14 号染色体（q11），15 号染色体（q14，q22），并且发现伴有二尖瓣脱垂的 DCM 患者的显性位点位于 10 号染色体（q21-23）。

关于散发性扩张型心肌病，已有研究表明，它可能是一种多基因、多因素参与的遗传性疾病，诸多相关基因之间、各基因与环境之间可能存在复杂的相互作用，目前较多的是关于血管紧张素转换酶基因多态性的研究，认为血管紧张素转换酶 DD 型基因是扩张型心肌病终末期心力衰竭发生的危险因素，并与左心室收缩功能降低和左心室内径增加明显相关。

目前备受关注的是，如何在人群中，尤其是有家族史的高危者中，通过分子遗传学技术，检出那些有可能发展为扩张型心肌病的易感者。

二、病理

心脏普遍扩大，左右心室腔均增大，以左心室为著。心脏呈苍白色，心内膜增厚及纤维化。光镜下可见心肌纤维呈不均匀性肥大，并可在此基础上发生非特异性退行性变，心肌细胞变性、坏死、纤维化，心肌间质亦发生灶性坏死及纤维化，可有少量炎性细胞浸润。电镜下可见线粒体数目增多，线粒体嵴部分或全部消失，肌浆网状结构扩张，糖原增多。

三、临床表现

本病起病缓慢，任何年龄均可发病，以30岁～50岁多见，部分患者有原发性高血压史。主要表现如下。

（一）充血性心力衰竭

充血性心力衰竭为本病最突出的表现。其发生主要是由于心室收缩力下降、顺应性降低和体液潴留导致心排血量不足及/或心室充盈压过度增高所致。可出现左心功能不全的症状，常见的为进行性乏力或进行性劳动耐力下降、劳力性呼吸困难、端坐呼吸以及阵发性夜间呼吸困难等左心衰的表现，病变晚期可同时出现右心衰的症状：如肝脏大、腹上区不适以及周围性水肿。

（二）心律失常

可发生各种快速或缓慢型心律失常，甚至为本病首发临床表现；严重心律失常是导致该病猝死的常见原因。

（三）栓塞

可发生心、脑、肾或肺栓塞。血栓来源于扩大的心室或心房，尤其是伴有心房颤动时。周围血管栓塞偶为该病首发症状。

（四）胸痛

虽然冠状动脉主干正常，但仍有约1/3的患者出现胸痛，其发生可能与肺动脉高压、心包受累、微血管性心肌缺血以及其他不明因素有关。

扩张型心肌病常见的体征有：心尖冲动常明显向左侧移位，但左室明显向后增大时可不出现；心尖冲动常弥散；深吸气时在剑突下或胸骨左缘可触到右心室搏动；常可听到第三、第四心音"奔马律"，但无奔马律并不能除外心衰。第三心音增强反映了心室容量负荷过重。心功能失代偿时会出现明显的二尖瓣反流性杂音。该杂音在腋下最清楚，在心功能改善后常可减轻，有时可与胸骨旁的三尖瓣反流性杂音相重叠，但后者一般在心衰晚期出现。心衰明显时可出现交替脉和潮式呼吸。肺动脉压显著增高的患者，可于舒张早期听到短暂、中调的肺动脉反流性杂音。右心功能不全时可见发绀、颈静脉怒张、肝大、下肢水肿，少数有胸、腹腔积液。

四、辅助检查

（一）心电图

常显示左心房或／及左心室增大，但 R 波异常增高较少见；可有 QRS 波低电压，多见 $R_{V6} > R_{V5}$；胸前导联常可见病理性 Q 波，许多患者可出现非特异性 QRS 波增宽；约 1/4 患者可有房颤，约 20% 的患者可出现左束支传导阻滞；除 Chagas 病外右束支传导阻滞较少见。P-R 间期延长亦相当常见，且与某些患者存活时间的缩短有关。严重的传导阻滞提示可能是巨细胞性心肌炎或结节病。非特异性 ST 段压低及 T 波改变常见。

（二）胸部 X 线检查

心影多增大，但有些患者在心影增大之前左心室已明显向后增大。由于胸片反映右心室扩大的敏感性要较左心室扩大为高，而右心衰竭常提示预后不良，所以胸片对预后判断有一定意义。肺静脉高压时可有 Kerley B 线。有心包积液时透视下可见心脏冲动减弱。

（三）超声心动图

可确定有无左、右心室扩大和心肌收缩力降低，并有助于同其他类型的心肌病以及瓣膜病、先心病等进行鉴别。其特征性改变为左、右心室腔增大及左室后壁运动减弱，室间隔可呈矛盾运动，室间隔和心室游离壁的厚度变薄，但亦可正常，短轴缩短率明显减低，可见功能性二尖瓣反流。继发于 DCM 的功能性二尖瓣反流通常无瓣膜或腱索的异常改变，而 DCM 时弥漫性室壁运动减弱亦不同于冠心病时局部室壁运动障碍。

（四）血清学检查

可有红细胞沉降率增加、球蛋白异常，偶有心肌酶活性增强。考虑到 DCM 可由心肌炎演变而来，抗心肌抗体和病毒检测非常必要，可能检测出多种抗心肌自身抗体；病毒滴度的连续测定有助于病毒性心肌炎的诊断。外周血嗜酸性粒细胞增加时应进一步检查有无系统性变态反应性疾病存在，因为这些疾病可引起过敏性心肌炎。

（五）心导管检查

在大多数伴心脏扩大的心衰患者中，为排除冠状动脉粥样硬化或畸形而行冠状动脉造影时需慎重考虑。当存在心衰失代偿性血流动力学改变时，右心导管测定心排血量和心室充盈压有助于临床判断并指导治疗。

（六）心内膜心肌活检

心内膜心肌活检的绝对指征是心脏移植排异反应及蒽环类抗生素心肌毒性反应的监测。以下两组扩张型心肌病可考虑行心肌活检：①症状出现在 3 个月或 6 个月以内；②原因不明的心肌疾病。以淋巴细胞浸润为组织学表现的在第一组患者中阳性率为 5%～20%，第二组患者中不足 10%。由于上述组织学改变的意义尚不确知，有据此确诊的，亦有得出其他诊断的。在决定对患者行心内膜心肌活检时，必须考虑到明确诊断对治疗或预后判断的意义有多大。随着新的生物化学技术替代现有的染色以及显微镜的进一步发展，心肌活检的应用将更加广泛。

五、诊断

根据临床表现、辅助检查，并排除其他常见的心脏病如风湿性、冠状动脉粥样硬化性、先天性、高血压性或肺源性心脏病以及心包疾病或急性心肌炎后，方可诊断本病。可参考以下诊断标准：①起病多缓慢，以充血性心力衰竭为主要表现；②心界扩大，奔马律，可出现各种心律失常；③X 线检查示心影扩大；④心电图示心脏肥大，心肌损害，心律失常；⑤超声心动图示心室内径扩大，室壁运动减弱，左室射血分数降至 50% 以下；⑥排除其他心脏病。

六、治疗

由于本病原因未明，除心脏移植术外，尚无彻底的治疗方法。治疗目标是有效控制心力衰竭和心律失常，缓解免疫介导的心肌损害，提高患者的生活质量和生存率。

（一）心力衰竭的治疗

限制体力活动，低盐饮食，多数患者可用洋地黄制剂，但易发生洋地黄中毒，用量宜小，地高辛常用量为 0.125 mg/d。根据患者的血流动力学状态可酌情使用利尿剂和血管扩张剂。几乎所有患者均可使用血管紧张素转换酶抑制剂（ACEI），ACEI 不仅能改善心力衰竭的血流动力学异常，还能阻断心力衰竭时神经内分泌系统的异常激活，抑制心肌重塑，从而改善预后。近年来 ACEI 类药物进展很快，常用药有卡托普利 12.0 ～ 25 mg/d，依那普利 2.5 ～ 10 mg/d。

（二）心肌保护

1. β-受体阻滞剂

DCM 患者血清抗 β_1-受体抗体具有 β-受体激动剂样活性，抗 β_1-受体抗体可能通过受体门控途径，引起细胞内钙超负荷，导致心肌细胞损害，而 β-受体阻滞剂可阻断上述效应。此外，β-受体阻滞剂可显著降低 DCM 患者血清 TNFα、IL-10 和 sTNFR 水平，提示 β-受体阻滞剂具有免疫调节作用。长期应用 β-受体阻滞剂治疗扩张型心肌病可以预防患者病情恶化、改善临床症状和左心室功能，减少死亡，改善预后。由于 DCM 患者血清中存在抗 β_1-受体抗体，其介导的心肌损害发生在疾病的早期，因此对于早期 DCM 患者应用 β-受体阻滞剂将会得到更好的疗效。常用药物有美托洛尔、比索洛尔、卡维地洛等，应用时应从小剂量开始，无不良反应再逐渐加大剂量，如美托洛尔 6.25 mg，2 次/天，逐渐增加至 12.5 ～ 50 mg，2 次/天；比索洛尔 1.25 mg/d，逐渐增加至 5 ～ 10 mg/d；卡维地洛起始量为 3.125 mg，2 次/天，逐渐增加至 25 ～ 50 mg，2 次/天。

2. 钙拮抗剂

DCM 患者血清中存在的抗 ADP/ATP 载体抗体通过增加心肌细胞膜钙电流和胞质游离钙浓度，引起心肌细胞损伤，应用钙拮抗剂可以防止该效应的发生。1996 年 Figulla 等报道地尔硫䓬治疗扩张型心肌病多中心试验（Diltiazem in Dilated Cardiomyopathy，DiDi）的结果，显示在心力衰竭治疗的基础上加用地尔硫䓬治疗能明显改善扩张型心肌病患者的心脏指数和运动耐量。地尔硫䓬 DCM 干预研究（Intervention Study of Diltiazem in Dilated Cardiomyopathy，ISDDC）显示地尔硫䓬能改善早期 DCM 患者左室舒张末期内径和射血分数，显著改善心功能。预后分析显示，因心衰加重需要住院治疗者减少，死亡率降低。ISDDC 试验证明，地尔硫䓬治疗 DCM 安全有效，适合于 DCM 的早期治疗，其主要药理机制被认为是干预抗体免疫介导的心肌损害，保护心肌。临床随机双盲 PRAISE 试验提示新的钙拮抗剂氨氯地平（amlodipine）能延长 DCM 患者的存活率，对严重心衰患者不增加心血管发病率和病死率。动物实验显示氨氯地平可引起剂量依赖性氮化物产生的增加，同时也增加大冠状动脉和主动脉内氮化物的产生，后者反映一氧化氮（NO）的合成增加；局部血管释放 NO 可使血管扩张。亦有学者认为氨氯地平治疗心衰的机制可能是由于该药能降低 IL-6 等细胞因子所致，尤其适于 DCM 早期治疗。

3. 免疫吸附疗法

由于约 70% DCM 患者血清中可检出抗 β_1- 受体抗体，体外研究显示该抗体可介导 β_1 受体的慢性刺激，导致心肌持续损害和病情进展。国外报道，应用免疫球蛋白吸附法清除 DCM 患者血液中 IgG、IgM、IgA、IgE 和抗 β_1- 受体抗体，同时进行纠正心衰的基本治疗，经过一年随访，DCM 患者左心室射血分数、左心室舒张期末内径和心功能均得到明显改善。

4. 免疫球蛋白

免疫球蛋白通过调节炎症因子与抗感染因子之间的平衡，产生良好的抗感染效应，改善患者心功能。有研究表明，给新近诊断的扩张型心肌病（出现症状时间在 6 个月内）静脉注射免疫球蛋白 2 g/kg，6 个月和 12 个月后 LVEF 增加。

（三）防止血栓形成和栓塞并发症

对于合并房颤的患者，除有禁忌证外，可考虑加用抗凝剂或小剂量溶栓剂（如尿激酶、链激酶、t-PA 等）治疗。华法林、阿司匹林、噻氯匹定、低分子肝素含化片等长期应用有防止血栓形成的作用。房颤患者如需行电复律必须行食管超声检查，在排除心脏内血栓或者有效抗凝治疗至少 4 周后，才能进行电复律。

（四）抗心律失常治疗

当发生有症状性心律失常或导致血流动力学恶化的室性期前收缩频繁发作时应积极给予抗心律失常药物，如胺碘酮、普罗帕酮等。

（五）其他

1. 甲状腺素

有研究报道，成人 DCM 患者大多伴有亚临床型甲状腺病变，经用甲状腺素（100μg/d）后，可见左室射血分数增加，左室心肌变力效应得以改善，静息状态外周阻力降低和心排血量增加。甲状腺素还可增加 β-受体密度，从而改善 DCM 患者伴随的 β-受体下调。目前，甲状腺素尚处于临床试用阶段，需进一步研究及临床验证。

2. 生长激素

生长激素（GH）不仅参与人体生长的调节过程，而且还可参与心脏的发育和心肌增厚的调节。GH 缺乏可减少左室心肌重量、减低左室射血分数；慢性 GH 缺乏可引起扩张型心肌病，甚至出现心力衰竭。研究显示 DCM 患者左室心肌重量改变与血浆 IGF 浓度改变相关。基于 GH 用于 GH 缺乏患者能增加左室心肌重量，改善心功能，提示 GH 可用于 DCM 的治疗。GH 用于治疗 DCM 目前亦处于临床试用阶段，疗效有待观察。

（六）介入治疗

1. 双心室同步起搏

近几年，双心室同步起搏用于顽固性心力衰竭的治疗已取得令人振奋的结果。虽然双心室同步起搏对心力衰竭原发病因及心肌病变不起作用（如心肌缺血及心肌劳损），但可纠正心功能异常。双心室同步起搏可恢复双心室电及机械活动的同步化，使 QRS 波明显变窄，心室间机械延迟缩短，心室充盈时间明显增加，减少二尖瓣反流，使Ⅲ级～Ⅳ级心力衰竭患者的心功能得到不同程度的改善，心脏缩小，从而达到改善预后、延长生存时间的目的。

2. 心脏自动转复-除颤器（AICD）

对从心脏停搏恢复的所有患者、伴有反复性室性心动过速引起休克或心衰恶化，而且不能被抗心律失常药物治疗控制的患者，皆应植入 AICD。对伴顽固性阵发性室性心动过速、室颤的 DCM 患者安置 AICD 能自动中止突发的室性心动过速和室颤，明显延长患者寿命，但不能终止病情的发展。

3. 射频消融

对伴慢性心房扑动的患者，主张施行射频消融术。临床研究发现，随着心房扑动的消失，心脏功能可得到明显改善。

（七）外科治疗进展

1. 左室减容手术

左室减容手术由 Batista 等首先报道，他们将 DCM 患者扩大的左心室游离壁纵向部分切除。结果发现术后患者左室容积减小，心功能得以改善。左室减容术基于 DCM 患者左室扩大、松弛，而减容手术后左室腔减小，更趋于椭圆形，左室壁局部应力减小，心室肌僵硬度减低，减少左室后负荷（如收缩期室壁应力），进一步减少心室耗氧量，改善左室泵功能。

2. 动态心肌成形术

1993 年由 Carpentier 等首先报道，将扩张型心肌病患者左侧背阔肌分离、包裹扩大的心脏，术后 2 周开始用直流电刺激背阔肌，以增加左心室的收缩力。作者总结 7 年中 52 例接受心肌成形术的心衰患者，结果显示术前死亡率 23%（12/52），术后死亡率 20%（8/40），术后实际 7 年存活率 70.4%。随访中发现患者心功能改善，LVEF 提高。心导管显示肺动脉压、肺毛细血管楔嵌压和左室压无明显改变。当心脏移植禁忌时，此法可作为替代方法之一。该手术改善心功能的作用机制在于：①骨骼肌包绕心脏，起到缠绕效应，从而停止衰竭心肌的重构；②骨骼肌的主动收缩，辅助增强了衰竭心脏的收缩力。

3. 左心辅助装置（LVAD）

有学者提出临时机械循环支持用于等待心脏移植的晚期心衰患者的过渡时期。目前报道的左心辅助装置（LVAD）主要有 TCI 和 Navaco 两种可埋藏式 LVAD。LVAD 包括体内安置的驱动器、体外控制部和电池盒。驱动部安置在腹腔，经流入管、流出管穿过膈肌分别连接升主动脉近端和左室心尖部。经皮导线连接驱动部和控制部及电池盒。驱动部内安置方向相反的两个驱动片、一个生物瓣（猪心包）和能量转换器，可将左心室血液直接泵入升主动脉。体外控制部和电池盒可挂于皮带上或置于挎包中，便于携带。LVAD 能提供最大搏出量 70 mL，泵排出量 10 L/min。有报道多中心临床试验，34 例等待心脏移植的晚期心衰患者应用 LVAD 后，肝、肾功能明显改善，心功能改善，LVAD 使用时间甚至超过 300 天；65% 患者得以接受心脏移植。安置 LVAD 有发生以下并发症的可能：出血、感染、右心衰竭、溶血、周围器官功能失调和血栓栓塞等。虽然如此，LVAD 仍不失为等待心脏移植过渡时期的一种治疗方法。

4. 心脏移植

1967 年 Barnard 首次完成同种异位心脏移植术后，30 多年来心脏移植已从试验阶段过渡到临床应用阶段，目前在国际上应用渐广。Hosenpud 等报道国际心脏移植登记（包括 301 个心脏移植中心）从 1982 年至 1998 年 3 月，全世界共进行心脏移植 45 993 例，1 年存活率 97%，5 年存活率约 65%，半数死亡时间 8.7 年，每年死亡率约 4%。随着时间的推移，技术发展，存活率随之提高。半数死亡时间 1980—1985 年为 5.3 年，1986—1990 年为 8.8 年，1991—1997 年为 9.4 年。目前心脏移植技术日臻成熟，能提高患者存活率，改善心功能，提高生活质量，是晚期 DCM 患者有效治疗方法之一。

心脏移植存在以下问题：①供体缺乏；②费用昂贵；③术后感染；④术后排斥反应。我国心脏移植起步较晚，发展相对缓慢。1978 年上海瑞金医院首例心脏移植患者存活 109 天。1992 年北京安贞医院、牡丹江心血管医院、哈尔滨医科大学二附院先后成功报道心脏移植，目前存活者已有超过 5 年者。1993 年北京阜外心血管病医院成功报道心肺移植。至今我国心脏移植例数有限，与国际水平相比，存在明显差距。

5. 自体骨骼肌卫星细胞移植术

自体骨骼肌卫星细胞移植术是一种近年来发展起来的用于治疗扩张型心肌病、心肌梗死等疾病的新型手术方法。其基本原理是用具有多分化能力的骨骼肌干细胞通过移植的方法，来代替功能低下或没有功能的心肌。移植细胞在心肌内分化、成熟为类似于心肌细胞收缩、结构、电生理特性的横纹肌细胞，并具有增强心功能效应。该方法目前处于实验研究阶段，其临床效果，尤其是远期疗效还未见报道。

七、预后

预后取决于左室功能状态以及血流动力学的代偿情况。新近发生的患者，完全恢复的可能性可达 50%，病情严重者康复的可能性相对较低。

（方　毅）

第二节　肥厚型心肌病

肥厚型心肌病（hypertrophic cardiomyopathy，HCM）是一种以心肌进行性肥厚、心室腔进行性缩小为特征，以左心室血液充盈受阻、舒张期顺应性下降为基本病理特点的原因不明的心肌疾病。根据左室流出道有无梗阻可将其分为梗阻型和非梗阻型两型。二者的区别在于静息状态下做可引起左室舒张末期容积减小的动作时流出道有无梗阻，以及是否有收缩期压力阶差形成。本病曾被称为非对称性室间隔肥厚（asymmetrical septal hypertrophy，ASH）、肥厚梗阻型心肌病（hypertrophic obstructive cardiomyopathy，HOCM）、特发性肥厚性主动脉瓣下狭窄（idiopathic hypertrophic subaortic stenosis，IH-SS）等，但由于心肌肥厚可为向心性肥厚，多数情况下并无流出道梗阻，故上述提法现已基本上被肥厚型心肌病取代。

一、病因

（一）遗传因素

肥厚型心肌病可由多个单基因突变引起，至今已发现有 7 个基因、70 余种突变与该病有关，其中最具特征性的是位于第 14 号染色体上的肌球蛋白重链（MHC）基因突变。虽然不同的基因突变可产生类似的心肌肥厚，但有些基因突变似呈良性临床过程。约 50% 肥厚型心肌病患者有家族史，表现为常染色体显性遗传，亦可见同一家族中多个成员自发地发生相同基因突变而无明确家族史者。

1989 年，Jarcho 等对一个大的法兰西－高加索裔家系进行了分析，揭示了该病的第一个染色体位点 14q1，从而确认了该病的第一个易感基因 β-MHC 基因。迄今为止，已经公认有七个肌节收缩蛋白基因突变可以导致 HCM，它们是：β-肌球蛋白重链（β-MHC）、心肌肌钙蛋白-T（cTn-T）、α-原肌球蛋白（α-TM）、肌球蛋白结合蛋白-C（MyBP-C）、必须性肌球蛋白轻链（ELC）、调节性肌球蛋白轻链（RLC）和肌钙蛋白-I（cTn-I），这些基因突变造成的肌节收缩和（或）调节功能异常可能是 HCM 的主要原因。

进一步研究发现，不同的基因突变所致 HCM 的临床表现及其预后不尽相同，同一基因不同编码区的突变所致 HCM 的临床表现及预后亦有差异，而且同一家系携带相同致病基因的成员，也并不全部表现有心肌肥大。上述导致 HCM 遗传异质性的原因尚不清楚，推测除遗传因素外，可能还受性别、生活习惯、运动方式等因素的影响。此外，血管紧张素转换酶 DD 基因型与 HCM 关系近年来亦引起人们的重视。

（二）其他发病学说

1. 毒性多肽（poison polypeptide）学说

该学说认为，由基因突变所产生的异常多肽可与其他心肌成分结合，使正常心肌纤维的生物合成发生障碍。

2. 无效等位基因（null alleles）学说

无效等位基因学说是指基因突变可生成一种截断蛋白，使正常肌小节蛋白生成减少，从而影响到粗肌丝或细肌丝的结构与功能，进而导致整个肌小节结构和功能异常。含功能不全蛋白的心肌不能维持正常功能而导致代偿机制启动，心肌细胞 c-myc、c-fos 等原癌基因表达增强，促进心肌细胞蛋白质合成，从而使心肌纤维增粗，心肌肥大。

3. 钙通道异常

分析含 α-TM 基因 Asp175Asn 突变患者及转基因鼠的心肌纤维发现，它们对钙离子的敏感性均高于正常心肌纤维。因此，在较低的钙离子浓度时肌丝的张力较正常为高，肌纤维的收缩能力增强。持续增强的收缩状态可诱发心肌肥厚及心肌舒张功能不全。

4. 儿茶酚胺活性增强

研究表明，胎儿时期儿茶酚胺产生过多或活性增强可导致心肌细胞排列紊乱以及室间隔非对称性肥厚；在 HCM 患者中亦发现存在儿茶酚胺活性增强和环磷酸腺苷贮存减少；将去甲肾上腺素加入心肌细胞培养液中，可见心肌细胞内 c-myc 基因转录水平增加了 5～10 倍，这一反应可被 α-受体阻滞剂阻遏，被蛋白激酶 C 活化剂增强，提示去甲肾上腺素可能通过 α 受体激活磷酸肌醇酯/蛋白激酶 C 途径使 c-myc 基因表达增加。

二、病理生理

本病以心肌肥厚和心脏重量增加为特征，可表现为全心、室间隔、心室游离壁、心尖及乳头肌肥厚，其中以室间隔肥厚最常见，肥厚的心室壁可超出正常 3 倍以上，从而导致心室腔明显缩小。肥厚可为非对称性（占 90%）、对称性（占 5%）及特殊部位肥厚。有些患者可仅表现为右心室肥厚，严重者可形成右室流出道梗阻及收缩期压力阶差。根据室壁肥厚的范围和程度不同，可将本病分为 3 型：①非对称性室间隔肥厚；②对称性左心室肥厚；③特殊部位肥厚。

病理组织学表现为心肌细胞极度肥大、排列紊乱，细胞核畸形，肌束结构破坏呈螺旋状；随病情发展，心肌纤维化成分逐渐增多，并可有冠状动脉壁增厚、管腔变小。

肥厚的室间隔于收缩期凸向左室流出道及二尖瓣前叶前移靠近室间隔，是造成左心室流出道狭窄的主要原因。大约25%的患者有流出道梗阻，导致左心室与流出道之间于收缩期出现压力阶差，后者在收缩中期可达到接近重度主动脉瓣狭窄时的压力阶差水平。血流动力学研究表明，二尖瓣前叶在心室收缩时前移程度，及其贴靠于肥厚室间隔上的时间，是影响流出道压力阶差及左心室射血时间延长的主要因素。收缩期二尖瓣前叶越早贴靠在室间隔上，压力阶差就越大，射血时间延长就越明显。此外，凡能降低左室容量的因素，如血管扩张、Valsalva动作、下蹲后突然站立等，均可诱发收缩期压力阶差出现或使其加重；增强心肌收缩力的因素，如紧接室性期前收缩之后的心脏冲动等，亦可增加流出道的压力阶差；而握拳动作因增加了外周血管阻力，可使压力阶差减小。收缩期压力阶差增高，可使心排血量降低及心室充盈压升高，通过刺激迷走神经，引起反射性晕厥；心肌细胞排列紊乱引起的严重室性心律失常，亦可导致晕厥。

心肌肥厚、心室舒张期顺应性降低及左室充盈压增高，可引起气短，特别是活动后心慌、气短；心排出量降低导致的心率加快进一步缩短左室充盈期，如此形成恶性循环，降低心脏的储备功能和运动耐量。晚期心肌的收缩及舒张功能均发生障碍，但以舒张期心肌松弛异常为主。HCM患者冠状动脉血流的增加不适应室壁增厚的程度，不能满足肥厚心肌的需氧量，从而导致相对性心肌缺血，故心绞痛相当常见。长期缺血可使肥厚的心肌变性、萎缩及纤维化，丧失收缩能力，最终导致左室扩大及充血性心力衰竭。

三、临床表现

（一）症状

早期多无症状，晚期依心肌肥厚及心腔缩小的程度、有无左或右心室流出道梗阻及有无心律失常，症状轻重相差悬殊。主要表现为心脏扩大、进行性心功能减退、各种心律失常、房室腔内血栓形成、栓塞性并发症及猝死等。

大部分患者发病年龄在20～40岁，偶有50岁以后发病者。流出道梗阻严重者，早期即可出现头晕、晕厥及心前区疼痛，甚至猝死；而心尖肥厚型者症状较轻。

多数患者静息状态下症状轻微，但活动后尤其是体育活动或较强体力劳动后症状加重。80%的患者有劳力性呼吸困难，与左心室舒张功能不全、肺瘀血有关；约2/3患者有非典型的心绞痛，可能系肥厚的心肌需氧量增加，冠状动脉供血相对不足所致；约1/3患者有先兆晕厥或晕厥，常发生于重体力活动的当时或刚结束之后，由于左心室流出道梗阻加重，脑供血不足所致；每年4%～6%的患者发生猝死，年龄较轻者，特别是年轻运动员更易发生，活动常为其诱因，左心室流出道梗阻、心排血量降低导致冠状动脉血量减少，以及肥厚心肌供血不足造成心肌细胞除极不均匀易产生室颤等，均参与猝死的发生。疾病晚期心腔可明显扩大，出现充血性心力衰竭的临床表现，此时的表现与扩张型心肌病相似。

（二）体征

无症状患者除心尖冲动稍增强外，可无其他异常体征。在有些患者，可触及心房搏动或听到第四心音，此为心室顺应性下降、心房收缩增强所致。若有室间隔肥厚，且造成左室流出道梗阻时，则于心尖部内侧和胸骨左缘第 4 ~ 5 肋间可闻及粗糙的收缩期杂音，该杂音的特点在于可向胸骨上端及主动脉瓣第一听诊区（心底部）传导，但罕有收缩期震颤。凡是增加心肌收缩力、减轻心脏后负荷或降低心室容积的因素如含化硝酸甘油或体力运动等，均可使杂音增强，而使用 β - 受体阻滞剂或取下蹲位，可使杂音减轻。心尖区常可闻及二尖瓣反流性杂音，第二心音通常有分裂。当收缩期压力阶差阻碍射血时，可见颈动脉双峰搏动，颈静脉可见明显 A 波，后者通常是室间隔肥厚所致右室顺应性降低的反映。随着病程进展，血压（尤其是收缩压）可逐渐降低，脉压变小。

四、辅助检查

（一）心电图

主要为左室肥厚和异常 Q 波，后者有时会被误认为心肌梗死。多数患者 S_{V1} + $R_{V5} \geq 4.0 \text{ mV}$ 或 $R_{V5} \geq 2.5 \text{ mV}$。30% ~ 50%的患者在 Ⅱ、Ⅲ、aVF 及 $V_{4 \sim 6}$ 导联可出现深而窄的 Q 波。相应导联常出现 T 波直立，在心尖肥厚型和左室壁肥厚型者 V_2 ~ V_5 导联常呈 QRS 波增高伴巨大倒置的 T 波，T 波可随心尖部室壁厚度的变化而逐年加深，药物治疗难以奏效；多导联 T 波倒置多见于全心肥厚型心肌病。左房增大可引起 P 波增宽，而 PR 间期缩短和 QRS 波起始部模糊可被误认为预激综合征。

（二）动态心电图

有助于发现各种形式的心律失常。Holter 可在 50% 以上的患者检出室性心律失常，19% ~ 36%患者检出无症状性室性心动过速，25% ~ 50%的患者发现室上速，5% ~ 10%可有房颤。

（三）超声心动图

对本病有重要的诊断价值。典型的超声心动图改变多见于有流出道梗阻者，特征性表现有：①室间隔明显肥厚：典型的非对称性室间隔肥厚时，室间隔与左心室后壁厚度之比 > 1.3 ~ 1.5，增厚的室间隔心肌回声增强，并可呈毛玻璃样或粗细不均的斑点状回声。增厚的心肌运动幅度明显减低，而正常部位心肌运动可正常或代偿性增强，但非对称性肥厚并非诊断肥厚型心肌病的必需条件。②二尖瓣前叶收缩期前向运动（SAM），为本病较为特征性的表现之一。③左室流出道狭窄，可见此处收缩期血流增快，在 SAM 近主动脉瓣侧有湍流频谱。④主动脉瓣收缩中期部分性关闭。其他改变包括：左心室腔缩小、左心室舒张功能障碍、左心室顺应性下降、二尖瓣脱垂及收缩期二尖瓣关闭不全等。多普勒组织成像技术能评价静息状态下是否存在左室流出道压力阶差及二尖瓣反流。

（四）胸部 X 线检查

X 线检查对诊断本病的敏感性和特异性均较低，约 3/4 患者心影多不增大或可见左心室轻度增大；有心衰表现者左心缘可明显突出，并可见肺瘀血及间质性肺水肿征象。

（五）心导管检查

可用于确定收缩期压力阶差的大小以及老年患者是否合并冠状动脉病变。本病表现为左心室舒张末压上升，有梗阻者在左心室腔与流出道间有压力阶差，常 > 20 mmHg（2.6 kPa）。心室造影显示左心室腔变形，呈香蕉状、舌状或纺锤状（心尖部肥厚时）。冠状动脉造影多无异常。

（六）磁共振心肌成像

可直观反映心室壁肥厚和心室腔变小，尤其对特殊部位的心肌肥厚和对称性肥厚更具诊断价值。

（七）心肌活组织检查

可见心肌细胞畸形肥大、排列紊乱等，有助于诊断。

五、诊断

对于梗阻型 HCM，诊断的主要依据为特征性临床表现及胸骨左缘收缩期杂音。超声心动图是极为重要的无创伤性诊断方法。此外，许多物理检查技术亦有诊断价值，其中最有意义的是从蹲位突然直立后的血流动力学改变。蹲位可使静脉回流增加，主动脉压力升高以及心室容量增加，缩小左心室与流出道的压力阶差，从而使杂音减轻，而突然直立有相反的作用，可引起流出道梗阻加强，杂音增强；此外 Valsalva 动作亦可使杂音增强。

对无症状或有类似冠心病症状者，特别是年轻患者，结合特征性心电图改变、超声心动图及心血管造影等可做出诊断。阳性家族史亦有助于诊断。

六、鉴别诊断

HCM 需与下列疾病鉴别。

1. 高血压所致心肌肥厚

高血压所致心肌肥厚是由于心肌组织长期持续超负荷做功而导致的继发性改变，其心肌肥厚的程度与血压水平和病程呈平行关系。

2. 冠心病性心绞痛

患者年龄多偏大，心脏无特殊杂音。X 线可见主动脉多增宽或有钙化现象。冠脉造影异常可助鉴别。

3. 主动脉瓣狭窄

其收缩期杂音部位较高，并向颈部传导，X 线检查常可见升主动脉扩张，左心导管及超声心动图检查可助鉴别。

　　4. 室间隔缺损

　　其收缩期杂音位于胸骨左缘第 3 ～ 4 肋间，占全收缩期，粗糙而响亮，并伴有收缩期震颤；超声心动图于心室水平可见左至右分流征象，左室造影显示对比剂由室间隔缺损处进入右室腔。

七、治疗

　　治疗目的是减轻左室流出道梗阻，缓解症状，尽可能逆转心肌肥厚，改善左室舒张功能，抗心律失常，预防猝死，提高长期生存率。

（一）β - 受体阻滞剂

　　仍为治疗 HCM 的首选药物，因本病患者心肌对儿茶酚胺敏感性较高，β - 受体阻滞剂可阻断儿茶酚胺的作用，降低心肌收缩力，并可通过减慢心率，延长心室舒张充盈期，增加舒张期充盈量，减轻左室流出道梗阻，并有预防、治疗心律失常的作用。此外，由于 β - 受体阻滞剂能减慢心率，延长舒张期心室充盈，并通过负性肌力作用减少心肌耗氧量，故能有效缓解患者的呼吸困难和心绞痛，改善运动耐量，并可防止运动时伴随的流出道梗阻的加重，尤其适用于梗阻型 HCM。据资料显示，β - 受体阻滞剂可使 33% ～ 50% 患者的症状改善，以普萘洛尔应用历史最长，可自 30 mg/d 起，逐渐增加至 120 mg/d，或直至静息态心室率不低于 60 次 / 分为最大有效剂量，维持应用，至 2 年常可见疗效。近年来亦有应用美托洛尔（25 ～ 100 mg/d）逆转心肌肥厚。

（二）钙通道阻滞剂

　　钙通道阻滞剂是治疗有症状性肥厚型心肌病的重要药物。该药可选择性抑制细胞膜 Ca^{2+} 内流，降低细胞内 Ca^{2+} 利用度和细胞膜与 Ca^{2+} 的结合力，减轻细胞内钙超负荷，减少心肌细胞内 ATP 的消耗，干扰兴奋收缩耦联，抑制心肌收缩，改善左室舒张功能及局部室壁运动的非同步性，减轻心内膜下心肌缺血，从而有利于减轻左室流出道梗阻，降低左心室流出道压力阶差，长期应用可获良好疗效。

　　钙通道阻滞剂中以维拉帕米最为常用。当 β - 受体阻滞剂无效时，改用维拉帕米后 60% 的患者症状可得到较好改善，这与维拉帕米能更好地减轻流出道梗阻，改善心室舒张功能有关。钙通道阻滞剂应避免与 β - 受体阻滞剂联合使用，但对伴有明显流出道梗阻和（或）明显肺动脉压升高或严重舒张功能异常者，可谨慎合用，但应避免血流动力学发生严重改变。此外，其他钙通道阻滞剂如地尔硫䓬也可用于 HCM，而硝苯地平则因具有强烈的扩血管作用，导致血压下降，流出道梗阻增加，对 HCM 不利，应避免使用。

（三）心力衰竭的治疗

　　对伴有严重心力衰竭症状的 HCM 患者，可在应用 β - 受体阻滞剂或维拉帕米的基础上适当加用利尿剂，以改善肺瘀血症状，但因存在心脏舒张功能异常，应注意避免过度利尿，影响心室充盈。

（四）房颤的治疗

约20%的成人患者可合并房颤，是HCM的重要并发症，亦为导致血栓性栓塞、心力衰竭与死亡增加的原因之一；此外，房颤时过快的心室率可降低心室的舒张期充盈，减少心排量，从而导致本病恶化，故应积极治疗。房颤一旦发生应立即复律，或至少控制心室率，以改善多数患者的症状。胺碘酮对恢复和（或）维持窦性心律是有效的，β-受体阻滞剂或维拉帕米亦可有效控制心室率。此外，对慢性房颤或反复阵发性房颤患者还应予以抗凝治疗。

（五）感染性心内膜炎的预防

感染性心内膜炎是HCM的主要并发症，且与疾病的致残率与死亡率有关，其发生主要是由于左室流出道梗阻，使左心室射血流速高且形成湍流、心室收缩时二尖瓣前向运动与室间隔反复接触，以及二尖瓣反流等，造成慢性心内膜损伤，构成感染性心内膜炎发生的基础。赘生物可发生于二尖瓣和（或）主动脉瓣及室间隔与二尖瓣接触处。有报道HCM并发感染性心内膜炎的发生率为0.5%～5%，其中伴左心房明显增大（≥50 mm）者发生率更高。因此，对伴有左心房扩大的HCM患者应使用抗生素预防感染性心内膜炎的发生。

（六）猝死的防治

胺碘酮对防治HCM合并的室性心律失常有效，且可减轻症状，改善运动耐量。HCM容易发生快速型室性心律失常与猝死，这可能与其心肌细胞排列异常及心肌纤维化导致的心电生理异常有关。猝死可发生于无症状或症状极轻的患者，或左心室肥厚程度亦不十分严重的患者，与左室流出道梗阻也无明显的相关性。目前多数研究认为，猝死与某些类型的基因突变有关。在临床上，凡是有HCM早逝家族史者、有不可解释的反复晕厥史者、反复发作的非持续性室速或持续性室速者、有严重的弥漫性左心室肥厚（室壁厚度≥30 mm）者，以及运动后血压出现异常反应等，均认为系猝死的高危患者，对这些患者主张都应用胺碘酮或安置ICD作为一级预防；而对有心脏骤停复苏史者及反复发生的持续性室速者，ICD是防治猝死的首选。

（七）其他

对症状明显且药物治疗无效的患者，可考虑采用其他干预方式如手术、乙醇消融或双腔起搏治疗等，以达到减轻流出道梗阻、缓解症状、预防并发症的目的。

1. 外科治疗

手术治疗开展于20世纪50年代末期，其适应证为有明确的流出道梗阻，室间隔与左室游离壁厚度之比＞1.5，静息态压力阶差≥50 mmHg，伴严重心力衰竭且内科治疗疗效不佳的HCM患者。手术的目的在于增宽左室流出道，消除和（或）松解左室流出道梗阻，减轻流出道的压力阶差，同时改善二尖瓣收缩期前向运动及其与室间隔的接触。但对那些仅在某些诱发因素存在时才出现明显压力阶差的患者，是否手术尚有争议。

目前应用最广泛的手术方式是经主动脉途径的室间隔部分心肌切除术和室间隔心肌剥离扩大术。对室间隔基底段肥厚患者，一般采用主动脉切口途径，选择主动脉右冠瓣与左冠瓣交界下切除（Bigelow 切除术）或主动脉右冠瓣下方切除（Morrow 切除术）；对伴有二尖瓣前叶明显延长的患者可同时行心肌切除及二尖瓣前叶缝折术，以减少术后二尖瓣前移的异常；对室间隔仅有轻度增生，前间隔基底部增厚 ≤ 18 mm 者，心肌切除术有较高的导致室间隔穿孔的危险，选择手术应谨慎；对合并二尖瓣病变（如二尖瓣脱垂）造成严重二尖瓣反流者，乳头肌异常插入二尖瓣前叶形成心室腔中部梗阻者，以及 Morrow 术后症状仍较严重或流出道梗未能明显缓解者，应行二尖瓣置换术。

多数患者术后症状可缓解，二尖瓣关闭不全及流出道压力阶差几乎可完全消失。北美及欧洲各治疗中心约 1500 例手术资料表明，70% 以上的患者流出道的压力阶差术后可完全消除或明显减轻，症状改善可维持 5 年或 5 年以上。

手术并发症包括左束支传导阻滞、完全性房室传导阻滞（其中 5% 需安置永久起搏器）、室间隔缺损、主动脉瓣反流、心律失常与进行性左心室功能异常等。随着外科手术方法的改良以及术中应用超声心动图指导室间隔切除的部位与程度，已使并发症明显减少。手术及术后死亡率为 8%。近年来，在有经验的医疗中心，手术死亡率已降至 2% 以下。老年人或联合其他心脏手术时，其危险性增加。

目前认为手术可缓解症状，改善患者的心功能，但其能否改善本病的预后尚无明确定论。

2. 经皮经腔间隔心肌消融术（PTSMA）

PTSMA 术是近年来正在发展中的新技术。1994 年，Gietzen 等发现经导管暂时阻断左冠状动脉第一间隔支可缓解梗阻型 HCM 患者的流出道梗阻，1995 年 Sigwart 首次将该技术应用于临床。该法是向肥厚室间隔相关的供血支（多为左冠状动脉前降支第一间隔支）内缓慢匀速注入 96% ~ 99% 的无水乙醇 0.5 ~ 3.0 mL，使其产生化学性闭塞，导致前间隔基底段心肌梗死，使该处心肌变薄，从而减少或消除左心室肥厚及流出道压力阶差，减轻症状。目前，国际上经近千例 PTSMA 治疗观察表明，近、中期疗效较可靠，临床症状的改善与间隔切除术相当，对左室压力阶差的改善比起搏治疗更有效。如 Seggewiss 等报道 80% 的患者 PTSMA 后左心室压力阶差较术前减少 50% 以上，3 个月后可有更进一步的改善；45% 的患者左心室压力阶差消失，平均心功能也明显好转。

PTSMA 的主要适应证为药物治疗无效或不能耐受手术，伴有室间隔厚度 ≥ 18 mm，主动脉瓣下梗阻，静息态时左心室流出道压力阶差 ≥ 50 mmHg（6.6 kPa），或虽静息态时压力阶差仅 30 ~ 50 mmHg（3.9 ~ 6.6 kPa），但应激时 ≥ 70 mmHg（9.3 kPa），症状严重且无左心室扩大的 OHCM 患者。症状较轻者，以及合并严重二尖瓣病变、冠状动脉三支病变或左束支传导阻滞者均不适应于本法治疗；年幼或高龄者亦须慎重考虑。

PTSMA 最主要的并发症为非靶区心肌梗死、Ⅲ度房室传导阻滞或室性心律失常，甚至死亡。术中心肌声学造影可使 PTSMA 获得更好疗效，并可避免非靶区域的误消融，减少并发症，特别是因Ⅲ度房室传导阻滞而需植入永久起搏器者已从25%降至13%。但乙醇消融可引起室间隔瘢痕形成，其诱发威胁生命的室速倾向与猝死危险，以及该术对左心室功能的长期影响，尚需进行前瞻性的随机研究证实。本方法技术要求较高，目前仍处于临床试验阶段，应在有经验的心脏中心开展，并严格选择病例。治疗成功的关键在于正确选择肥厚室间隔相关的供血支，确切的疗效评价有待更多病例的长期随访结果。

3. 永久性双腔心脏起搏器（DDD）治疗

目的是通过房室同步、改变心室激动顺序，使最早的心室激动从右心室心尖部开始，导致肥厚的室间隔向右心腔靠移，从而减轻左室流出道狭窄，并避免收缩期二尖瓣前叶前向运动。

早期的非双盲对照研究显示，DDD心脏起搏可改善症状及降低左室流出道梗阻，并有5年后血流动力仍在改善的报道。1997年以来有几个随机双盲交叉临床试验，包括欧洲12个中心的随机双盲PIC（pacemaker in cardiomyopathy）研究及MPATHY研究等，都以AAI起搏方式作为对照，评估DDD起搏的疗效。多数结果显示，DDD起搏后左室流出道梗阻、生活质量与运动耐量均较基础状态有明显好转，压力阶差的改善较对照组为好；但也有报告36%左右患者症状无改善，甚至恶化，40%患者左室流出道梗阻无明显下降甚或增高，提示DDD起搏对症状与压力阶差改善的不恒定性。因此，对DDD起搏治疗的确切效果尚需进一步探讨，该方法尚不能作为HCM的主要治疗方式。目前DDD起搏治疗的指征是限于有症状的HCM患者伴药物治疗无效或不能耐受药物治疗者，或无手术或消融指征者，或具有高危因素又不愿意接受手术者，以及有其他需行起搏治疗指征的患者。

（方　毅）

第三节　限制型心肌病

限制型心肌病（restrictive cardiomyopathy，RCM）是一种较少见的心肌病，发病率明显低于扩张型和肥厚型心肌病，其病理改变为心内膜和内膜下纤维组织增生，心内膜明显增厚和心肌纤维化，心室壁变硬，心室腔缩小或闭塞，心室舒张功能明显降低，但心室收缩功能正常或轻度降低，一般无心肌肥厚和心包病变。临床表现为缓慢发展的右心衰竭，其中肝脏大、腹腔积液、水肿和颈静脉怒张较为突出，血流动力学改变与缩窄性心包炎相似。

一、原因

按病因，WHO将RCM分为原发性RCM和继发性RCM。原发性RCM病因不明，心室充盈受限为主要表现，但无心肌肥厚和心室腔扩大，病理检查无继发性心肌病变，又称特发性限制型心肌病（idiopathic restrictive cardiomyopathy，IRCM）。继发性RCM是指心肌病变由某一明确的原因所致，或为全身其他系统疾病累及心肌，病理检查可发现特异性心肌病理改变，如淀粉样变、嗜酸性粒细胞增多症、血色病等，常可累及心脏，引起限制型心肌病，而结节病、放射反应、硬皮病等引起的限制型心肌病少见。

二、病理

（一）部位

可仅累及一侧心腔，亦可同时累及两侧心腔，以后者相对多见。病变多分布于心室流入道、心室腔和心尖部，终止于流出道嵴。

（二）病变分期

一般分为 3 期，但各期改变可重叠存在。

1. 坏死期

为早期改变，在心内膜和心肌血管周围常见圆形细胞（round cells）和嗜酸性粒细胞浸润，伴心内膜坏死和心肌细胞溶解。

2. 血栓形成期

坏死后易致血栓形成，典型表现为大片血栓覆盖于增厚的心内膜上。

3. 纤维化期

属后期改变，致密的纤维组织沉积于心内膜和心肌内 1/3 层。当纤维结缔组织发生玻璃样变时，心内膜可呈珍珠白样增厚，厚度可达 4 ~ 5 mm。

（三）心脏结构改变

心内膜增厚和血栓覆盖可累及全部心室，使心室腔闭塞，此时称为闭塞性心肌病（obliterative cardiomyopathy），多发生于右心室。血栓及纤维素亦可沉积于双心室流入道，使心室充盈受限或心腔闭塞。当血栓及纤维组织累及二尖瓣、三尖瓣、腱索和乳头肌时，则可出现二尖瓣或三尖瓣关闭不全。瓣膜关闭不全及心室充盈受限的结果常是心房腔扩大。心室壁多无增厚，冠状动脉亦无异常。

三、病理生理

心内膜和内层心肌坏死及纤维组织增生，可使心室顺应性降低，心室舒张充盈明显受限，故曾称之为"缩窄性心内膜炎"。左心室心内膜心肌纤维化者，可导致左心室舒张末压增高及肺血管瘀血，继而发生肺动脉压升高；右心室受累时，虽有右心室舒张末压增高，但肺动脉压多无变化；而双心室受累者临床上常仅有右心室受累的表现。由于舒张早期心室腔尚可扩大，室内压相对下降，血液从心房急速流入心室使之充盈，形成快速充盈相，故在心室压力曲线上，可见舒张早期压力曲线深陷；但舒张中、晚期时心室腔不能继续扩大，心室充盈减慢，导致压力曲线呈典型的平台样改变。

四、临床表现

（一）一般表现

本病多发生于热带和温带，热带稍多于温带。各年龄组均可患病，男性患病率高于女性，男女之比约为 3 : 1。早期仅有发热、全身倦怠，多见于嗜酸性粒细胞增生者。后期多出现心力衰竭及体、肺循环栓塞。

（二）心室功能障碍表现

右心室或双心室病变者常以右心衰竭为主，临床表现酷似缩窄性心包炎。左心室病变者，因舒张受限，尤其在并存二尖瓣关闭不全时，可出现明显的呼吸困难等严重左心衰竭的表现及心绞痛。

（三）体征

包括血管及心脏方面的异常体征。常见的有颈静脉怒张、Kussmaul 征、奇脉。心界正常或轻度扩大，第一心音低钝，P_2 正常或亢进，可闻及奔马律和收缩期杂音。

五、辅助检查

（一）心电图

P 波常高尖，QRS 可呈低电压，ST 段和 T 波改变常见，可出现期前收缩和束支传导阻滞等心律失常，约 50% 的患者可发生心房颤动。

（二）X 线

病变易侵及右心室，约 70% 显示心胸比例增大，合并右心房扩大者心影可呈球形。左心室受累时常可见肺瘀血。个别患者尚可见心内膜钙化影。

（三）超声心动图

超声心动图是确诊 RCM 的重要方法，约 82% 的患者表现为心室腔狭小、心尖闭塞、心内膜回声增强、房室瓣关闭不全、心房扩大和附壁血栓，二尖瓣叶呈多层反射、后叶常无活动。心室舒张早期内径可增大，经二尖瓣血流加速导致 E 峰高尖，但 E 峰减速时间缩短（shortened deceleration time），常 ≤ 150 ms，多普勒血流图可见舒张期快速充盈突然中止；舒张中、晚期心室内径无继续扩大，A 峰减低，E/A 比值增大，具体标准为：E 峰 ≥ 1.0 m/s，A 峰 ≤ 0.5 m/s，E/A 比值 ≥ 2.0，等容舒张时间缩短 ≤ 70 ms。

（四）心导管检查

心导管检查是鉴别 RCM 和缩窄性心包炎的重要方法。半数病例心室压力曲线可出现与缩窄性心包炎相似的典型"平方根"形改变和右心房压升高及 Y 谷深陷。但 RCM 患者左、右心室舒张压差值常超过 5 mmHg，右心室舒张末压 < 1/3 右心室收缩压，右心室收缩压常 > 50 mmHg（6.6 kPa）。左室造影可见心室腔缩小，心尖部钝角化，并有附壁血栓及二尖瓣关闭不全。左室外形光滑但僵硬，心室收缩功能基本正常。

（五）心内膜心肌活检

心内膜心肌活检是确诊 RCM 的重要手段。根据心内膜心肌病变的不同阶段可有坏死、血栓形成、纤维化三种病理改变。心内膜可附有血栓，血栓内偶有嗜酸性粒细胞；心内膜可呈炎症、坏死、肉芽肿、纤维化等多种改变；心肌细胞可发生变性坏死并可伴间质性纤维化改变。

有人将心内膜心肌活检与血流动力学检查结果相结合，分析 RCM 的特点及类型，认为舒张末期容积 < 100 mL/m² 及左室舒张末期压力 > 18 mmHg 是原发性 RCM 的突出特点。亦有人对符合上述血流动力学标准并接受心内膜活检的患者进行系统研究，结果提示：①单纯限制型者心室重量 / 容量比为 1.2 ± 0.5 g/mL，射血分数 58% ±5%，左心室舒张末期容积 67.5 ± 12.6 mL/m²，左心室舒张末期压力 26.7 ± 3.5 mmHg；②肥厚合并限制型者心室重量 / 容积比 1.5 ± 0.07 g/mL，射血分数 62% ±1%，左心室舒张末期容积 69 ± 10 mL/m²，左心室舒张末期压力 30 ± 7 mmHg；③轻度扩张限制型者心室重量 / 容积比为 0.9 g/mL，左心室舒张末期容积为 98 mL/m²，而左心室舒张末期压力为 40 mmHg。组织学及电镜观察发现，各型均存在心肌和肌原纤维排列紊乱及心内膜心肌间质纤维化。

（六）CT 和磁共振

CT 和磁共振是鉴别 RCM 和缩窄性心包炎最准确的无创伤性检查手段。RCM 者心包不增厚，心包厚度 ≤ 4 mm 时可排除缩窄性心包炎；而心包增厚支持缩窄性心包炎的诊断。

（七）放射性核素心室造影

右心型 RCM 造影的特点为：①右心房明显扩大伴核素滞留；②右室向左移位，其心尖部显示不清，左心室位于右心室的左后方，右心室流出道增宽，右心室位相延迟，右心功能降低；③肺部显像较差，肺部核素通过时间延迟；④左心室位相及功能一般在正常范围。

六、诊断

一般情况下，RCM 的症状和体征均较明显，误诊机会很少。诊断要点：①心室腔和收缩功能正常或接近正常；②舒张功能障碍，心室压力曲线呈舒张早期快速下陷，而中晚期升高，呈平台状；③特征性病理改变，如心内膜心肌纤维化、嗜酸性粒细胞增多性心内膜炎、心脏淀粉样变和硬皮病等，可确诊。

七、鉴别诊断

1. 缩窄性心包炎

以下要点有助于缩窄性心包炎的诊断：①有活动性心包炎的病史；②奇脉；③心电图无房室传导障碍；④CT 或 MRI 显示心包增厚；⑤胸部 X 线有心包钙化；⑥超声心动图示房室间隔切迹，并可见心室运动协调性降低；⑦心室压力曲线的特点为左右心室充盈压几乎相等，差值 < 5 mmHg；⑧心内膜心肌活检无淀粉样变或其他心肌浸润性疾病表现。

2. 肥厚型心肌病

肥厚型心肌病时心室肌可呈对称性或非对称性增厚，心室舒张期顺应性降低，舒张压升高，患者常出现呼吸困难、胸痛、晕厥。梗阻型肥厚型心肌病者可闻及收缩中、晚期喷射性杂音，常伴震颤。杂音的强弱与药物和体位有关。超声心动图示病变主要累及室间隔。本病无 RCM 特有的舒张早期快速充盈和舒张中、晚期缓慢充盈的特点，有助于鉴别。

3. 缺血性心肌病和高血压性心肌肥厚

此两种情况时均可有不同程度的心肌纤维化改变，且均有心室顺应性降低、舒张末压升高及心排血量减少等与 RCM 表现相似，但缺血性心肌病有明确的冠状动脉病变证据，冠状动脉造影可确诊；高血压性心肌肥厚多有长期血压升高及左心功能不全的病史；此外，两者在临床上均以左心受累和左心功能不全为特征，而 RCM 则常以慢性右心衰竭表现更为突出。

八、治疗

（一）心力衰竭的药物治疗

利尿剂和血管扩张剂可缓解症状，但应注意小剂量使用，避免降低心室充盈而影响心排血量。钙通道阻滞剂对改善心室顺应性可能有效。舒张功能损害明显者，在发生快速心房颤动时可应用洋地黄制剂改善心室充盈。有附壁血栓和（或）已发生栓塞者应加用抗凝及抗血小板制剂。

（二）手术治疗

包括切除附壁血栓和纤维化的心内膜、置换二尖瓣与三尖瓣。手术死亡率约 20%。在已存活 5 年的患者中，心功能改善者占 70% ~ 80%。有效治疗为心脏移植，但需在恶病质出现前进行。

九、预后

本病病程长短不一，轻者存活期可达 25 年，死亡原因多为心力衰竭或肺栓塞。病变累及左心室、心功能 Ⅲ ~ Ⅳ级（NYHA）、严重二尖瓣与三尖瓣关闭不全及栓塞多提示预后不良。Loffler 心内膜炎可因心力衰竭进行性加重并在数月内死亡，少数可转化为慢性，而原发性 RCM 或心内膜纤维化的预后主要取决于心肌损害及心内膜纤维化的程度。

十、常见继发性限制型心肌病

（一）淀粉样变心肌病

淀粉样变心肌病是心肌组织中沉积了能被苏木精 – 伊红均匀染色的淀粉样蛋白质并导致心功能障碍的一种疾病，常为原发性全身性淀粉样变和多发性骨髓瘤伴发的淀粉样变，是浸润性心肌病的一种。心室肥厚，类淀粉样物质沉积于心肌细胞甚至完全取代心肌细胞为其主要病理改变，电镜下可见类淀粉样蛋白纤维松散地分布于细胞外间隙。临床上除有限制型心肌病的表现外，进行性难治性心力衰竭最为常见，亦是其主要致死原因。心电图异常几乎见于所有患者，以低电压、ST-T 改变以及房室传导阻滞较多见。超声心动图的特征性变化为在增厚的心肌中可见散在的圆形或不规则强回声小光点，食管超声心动图检查有助于观察有无栓塞并发症并评估其危险性，因为即使为窦性心律时，亦可出现左心房或双心房栓塞。心内膜心肌活检为确诊本病的理想途径，不能行此检查者可做直肠、皮下脂肪、肾或肝组织活检协助诊断，若刚果红染色组织在偏光显微镜下出现苹果绿色双折射光，即可确诊。本病无特效疗法，有报道美法仑或氨甲蝶呤可使轻至中度淀粉样变性得到改善；血液透析对某些淀粉样变性可能有效，但不适于合并心肌淀粉样变者；发生严重房室传导阻滞时可使用起搏治疗；心衰患者对洋地黄制剂无效，且易发生毒性反应，利尿剂和血管扩张剂易致直立性低血压，故心衰一旦发生，预后很差，平均存活时间不足 1 年，5 年存活率小于 5%，且可发生猝死。

（二）结节病性心肌病

为进行性肉芽肿浸润心肌致心脏功能障碍的一种心肌疾病，表现为心肌扩大或肥厚。除瓣膜较少累及外，余心脏各部位均可发生浸润，并出现心室肥厚及附壁血栓。结节病病因不明，心脏受累的发生率为 20% ~ 25%。临床表现依浸润部位及范围不同有很大差异，可表现为慢性进行性心力衰竭、心律失常、传导系统障碍、乳头肌功能不全、室壁瘤形成等，血栓脱落可致肺栓塞或外周动脉栓塞。异常的胸部 X 线征象常是结节病的首要表现，主要为肺门及纵隔淋巴结肿大，如同时有心脏外形不规则即提示有心肌受累之可能。心电图和超声心动图有助于诊断。后者可见心室无明显扩张，主要为不同程度的心室功能障碍，必要时可行心内膜心肌活检以确诊。治疗主要为糖皮质激素，常用泼尼松 30 ~ 60 mg/d 顿服，4 周后逐渐减量，以 5 ~ 10 mg/d 维持 1.5 年 ~ 2 年。预后亦较差。

（三）血色病性心肌病

血色病的特征为多余的铁沉着于各器官，当过多的铁沉积于心肌使其功能障碍时即为血色病性心肌病，可发生于 15% ~ 30% 的血色病患者，可分为特发性和继发性血色病。特发性者为一种遗传性铁代谢障碍，其致病基因位于 6 号染色体短臂上，并与人类白细胞抗原（HLA）位点紧密连锁，临床表现为肝硬化、糖尿病、心肌病和皮肤色素沉着"四联症"。继发性者主要见于地中海贫血、骨髓异常增生综合征和再生障碍性贫血等需要长期大量输血者。本病在病理上可见心室游离壁和室间隔有较多铁沉着，以心包脏层下和乳头肌最多，心肌中层次之，内膜下及传导组织较少。临床上可因心脏逐渐增大而出现进行性顽固性心力衰竭的症状和体征。心律失常亦较常见，包括阵发性房性心动过速、心房扑动、心房颤动、频发室性期前收缩以及不同程度的房室传导阻滞，低电压、T 波改变亦不少见。化验检查可有血清铁增多（> 32 μmol/L 或 > 180 μg/dL），运铁蛋白饱和度 > 80%，血清铁蛋白水平增高（ > 161 μmol/L 或 > 900 μg/mL）。肝脏活检和心内膜心肌活检可确诊。治疗上，目前可采用去铁胺和放血疗法。去铁胺为铁螯合剂，每 100 mg 可结合 9.3 mg 铁，可给予 1 ～ 2 mg/d，分 4 ～ 6 次口服，维生素 C 可增强其疗效，但每日用量不应超过 500 mg。放血治疗可缓解病情，延长生存时间，可每周放血 1 次，每次 500 ～ 1000 mL，3 年后改为每 3 月 ～ 4 月放血 1 次。本病主要死亡原因为心力衰竭。

（方　毅）

第四节　乙醇性心肌病

长期大量饮酒，可导致心肌病变，呈现酷似扩张型心肌病的表现，称为乙醇性心肌病（alcoholic cardiomyopathy，ACM）。1995 年世界卫生组织及国际心脏病学会联合会（WHO/ISFC）工作组专家委员会关于心肌病定义和分类的报告中，将乙醇性心肌病列为特异性心肌病中的过敏性和中毒反应所致的心肌病。在西方国家它是继发性非缺血性扩张型心肌病的主要类型，约占临床扩张型心肌病的 1/3，我国近年来的发病率有增加趋势。

一、发病机制

（一）乙醇的吸收、分布及代谢

乙醇为一简单的二碳化合物，饮用后在整个胃肠道尤其是十二指肠以单纯扩散的方式很快吸收，浓度越高吸收越快，而后在肝脏乙醇脱氢酶的作用下氧化为毒性产物乙醛，再由乙醛脱氢酶氧化为醋酸盐，进入三羧酸循环，继续氧化成二氧化碳和水。

（二）发病机制

长期大量饮酒可致心肌损害，但也有研究认为乙醇性心肌病的发病与饮酒时间及量效关系不大，并存在个体差异，乙醇究竟是致病病因或仅是条件致病因素尚不明确，乙醇致心肌损害的机制亦不完全清楚。目前认为，乙醇主要通过以下几方面引起心肌损害。

1. 乙醇及其代谢产物的直接毒性作用

乙醇及其代谢产物乙醛具有以下心肌毒性：①干扰线粒体呼吸，影响心肌细胞膜对离子的通透性，抑制钙离子的结合转运及其与肌原纤维之间的相互作用，干扰兴奋 - 收缩偶联，从而抑制心肌的收缩性；②抑制钠泵活性，使钾、镁从细胞内丢失增加，引起除极和复极不均，传导减慢，成为折返和自律性电生理异常的基础；③使三羧酸循环中某些酶如谷草转氨酶、苹果酸脱氢酶、异枸橼酸脱氢酶、乳酸脱氢酶及其醛缩酶从心肌细胞中逸出，使心肌细胞对脂肪酸的利用障碍，心肌细胞内三酰甘油、磷脂酰乙醇、脂肪酸乙酰酯等堆积，造成心肌不可逆损伤，使心肌细胞兴奋性增高，易致心律失常；④可促进儿茶酚胺释放，心肌长期受高浓度儿茶酚胺刺激可使心肌肥厚并发生心律失常；⑤兴奋交感神经，刺激冠状动脉上的 α - 肾上腺素能受体，引起冠状动脉痉挛，造成心肌缺血。

2. 营养效应

长期饮酒可致营养障碍；B 族维生素及叶酸不足可造成硫胺素缺乏，后者也是引起心肌病变的一个重要因素。

3. 吸烟史

饮酒者多数有吸烟史，大量尼古丁吸入可促进左心室心肌硬化及胶原纤维聚集，在心肌病的形成中起一定的作用。

4. 其他原因

可能与乙醇饮料中的添加剂（钴）所致的心肌毒性作用有关。

二、病理

乙醇性心肌病的病理改变无特异性，类似于原发性扩张型心肌病。心脏体积增大，重量增加，各心腔均有扩张，心内膜可见纤维瘢痕形成及斑片样增厚。光镜下可见心肌细胞肥大，脂肪堆积，心肌纤维排列紊乱和溶解坏死，细胞内大空泡形成及程度不等的间质纤维化。冠状动脉小分支内膜增生、水肿。电镜常显示心肌细胞肿胀，心肌脂肪小滴及糖原过多，肌浆网排列紊乱和线粒体异常等。

三、临床表现

本病起病隐匿，多发生于 30 ~ 55 岁的男性，通常有 10 年以上过度嗜酒史，临床表现多样化，主要表现为心功能不全和心律失常。

（一）心脏扩大

可为乙醇性心肌病最早的表现，部分病例临床症状不明显，常在体检、胸部 X 线或超声心动图检查时偶然发现。心脏多呈普大型，伴有心力衰竭者室壁活动明显减弱，当心腔有明显扩大时可伴有相对性瓣膜关闭不全性杂音。早期病例治疗后心影可于短期内迅速缩小，晚期患者心影常难以恢复正常。

（二）充血性心力衰竭

长期嗜酒者常存在心功能轻度减退现象，甚至在出现心功能不全的临床症状之前就已存在。早期患者可无自觉症状，或仅表现为心悸、胸闷、疲乏无力等。严重者以充血性心力衰竭为突出表现，通常为全心衰竭，但以左心衰竭为主，出现呼吸困难、端坐呼吸及夜间阵发性呼吸困难等症状，亦可有颈静脉怒张、肝瘀血、下肢水肿及胸腔积液等。病情较轻者戒酒后常可好转，但再饮酒时病情可再次加重。

（三）心律失常

心律失常亦可为本病的早期表现，最多见为心房颤动，其次是心房扑动、频发室性期前收缩、房性期前收缩及心脏传导阻滞；心律失常多需要药物治疗或电复律，但少数可自行恢复窦性心律；同一种心律失常可反复发生。由于心律失常多于周末或假日大量饮酒之后发生，故称为"假日心脏综合征"。对嗜酒后出现不能解释的心律失常时应考虑本病之可能。酗酒者发生的猝死，可能与室颤有关。

（四）胸痛

除非同时伴有冠心病或主动脉瓣狭窄，一般不会发生心绞痛，但可出现不典型胸痛；亦有以心绞痛为突出表现者，这可能与乙醛促进儿茶酚胺释放，刺激 α - 肾上腺受体导致冠状动脉痉挛有关。

（五）血压改变

乙醇性心肌病患者血压偏高者常见，特别是舒张压增高，而收缩压正常或偏低，称之为"去首高血压"（decapitated hypertension），此点有别于原发性扩张型心肌病。

（六）其他

长期大量饮酒可同时累及脑、神经系统、肝脏、骨骼肌等靶器官，出现相应症状。

四、辅助检查

（一）X 线检查

心影普遍增大，心胸比率 > 0.55，合并心力衰竭时可有肺瘀血、肺水肿甚至胸腔积液。随着治疗和戒酒，增大的心影可在短期内明显缩小。

（二）心电图

可有多种心电图异常，最常见为左室肥厚伴 ST-T 异常。亦可见低电压、心房颤动、室性期前收缩、房性期前收缩、房室传导阻滞和室内传导阻滞等心电图改变，部分患者可见病理性 Q 波。

（三）超声心动图

主要为左室重量增加，早期室间隔及左室后壁轻度增厚，不伴有收缩功能减退，左室舒张内径正常。出现充血性心力衰竭时，各房室收缩和舒张内径均增加，室壁运动减弱，左室射血分数减低。超声心动图对早期诊断及判断预后有重要价值。

（四）心导管检查和心血管造影

乙醇性心肌病亚临床状态时就可有血流动力学改变，常表现为射血分数减低，心室舒张末压增高，舒张末容积和张力增加。心室造影可见左心室扩大，弥漫性室壁运动减弱，心室射血分数下降。

（五）心内膜心肌活检

无特异性改变，但线粒体与冠状动脉内膜水肿的出现率较高，对诊断有一定帮助。

（六）放射性核素检查

用 [111] 铟标记的单克隆抗心肌抗体检查发现，扩张型心肌病和乙醇性心肌病患者在心功能恶化时放射性核素摄取量增加，而临床症状改善时摄取减少。虽然这对乙醇性心肌病的诊断无特异性，但其摄取量与饮酒量密切相关，并可根据摄取量进行预后判断。

五、诊断

目前尚无特异性诊断方法及标准。有大量饮酒史（纯乙醇量 125 mL/d，即啤酒 4 瓶或白酒 150 g），持续 10 年以上，出现心脏病的症状和体征，且能排除其他心脏病即应考虑本病。强制性戒酒 4 ~ 8 周，积极治疗后病情迅速改善亦支持乙醇性心肌病的诊断。鉴别诊断要考虑与扩张型心肌病、高血压性心肌病、缺血性心肌病等鉴别。

六、治疗

本病治疗的关键是戒酒。病程早期即戒酒可使充血性心力衰竭的临床表现消除，心脏大小可恢复正常。即使心脏明显扩大伴有严重心力衰竭者，戒酒治疗仍可使预后得到改善。

有轻度心力衰竭时，限制体力活动，低盐饮食及适当利尿治疗即可使心功能得以改善；中、重度充血性心力衰竭时，其治疗同原发性扩张型心肌病，以利尿剂、洋地黄、血管扩张剂和 ACEI 为主，并注意纠正电解质紊乱，包括低血钾和低血镁。

有单纯房性或室性期前收缩时，可不必处理；但若出现快速性房性或室性心律失常时，应给予相应的抗心律失常药物治疗。因儿茶酚胺在乙醇致心律失常中起重要作用，故可首选 β - 受体阻滞剂。

当合并乙醇性心肌病、乙醇性肝硬化、营养不良或维生素缺乏等并发症时，除戒酒外，还应给予高蛋白、高热量、低脂肪饮食，补充缺乏的维生素及微量元素等。

七、预防

本病预后优于扩张型心肌病。决定预后的关键是早期诊断和戒酒。早期乙醇性心肌病戒酒后可使病情逆转，扩大的心脏可望恢复正常；晚期心力衰竭患者预后较差，死亡原因多为难治性充血性心力衰竭和严重心律失常。

（郭良才）

第五节　围生期心肌病

围生期心肌病（peripartum cardiomyopathy，PPCM）是指既往无心脏病史，于妊娠最后3 个月或产后 6 个月发生的以累及心肌为主的一种心肌病。

一、流行病学

PPCM 发病率在不同国家和种族之间差异较大。美国报道在孕产妇中发病率占 0.020 % ~ 0.076 %，而国内报道占所有产妇的 0.023 %，在妊娠期各种心脏病中占4.25 %。该病在我国尤其在农村和边远地区并不少见，病死率亦较高，可占孕妇病死率的

15% ~ 60%。其中约半数发生于 30 岁或以上年龄的产妇，2/3 发生在第三次或以上妊娠时。在双胎或多胎妊娠、妊娠高血压综合征、产后高血压者中发病率较高。据统计，曾发生过该病的患者再次妊娠时较未患过该病的孕妇发生率高 5 ~ 7 倍。

二、病因

病因迄今不明，可能是多种因素共同作用的结果。病毒感染、营养不良、内分泌紊乱、免疫因素、遗传因素及年龄偏大、肥胖、多次或多胎妊娠、妊高征、贫血、酗酒等因素均可能与其发病有关。

20 世纪 80 年代，有人在 PPCM 心内膜心肌活检标本中发现有密集的淋巴细胞浸润，并可见心肌细胞水肿、坏死及纤维化，用糖皮质激素及免疫抑制剂治疗后，临床症状有所好转，而且临床症状的改善与重复进行的心内膜心肌活检的病理改善高度吻合，因此提出本病可能是由于心肌炎所致。其后亦相继有类似的报道。动物实验发现，小鼠妊娠时其抗病毒活性减弱，而产后即恢复正常，故有学者认为 PPCM 是由于孕妇对病毒的易感性增加所致，或可能由于妊娠与分娩时，心脏负荷增加，加重了潜在病毒性心肌炎造成的心肌损伤，加之妊娠时免疫功能改变，促使心肌细胞对病毒感染产生异常的免疫反应。

亦有人认为本病与营养不良有关。由于妊娠时代谢增强，抵抗力低下，若此时摄入不足，特别是蛋白质、维生素缺乏，加之妊娠时常有贫血及产后哺乳，使机体对感染及中毒的敏感性增加。PPCM 好发于经济条件差的地区，我国农村发生率相对较高，可能与营养缺乏有关。但亦有患者并无明显的营养缺乏史，故目前认为营养不良可能起诱发或加重作用，为 PPCM 的危险或易患因素之一。

此外，有人提出妊娠期代谢内分泌变化、母体与婴儿之间的免疫反应、药物过敏等因素为 PPCM 病因，但均未得到证实。目前认为年龄因素（> 30 岁）、多产、营养不良、双胎、多胎、妊高征、产后高血压等不是 PPCM 病因，但可为其危险或易患因素。

三、病理

类似扩张型心肌病。心脏各腔室均扩大，以左心室为著。心内膜可见增厚，变厚处有散在灰白色斑块；心肌苍白、柔软无力；心室内常有血栓形成；冠状动脉及瓣膜未受累。

对心内膜心肌活检标本的光镜检查，可见非特异性心肌纤维肥大、变性和纤维化，间质水肿，偶有淋巴细胞浸润。尸检标本可见心肌细胞退行性变，肌纤维分解、断裂、肌浆缺失或变性，偶见肌溶性坏死灶，间质水肿、出血及脂肪细胞浸润，血管周围有少量淋巴细胞、巨噬细胞及组织细胞浸润，偶有多核细胞浸润。在病程较长的陈旧病灶中，可见不同程度的心肌坏死及纤维化，并有大量的成纤维细胞。部分患者可见到急性心肌炎的改变。

电镜检查，可见肌原纤维增粗、灶状溶解和肌纤维内絮状高密度物质沉积，少数粗大的肌原纤维可有分支及排列紊乱。核膜迂曲，可见双核及核仁增大，线粒体增生、增大，糖原颗粒增加，闰盘形成囊状小泡，裂隙增宽，迂曲呈管泡样网状结构或胞膜突起形成多泡状。

四、病理生理

主要变化是心肌收缩功能减退，左心室射血前期延长，射血时间缩短，射血分数减低；伴随心腔扩大，左心室舒张末压升高。在病程早期，因每搏排出量减少，心率多增快，使心排血量维持在一定水平；但病程后期心功能失代偿时，每搏排出量及心排血量均减少，肺动脉压及肺血管阻力增高，肺毛细血管楔压增高，继之右心室压升高，动静脉血氧差值增大。

五、临床表现

起病缓急不一，距分娩时间近，起病多急骤，距离产后的时间长，起病则较缓和。主要症状为左心功能不全的表现，最常见为呼吸困难，可伴有咳嗽、端坐呼吸、阵发性呼吸困难，有时出现急性左心衰竭的症状，另有疲劳、心悸、咯血、胸痛和腹痛，病程较长者有右心功能不全的症状。因妊娠时纤溶蛋白活性降低及全身瘀血，易发生器官栓塞，以肺栓塞多见。体检时可见动脉搏动常较弱，血压有时升高，但也可正常或降低；心界扩大，以左心扩大为主，心尖部常可听到收缩期杂音及奔马律，肺部可闻及不同程度的啰音；常合并快速心律失常，如窦性心动过速、频发期前收缩、阵发性室上性心动过速等，而缓慢型心律失常少见。合并右心衰时可见颈静脉怒张、肝瘀血及水肿等右心功能不全的体征。

六、辅助检查

（一）实验室检查

血常规检查可见贫血，为小细胞低色素贫血，白细胞多无变化。生化检查肝、肾功能可有轻度异常，偶见低蛋白血症。

（二）心电图检查

可有多种心电图异常，但多为非特异性，如左心室肥大、ST-T 改变、低电压，有时可见病理性 Q 波及各种心律失常，如窦性心动过速，房性、室性期前收缩，阵发性室上性心动过速，心房颤动及左或右束支传导阻滞等。

（三）X 线检查

心脏普遍性增大，以左心室为主，心脏冲动减弱，常有肺瘀血。可伴肺间质或实质水肿及少量胸腔积液，合并肺栓塞时胸片有相应改变。

（四）超声心动图检查

心脏四腔均增大，尤以左心室增大为著，左心室流出道增宽，室间隔和左室后壁运动减弱，提示心肌收缩功能减退。二尖瓣及主动脉瓣开放幅度变小，有时可见附壁血栓及少至中量心包积液，因心腔扩张、瓣膜相对性关闭不全可有轻度二尖瓣或三尖瓣反流。

（五）心导管检查

左心室舒张末压、左心房压和肺毛细血管楔压增高，心排血量、心脏指数减低。

（六）心内膜心肌活检

必要时特别是高度怀疑有心肌炎时，可做心内膜心肌活检，但需在病程早期进行才易得到阳性结果。

七、诊断

首先应仔细排除妊娠前原有的心脏病，如风湿性心瓣膜病、先天性心脏病、心肌炎、其他类型的原发性或继发性心肌病及血栓性疾病。由于 PPCM 的症状、体征及各项检查无特异性，通常用排除法做出诊断。

有学者制定的诊断标准为：①无心脏病史；②发生于围生期内（妊娠后 3 个月或产后 6 个月）的心力衰竭；③无其他可确定的心力衰竭原因；④超声心动图检查有左心室收缩功能减退。

八、鉴别诊断

1. 高血压性心脏病

围生期心肌病血压多正常，但在血压增高时则需要鉴别。PPCM 血压增高程度不大，血压升高时间短暂，随病情好转血压多趋于正常。妊娠前无原发性高血压史，妊娠期动态观察血压有助于两者鉴别。

2. 贫血性心脏病

妊娠期多有轻度贫血，如合并营养不良或寄生虫感染时应与贫血性心脏病鉴别。后者贫血时间长，程度重，血红蛋白多在 60 g/L 以下，心脏扩大不明显，贫血纠正后症状即会好转。围生期心肌病贫血程度较轻，血红蛋白多在 80 g/L 以上，但心脏增大显著。

3. 妊娠高血压综合征（妊高征）

两者均可发生在妊娠后期，有营养不良特别伴有显著性贫血者、双胎或多胎者易发生。

九、治疗

（一）一般治疗

1. 休息

过去强调长期卧床休息 3 ～ 6 个月，以利扩大的心脏恢复正常，但妊娠后期及产后 4 ～ 6 周，同时存在凝血因子Ⅱ、Ⅶ、Ⅷ、Ⅹ及血浆纤维蛋白原增加，血小板黏附性增加，心功能不全导致的瘀血等因素，故长期卧床休息更易于下肢深静脉血栓形成，甚至导致肺栓塞而死亡。因此目前不推荐长期卧床休息，建议酌情适当被动性或主动性肢体活动，以防血栓栓塞的发生。

2. 抗凝

妊娠后期血液呈高凝状态及全身瘀血，易发生静脉血栓，必要时可应用抗凝剂，如在分娩前可选用肝素，因其半衰期短且不通过胎盘，但临产前应停药，以免造成分娩时大出血。因口服华法林能通过胎盘致胎儿异常，应禁用。若临床需要产后可长期口服抗血小板凝集剂，如肠溶阿司匹林 75 ~ 100 mg/d。一旦血栓形成，可用尿激酶、链激酶溶栓治疗。

3. 增加营养、补充维生素、纠正贫血等对症处理。

（二）左心功能不全

治疗方法与其他病因所致的心功能不全相似，以应用强心剂、利尿剂，限制钠盐摄入，减少心脏负荷为主，现将有关注意事项简述如下。

1. 强心剂

当出现快速心房颤动伴心力衰竭，无低血钾，近期未应用洋地黄制剂时，首选毛花苷C（西地兰）静脉注射，心力衰竭控制后即以维持量地高辛口服。由于 PPCM 患者对洋地黄制剂敏感，易发生心律失常，尤其是室性期前收缩，同时因患者常合用利尿剂，易有电解质紊乱，故应注意调整地高辛剂量，及时纠正电解质紊乱，以免发生毒性反应。此外，洋地黄制剂对子宫有直接作用，分娩前使用可缩短孕期及分娩期，并可通过胎盘，但一般对胎儿无影响。

对洋地黄制剂仍不能控制的重度心力衰竭，可应用非洋地黄类正性肌力药，如多巴胺及多巴酚丁胺等。但有致子宫收缩之不良反应，故分娩前应慎用。

2. 利尿剂

对经限制钠盐摄入仍有心力衰竭的孕妇，可应用利尿剂。为避免电解质紊乱和低血容量的发生，可间断应用，并注意检查电解质。

3. 血管扩张剂

可降低左心室舒张末压，减小肺循环和体循环阻力。但由于血管扩张剂可减少子宫和胎盘的血流灌注，分娩前应慎用。分娩前需使用时，首选肼屈嗪，本药对母亲及胎儿均为安全药物。因其可降压，并导致心动过速，故应用时宜从小剂量开始，并注意血压及心率变化。

关于血管紧张素转换酶抑制剂如卡托普利等，有报道在动物和人体可增加围生儿的死亡率，产前应用可导致新生儿肾功能损害甚至无尿、肾衰竭。因此，孕妇应禁忌使用此类药物。

（三）心律失常

与扩张型心肌病的心律失常处理相似，以应用抗心律失常药物为主。当快速心律失常药物治疗无效，又无禁忌证时可行电复律。电击并不诱发子宫收缩，对胎儿心肌无损伤，亦很少会落在胎儿心脏的易损期。对药物及电击复律无效的快速心律失常，可采用超速起搏治疗。

钙离子拮抗剂（维拉帕米、硝苯地平等）可抑制子宫平滑肌收缩，影响产程进展，故临产孕妇应避免使用。

（四）产科处理

在兼顾产科指征的情况下，在妊娠后 3 个月有心力衰竭时，应采取缩短第二产程的早期引产；妊娠最后 1 个月发生心力衰竭时应施行剖宫产。PPCM 再次妊娠时有复发倾向，特别是在产后经治疗心脏仍扩大者，应避免再孕，否则死亡率高。因口服避孕药有增加血栓栓塞危险，应禁用。避孕失败时宜在妊娠早期行人工流产。

十、预后

一般认为早期治疗效果良好，经抗心力衰竭治疗症状可及时控制，其中 1/3 患者经过治疗可痊愈，增大的心脏可恢复正常，心功能无损害；1/3 患者遗留有心脏扩大、心电图异常及某些症状，此类患者预后不良；另 1/3 患者因顽固性心力衰竭及并发症死亡。PPCM 死亡率为 25% ~ 50%，近一半患者在产后 3 个月内死亡，死因为心力衰竭、心律失常及栓塞。第一次住院的病死率为 10% ~ 20%，多因心力衰竭所致，也可因栓塞及心律失常而猝死。预后与治疗后心脏大小及心功能状态有关，如首次发作 6 个月内心脏大小恢复正常，患者可健康存活多年，而 6 个月后心脏仍扩大，5 年死亡率超过 85%。

（郭良才）

第六节 心肌炎

一、病毒性心肌炎

病毒性心肌炎是指由于病毒感染引起的心肌组织弥漫性或局灶性炎症病变，儿童和青少年多见。近年来，本病的发病率显著升高，是我国目前最常见的心肌炎。

（一）病因

很多病毒都可引起心肌炎，以肠道病毒包括柯萨奇 A 和 B 组病毒、孤儿（ECHO）病毒、脊髓灰质炎病毒等常见，尤其是柯萨奇 B 组病毒，占 30% ~ 50%；此外，人类腺病毒、流感病毒、风疹病毒、单纯疱疹病毒、脑炎病毒及 A、B、C 型肝炎病毒等也能引起。

（二）发病机制

（1）主要为病毒直接作用，包括急性病毒感染和持续病毒感染对心肌的损害。

（2）病毒介导的免疫损伤，主要是 T 细胞免疫。

（3）病毒感染引起多种细胞因子、一氧化氮等介导的心肌损害和微血管损伤。

（三）病理

病变范围可弥漫或局限，大小不一。病变重者肉眼观见心肌松弛，呈灰色或黄色，心腔扩大。组织病理可见心肌细胞变性、溶解或坏死，心肌间质增生、水肿或充血，内有多量的炎症细胞浸润等。

（四）临床表现

病毒性心肌炎的表现取决于病变的广泛程度，轻重差异较大。

1. 症状

（1）前驱症状：约半数于发病前 1 ~ 3 周出现上呼吸道或肠道感染症状，如发热、鼻塞、流涕、咳嗽或恶心呕吐、腹泻等。

（2）心肌损害症状：胸痛、胸闷、心悸、乏力、头晕、水肿，重者出现心力衰竭、心源性休克。少数以晕厥、阿 – 斯综合征或猝死为首发症状。

2. 体征

（1）心动过速，与发热程度不平行。

（2）心尖区第一心音低钝，可闻及舒张期奔马律或杂音。

（3）各种心律失常，特别是室性心律失常和房室传导阻滞。

（4）可出现心脏（主要是左心室）扩大。

（5）有心衰者可出现肺部湿啰音、颈静脉怒张、肝大等心力衰竭体征。

（五）辅助检查

1. 血液检查

血清肌钙蛋白 I 或 T、心肌肌酸激酶同工酶（CK–MB）增高，C 反应蛋白增加，血沉可增快等。

2. 心电图检查

可出现 ST–T 改变和各种心律失常，尤其是室性心律失常和房室传导阻滞等。

3. X 线胸部检查

心影大小正常或增大。

4. 超声心动图检查

病情轻者可正常，病情严重者可有明显的左室收缩或舒张功能异常、节段性或弥漫性室壁运动异常、左室增大或附壁血栓等。

5. 病原学检查

包括从咽拭子或粪便或心肌组织标本中分离出病毒，血清中检测特异性抗病毒抗体滴定度，从心肌活检标本中用免疫荧光法找到特异抗原或在电镜下发现病毒颗粒及用聚合酶链反应从粪便、血清、心肌组织中检测病毒 RNA。

（六）诊断

诊断要点：①发病前 1 ~ 3 周有肠道或上呼吸道病毒感染史；②与发热程度不平行的心动过速；③有明确的心肌损害证据：如心脏扩大、心律失常、心力衰竭、血清心肌酶和肌钙蛋白增高、心电图改变等；④心内膜心肌活检呈阳性结果。

（七）鉴别诊断

主要与其他原因引起的心肌炎和心肌损害、甲状腺功能亢进症、β-受体功能亢进症等鉴别。

（八）治疗

（1）一般治疗：①急性期（起病后3个月内）应卧床休息，直到症状消失，血清心肌肌钙蛋白、CK-MB、心电图恢复正常，方可逐渐增加活动量；若有心律失常，应延长卧床时间；心脏扩大或出现心力衰竭者应卧床休息半年。恢复期仍应适当限制活动3~6个月。②进食高蛋白、高维生素、易消化食物。多食蔬菜、水果，戒烟酒。③多食粗纤维食物，保持大便通畅。

（2）抗病毒、调节免疫治疗：采用辅酶Q_{10}、牛磺酸、黄芪等中西医结合治疗病毒性心肌炎亦具一定疗效，干扰素也可应用。

（3）对症支持治疗：①对症治疗，主要是针对心律失常、心力衰竭。②对食欲较差者可适当补充能量合剂和营养心肌的药物。

（4）糖皮质激素：不主张早期应用糖皮质激素，但出现房室传导阻滞、难治性心力衰竭、重症患者或考虑有自身免疫的情况下可慎用。

（九）预后和预防

1. 预后

一般急性期定为3个月，3个月后至1年为恢复期，1年以上为慢性期。大多数病例能痊愈；部分病例在急性期可因严重心律失常、急性心衰或心源性休克而死亡；部分病例经数周或数月后病情稳定但可留有一定程度的心脏扩大、心功能减退，伴或不伴有心律失常或心电图异常，若超过1年则形成慢性心肌炎；部分病例最终演变为扩张型心肌病。

2. 预防

主要是积极防治上呼吸道、肠道病毒感染。

二、细菌性心肌炎

（一）病因

1. 布鲁菌病

布鲁菌病对心脏的影响主要表现为心内膜炎，其次是心肌炎，其心电图特征为T波改变及房室传导阻滞，值得注意的是，部分患者可出现暴发性心肌炎临床表现，病情较凶险，主要是由于细菌对淋巴细胞及多巨核细胞浸润所致。

2. 梭菌感染

梭菌感染可对多脏器功能造成损害，尤其是心脏。其对心肌的损害主要是细菌毒素引起，病理学有特征性改变，表现为心肌组织中有气泡形成、心肌纤维化，但炎性浸润不易见到。梭菌感染可能引起心肌穿孔、化脓性心包炎导致心肌脓肿。

3. 白喉性心肌炎

尽管自新中国成立后对白喉采取了积极预防和早期治疗，白喉性心肌炎的发病率显著下降，但白喉性心肌炎仍然是白喉最严重的并发症，约1/4的白喉患者并发心肌炎，也是引起死亡的最主要原因，约占死亡病例的一半以上。白喉性心肌炎并不是白喉杆菌侵及心肌所引起，而是由于其内毒素通过干预氨基酸从可溶性RNA转运到多肽链，从而抑制了蛋白质的合成，造成循环系统特别是心肌细胞和传导系统出现病理损害。

（二）病理生理

外观可见心脏扩大、心肌收缩无力。显微镜下观察，心肌细胞脂肪浸润、间质炎症浸润、心肌细胞溶解、心肌透明变性是白喉性心肌炎的主要病理学改变，此种病变常见于第1周之末及第2周之初。在第2周可出现恢复性变化，包括成纤维细胞、肉芽组织及胶原组织的增生，瘢痕组织多在第3周形成。白喉内毒素不仅可以损害心肌纤维，而且可以损害心脏传导系统引起变性、坏死及瘢痕形成。这些病变是造成传导系统功能障碍的病理基础。

（三）临床表现

典型的心脏异常表现出现在细菌感染后第1周，也会有心肌肥厚和严重充血性心力衰竭。临床体征表现为第一心音减弱、舒张期奔马律、肺瘀血。血清转氨酶升高，其升高的水平与预后密切相关。多数患者心电图有ST-T改变、房性或室性心律失常及传导阻滞。多数患者预后良好，部分患者因严重而广泛性心肌损害常引起心排血量急剧下降，可突然出现循环衰竭、心源性休克甚至猝死，这部分患者在心电图上均有明显心肌损害证据，但白喉内毒素对周围小血管或血管舒缩中枢的损害也可能是造成休克的原因之一。

（四）治疗及预后

由于白喉内毒素对心肌的损伤是严重的，因此一定要尽快、尽早应用抗毒素，抗生素治疗效果不明显。急性心肌炎期患者必须绝对卧床休息，因极轻度的体力劳动即可能引起猝死，卧床休息应持续到心脏完全恢复正常时为止。充血性心力衰竭时可考虑用小剂量洋地黄，但其疗效不佳。急性心肌损害是白喉最严重的并发症，心肌损害病例的死亡率在儿童期为50%～100%，在成人期约为25%。如心电图提示完全性房室传导阻滞或完全性束支阻滞或临床上出现休克或充血性心力衰竭征象，则预后极其恶劣。完全性房室传导阻滞或束支传导阻滞患者90%均在急性期内死亡，即使安装了永久起搏器死亡率仍然很高；在急性期幸免于死亡的传导阻滞病例可恢复健康，但也可能演变为慢性心脏传导阻滞。

三、立克次体性心肌炎

立克次体疾病，特别是斑疹伤寒，常常与心肌的病变密切相关，其基本的组织病理学特征是心肌的病变，尤以心肌周围血管床的炎症反应最为显著，常形成心内膜下间质性小结节，也可同时伴发血管内膜炎，引起血栓形成及微小心肌梗死灶。

Q 热（Q fever）为美洲地区立克次体感染引起，心脏反应主要表现为心内膜炎而非心肌炎，临床常有呼吸困难、胸痛等症状，可能是反应性心包炎所致。心电图表现为一过性 ST-T 改变或发作性室性心律失常。该病的免疫学发病机制相对较复杂。

落基山斑疹热由立克次体引起，由蜱传播，流行于美国及南美洲，表现为持续高热，肌肉及关节疼痛和出血性皮疹。该病可导致多脏器血管炎，尤其是心肌炎的发生率最高，主要表现为左心室功能的异常，超声心动图显示部分患者左心室功能持续异常。

恙虫病又名丛林斑疹伤寒，由恙虫感染引起。心肌炎最易出现，尤其是重症患者。病理组织学发现，小血管灶性血管炎明显，心肌坏死很少见。临床表现相对较轻，无明显心肌损伤特点，心电图表现为非特异性 ST-T 改变和 I 度房室传导阻滞。心前区可听到舒张早期奔马律及收缩期杂音提示有二尖瓣的反流。

曾有文献报道 1 例斑疹伤寒患者，其死前心电图示右束支传导阻滞，尸体解剖发现坏死性小动脉炎和小动脉血栓形成，引起多发性小心肌梗死灶。临床所见到心电图上示心肌病变的斑疹伤寒患者，在斑疹伤寒痊愈后，心电图改变均完全消失，因此，斑疹伤寒并不引起慢性心脏病。

该类患者心脏病变多系暂时性，原发病痊愈后，心脏也大多恢复正常。治疗方面着重原发病的积极治疗，卧床休息；除病毒性心肌炎外，可考虑肾上腺皮质激素的应用。

（郭良才）

第七节　缺血性心肌病

缺血性心肌病是指由于冠状动脉粥样硬化所致长期心肌缺血引起的以弥漫性纤维化为主的心肌病变，亦称为心肌硬化或心肌纤维化。缺血性心肌病者冠状动脉粥样硬化严重，多为多支病变，心脏逐渐扩大，左室功能明显受损，左室射血分数多 ≤ 35%。临床主要表现为心律失常和心力衰竭，因此也称心律失常型和心力衰竭型冠心病。

一、病因

本病大多数属冠状动脉严重粥样硬化性病变，偶为冠状动脉痉挛、冠状动脉栓塞、先天性冠状动脉畸形或冠状动脉炎症所引起。

二、病理

心脏增大，重量增加，可达 450 ~ 830 g，心室壁厚度与心脏增大不成比例，厚、薄交错不均匀。心腔以左心室扩大为主，严重者双心室均扩大，心脏外形呈球状。冠状动脉多呈广泛而严重的粥样硬化。组织学检查见心肌弥漫性纤维化伴有肥大、萎缩的心肌细胞，电镜检查显示心肌有较广泛的损害，在毛细血管和心肌细胞之间有线粒体损害、肌原纤维断裂、分离和较多胶原沉着。

三、诊断

1. 临床表现

（1）症状：此病的临床特点是以心力衰竭和心律失常为主要临床表现。患者有心绞痛或心肌梗死的病史，常伴有高血压。部分患者可有明显的心绞痛或心肌梗死病史。心力衰竭的表现多逐渐发生，大多先出现左心衰竭，随着病情的发展，继而发生右心衰竭，患者则出现呼吸困难、水肿等相应的症状。此类患者可出现各种心律失常，心律失常一旦出现，常持续存在，其中以期前收缩（室性或房性）、心房颤动、病态窦房结综合征、房室传导致阻滞多见，阵发性心动过速亦时有发生。

（2）体征：心脏增大为本病的重要体征。心脏逐渐增大，以左心室增大为主，后期则两侧心脏均明显增大。心力衰竭和心律失常则出现相应的体征。

2. 特殊检查

（1）心电图：部分患者可见陈旧性心肌梗死图形，冠状动脉供血不足的变化常见包括 ST 段下降、T 波平坦或倒置等。可见各种心律失常，其中以期前收缩（室性和房性）、心房颤动、病态窦房结综合征、房室传导阻滞和束支传导阻滞多见。

（2）胸部 X 线检查：可见心影增大和不同程度的肺血增多，胸部 X 线检查发现冠状动脉钙化，则提示有缺血性心肌病的可能。

（3）超声心动图：可明确心脏扩大的某些原因，以期除外冠心病并发症（室壁瘤、室间隔穿孔和乳头肌功能不全等），以及其他心脏病或其他原因引起的心脏扩大和心力衰竭。二维超声心动图显示局部室壁运动异常，呈节段运动减弱，对缺血性心肌病的诊断有重要价值。

（4）放射性核素心肌显影：^{201}Tl 心肌显像示灌注缺损，如发现固定性灌注缺损超过左室壁的 40%，高度提示缺血性心肌病。

（5）选择性冠状动脉造影：可确立对本病的诊断。它既可判断冠状动脉狭窄的程度和受损的部位，也可明确有否其他冠状动脉疾患。

3. 诊断标准

根据典型临床表现（心脏扩大、心力衰竭和心绞痛）和明确的冠心病史，摒除其他引起心脏扩大、心力衰竭和心律失常的原因，诊断本病并不困难。选择性冠状动脉造影可帮助确诊。

（1）Yatteau 等于 1974 年提出缺血性心肌病诊断标准为：

①心室造影提示左室收缩功能普遍性降低，LVEF < 25%，排除心室局部疾病和室壁瘤。

②主要冠状动脉一支或多支显著粥样硬化。

③无并存的其他疾病。

（2）张放于 1989 年提出如下缺血性心肌病的临床诊断必须具备三个肯定条件和两个否定条件。

肯定条件：①明确的冠状动脉疾病证据（心绞痛、心肌梗死、冠状动脉造影阳性）。②明显心脏扩大。③顽固性心衰。

否定条件：①除外冠心病并发症（室壁瘤、室间隔穿孔、乳头肌功能不全等）。②除外其他心脏病或其他原因引起的心脏扩大和心力衰竭。

四、鉴别诊断

（1）扩张型心肌病。

（2）缺血性心肌病

尚需与心肌炎、高血压性心脏病、内分泌性心脏病等进行鉴别。

五、治疗

治疗目的是改善冠状动脉供血和心肌的营养，控制心力衰竭和心律失常，缓解症状，提高生活质量及延长寿命。

1. 药物治疗

一般治疗包括限制体力活动和钠盐的摄入。充血性心力衰竭患者可使用小剂量洋地黄（如地高辛 0.125 ~ 0.25 mg/d）和利尿剂。硝酸异山梨酯和肼屈嗪联合使用可改善心力衰竭患者的预后，延长其存活期。最近临床试验表明，血管紧张素转换酶抑制剂可长期改善患者的症状和血流动力学，且可延长患者的寿命。β 受体阻滞剂的主要不良反应是减弱心肌收缩力，对存在心肌缺血、难以控制的窦性心动过速和快速心室率的心房颤动患者，在同时使用洋地黄和利尿剂的基础上应用小剂量 β－受体阻滞剂（如阿替洛尔 6.25 ~ 12.5 mg，2 次 / 日，或美托洛尔 12.2 ~ 25 mg，2 次 / 日）可能对改善症状有益，合并心房颤动的患者应长期抗凝治疗。病态窦房结综合征和房室传导阻滞有阿－斯综合征发作者，须尽早安置永久性人工心脏起搏器。此类患者的 PTCA 治疗尚未肯定，因患者多为累及多支血管的弥漫性病变，并且左室功能差，如需急诊手术，风险极大，大多数患者不宜接受 PCI 治疗。

2. 外科治疗

CABG 可明显改善心绞痛患者术后的症状。对充血性心力衰竭患者手术对症状的改善作用不大。因此，该手术适于以缺血心绞痛症状为主的患者。有的患者虽无明显的心绞痛发作，但有无症状心肌缺血亦同样适于冠状动脉旁路手术治疗。对于难以用药物控制的晚期心力衰竭患者，而无其他严重的全身性疾病和器官损害者可考虑心脏移植。

六、预后

缺血性心肌病的预后取决于冠状动脉病变范围和左室功能，后者较前者更为重要。总的 5 年和 7 年存活率分别为 45% 和 34%。主要死因为进行性心力衰竭、心肌梗死、心律失常和猝死，有报道心衰患者的 50% 死于猝死及致命性室性心律失常（室速、室颤）。

（郭良才）

病例 01　心尖肥厚型心肌病

一、病历摘要

姓名：×××　　　　性别：男　　　　年龄：39 岁

过敏史：无。

主诉：反复胸闷气短 10 余天。

现病史：患者 10 余天前开始无明显诱因出现胸闷气短不适，主要表现为整个胸前区憋闷不适，伴有气短，下午多发，与活动不相关，平时爬楼、走路无不适，发作时无大汗淋漓，无肩背及双上肢放射痛，无腹痛腹胀反酸、胃灼热等不适，无黑蒙、晕厥，无咳嗽、呼吸困难等不适，症状持续数小时至 10 小时不等，长吸一口气及稍微走动后症状改善，患者症状反复发作，为进一步就诊来我院，门诊完善心电图提示：窦性心律，Ⅰ，Ⅱ，aVF 导联 T 波倒置，V₃ ~ V₆ 导联 ST 压低，T 波倒置，超敏肌钙蛋白 I 0.036 ng/mL，门诊以"冠心病？心肌炎？"收住院；自患病以来患者精神食欲可，体重未见明显变化。

既往史：平时家中及社区监测血压时血压有升高，最高血压达 146/100 mmHg，非同日测得血压升高超过 140/90 mmHg 达 3 次以上，未服药未进一步诊治；否认糖尿病、高脂血症病史；否认脑卒中、甲状腺疾病、支气管哮喘、慢性阻塞性肺疾病、消化性溃疡和慢性肾病等病史。

二、查体

体格检查：BP 146/102 mmHg，发育正常，营养良好，面容无异常，表情自如，神志清楚，自主体位，查体合作。

专科检查：心前区无隆起，心尖冲动正常，心尖冲动点位于第 5 肋间左锁骨中线内 0.5 cm 处，无抬举样搏动，未触及震颤，未触及心包摩擦感，心浊音界正常，心率 72 次 / 分，心律齐整，心音无增强或减弱，未闻及病理性杂音，未闻及心包摩擦音。四肢血压无差异。

辅助检查：心电图提示，窦性心律，Ⅰ，Ⅱ，aVF 导联 T 波倒置，V₃ ~ V₆ 导联 ST 压低，T 波倒置。

三、诊断

1. 心尖肥厚型心肌病
2. 高血压病

四、诊疗经过

入院后复查心电图无动态变化，复查 CTnI 为 0.024 ng/mL、0.030 ng/mL，C 反应蛋白等炎性指标阴性，除外急性心肌炎，患者有反复胸闷、心电图异常、肌钙蛋白 I 轻微升高需除外冠心病，故行冠状动脉造影无明显异常。心脏彩超及左心腔超声造影增强检查示左室心尖部肥厚，诊断心尖肥厚型心肌病。

五、出院情况

经与口服美托洛尔及雷米普利症状缓解，血压稳定出院。

六、讨论

心尖肥厚型心肌病是肥厚型心肌病的一种，占肥厚型心肌病的 16.8%，发病年龄 30～50 岁居多，男性多于女性，起病隐匿，发病缓慢，患者可有胸闷、头晕、心前区疼痛等症状，胸痛症状需与冠心病心绞痛相鉴别，该病患者胸痛持续时间较长，含服硝酸甘油往往无效，体格检查心脏大小正常，均无杂音，无特异性体征。心脏彩超诊断心尖肥厚型心肌病的特异性不高，无经验的医生常诊断为正常（此例患者由医院专门做心脏彩超的专家行左心腔超声造影增强检查才明确）。而冠状动脉造影及左室造影影像学表现更直观，是诊断心尖肥厚型心肌病的较好方法，同时还能鉴别诊断冠心病。当然 MRI 检查的准确率也较高，但不能完全代替冠状动脉及左室造影。心尖肥厚型心肌病不伴流出道狭窄，无须手术，以保守治疗为主。心尖肥厚型心肌病发展缓慢，无严重并发症，心功能较好，预后佳，建议对中老年男性出现不典型心绞痛症状、伴心电图 ST-T 特异改变时，既要考虑冠心病，也要考虑心尖肥厚型的可能，行冠状动脉造影及左室造影可以明确诊断。

（方　毅）

病例 02　应激性心肌病

一、病历摘要

姓名：×××　　　　性别：女　　　　年龄：58 岁

过敏史：无。

主诉：胸痛 3 天。

现病史：缘于患者 3 天前情绪激动后（家人去世）出现胸前区绞痛，向后背放射痛，休息后未能缓解，无恶寒发热，无头痛头晕，无恶心欲呕，无心慌气促，无大汗淋漓，无肌肉酸痛，至当地门诊就诊，予口服"止痛药"、速效救心丸后症状稍缓解，但仍有胸痛，遂今日至我院门诊就诊，门诊查肌钙蛋白 I 0.19μg/L，心电图示：窦性心律，ST-T 改变。现为求进一步诊治，由门诊拟"胸痛查因：冠心病？心碎综合征？"收入我科。

二、查体

体格检查：T 36.7℃，P 82 次 / 分，R 20 次 / 分，BP 134/86 mmHg。神志清楚，精神欠佳，发育正常，查体合作。全身皮肤黏膜无黄染、皮疹和出血点，浅表淋巴结未触及肿大。头颅五官端正，双瞳孔等大等圆，对光反射存在。咽不红，无充血，双扁桃体不大。颈软，气管居中，颈静脉无怒张，甲状腺无肿大。胸廓对称无畸形，双肺呼吸音清，未闻及干湿性啰音，心率 82 次 / 分，律齐，各瓣膜听诊区未闻及病理性杂音。腹平软，未见胃肠型和蠕动波，全腹无压痛及无反跳痛，肝脾肋下未及，莫菲氏征阴性，肝肾区无叩击痛，肠鸣音正常。脊柱无畸形，四肢肌力、肌张力正常，双下肢无水肿，生理反射存在，病理反射未引出。

专科检查：BP 134/86 mmHg。神志清楚，精神欠佳，胸廓对称无畸形，双肺呼吸音清，未闻及干湿性啰音，心率 82 次 / 分，律齐，各瓣膜听诊区未闻及病理性杂音。双下肢无水肿。

辅助检查：2017-06-01 我院心脏彩超 EF73%，左室舒张功能减退。动态心电图，室性早搏，偶发房性期前收缩伴短阵房速，T 波改变；心率变异呈正常范围。动态血压，全天血压值正常范围。2017-07-12 我院门诊查肌钙蛋白 I 0.19μg/L，心电图示窦性心律，ST-T 改变。冠状动脉造影示（图 7-1）：右冠优势型，LM、LCX、RCA 未见异常，LAD 近段见 20% ~ 35% 狭窄，中 - 远段未见狭窄，TIMI 血流 3 级。

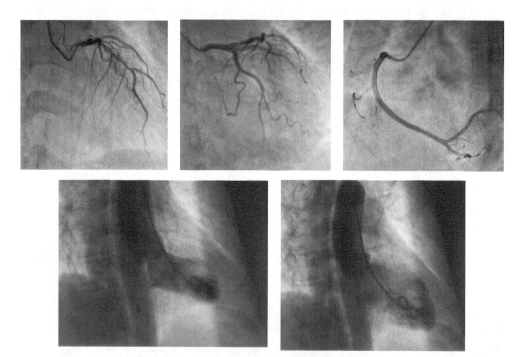

左图为收缩期左室显影，右图为舒张期左室显影

图 7-1　冠状动脉造影

三、诊断

初步诊断：

      1. 胸痛查因：急性冠脉综合征？心碎综合征？

      2. 心律失常：偶发室性早搏

      3. 脂肪肝

鉴别诊断：

1. 急性冠脉综合征

根据病史典型的心绞痛症状，典型的缺血性心电图改变以及心肌损伤标记物的演变，可以做出急性冠脉综合征诊断。冠脉造影是冠心病的重要诊断方法，对决定治疗策略有重要意义。

2. 主动脉夹层

胸痛一开始即达高峰，常放射到背、肋、腰、腹和下肢，两上肢的血压和脉搏可有明显差别，可有主动脉瓣关闭不全的表现，偶有意识模糊和偏瘫等神经系统受损症状。二维超声心动图检查、X 线、主动脉 CTA 或 MRA 有助于诊断。

最终诊断：

      1. 应激性心肌病

      2. 冠状动脉粥样硬化

      3. 心律失常：偶发室性早搏

      4. 脂肪肝

      5. 肝囊肿

      6. 胆囊结石

      7. 焦虑状态

四、诊疗经过

入院后予完善状动脉造影示：右冠优势型，LM、LCX、RCA 未见异常，LAD 近段见 20% ~ 35% 狭窄，中－远段未见狭窄，TIMI 血流 3 级。左室造影示，左室压：140/15 mmHg，前壁运动减弱，收缩期心尖呈球形改变，EF55%。（见图 7-1）。入院后复肌钙蛋白未见异常。心脏彩超：左室舒张功能减退，EF73%。治疗上予营养心肌、抗血小板聚集、控制心率、降脂稳斑、抗焦虑等处理，经治疗后患者好转。

五、出院情况

患者无胸痛，无心慌气促，无大汗淋漓，无恶寒发热，无头痛头晕，无恶心欲呕，体格检查：BP 125/80 mmHg。神志清楚，精神好转，胸廓对称无畸形，双肺呼吸音清，未闻及干湿性啰音，心率 75 次 / 分，律齐，各瓣膜听诊区未闻及病理性杂音。双下肢无水肿。

六、讨论

日本学者于 1991 年曾首先描述一例特殊患者，发病时心脏收缩期心尖部膨隆、心底部狭小的左心室造影线像，形似日本捕章鱼的网套（takotsubo），将其命名为 "Takotsubo" 综合征。Takotsubo 综合征是一种认识不足的心脏疾病，最初被认为是良性疾病。近些年已经证明，Takotsubo 综合征因发病早期特有的心尖部收缩功能障碍，也称为心尖球形综合征，又因该病发病前均有明显的应激史，且发病时患者血浆儿茶酚胺等应激性物质水平明显增高，又将该病命名为应激性心肌病，亦称为心碎综合征。

患者绝大多数为女性，67 ~ 70 岁的女性患者占 90%。应激性心肌病在症状发作前的数分钟或数小时，大部分有一个明显的心理或是躯体应激情况存在。大部分患者可找到明显的诱因，主要为心理和生理性应激状态。然后出现类似急性冠脉综合征的剧烈胸痛、呼吸困难、晕厥、类似急性心肌梗死的表现。也可表现为背部疼痛、心悸、恶心、呕吐等。在急性阶段，可出现急性肺水肿、心源性休克、呼吸衰竭、心律失常（如：心动过缓、房室阻滞、阵发性心房颤动、室速及心室颤动）、左心室血栓形成等。该病最重要的特征是发病初期左心室收缩功能严重受损，但是心功能常在 1 周内恢复。

应激性心肌病的治疗，由于未能在应激性心肌病患者群中进行前瞻性的随机临床试验，治疗策略多基于临床经验和专家共识。首要去除诱发因素，如急性感染或身体应激事件。未确定诊断之前，按急性冠状动脉综合征处理，使用阿司匹林、受体阻滞药和肝素等，必要时给予吗啡和氧气。由于急性心肌梗死的危险性很高，对于酷似该症状的本病患者在无冠状动脉介入术条件又符合溶栓治疗标准者，溶栓治疗是允许的，也是安全的。如能进行紧急冠状动脉造影时，则应在冠状动脉造影完成后再决定是否溶栓或行其他方式的血运重建手术。严重患者如伴血流动力学不稳定、失代偿，或血压降低等，可酌情应用血管活性药包括血管扩张药（硝酸甘油、硝普钠）和正性肌力药（磷酸二酯酶抑制药），或放置主动脉内球囊反搏泵（IABP）。β 受体激动药和儿茶酚胺类正性肌力药（多巴胺、多巴酚丁胺）应列为禁忌。严重室壁运动障碍患者有并发血栓栓塞症危险，可考虑应用抗凝药，以预防附壁血栓形成和继发性血栓栓塞性并发症。可长期应用 ACEI 或血管紧张素 Ⅱ 受体拮抗药以及 β－受体阻滞药，有冠状动脉痉挛者可考虑应用钙通道拮抗药。

应激肌病发病初期病情较为凶险，可以出现低血压、呼吸困难、急性肺水肿、心室颤动、心源性休克、心搏骤停等情况，导致死亡的发生。本病长期预后相对较好，只要适当采用有效的治疗手段，患者多可良好地康复。

（郭良才）

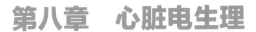

第八章　心脏电生理

第一节　房室结内折返性心动过速

房室结内折返性心动过速（A-V nodal reentry tachycardia，AVNRT）是房室结快径和慢径之间的折返，射频消融可通过阻断慢径或快径传导达到根治 AVNRT 的目的。因阻断慢径对房室间传导功能无明显影响，故目前临床广泛应用慢径消融法，其成功率为 98.8%，复发率为 2.3%，并发症发生率为 0.8%。

一、适应证

（1）AVNRT 发作频繁，症状明显者（Ⅰ类）。

（2）合并器质性心脏病或心动过速伴有血流动力学障碍者（Ⅰ类）。

（3）AVNRT 发作次数少，症状轻者（Ⅱa类）。

（4）虽有 AVNRT 的临床症状和心电图表现，但电生理检查无房室结双径传导，且不能诱发（包括药物试验）AVNRT 者（Ⅱ类）。

二、术前准备

1. 停用药

包括各种抗心律失常药物至少 5 个半衰期。

2. 药品

除 1% 利多卡因及各种抢救药品外，尚需要备用阿托品、异丙肾上腺素和腺苷等静脉注射剂。

3. 器械

（1）血管穿刺针及动脉鞘管（6F 或 7F）。

（2）电极导管：10 极冠状静脉窦（CS）电极导管（6F），4 极心房、希氏束（His束）和心室导管，4 极温控消融导管（8F），各相应电极尾线。

（3）心包穿刺包及气管插管等器械。

4. 仪器

（1）C 形臂数字影像 X 线造影机。

（2）多导生理记录仪，可供同步记录多部位心腔内电图和体表心电图。

（3）多功能程序刺激仪，可供不同频率或周期的程序刺激。

（4）直流电复律器。

三、手术方法

1. 脉穿刺和心腔内置管

常规消融铺巾后经皮穿刺右侧或左侧颈内或锁骨下静脉，并插入 6 F 或 7 F 动脉鞘管，经鞘插入 6 F 10 极冠状窦（CS）电极至 CS。经皮穿刺右侧和左侧股静脉并插入 2 根 6 F 和 1 根 8 F 动脉鞘管（右侧），分别将 2 根 6 F 4 极导管经鞘插入并放置于右心室心尖部、高位右心房，将 1 根 4 极 His 束导管经右侧 8 F 鞘插入并放置于 His 束区。不同电极导管经尾线连接至多导生理记录仪，同步记录 I、II、aVF、V_1、V_6 导联心电图和高位右房（HRA）、希氏束（HBE）、冠状窦（CS）、右心室（RVA）局部心腔内电图。

2. 电生理检查方法

（1）窦性心律（SR）时心房和心室刺激：选择 HRA 或 CS 近端作心房刺激部位，RVA 作为心室刺激部位。分级增加频率（缩短周期）刺激心房和心室，直至诱发 AVNRT 或非 1∶1 心室夺获（心房刺激）或非 1∶1 心房（心室刺激）夺获。程序期前刺激心房和心室，直至诱发 AVNRT，或达到房室结前向或逆向传导有效不应期。

（2）心动过速时心房和心室刺激：诱发 AVNRT 后测定心动过速周期和室波（V 波）至 His 束波（V-H）间期，以 V-H 间期设置 R-S_2 间期刺激心室，以后 R-S_2 间期以 10 ms 递减，直至心动过速终止或不能夺获心室。观察与 H 波同步刺激能否预激心房和改变心房激动顺序。如果 R-S_2 刺激心室未能终止 AVNRT，则以心房或心室超速刺激终止心动过速。

（3）异丙肾上腺素激发试验：主要用于 AVNRT 不易诱发者。静脉滴注异丙肾上腺素使窦性心律的频率增加 20%～40% 后能行心房和心室刺激，刺激部位和方法同上述。

3. AVNRT 分型和诊断

AVNRT 分为典型和不典型两种。典型的 AVN-RT，又称为慢快型（S-F 型），占 AVNRT 的 95% 以上；不典型的 AVNRT 包括快慢型（F-S 型）和慢慢型（S-S 型），应注意其与房性心动过速和顺向型房室折返性心动过速（AVRT）进行鉴别。AVNRT 的诊断须符合如下电生理表现：

（1）窦性心律时心房和心室刺激，其 A-V 和 V-A 传导均有频率和周期依赖性递减传导特点，且心室和心房激动顺序正常。

（2）心房程序期前刺激可显示房室结跃增性传导，即房室结双径传导（DAVNP）。不典型 AVNRT 者，心室程序期前刺激可显示房室结逆向双径传导。

（3）心房和心室刺激可重复诱发和终止心动过速，且有临界性刺激频率或周期。

（4）AVNRT 的 A-V 传导比例多为 1∶1 关系，也可表现为 2∶1，多发生在心动过速的起始时。典型的 AVNRT 的 A 波和 V 波融合；不典型 AVNRT 的 A 波紧随 V 波（RP/RR ＜ 1）而类同于 AVRT，或 A 波远离 V 波（RP/RR ＞ 1）而类同于慢旁道参与的 AVRT，但心动过速时与 H 波同步刺激不改变心房激动周期和激动顺序。

4. 慢径消融

（1）消融途径和导管操作：退出 8 F 鞘管的 His 束电极，插入 8 F 加硬消融导管至 His 束区，在右前斜位（RAO）30° 和左前斜位（LAO）45° 体位下判断消融电极前（心室侧）、后（心房侧）、上（His 束）、下（CS 口）位置。

（2）消融靶点的选择：自 His 束至 CS 口依次分为上、中、下 3 个区。消融导管在中下 1/3 区标测，以局部双极电图呈碎、尖、小的 A 波和大的 V 波，且 A-V 之间无 H 波，A 波和 V 波振幅波动较小（电极贴靠好）的部位可作为消融靶点。

（3）消融和监测：目前多采用温控消融，预设温度为 50 ~ 60℃。使用非温控消融可选择功率 15 ~ 30 W。放电过程中严密监测阻抗和心律。多采用窦性心律时进行消融，如果放电 10 ~ 20 s 无交界心律出现者则应重新标测；出现交界心律可连续放电达 60 ~ 90 s，其间严密监测以下情况。①消融电极位置。当导管位置明显移位时应停止放电并重新标测靶点。②交界心律。间断出现短阵的交界心律常常是有效消融的指标，当出现交界性心动过速时（ ＞ 120/min）则提示消融部位邻近快径或 His 束，应立即停止放电并在偏低部位标测新靶点。③ V-A 和 A-V 阻滞。放电中交界心律伴 V-A 期延长或阻滞，或窦性心律时 A-V 明显延长或阻滞，说明消融慢径的同时损伤了快径，应立即停止放电。

（4）消融成功标准和消融终点：有效放电后慢径被阻断（DAVNP 消失），或虽残留慢径传导和心房回波，但不再诱发 AVNRT（含异丙肾上腺素激发试验），即达到消融成功标准。达到成功标准或手术中出现房室传导损伤（Ⅰ度或以上的传导阻滞）则为消融终点。

四、术后处理

手术后拔除电极导管和鞘管，局部压迫止血后加压包扎，回重症监护治疗病房（ICU）观察，双下肢制动 6 ~ 8 小时，心电监护 24 小时。

五、并发症预防及处理

1. 急性心脏压塞

（1）原因及预防：CS 电极放置时穿破 CS 是 AVNRT 消融术中引起急性心脏压塞的主要原因；右心房内导管操作不当，致右心耳或右房壁穿孔是少见原因；慢径消融极少导致心脏破裂。熟悉心脏解剖，导管操作轻柔及正确判断导管走向，是 AVNRT 消融中预防和避免急性心脏压塞的重要方法。

（2）根据如下表现可诊断急性心脏压塞：①面色苍白伴出汗，神志淡漠或烦躁；②血压下降且难以用升压药物维持；③透视心影增大（或不增大）且搏动明显减弱或消失，此时如能排除迷走反射即可诊断心脏压塞；④心脏超声可见心包积液征。

（3）处理：病情稳定者可在超声指导下处理。对于血流动力学不稳定者应该立即行心包穿刺引流术，经穿刺引流后血流动力学稳定，心影搏动恢复，超声检查心包积液明显减少且不再增加，可保留引流管 4 ~ 6 小时。否则应在维持引流下立即行开胸手术修补。

2. 完全性房室传导阻滞

（1）原因及预防：AVNRT 慢径消融损伤房室传导的主要原因是消融部位偏高而邻近快径或 His 束，而放电中未能及时发现先兆表现（如出现交界性心动过速、V-A 阻滞、A-V 延长或阻滞）则是导致完全性房室传导阻滞的重要原因。消融部位宜偏下，放电时严密监测和及时停止放电是重要的预防措施。

（2）永久性起搏治疗的时机：部分患者完全性房室传导阻滞可以恢复，但恢复的时间均无大样本报道，一般认为术后 2 周不恢复者应考虑永久性心脏起搏治疗。

3. 血胸或气胸

锁骨下静脉穿刺损伤动脉、胸膜或肺尖是主要原因。病情严重者及时穿刺引流。

（林　杰）

第二节　房室折返性心动过速

房室折返性心动过速（A-V reentry tachycardia，AVRT）是房室结和房室旁路之间的折返，包括顺向性折返和逆向性折返。射频消融可通过阻断房室旁路传导达到根治 AVRT 的目的。其成功率为 95%，复发率为 5%，并发症发生率为 4.4%。

一、适应证

1. 明确适应证

（1）预激综合征：显性预激和有相关的 AVRT，伴有房颤和旁路快速前传者。

（2）AVRT：无显性预激，发作频繁，不易耐受。

2. 有争议的适应证

发作很少的隐性旁路参与的 AVRT。

3. 非适应证

预激没有相关症状者。

二、术前准备

（1）停药：停用各种抗心律失常药物至少 5 个半衰期。

（2）药品准备：除 1% 利多卡因及各种抢救药品外，尚需要备用阿托品、异丙肾上腺素和腺苷等静脉注射剂。

（3）器械：血管穿刺针及动脉鞘管（6～8 F）；10 极冠状静脉窦（CS）电极导管（6 F），4 极心房、希氏束（His 束）和心室导管，4 极温控消融导管（8 F），各相应电极尾线；心包穿刺包及气管插管等器械。

（4）仪器：C 形臂数字影像 X 线造影机；多导生理记录仪，可供同步记录多部位心腔内电图和体表心电图；多功能程序刺激仪，可供不同频率或周期的程序刺激；直流电复律器。

三、手术方法

1. 静脉穿刺和心腔内置管

常规消融铺巾后经皮穿刺右侧或左侧颈内或锁骨下静脉，并插入 6～8 F 动脉鞘管，经鞘管插入 6 F 10 极 CS 电极至 CS。经皮穿刺右侧和（或）左侧股静脉并插入 2 根 6 F 和 1 根 8 F 动脉鞘管（右侧），分别将 2 根 6 F 4 极导管经鞘管插入并放置于右心室心尖部、高位右心房，将 1 根 4 极 His 束导管插入并放置于 His 束区。不同电极导管经尾线连接至多导生理记录仪，同步记录 I、II、aVF、V_1、V_6 导联心电图和高位右心房（HRA）、希氏束（HBE）、冠状窦（CS）、右心室（RVA）局部心腔内电图。

2. 房室旁路的电生理诊断

（1）房室旁路的分区：房室旁路主要沿二尖瓣环和三尖瓣环分布，大部分位于左侧或右侧游离壁，少部分位于间隔部。①右侧房室旁路。在 X 线 ROA 45°～60° 投照体位，将三尖瓣环想象成面对观察者的一个时钟面，CS 口处为 5 点，His 束处为 1 点左右。可将右侧房室旁路依次划分为右前间隔旁路、中间隔旁路、右后间隔旁路、右后壁旁路、右后侧壁旁路、右侧壁旁路和右前侧壁旁路和右前壁。②左侧房室旁路。一般采用旁路距 CS 口的距离定位为左后间隔旁路、左后壁旁路、左后侧壁旁路、左侧壁旁路和左前侧壁旁路。

（2）窦性心律和（或）心房刺激下标测：在部分体表心电图上预激成分表现不明显的显性预激或隐性预激，可在窦性心律和（或）心房刺激下，通过上述放置的电极，记录 His、RVA 和 CS 电极电图。分析各部位 A 波和 V 波的激动顺序关系，找出最早心室激动及最短的 AV 间期，最早 V 波出现处即为心室预激部位。

（3）心室刺激标测：在心室刺激时，可通过心腔各部位的电极导管记录到偏心心房激动顺序，根据最早心房激动部位和最短 VA 间期进行旁路定位，可作为隐匿性旁路的旁路诊断和定位方法，也可作为显性预激的辅助诊断方法。

（4）心动过速标测：通过心房或心室刺激诱发顺向性 AVRT 之后，根据心腔内不同部位电极导管记录的心内电图之间的最早 A 波和最短 AV 间期，如心室刺激标测一样进行旁路诊断和定位。逆向性 AVRT 则与窦性心律下标测一样，通过记录到最早心室激动点判断旁路部位。

3. 房室旁路的消融

（1）右侧房室旁路的消融：经股静脉插入 8 F 加硬消融导管至右心房，在 LAO 45° 投照体位下沿三尖瓣环依次标测，必要时可辅以 Swartz 鞘管稳定消融导管。显性右侧旁路可在窦性心律下标测，以 AV 融合并提前于体表心电图的最早标测点作为消融靶点，必要时可应用心室起搏观察 AV 融合及是否提前来验证靶点；隐性旁路须在心室起搏下标测 AV 融合并将提前的标测点作为靶点，某些旁路可记录到旁路电位作为靶点。二者也均可在 AVRT 发作时标测。多采用温控消融，预设温度为 50～60℃。使用非温控消融可选择功率 20～30 W。放电过程中严密监测阻抗和心律变化。显性旁路多在窦性心律下进行消融，隐性旁路多在心室起搏下消融。放电 5 s 内旁路阻断者为有效靶点，继续放电至 60～120 s。对于右侧间隔旁路消融时应注意观察消融靶点与 His 束的关系，避免损伤 His 束。

（2）左侧房室旁路的消融：经股动脉逆行插入消融导管至左心室，在 RAO 30° 投照体位下以 CS 电极为标志进行标测。根据 CS 电极记录的心内电图判断的旁路大概位置，在该电极附近精细标测消融靶点。显性旁路可在窦性心律下标测，以 AV 融合并提前或等于 CS 电极最早 V 波和体表心电图的预激波的最早标测点作为消融靶点，必要时可应用心室起搏观察 VA 融合及是否提前来验证靶点；隐性旁路需在心室起搏下标测 AV 融合并提前或等于 CS 最早逆行 A 波作为靶点。二者也均可在 AVRT 发作时标测。目前多采用温控消融，预设温度一般为 50～55℃。使用非温控消融可选择功率 20～30 W。放电过程中严密监测阻抗和心律变化。显性旁路多在窦性心律时进行消融，隐性旁路多在心室起搏下消融。放电 5 s 内旁路阻断者为有效靶点，继续放电至 60～120 s。部分心室侧消融困难者可将消融导置于心房侧消融或者采用房间隔穿刺术在左心房侧消融。

四、术后处理

结束手术后拔除电极导管和鞘管，局部压迫止血后加压包扎，回重症监护治疗病房观察，静脉穿刺下肢制动 6～8 小时，动脉穿刺侧下肢加压包扎 4～6 小时，制动 24 小时，心电监护 24 小时。

五、并发症预防及处理

1. 急性心脏压塞

（1）原因及预防：CS 电极放置时穿破 CS；右心房内导管操作不当，致右心耳或右房壁穿孔是少见原因；消融过程中心脏爆裂伤；左心室导管操作不当。房间隔穿刺术时熟悉心脏解剖，导管操作轻柔及正确判断导管走向，是 AVRT 消融中预防和避免急性心脏压塞的重要方法。

（2）临床表现：面色苍白伴出汗，神志淡漠或烦躁；血压下降且难以用升压药物维持；透视心影增大（或不增大）且搏动明显减弱或消失，此时如能排除迷走反射即可诊断心脏压塞；心脏超声可见心包积液征。

（3）处理：病情稳定者可在超声指导下处理。对于血流动力学不稳定者应该立即行心包穿刺引流术，经穿刺引流后血流动学稳定，心影搏动恢复，超声检查心包积液明显减少且不再增加，可保留引流管 4～6 小时。否则应在维持引流下立即行开胸手术修补。

2. 完全性房室传导阻滞

（1）原因及预防：多数房室旁路消融一般不会引起完全性房室传导阻滞。但是临近His束的间隔旁路消融可能会损伤His束，从而引发损伤房室传导阻滞。主要与消融靶点邻近His束而且未能及时识别His电位，而放电中又未能及时发现先兆表现（如出现交界性心动过速、V-A阻滞、A-V延长或阻滞）则是导致完全性房室传导阻滞的重要原因。消融部位宜偏离His束，心动过速下标测和放电消融，放电时严密监测和及时停止放电是重要的预防措施。

（2）永久性起搏治疗的时机：部分患者完全性房室传导阻滞可以恢复，一般认为术后2周不恢复者应考虑永久性心脏起搏治疗。

3. 血胸或气胸

锁骨下静脉穿刺损伤动脉、胸膜或肺尖是主要原因。病情严重者及时穿刺引流。

（林 杰）

第三节 房性心动过速

房性心动过速（atrial tachycardia，AT，简称房速）是起源于左、右心房或与之相连接胸腔静脉的快速心律失常。发病机制包括折返性、触发活动和异常自律性增高。呈阵发性或慢性发作，P'波形态一致，但不同于窦性心律的P波，频率为150～250/min，P'-P'间期恒定，QRS波群同窦性心律时。房室传导比例多为1∶1，P'-R间期常常短于R-P'间期；有时出现2∶1房室传导。经电极导管的心内电生理检查和射频消融是诊断和根治房速的可靠方法。

一、适应证

心电图（体表或动态）证实房速发作。患者愿意接受射频消融治疗。

二、禁忌证

（1）周身性感染性疾病。

（2）局部化脓。

（3）细菌性心内膜炎及败血症。

（4）出血性疾病及有出血倾向。

（5）严重肝、肾功能障碍。

（6）严重心功能障碍。

（7）严重电解质紊乱及酸碱平衡失调。

（8）恶病质。

（9）疾病的临终期。

（10）医疗单位不具备心电生理检查条件。

（11）未获患者同意。

三、术前准备

（1）详细了解病史（首次发病时间、发病方式和症状、既往治疗用药或心内电生理检查和射频消融结果）。

（2）阅读房速发作的 12 导联体表心电图，初步判断房速的起源部位。

（3）入院后行超声心动图、X 线胸片、血尿粪常规、肝肾功能及传染性疾患的血生化检查。

（4）停用抗心律失常药至少 5 个半衰期。

（5）必要时做碘过敏试验。

（6）双侧腹股沟或其他血管穿刺部位清洁备皮。

（7）向患者说明术中需与医师配合的注意事项。

（8）向患者及家属或监护人解释术中可能出现的并发症，并签署知情同意书。

四、设备和药品

（1）正规的心脏导管室。

（2）C 形臂或 U 形臂 X 线机及相应的 X 线防护设备（铅衣、铅围脖、铅屏蔽）。

（3）多导电生理记录仪、多功能程控刺激仪、射频电能发生仪、自动心率和血压监护仪、心脏电复律除颤器、临时起搏器、气管插管、麻醉呼吸机和血氧饱和度监测仪。

（4）血管穿刺针、不同型号动脉和静脉鞘管、各种型号电生理导管和射频导管、房间隔穿刺针和穿刺鞘管。

（5）备用氧气、心包穿刺包和气管插管等器械。

（6）药品包括消毒用碘仿、碘酊和乙醇，局部麻醉用利多卡因或普鲁卡因。肝素、异丙肾上腺素、阿托品、三磷腺苷（ATP）、普罗帕酮针剂、胺碘酮针剂以及各种抢救药品。

五、手术方法

1. 血管穿刺

局部麻醉下经皮穿刺右颈内静脉或左锁骨下静脉，将 10 极电极导管放置于冠状静脉窦内。穿刺左右侧股静脉，将 3 根 2 极或 4 极电极导管分别放置于高位右心房、希氏束部位和右心室尖部。经电极导管尾线连接多导电生理记录仪，分别记录上述部位的双极心内电图。根据电生理检查需要可另放置其他电极电管。

2. 诱发房速

术中为窦性心律者，依次行心室、心房的程序期前刺激和分级递增刺激，诱发房速。程序期前刺激应包括两个不同的基础刺激周长。如未能诱发出房速，需静脉点滴异丙肾上腺素 1 ~ 4μg/min，使心率增加 30% 以上，重复上述刺激方法。

3. 电生理诊断

（1）自律性房速的诊断标准：①心动过速的 P 波形态和心房激动顺序不同于窦性心律；②心房刺激不能诱发、拖带和终止心动过速，但能出现超速抑制现象；③发作开始时，心动过速的频率呈逐渐增快的"加温"现象；而在终止前，心动过速的频率可呈逐渐减慢的"冷却"现象；④房室阻滞的发生对心动过速不产生任何作用；⑤刺激迷走神经和静脉注射腺苷不能终止心动过速。

（2）折返性房速的诊断标准：①心动过速的 P 波形态和心房激动顺序不同于窦性心律；②心房程序和分级刺激能诱发和终止心动过速；③房室阻滞的发生对心动过速不产生任何作用；④部分心动过速能被刺激迷走神经方法和静脉注射腺苷所终止。

（3）触发活动房速的诊断标准：①心动过速的 P 波形态和心房激动顺序不同于窦性心律；②心动过速的诱发与心房刺激周长有关，具有刺激周长依赖的特点；③心动过速发生前，单向动作电位上有明显的延迟后除极波；④心房刺激能终止或超速抑制心动过速；⑤房室阻滞的发生对心动过速不产生任何作用；⑥部分心动过速能被刺激迷走神经方法和静脉注射腺苷所终止。

4. 鉴别诊断

（1）心动过速时，心室快速起搏证实无室房传导或室房传导的心房激动顺序不同，诊断房速。

（2）心室快速起搏终止心动过速时无室房逆传，诊断房速。

（3）心室快速起搏拖带心动过速，最后一个起搏的室房逆传激动未能下传心室（通常表现为"A-A-V"的房室激动顺序），诊断为房速。如果最后一个起搏的室房逆传激动能下传至心室（表现为"A-V"的房室激动顺序），则排除房速的诊断。

（4）房速时心房快速起搏，如果 > 2 cm 的两个不同起搏部位能产生隐匿性拖带，诊断为大折返性房速。

5. 标测和消融

（1）双极电图标测：房速心律时，标测心房最早激动部位为病灶的起源点。通常以房速的体表心电图 P 波或选定相对稳定的心房波（如希氏束或冠状静脉窦电极导管）为参照点，对比心房不同部位心房激动时间，确定心房最早激动部位。通常房速起源点的心房激动较心电图 P 波（A-P 间期）提前 > 30 ms。

（2）单极电图标测：房速起源部位的心房波呈完全负向的"QS"样图形，本位曲折位于心房波的起始处。非房速起源部位的心房波呈"rS"样图形，本位曲折在心房波的降支上。距房速起源部位越远，单极电图心房波的"r"波振幅越大。

（3）右心房房速：重点标测三尖瓣环、界嵴、右心房耳部、房间隔，其他部位包括上腔静脉、冠状静脉窦内。起源于左心房的房速，穿刺房间隔后，静脉注射肝素 5000 U，每 1 小时补给肝素 1000 U。重点标测肺静脉口部、二尖瓣环和左心房耳部。

（4）消融：房速心律下进行放电消融。输出功率为 20 ~ 30 W 或预设温度 60 ~ 70℃。建议使用温控消融电极导管，以提高消融的成功率和减少术后房速的复发率。放电 10 s 内终止房速，为有效消融，继续巩固消融 60 ~ 100 s。试消融 10 s 仍未终止房速，应停止放电，重新标测靶点。消融过程中，需严密监测消融阻抗和患者的病状，一旦阻抗骤增或患者诉明显胸痛，应立即停止放电。成功消融终点：有效消融 30 分钟后，按消融前房速的诱发条件反复刺激心房，和（或）静脉点滴异丙肾上腺素 1 ~ 4 μg/min 后再行心房刺激，房速不能被诱发。

六、术后处理

（1）无并发症者送入普通心内科病房，穿刺侧肢体制动和卧床 6 ~ 12 小时，沙袋压迫 6 小时。

（2）严密观察心率、心律、呼吸和血压情况。

（3）密切注意穿刺部位有无血肿、渗血、下肢水肿及足背动脉搏动情况。

（4）经静脉点滴抗生素 3 天以预防感染。

（5）口服肠溶阿司匹林 100 mg，1 次 / 天，服用 2 个月。

（6）出院前复查心电图、超声心动图和 X 线胸片。

（7）有并发症患者，经及时处理后在 CCU 内监护。

七、并发症预防及处理

1. 血管穿刺部位血肿和动静脉瘘

穿刺点要准确，带负压穿刺。如误穿刺动脉后，局部压迫 5 ~ 10 分钟，确定无血肿后，再重新穿刺。穿刺部位出现血肿或局部血管杂音，应行血管超声，以明确是假性血管瘤或动静脉瘘，除局部加压包扎和延长制动时间外，请外科医师会诊。

2. 心脏穿孔、心脏压塞

术中（尤其是穿刺房间隔后）应随时注意心脏冲动和心影大小。一旦出现大量心包积液或心脏压塞现象，立即行心包穿刺，将抽出的血液经静脉通道注入体内。对于已用大量肝素的患者，用相同剂量的鱼精蛋白进行对抗。经上述处理后，短时间内仍反复出现大量心包积血，应尽快行外科手术治疗。

3. 房室阻滞

前间隔部位房速与希氏束相邻近，消融可能损伤希氏束，引起不同程度的房室阻滞。标测选择靶点时，应尽可能避开希氏束，或消融靶点图上无希氏束电位。消融放电中，严密监测房室传导情况，一旦出现房室阻滞，应立即停止放电，观察房室传导的恢复情况。对出现高度房室阻滞或风险大的患者，可考虑放弃消融治疗。必要时静脉点滴糖皮质激素，治疗 1 ~ 2 周。

4. 栓塞

对于左心房起源的房速,在穿刺房间隔后应进行充分肝素化治疗。放置左心房的鞘管应用肝素盐水冲洗,排除空气和血栓。出现脑栓塞症状时,应停止手术,请神经内科医师会诊,指导治疗。

(林　杰)

第四节　心房扑动

心房扑动(房扑,atrial flutter,AF)是一种独特的室上性心律失常,其节律规则,心房频率一般为 250 ~ 350/min。随着对房扑发生机制的深入认识,现将房扑分为多种类型。典型房扑的心房率在 340/min 以下,频率稳定,从心电图来看,可分为逆钟向型和顺钟向型房扑。逆钟向折返的心房激动顺序为折返激动沿三尖瓣环的间隔部向上到终末嵴,然后沿右房的前侧壁向下到达瓣环的侧壁,最后通过由下腔静脉、冠状静脉窦和三尖瓣环组成的峡部。顺钟向折返的心房激动顺序与之相反,但激动同样依赖由下腔静脉、冠状静脉窦和三尖瓣环组成的峡部。因此,这些房扑现在更多的被称为"峡部依赖性"房扑。经导管消融右房峡部是治疗典型峡部依赖性房扑的首选方法。

一、适应证

(1)心电图(体表或动态)证实典型房扑发作。顺钟向型房扑表现为Ⅱ、Ⅲ、aVF 导联的负向扑动波和 V_1 导联的正向扑动波;逆钟向型房扑表现为Ⅱ、Ⅲ、aVF 导联的正向扑动波和 V_1 导联的负性扑动波。

(2)患者愿意接受射频消融治疗。

二、禁忌证

(1)心房内有血栓。

(2)局部化脓及周身性感染性疾病。

(3)细菌性心内膜炎及败血症。

(4)出血性疾病。

(5)严重肝、肾功能障碍。

(6)严重心力衰竭未得到控制者。

(7)严重电解质紊乱及酸碱平衡失调。

三、术前准备

1. 药品

1%利多卡因、肝素及各种抢救药物。

2. 器械

血管穿刺针，动脉鞘管（6～8F），10极冠状窦标测电极导管，20极Halo电极导管，多极标测电极导管，消融导管（6 mm或8 mm射频消融导管，冷盐水灌注消融导管，冷冻消融导管等），消融仪（射频、冷冻或其他能源）。

3. 监测、抢救设备

多导生理记录仪、心脏监护仪、临时起搏器、心脏电复律除颤器、备用氧气、心包穿刺包及气管插管等器械。

四、手术方法

1. 电极导管的放置

局部麻醉下经皮穿刺右颈内静脉或左锁骨下静脉，将10极电极导管放置于冠状静脉窦内，近端一对电极应置于冠状静脉窦口。穿刺右侧股静脉，分别放置希氏束电极及Halo电极导管。可控的Halo导管送入右心房后，沿三尖瓣的游离壁放置，要求远端的第1对位于三尖瓣的6～7点处（左前斜45°）。因界嵴后方的心房肌部参与折返环，所以整个Halo导管的电极都应该放置在界嵴的前方，并尽可能靠近三尖瓣环。

2. 房扑的电生理诊断

术中为房扑的患者，记录和分析右心房各部位的激动顺序就能判断是逆钟向或顺钟向房扑。对于窦性心律的患者，以600 ms周长分别起搏冠状窦口和右心房下侧壁，记录起搏的右心房激动顺序和体表心电图的P波形态，而不需采用心房刺激的方法来诱导房扑。

3. 消融方法

消融线径可选择后位峡部或间隔峡部，目前普遍采用的消融线径是三尖瓣环－下腔静脉的峡部（后位峡部）。可以在窦性心律或房扑心律下进行放电消融。输出功率为20～30 W或预设温度60～70℃。建议使用温控消融电极导管，以提高消融的成功率和减少术后房扑的复发率。消融过程中，需严密监测消融阻抗和患者的病状，一旦阻抗骤增或患者诉明显胸痛，应立即停止放电。

4. 消融终点的判断

放电过程中房扑的终止和不再诱发不能作为消融成功的终点。峡部完全性双向阻滞是普遍采用的消融终点。检测峡部完全性双向阻滞的方法是分别起搏刺激冠状窦口和右心房下侧壁，观察右心房激动顺序的变化。当峡部完全性顺钟向阻滞时，起搏刺激冠状窦口的右心房的激动顺序为单一逆钟向方向，此时右心房下侧壁为最晚的部位，Halo导管的H12处的激动应晚于H34处的激动。当峡部完全性逆钟向阻滞时，起搏刺激右心房下侧壁的右心房激动顺序为单一顺钟向方向，此时冠状窦口为最晚激动部位，应晚于希氏束部位的心房激动。

五、术后处理

（1）拔管后4～6小时开始静脉应用肝素或皮下给予低分子肝素凝，同时合并应用华法林直至国际标准化比值（INR）达标。术后服用华法林至少 2 个月。

（2）穿刺侧肢体制动和卧床 6 ~ 12 小时，沙袋压迫 6 小时。

（3）严密观察心率、心律、呼吸和血压情况，密切注意穿刺部位有无血肿、渗血、下肢水肿及足背动脉搏动情况。

（4）经静脉滴注抗生素预防感染。

六、并发症预防和处理

（1）心脏穿孔、心脏压塞：常见于操作不当，或消融局部焦痂形成所致。当发生急性或大量心包积液时，患者可突然出现烦躁、低血压及心动过缓，后前位 X 线透视以及心脏超声可帮助明确。应立即进行心包穿刺引流，血流动力学仍不稳定的，应及时行心外科手术治疗。

（2）房室传导阻滞：部分患者 His 束波极低，在靠近三尖瓣环附近消融时，可损伤正常房室传导束，出现 A-V 延长或阻滞。要及时发现问题，立即停止放电，需要时给予心室起搏支持，并短期使用糖皮质激素治疗。

（3）极少数情况下消融放电还会损伤房室沟下的右冠状动脉或左侧回旋支。

七、注意事项

（1）部分患者局部心房壁较厚，冷盐水灌注导管可以提高成功率。

（2）部分患者伴有明显心功能不全，或伴有房扑所致的心动过速介导性心肌病，需使用抗心功能不全药物治疗，或先行房扑电复律，然后择期行房扑消融治疗。

（3）房扑消融治疗后复发者，可择期再次行消融术。

（林 杰）

第五节　心房颤动

心房颤动（房颤，atrial fibrillation，AF）的电生理诊断和导管消融术是借助心脏电生理检查的手段明确房颤的诊断并确定房颤的起源，在此基础上利用不同的消融能量针对触发房颤的病灶和（或）维持房颤的基质进行消融，以达到治疗房颤的目的。临床上可利用的消融能量有射频、超声、冷冻、激光等。目前在房颤消融的适应证和消融策略等诸多方面尚无一致的共识，而且仍处于不断演变的过程中。因此，规范中明确适应证不等同于绝对适应证，只是目前多数医疗中心或多数专家认为这类患者应接受导管消融治疗；而相对适应证指有争议的适应证，是否选择导管消融治疗应综合判断治疗对患者的影响与利弊；非适应证不完全等同于禁忌证，是指大多数医疗中心或专家认为这类患者不宜选择导管消融治疗。

一、适应证

1. 明确适应证

（1）首选无器质性心脏病的阵发性房颤，症状明显且1种或1种以上抗心律失常药物治疗疗效不佳，不愿意药物治疗或药物治疗不能耐受。

（2）持续性房颤转律后，抗心律失常药物治疗不能维持稳定的窦性心律。

（3）器质性心脏病已得到控制，药物治疗疗效不佳的阵发性房颤或持续性房颤。

（4）年龄 > 18 岁，< 75 岁，多数应为中老年。

2. 相对适应证

（1）永久性房颤。

（2）心房明显增大（> 55 mm）的房颤。

（3）患者年龄 < 18 岁或 > 75 岁。

（4）房颤合并心力衰竭。

3. 非适应证

（1）心力衰竭未控制的房颤患者。

（2）器质性心脏病病因未去除的房颤患者，如瓣膜病、先天性心脏病等。

（3）合并严重器质性心脏病，如扩张型或缺血性心肌病等。

（4）恶性肿瘤预期寿命 < 1 年的患者。

二、禁忌证

（1）甲状腺功能亢进没有得到满意控制。

（2）左心房血栓未机化。

（3）急性心肌损伤（急性心肌梗死、急性心肌炎等）。

（4）有全身或穿刺部位的感染。

（5）有严重肺功能、肝功能、肾功能损伤或其他慢性疾病的患者。

（6）患者或家属拒绝导管消融治疗。

（7）不具备导管消融治疗技术和设备的医疗机构。

三、术前准备

1. 一般检查及准备

X线胸片、经胸超声心动图、出凝血时间、血常规、肝肾功能等常规检查，以及备皮和术前禁食等。

2. 特殊器械准备

包括房间隔穿刺针、8 F 或 8.5 F 房间隔穿刺鞘、长交换导丝、环形标测导管、温控大头消融导管或冷盐水灌注消融导管。

3. 射频发生仪设置

建议采用温控导管进行消融（预设温度 50℃，功率 30 W）或冷盐水灌注导管进行消融（预设温度 40 ~ 45℃，功率 20 ~ 30 W）。

4. 建议多导生理记录仪记录通道排列顺序

体表心电图 Ⅰ、Ⅱ、aVF、V_1 导联，多极标测导管的电极由近端至远端排列，右心室导管的电极远端连接临时起搏器，近端记录心内电图。

5. 冷盐水灌注电极的设置

在放电时给予快速（1000 mL/h，17 mL/min）冷盐水输注，在标测时给予低流量（2 mL/min）冷盐水持续输注。流量泵中的液体为低浓度肝素盐水（500 U/500 mL）。

6. 抗心律失常药物

一般不强调术前停用抗心律失常药物，而慢性房颤患者在术前给予口服普罗帕酮或胺碘酮 5 ~ 7 天。

7. 术前抗凝

持续性房颤、有血栓高危因素或 2 项以上中危因素的患者，给予华法林抗凝 3 ~ 4 周。术前 3 天停用华法林，改用低分子肝素皮下注射，每 12 小时 1 次，手术当天上午停用低分子肝素 1 次。阵发性房颤患者无须华法林抗凝，术前 3 天低分子肝素皮下注射，手术当天上午停用低分子肝素 1 次。

8. 经食管心脏超声心动图检查

评价有无心脏血栓。

9. 多层螺旋 CT 或磁共振肺静脉成像检查

了解左心房和肺静脉的解剖及心房内有无血栓。图像可用于术中三维标测图像融合技术。

10. 24 小时动态心电图检查

了解心律失常的类型，做出术前的基本诊断；了解窦房结和房室结的功能。

11. 其他

向患者及家属或监护人解释术中可能出现的并发症，并签署知情同意书和手术协议书。

四、手术方法

1. 操作方法

（1）普通导管放置：经锁骨下静脉、颈内静脉或股静脉途径放置冠状静脉窦导管；经股静脉途径放置右心室尖部导管，术中作为右心室起搏备用。

（2）房间隔穿刺：穿刺方法依据术者的经验可有不同，可采取 2 次房间隔穿刺放置 2 根外鞘管的方法或 1 次房间隔穿刺放置 1 根外鞘管入左心房的方法。

（3）大静脉造影：经消融导管将房间隔穿刺鞘管送至肺静脉口部，撤出消融导管，经鞘管对肺静脉进行选择性逆行造影。

（4）环状标测导管放置：环状标测导管的放置原则是临近开口部和尽可能与静脉长轴垂直。

（5）三维标测系统应用：构建左心房和肺静脉电解剖模型，在三维电解剖结构指导下线性消融。目前国内常用的是 CARTO 或 EnSite NavX 标测系统。有条件可进行 CT 或 MRI 影像的融合。

（6）术中抗凝：完成穿刺后，静脉注射肝素，用量为 70 ～ 100 U/kg，并在以后操作过程中每小时补充 1000 U 或根据 ACT（350 ～ 400 s）调整肝素剂量。

（7）麻醉：穿刺前需要局部麻醉。消融过程中如患者不能耐受疼痛，可静脉应用镇静止痛药，如吗啡、芬太尼、地西泮（安定）等。

（8）术中监测患者动脉血压和血氧饱和度，必要时吸氧。

2. 电生理诊断

（1）体表心电图诊断：WHO-ISFC 将房颤定义为心房的不规则的、紊乱的电活动，频率 450 ～ 600/min 以上。心电图表现为 P 波消失，代之以形态、幅度、时限、方向各异的颤动波，等电位线消失；在没有完全性房室阻滞时心室律绝对不规则。

（2）心内电生理诊断：在心内电生理检查时，任何导管电极记录到心房的不规则的、紊乱的电活动，频率多在 400/min 以上，时间超过 30 s。

（3）触发房颤起源点的判断：借助多极标测导管或非接触式球囊标测导管，根据窦性心律下或电复律后自发或诱发的房性心律失常的特点判断触发房颤起源点的部位，特点为局部电位最为提前和（或）电位的频率明显快于心房频率。常见部位是心脏大静脉，包括肺静脉、腔静脉、冠状静脉窦等。

3. 消融策略的选择

（1）靶静脉节段电隔离：适用于房颤起源靶静脉明确的阵发性房颤。

（2）环肺静脉线性消融电隔离：适用于阵发性房颤，也是持续性或持久性房颤消融治疗的基本术式。

（3）左房附加线性消融：包括左房峡部、左房顶部、左房后壁、二尖瓣峡部、冠状静脉窦等。适用于持续性房颤或环肺静脉消融复发的房颤以及经标测证实的折返性房性心动过速。

（4）下腔静脉与三尖瓣环间峡部的线性消融：临床上有典型房扑或术中发现有典型房扑者，一般认为应进行该峡部的线性消融。

（5）碎裂电位消融：可作为持续性或持久性房颤上述消融术式的补充。

4. 消融终点

（1）大静脉电隔离终点：窦性心律和心房起搏时大静脉内的静脉电位完全消失。大静脉内仍可记录到或快或慢的电活动，但这种电活动与心房内电活动分离，或大静脉内刺激夺获静脉肌袖后的大静脉电位与心房内电活动分离。

（2）三维标测指导下环形或线性消融终点：解剖上，完成围绕肺静脉环形消融径线，以及其他需要的左房附加消融径线。理想终点为消融径线两侧产生双向传导阻滞。

（3）碎裂电位消融终点：消融局部的电位振幅降低（>90%）产生规则或消失。

（4）达到上述消融终点，房颤如仍未终止，可考虑静脉应用普罗帕酮或胺碘酮药物复律或直流电复律。

五、术后处理

（1）静脉穿刺处局部压迫止血 15～20 分钟，股静脉穿刺处继续局部加压包扎 6～8 小时，穿刺侧下肢制动 6～8 小时。

（2）术后给予低分子肝素 5000 U（或 100 U/kg）皮下注射，2 次 / 天，共 3 天。术后当天晚上可开始服用华法林，并继续应用华法林进行抗凝治疗 3 个月。

（3）手术当日术前开始，预防应用抗生素，共 3 天。

（4）手术当日术前开始，应用抑酸药，共 3 天。

六、随访和复发病例处理

随访期间，原则上应停用除 β-受体阻滞剂以外的抗心律失常药物，但如果是房颤病史长、持续时间长、心房大的病例，术后可常规服用Ⅲ类抗心律失常药物，1～3 个月以后，如果没有房颤发作可停药。对于术后短时间内仍有房颤发作的患者，应观察 3 个月，再决定是否需要进行再次消融治疗，因术后短时间内复发的房颤，大部分病例在 3 个月内可逐渐消失。随访期间如经动态心电图证实心律失常发作的频度和类型与术前相同，视为复发，可择期行第 2 次电生理检查和消融治疗。少部分术后复发病例可通过口服抗心律失常药物使房颤发作得以良好控制。

七、并发症预防及处理

1. 心脏穿孔

导管消融治疗房颤中出现心脏穿孔和心脏压塞的风险较普通导管射频消融的操作要大，为术中较严重和凶险的并发症。患者出现心脏压塞表现，应尽快行心包穿刺引流，多数患者不需要外科开胸止血。为防止心脏穿孔的发生，术中导管操作不宜用力过猛或张力过大，转动导管时尽可能保持导管游离在心腔内。冠状静脉窦、左心耳、右上肺静脉口外左房顶部是容易穿孔的位置。

2. 血栓或气栓栓塞

常见部位是脑栓塞，大面积脑栓塞可危及生命。冠状动脉栓塞可出现急性心肌梗死表现。为预防术中和术后血栓栓塞的发生，术前和术中抗凝药物的应用非常重要。更换电极导管时操作不当可引起气栓，应注意避免。一旦出现冠状动脉栓塞，可立即进行冠状动脉吸栓治疗。

3. 肺静脉狭窄

肺静脉狭窄是导管消融治疗房颤的特有并发症。为预防该并发症的发生，射频能量和

温度宜分别 < 30 W 和 50℃，采用冷盐水灌注电极，避免在肺静脉内消融。单支 < 75% 的肺静脉狭窄一般无须处理。有症状患者，可应用利尿药和抗凝剂，以及抗感染对症处理。肺静脉内支架治疗是可选择的有效治疗方法，但再狭窄率达 50%。

4. 心房 - 管瘘

心房 - 管瘘是导管消融治疗房颤的严重并发症，病死率高达 50% 以上，应力争早诊断，早手术治疗。主要预防方法：避免在左房和食管相邻的部位消融，在左房后壁消融时，消融能量和温度的设置不宜超过 30 W 和 55℃。

5. 膈神经损伤

在进行右上肺静脉和上腔静脉口部消融治疗房颤时，可发生右侧膈神经损伤，左侧膈神经不易被伤及。预防措施：消融前在可能有膈神经分布的区域行高频刺激，如果出现膈神经夺获，则更换消融位点、降低消融能量或者减少消融时间。发生膈神经损伤的患者一般在 2 ~ 3 周可以完全或部分痊愈。

6. 血管并发症

包括穿刺部位的血肿、假性动脉瘤、动 - 静脉瘘、腹膜后出血等。在穿刺过程中需要小心操作，误穿股动脉或颈内动脉时需要局部压迫充分止血，误穿锁骨下动脉一般建议 1 ~ 2 天后再进行手术，必要时外科处理。

（林　杰）

第六节　室性心动过速

室性心动过速（VT）包括特发性室性心动过速（IVT）和器质性室性心动过速（VT）。前者指发生于无明显器质性心脏病患者的室性心动过速（简称室速），因此又称正常心脏室速，约占室速发病率的 10%；后者又称病理性室速。IVT 射频消融成功率较高，达 90%；病理性室速的射频消融技术还处于发展之中。

临床上接受导管消融治疗的主要是 IVT，主要表现为单形 VT。IVT 心电图特征比较固定：一种是呈左束支阻滞形态，起源于右室流出道的室速（RVOT-VT）；另一种是呈右束支阻滞形态、起源于左室的 IVT，又称左室特发性室速（ILVT）。

一、诊断

除了心电图之外，另外 IVT 的诊断还需要相关心脏辅助检查，以确定室速是否合并器质性心脏病。诊断内容包括以下几点。

（1）病史及体检无器质性心脏病证据。

（2）12 导联体表心电图无持续性异常改变。

（3）胸部 X 线检查证实心脏大小及形态正常。

（4）超声心动图心脏大小及心功能正常且无持续性室壁运动异常。

（5）心导管检查包括冠状动脉（简称冠状动脉）造影及左、右室造影。

（6）心肌活检无异常，但也有报道活检发现类心肌炎与类心肌病改变的占有一定比例。

（7）其他如心肌核素显像、磁共振成像及正电子发射计算机断层显像检查均应无器质性心脏病表现。

二、心电图特征

IVT 心电图表现较特异，一般情况下只要窦性心律心电图、体检、心脏超声检查及病史无异常，则可诊断 IVT，而冠状动脉造影、心肌活检并非必需。根据心电图确定室速的起源不仅有助于正确确定消融靶点，而且有助于术中根据起搏标测结果调整标测部位。以下为常见 IVT 的心电图特征。

1. RVOT-VT 的心电图表现

RVOT-VT 起源于右室流出道，呈 LBBB 形，额面电轴正常或右偏（额面电轴向下），QRS 一般较宽，多在 0.14 ~ 0.16 s。RVOT-VT 在右室流出道起源点不同，心电图表现也不同。具体来讲，当 QRS 波宽度大于 140 ms、下壁导联 R 波双峰顿错、胸前导联转换较晚时为游离壁起源，反之为间隔部起源；室速起源部位越是偏前，胸前导联转换越晚，I 导联 QRS 波负向程度越大（QS 型），反之胸前导联转换越早，I 导联 QRS 波幅度越高；当室速起源部位靠近肺动脉瓣时，aVL 导联 QRS 波负向程度最大，室速起源于右室流出道 His 束附近时，aVL 导联 R 波幅度较高。当室速起源部位在肺动脉瓣以上时，下壁导联 R 波更高；当室速起源部位在 His 束附近时，下壁导联幅度较低，V_1 导联呈 QS 型，aVL 导联为 R 波。

2. ILVT 的心电图表现

常见 ILVT 起源于左室间隔面及左室流出道。起源于左室间隔部的 IVT 呈 RBBB 形，额面电轴左偏或极度右偏（额面电轴向上），QRS 宽度多在 0.12 ~ 0.14 s，根据体表心电图 QRS 波形态，起源于左室间隔面的室速可以分为以下 3 种：左后分支室速，呈右束支阻滞图形，额面电轴向上；左前分支室速，呈右束支阻滞图形，电轴右偏，额面电轴向下；前间隔分支室速，QRS 波较窄，宽度接近正常，电轴不偏或右偏，额面电轴向下。

在左室流出道，起源于 His 束周围室间隔的室速和主动脉瓣 – 二尖瓣结合部的室速 QRS 通常为负向起始（His 束周围室间隔起源者为 QS 或 Qr 形，主动脉瓣 – 二尖瓣结合部起源者为 qR 形），宽度在（134 ± 28）ms，I 导联 QRS 波完全正向。室速起源于 His 束周围室间隔时胸前导联转换早（V_3 之前）；相反，起源于二尖瓣环前侧壁及侧壁的室速完全呈右束支阻滞图形，QRS 波宽度（182 ± 18）ms 大于间隔部起源的室速，胸前导联转换较晚或者无转换（即直到 V_6 仍为负向波），I 导联以负向波为主。由于 RVOT 与主动脉根部关系密切，有时仅根据 QRS 波形态难以区分室速是源自 RVOT 还是主动脉根部。有学者认为起自左侧的室速 r 或 R 波通常较宽：如果 V_1 导联和 V_2 导联 r 或 R 波宽度超过 QRS 波宽度的 50%，或者 R/S 波比值超过 30% 也提示主动脉根部而非右室流出道起源。

三、适应证

1. 明确适应证

（1）发作频繁、症状明显者的 IVT。

（2）合并器质性心脏病的部分单形室速（血流动力学稳定，可重复诱发）。

2. 相对适应证

（1）发作次数少，症状轻的 IVT。

（2）合并器质性心脏病的单形室速（血流动力学不稳定，不易重复诱发），或虽已植入 ICD，但为减少自动除颤而行消融。

3. 非适应证

（1）多形室速及合并严重心肌病变的室速，目前治疗技术仍然不成熟。

（2）合并有其他心脏介入禁忌证。

四、术前准备

（1）停用各种抗心律失常药物至少 5 个半衰期。

（2）药品：除 1% 利多卡因及各种抢救药品外，尚需要备用阿托品、异丙肾上腺素和腺苷等静脉注射剂。

（3）器械：

①血管穿刺针及动脉鞘管（6～7 F）。

②标测电极：10 极（或 4 极）冠状静脉窦（CS）标测电极（6 F）；4 极心房、希氏束（His 束）和心室标测电极，4 极温控标测消融导管或与三维标测系统兼容的标测消融导管（8 F），各相应电极尾线。

③电极放置取决于各中心操作常规。为方便操作，建议至少放置冠状静脉窦电极及心室起搏电极。

④心包穿刺包及气管插管等器械。

⑤如果经心包脏层消融需要穿刺心包，需要准备心包穿刺器鞘管、猪尾导管及长导丝。

（4）仪器：

①C 形臂数字影像 X 线造影机。

②如在三维标测指导下进行标测消融，需要同时装配三维标测系统（CARTO 系统或 ESI 系统）。

③多导生理记录仪，可供同步记录多部位心腔内电图和体表心电图。

④多功能程序刺激仪，可供不同频率或周期的程序刺激。

⑤直流电复律器。

五、手术方法

1. 静脉穿刺和心腔内置管

常规消融铺巾后经皮穿刺右侧或左侧颈内或锁骨下静脉，并插入 6 ～ 7 F 动脉鞘管，经鞘放置电极至心脏相应部位。

2. 电生理检查方法

（1）窦性心律（SR）时心室刺激：选择 RVA 作为心室刺激部位。分级增加频率（缩短周期）刺激心室，直至诱发 VT 或非 1 ∶ 1 心室夺获。程序期前刺激心室时 S_2 不应低于 250 ms，以免引起室颤。

（2）心动过速时测量：诱发 VT 后测定心房及心室频率，His 束波至 V 波（H–V）间期，有助于最终确诊室速。

（3）心动过速时刺激：诱发 VT 后以快于室速的频率（增加 10%）刺激心室以终止或拖带心动过速。

（4）异丙肾上腺素激发试验（主要用于 VT 不易诱发者）：静脉滴注异丙肾上腺素使基础心律增加 10% 后行心室刺激。60% 左右的特发性室速需要静脉给予异丙肾上腺素才能诱发出持续性心动过速。

（5）有时为阐明室速的发病机制，可以静脉给予腺苷及维拉帕米终止室速，RVOT-VT 多为 cAMP 介导的迟发后除极活动，易被腺苷终止；左室间隔面 IVT 易被维拉帕米终止，不被腺苷终止。

（6）心房刺激：部分室速（左室间隔面室速）易被心房刺激所诱发，选择高位右心房作为心房刺激部位。分级增加频率（S_1S_1 或 S_1S_2）直至诱发 VT 或非 1 ∶ 1 心房夺获。

（7）室速诱发的特殊情况：有时 VT 的诱发需要双侧心室同步刺激，或增加程序刺激（如 $S_1S_2S_3$，$S_1S_2S_3S_4$ 等）。

3. 室速消融

（1）消融能量：首选射频，对于部分邻近 His 束附近的室速可以采用冷冻消融。

（2）消融途径：经股静脉途径（右室流出道室速）、经主动脉逆行法（左室间隔面室速）、经皮穿刺心包途径（心包脏层室速）。

（3）导管选择：右室流出道、主动脉窦内消融及心包脏层消融宜选择中弯（D弯）标测消融导管，左室间隔面及流出道瓣下室速宜选择小弯（红把或黄把）标测消融导管。

（4）设备选择：装配有三维标测系统的单位，建议在三维标测系统指导下消融。三维标测系统有助于减少并发症及放射线剂量。

（5）投照体位：标测时应结合应用左前斜（LAO 45°）和右前斜（RAO 30°）透视。无论是 RVOT-VT 还是 ILVT，右前斜有助于判断标测消融导管位置的前后，左前斜有助于判断标测消融导管与间隔的位置关系。

（6）标测方法包括激动标测、起搏标测及基质标测。①激动标测：主要用于 ILVT 及持续发作的室速。对于 ILVT，在左室间隔区寻找比 QRS 提前的高频低幅电位，即 P 电位（Purkinje potential）。消融时应以孤立 P 电位最提前处为靶点。近期也有通过寻找最早舒张期电位为靶点进行消融的方法。②起搏标测：主要用于右室流出道室速或发作不持续的室速。寻找起搏时与心动过速时 12 导联 QRS 形态完全相同或至少 11 个导联相同处为消融靶点。③基质标测：对于器质性心脏病室速，多为折返机制引起。如发作时血流动力学不稳定或难以诱发室速，可以在三维标测系统指导下行基质标测，确定低电压区或瘢痕区，根据标测结果寻找室速折返的关键峡部或关键通道。

（7）消融参数设置：预设能量及温度取决于是否使用生理盐水灌注导管。非生理盐水灌注时，预设能量为 20 ~ 30 W，预设温度 50 ~ 60℃；生理盐水灌注时的功率一般不超过 30 W，温度不超过 45℃。

（8）操作终点：室速终止或不被诱发。

六、术后处理

手术结束后拔除电极导管和鞘管，局部压迫止血后加压包扎，术后监护观察，双下肢制动 6 ~ 8 小时，心电监护 24 小时。

七、并发症预防及处理

1. 急性心脏压塞

心室过度消融时致心肌穿孔（尤其右心室流出道）。

2. 完全性房室传导阻滞

消融 His 束旁室速时可能出现，应尽量远离 His 束消融。如完全阻滞不能恢复则需要起搏器植入。

3. 冠状动脉狭窄

冠状动脉口或冠状动脉内消融（见于左室流出道及心包脏层室速的消融）可能导致此并发症。如出现，按冠状动脉狭窄处理。

（林　杰）

第九章　心血管疾病介入治疗

第一节　冠状动脉粥样硬化性心脏病的介入治疗

一、介入心脏病学的历史和进展

（一）介入心脏病学定义和特点

1. 介入心脏病学的定义

介入心脏病学（interventional cardiology，或 invasive cardiology）是心脏病学三级学科的一个亚专业，即临床医学－内科学－心脏病学－介入心脏病学，指经皮穿刺进入血管和心脏或将导管、电极、气囊或支架等送入心脏或血管的特定部位进行诊断、研究和治疗的一门新兴学科。

2. 介入心脏病学的特点

介入心脏病学是一门交叉学科，是心脏病学、影像学、心电学的结合，是心脏内科学和心脏外科学的结合，也是临床医学和生物医学工程的结合。介入心脏病学医生的培养和要求：既要具有心脏内科医生的熟练诊断和药物治疗技能，又要具有心脏外科医生的熟练、敏捷而准确的动手能力——切开缝合、止血和熟练的心导管技术；既要具有心电学、心电图学和心电生理学的熟练诊断和药物治疗技能，又要具有心脏影像学坚实基础，包括心脏解剖形态学、心脏超声和心脏X线影像学的坚实基础，能在X线影像下准确地判断和理解解剖部位和病变性质。

3. 介入心脏病学的范围

当今介入心脏病学已经发展成为心血管病内科的一个最重要、最活跃、新技术不断涌现的亚专业。它包括了冠心病的诊断－冠状动脉造影和冠心病的治疗－冠状动脉球囊成形术和冠状动脉支架植入术；心脏瓣膜病包括风湿性心瓣膜病、老年退行性心瓣膜病和先天性心瓣膜病的血流动力学评估和球囊成形术，先天性心脏病的诊断和介入治疗；特殊原发性高血压的血流动力学评估和介入治疗；缓慢性心律失常的心电生理诊断和心脏起搏器介入治疗；快速心律失常的电生理标测、折返环定位和射频消融治疗；心脏性猝死和猝死危险性的心电生理评估和植入性心脏复律除颤器（ICD）植入等。总之，只要有血管的病变器官和部位，都会有介入诊断和治疗。

4. 介入心脏病学的重要性和发展趋势

由于生物医学工程的发展和新的医疗器械，特别是各种心导管和新支架的不断更新发展，使介入性心脏病学在心血管病领域和整个医学领域的重要性与时俱增。例如，国内不少心血管内科介入心脏病学部分占心内科总收入的 50% ~ 80%；国际上出现了以心血管内科为主的心血管病科，与大内科和大外科并行，包括心内科、心外科和相关的科室。介入心脏病学随着临床医学、分子生物学和生物医学工程的发展将会成为越来越重要的一个领域。

（二）介入心脏病学的历史

1. 介入心脏病学的早期

心导管检查和诊断时期（1929—1977 年）。

（1）介入心脏病学一词正式出现于 1989 年，但是其历史可以追溯到 60 年前的 1929 年。1929 年，德国医生 Forssman 为了临床研究的需要，大胆地在自己身上进行了首次心脏插管，并拍下了第一张右心导管的 X 线照片。

（2）1930—1941 年期间：Klein、Cournand 和 Richards 等医生先后应用右心导管技术，采取心脏不同部位的血标本，按 Fick 公式计算心排血量，研究心肺功能。

（3）1945 年，Warren 医生将右心导管应用于临床诊断，测定休克和心力衰竭患者的心排血量，测定房间隔缺损的血氧差，形成了先天性心脏病和心功能的一整套诊断技术，为推动外科治疗和心导管技术的应用奠定了基础。

（4）1959 年，Sones 利用特制导管经切开的肱动脉插入至升主动脉根部，创用了选择性冠状动脉造影术。1967 年，Judkins 成功地进行了经皮穿刺股动脉选择性冠状动脉造影术，推动、发展并普及了冠状动脉造影术。21 世纪 70 年代中期大约 16 万例 / 年冠状动脉造影，21 世纪 80 年代约 50 万例 / 年冠状动脉造影，21 世纪 90 年代约 150 万例 / 年冠状动脉造影。

2. 介入心脏病学的发展时期和介入治疗时期

以冠状动脉球囊成形术（PTCA）为代表的介入心脏病学时期（1977—1994 年）。

（1）1977 年，Gruentzig 等开创了冠状动脉球囊成形术（PTCA）：在 1964 年 Dotter 和 Judkins 已开展的周围血管扩张术的基础上；1971 年，Andeas R. Gruentzig 将该方法在瑞士 Zurich 大学医院应用；1974 年，Gruentzig 试制成最简单的球囊导管并进行了周围血管扩张术；1975 年，Gruentzig 试制成了双腔的球囊导管；1977 年 5 月，Gruentzighe 和美国心脏科医生 Richard K. Myler、外科医生 Elias Hanna 在 SanFrancisco 开胸进行了第一例冠心病球囊成形术；1977 年 9 月，Gruentzig 首先成功地在瑞士 Zurich 大学医院应用于一例 38 岁男性左冠状动脉前降支狭窄的患者，开创了冠心病球囊成形术（PTCA）治疗的新时期。

（2）1978 年，Richard K. Myler 在美国 San Francisco，New York 等地应用了 PTCA 技术。1981 年，Gruentzig 被高薪聘用到美国 Emory 大学医院（Atlanta，Georgia），大学专门为他成立了 Gruentzig 心导管研究室（Cardiovascular Laboratory after 1984），著名的心脏病学家如 J. Willis Hurst，Special B. King Ⅲ，Johe S. Douglas，Gilbert D. Grossman 等与他一起进行介入心脏病学工作，进一步肯定和完善了 PTCA 球囊成形术，并于 1982 年完成了 1000 例 PTCA 以后，开始在全美国推广应用。

（3）1979 至 1989 年 10 年期间，冠心病的介入治疗呈直线上升趋势。迅速赶上并于 1989 年首次超过了外科搭桥手术治疗，1994 年介入治疗占冠心病总数的 64%，外科治疗占 22%，药物治疗占 12%。表明冠心病的介入治疗已经成为心血管疾病的一个重要治疗手段。

3. 介入心脏病学迅速发展的新时期

1994 年，美国 FDA 批准 Johnson & Johnson 公司的 P-S 支架应用于临床，开创了介入性心脏病学迅速发展的新时期。

（三）介入心脏病学的现状

1. 介入心脏病学已得到全面和进一步发展并扩展到心血管疾病的各个领域

（1）1994 年，美国 FDA 批准 Johnson & Jonson 公司的 P-S 支架应用于临床，开创了介入性心脏病学迅速发展的新时期。因为单纯球囊成形术后的再狭窄率高达 30%～50%，限制了介入治疗的发展，而冠脉支架的应用使再狭窄率下降至 17%～22%，并且长达 10 年以上的临床随访表明，PTCA 与外科搭桥手术的远期效果接近，但创伤小，安全性好，患者恢复快，因此在全球范围内推广应用。

（2）冠状动脉球囊成形术为介入性治疗的突出代表，1982 年，Kan 首先应用球囊导管扩张肺动脉瓣狭窄获得成功，以后又应用于治疗狭窄的二尖瓣和主动脉瓣。1984 年，日本学者 Inoue 创用了 Inoue 球囊对二尖瓣狭窄患者进行瓣膜球囊成形术（PBMV），迅速而广泛地在全球范围内开始推广应用 PBMV，形成了介入心脏病学第 2 个重要领域。

（3）1984—2002 年，经过许多先驱者的不断努力和开拓，形成了先天性心脏病介入治疗领域。目前对动脉导管未闭、房间隔缺损和室间隔缺损介入治疗发展迅速，与外科微创治疗同步发展成为当今的第 3 个介入心脏病学的重要领域。

（4）人工心脏起搏器的推广应用已成为缓慢性心律失常治疗的重要手段，也是介入心脏病学的一个重要领域。

（5）1989 年，射频消融治疗室上性心动过速获得成功。20 世纪 90 年代以后，迅速在全球范围内推广应用。特别是我国从 1992 年以来，射频消融介入治疗发展迅速，已经普及到全国各省市自治区的大中医院，并在国际上具有一定的影响。射频消融术成为的另一个重要领域。

2. 介入心脏病学的发展趋势和展望

（1）介入心脏病学除了在冠心病介入治疗、心瓣膜病介入治疗、先天性心脏病介入治疗、缓慢心律失常起搏器治疗、快速心律失常射频消融治疗和心脏性猝死预防的ICD置入治疗等各个领域将会有进一步的发展以外，在下属各个领域将可能会进一步发展。

（2）近几年来，国际上已出现了以介入性治疗颈动脉和椎动脉狭窄为主的周围血管疾病的介入治疗。因为脑血管疾病特别是一过性脑缺血是心脑血管疾病中常见而多发的疾病。因此，这个领域的介入治疗的兴起和发展必将成为与冠心病介入治疗一样重要的一个新的领域。

（3）冠心病介入治疗的一个重要发展是涂层支架的出现和应用。2000—2002年，药物涂层支架如西罗莫司涂层支架的问世，使再狭窄率由17% ~ 20%进一步下降为2% ~ 8%。药物涂层支架同时也为基因药物治疗开创了一个新的时代。预计今后的10年内各种基因药物涂层支架也必将陆续问世。

（4）周围血管疾病的介入治疗将会有进一步的发展。由过去肾动脉狭窄的介入治疗逐渐扩展到髂动脉和股动脉、锁骨下动脉和肱动脉及主动脉夹层的介入治疗，包括球囊扩张和支架植入。

二、心导管技术的应用范围

（一）心导管技术的适应证

包括右心导管和左心导管技术总的适应证，可概括为如下四大类。

1. 诊断性右心导管术

需进行右心导管评定血流动力学、心功能测定、右心室血氧测定、血气分析、右心系统心脏或血管造影和右心系统心电活动的标测等。

2. 治疗性右心导管术

需经右心导管技术进行各种心血管病的治疗，包括右心给药、临时或永久性起搏、肺动脉瓣成形术、右心系统异物取出术等治疗。

3. 诊断性左心导管术

经动脉评定血流动力学如心排血量（CO）、射血分数（EF）、每搏排出量（SV）、左心室和主动脉压力测定、左室和大动脉造影、室壁运动和冠状动脉造影等心功能的评定和诊断。

4. 治疗性左心导管术

经左心导管技术进行的各种治疗技术，如冠心病的PTCA或支架等介入治疗技术（PCI）和主动脉瓣的球囊成形术、先天性畸形的封堵术（后两者也是左、右心导管术结合），以及肾动脉狭窄、主动脉缩窄的扩张术和肿瘤患者经动脉高选择性给药或栓堵等。

因此可以说心导管技术不仅是心血管病科的主要诊疗技术，也逐渐成为相关各医疗科室的一门诊疗技术。

（二）心导管技术的禁忌证

因为心导管技术要穿刺血管，进入动脉或静脉和心腔进行诊断治疗，因此下列情况属禁忌。

（1）发热或有全身感染而未有效控制的患者，且非急诊介入诊断治疗者，不宜行心导管术。

（2）有明显活动性风湿或炎症，且非急诊介入诊断治疗者，不宜行心导管术。

（3）有严重出血倾向，且非急诊介入诊断治疗者，不宜行心导管术。

（4）严重心功能，或肝功能，或肾功能不全，且非急诊介入诊断治疗者，不宜行心导管术。

（5）有碘或药物过敏史，或属某一具体导管技术禁忌证者，不宜行心导管术。

（三）心导管术在诊断和研究方面的应用

心导管术最早是作为一种诊断方法，它虽属创伤性检查，但痛苦小、资料来源直接可靠、可多次进行、较为安全，故目前仍是心血管病研究和诊断方面必不可少的手段。

1. 右心导管术

右心导管术即经周围静脉把心导管依次送至腔静脉、右心房、右心室、肺动脉及其分支，根据导管的走行径路，观察各部位的压力及血氧含量测定，计算出心排血量、分流量和血管阻力诸参数以辅助心脏病的诊断、鉴别诊断和血流动力学研究等。它可应用于以下方面。

（1）先天性心脏血管病：右心导管术主要根据右心各部位血氧和压力资料计算心排血量（按 Fick 公式）、分流量、肺循环阻力及瓣膜面积等，对大多数先天性心血管病可以做出明确诊断并为手术治疗提供重要依据。

（2）心脏瓣膜病：将心导管送入右心系统，依次测定肺毛细血管、肺动脉、右室、右房的血压和血氧等基本数据，计算出心排血量、跨瓣压力差、瓣膜面积及口径、血管阻力，可诊断心脏瓣膜病。也可以嘱患者运动 3 分钟，测定运动时的耗氧量、主肺动脉压及血氧，计算运动时的心排血量。根据运动前后的主肺动脉压、心排血量、全肺阻力等进一步协助诊断二尖瓣狭窄的程度和右心功能状态。右小导管还可诊断三尖瓣及肺动脉瓣疾患。

（3）肺心病、心包病、心肌病和某些肺血管病：通过右心导管测定肺动脉压，结合吸氧及药物试验，测量心排血量等可了解慢性肺心病的严重程度，如右房压力曲线 a 波和 V 波增高，右室压力升高且其曲线呈舒张早期低垂和舒张晚期高原状等改变，则提示为缩窄性心包炎。同样，结合临床资料，右心导管可辅助诊断某些心肌病、原发性肺动脉高压症等。

（4）漂浮导管血流动力学研究：将右心导管送入肺毛细血管、主肺动脉、右室及右房，分别测量其压力变化，可估计心功能，在一定程度上虽可指导临床的诊断和治疗，但远不能满足临床和研究方面的需要。1970年，Swan等首先报道使用尖端带气囊的多腔导管，在床旁不需用X线透视，把导管插入右心房，然后气囊充气后，顺血流方向漂入肺动脉，进行血流动力学监测，这种心导管称为漂浮导管（Swan-Ganz导管）或气囊导向导管。它有3个腔和1个热敏电阻，与血流动力学测定仪连接，可测定肺毛细血管楔嵌压（PCWP）、主肺动脉压、右心室压及中心静脉压。然后，通过热稀释法测定，可计算出心脏每搏输血量（SV）、心排血量（CO）、心脏指数（CI）、心搏指数（SI）、搏出功（SW）、搏出力（SP）及射血分数（EF）等，对急性心肌梗死并发心源性休克或心衰、心脏手术后循环功能不稳定者，对低排综合征者及其他需进行心功能监护和研究者的诊断和治疗均有重要价值。

（5）右心及肺血管造影：某些较复杂的心血管疾病，单纯右心导管术有一定的局限性，尚需进行选择性右心及肺血管造影。该技术是将导管送入腔静脉、右心房、右心室和肺动脉及其分支，然后将对比剂迅速注入选定的心腔和大血管部位，使其显影，同时快速摄片，可根据对比剂显影顺序、时间、异常流向及心脏和大血管的充盈情况，来观察心脏大血管的解剖和生理变化。如在腔静脉根部和右心房连接处造影可诊断腔静脉梗阻或狭窄，右房黏液瘤或血栓形成，心包积液或心包增厚及肺静脉畸形引流等；右心房造影可诊断三尖瓣闭锁或狭窄，埃勃斯坦畸形和伴有右至左分流的房间隔缺损；右心室造影可显示右室形态、流出道、肺动脉瓣和肺动脉瓣狭窄、法洛四联症或三联症、右至左分流的室缺、艾森曼格综合征、大血管错位等，以此明确诊断，选择治疗或手术方式。

（6）研究心肌代谢和冠状循环：将心导管插至右心房后，使其指向左侧，再送到三尖瓣下半部水平处，将其尖部再转向后，导管可进入冠状静脉窦。导管如进入心大静脉，X线正位透视时，导管尖部似位于右室流出道；如导管进入心中静脉或钝缘静脉，透视见导管沿心缘似乎到达心尖部，但行侧位透视，可见导管尖部指向后方，且不能将导管继续送至流出道或肺动脉。导管插入冠状静脉的另一个标志是血氧含量极低（氧饱和度为30%～40%或容积为4.9%～6.1%），压力曲线类似心房压力曲线，或类似心室压力曲线但读数很低。这种冠状静脉窦内心导管术，可进行心肌代谢和冠状循环的研究，主要用于测定冠状循环血流量，研究心肌代谢，了解作用于冠状循环药物的药理效应。

此外，近年来还用放射性核素方法，将放射性核素注入冠状动脉，然后在冠状窦内采集血标本进行较准确的测定。

在心肌代谢研究方面，通常是用测定动脉血和冠状静脉窦血中与心肌代谢有关的一些物质（如氧、葡萄糖、丙酮酸盐、乳酸盐、游离脂肪酸、无机磷酸盐、转氨酶、乳酸脱氢酶、醛缩酶和肌酸磷酸激酶等），比较该物质在冠状动脉、静脉中的差别，得出"心肌平衡"的情况。动脉血中代谢物质含量高于冠状静脉窦血表示正性心肌平衡，冠状静脉窦血中代谢物质含量高于动脉血提示负性心肌平衡。

（7）右心房快速起搏进行心电图负荷试验：将导管电极置于右心房并接触右房壁，用比患者窦性心律快 10 次 / 分的频率进行有效心房起搏，并以 10 ~ 20 次 / 分分级递增，每次刺激 60 s，直至心率达 140 ~ 160 次 / 分，进行心电图记录。若出现心绞痛或 ST 段与 T 波缺血性改变为阳性，可协助诊断冠心病。

2. 左心导管术

左心导管术即将心导管通过周围动脉，如上臂动脉、股动脉逆行送至主动脉、左心室，甚至达左心房，然后根据需要分段测定心腔及大血管内压力，抽取不同部位的血液标本进行血氧或生化分析，或注射造影剂做左心或大血管选择性造影。左心导管术应用于以下方面。

（1）左心和动脉系统疾病的诊断及其血流动力学监测和研究：经动脉插入的左心导管，可以测定左心室舒张末压（LVEDP）等左心室血流动力学参数，了解左室和二尖瓣的功能；可测量左室至主动脉的连续压力曲线，判断流出道和主动脉瓣的情况，是诊断左室流出道和主动脉瓣狭窄的重要方法。通过有关血氧测定可计算心排血量、心脏指数和瓣膜情况的数据。升主动脉、降主动脉和周围大动脉的连续测压可以诊断动脉不同部位的狭窄及其程度，必要时配合心脏和血管造影更可明确诊断。

此外，导管如能通过畸形径路，则对诊断动静脉间畸形如动脉导管未闭、动静脉瘘有肯定诊断价值。

（2）选择性左心及大动脉造影：选择性左心及大动脉造影中，最常用的是左心室造影、升主动脉造影及其他大动脉造影，如降主动脉、腹主动脉、肾动脉、肝动脉、髂动脉、股动脉和颈动脉造影等。该技术是将导管送入需造影的部位后，快速注入对比剂，同时快速双相摄片或电影摄影，根据对比剂的流动方向、心脏及大血管的充盈情况进行分析，做出诊断。左房造影对诊断左房肿瘤、血栓形成、二尖瓣狭窄及其程度、房内左向右分流及肺静脉病变具有重要意义；左室造影可显示左室的大小、位置、室壁瘤、室间隔缺损、二尖瓣关闭不全、主动脉瓣下、瓣膜及瓣上狭窄等。选择性主动脉造影可显示主动脉充盈情况及其大小，对主动脉瓣关闭不全、主肺动脉间隔缺损、动脉导管未闭、主动脉缩窄、动静脉瘘等病变，具有确定诊断和提供选择手术适应证的价值。

（3）选择性冠状动脉造影。

（4）左心室功能测定：选择性将对比剂充盈左室的同时，进行电影或快速连续拍片，观察心腔在收缩期与舒张期形态、心壁舒缩状态，可判断有无局限性运动障碍和矛盾运动等。根据舒张末期与收缩末期容积之差，计算出左心室每搏输出量和每分排出量。更重要的是计算出射血分数（EF），因射血分数是反映心脏功能状态的一种较敏感指标，正常为 0.55 ~ 0.70。

3. 心腔内心电图和心内标测

（1）记录希氏束电图：用上述电极导管，插入静脉并达三尖瓣附近，使其接触希氏束处，可描记到希氏束电图，用于观察房室传导功能和诊断某些心律失常。

（2）左、右心房和心室电图：显示体表心电图不能清楚显示的心房、心室电活动，用来诊断某些心律失常。

（3）左、右心房和心室内膜标测：在心腔内多部位的心电位记录和不同部位所进行电刺激的临床电生理学检查，揭示心律失常的发生机制，并可作为诊断、鉴别诊断及药物筛选的手段。

4. 心内膜心肌活检术

现仅应用于心脏移植术后。

5. 心腔内心音图及心腔内超声心动图检查

现仅应用于研究。

6. 心脏内镜检查

心脏内镜也和其他空腔脏器内镜一样，可用直视方法来观察心脏内各腔室、瓣膜和瓣膜下结构及其在心动周期中的动态变化情况。1968 年由光导玻璃纤维制成的内镜应用于临床，对心脏内镜的发展起了促进作用。用相当于 12 号粗细的心导管，顶端装有透镜并附有小透明囊袋及白金电极，采用一般心导管的操作法，将其经血管插入，到达需要观察的心腔部位，然后给囊内注入 5 ~ 8 mL 二氧化碳使其膨胀，以排挤其附近的血液对视野的影响，便于直接观察及照相，或对动态的心内结构进行高速电影摄像，并可多次测定检查部位的血氧饱和度，可对先天性心脏畸形、后天性心脏瓣膜病及其他心脏内结构进行观察，也可在心脏手术前进行详细观察，以便对复杂的心内病变进行仔细了解。但是，心腔内镜检查仍受血液的影响，其实际应用进展不大，目前仍处在研究和探索阶段。

（四）心导管术在治疗方面的应用

1. 经皮穿刺冠状动脉成形术

1977 年，Gruentzig 用试制成冠状动脉成形术球囊导管在人体进行了冠状动脉成形术。目前，这一治疗方法已成为单支或多支冠状动脉非钙化性、同心性狭窄病变的首选治疗技术，用于急性心肌梗死、心绞痛或冠状动脉搭桥术后再出现心绞痛者。

2. 经皮穿刺球囊导管瓣膜成形术

该导管近尖端处附有一特制球囊，紧贴导管外壁，经皮穿刺血管后将导管送至狭窄的瓣膜部位，然后自导管尾部向球囊内充入稀释的对比剂，使球囊迅速膨胀，以扩张开狭窄的瓣膜，此法最早由 Kan 等于 1982 年用于先天性肺动脉瓣狭窄患者，近年，迅速应用于二尖瓣狭窄、主动脉瓣狭窄的治疗。

3. 周围动脉狭窄的球囊扩张术

对先天性主动脉缩窄、肺动脉分支狭窄，先天性或后天性肾动脉狭窄，以及其他周围动脉（如颈动脉、股动脉、髂动脉）粥样硬化型狭窄，均可采用球囊导管扩张术进行治疗。

4. 主动脉内球囊反搏术（IABP）

将球囊反搏导管经股动脉穿刺插入胸降主动脉，在自身心电图 R 波同步触发下，在舒张期充气、收缩期放气以提高动脉舒张压，增加冠状动脉灌注，用于治疗不稳定性心绞痛、心源性休克及心脏手术后低排综合征等。

5. 人工心脏起搏的临床应用

人工心脏起搏系统包括脉冲发生器、电极和导线，而电极和导线实为一特制导管电极，它具有传导电脉冲至心脏，刺激并激动心脏，同时又能感知心腔内电活动的双重功能。人工心脏起搏术临床上已得到广泛应用。

（1）永久性人工心脏起搏术：将电极、导线及起搏器全部埋置于体内胸部皮下，主要用于治疗各种缓慢性心律失常伴晕厥或阿–斯综合征发作。

（2）临时性人工心脏起搏术：主要用于急性心肌梗死、急性心肌炎、药物中毒或电解质紊乱等引起的严重缓慢性心律失常伴有症状者，也用于某些手术中可能发生严重心律失常的患者，以达到预防保护性起搏的目的，当一过性心律失常恢复或手术结束后，拔出电极导管，终止起搏。

6. 冠状动脉内溶栓术

在急性心肌梗死发生 4 ～ 6 小时内进行冠状动脉造影，确定冠状动脉阻塞部位，然后用导管向冠状动脉内滴注溶栓剂如尿激酶、链激酶等，治疗急性心肌梗死。

7. 大血管内选择性给药

对通过肝动脉或支气管动脉造影及其他方法确定的肝癌、肺癌等患者，可利用导管直接向动脉内滴注化疗药物，提高局部药浓度来增强疗效。

8. 动脉内选择性血管黏堵术

在进行了细致的血管造影后，将导管插入病变部位，注入黏堵剂，造成血管闭塞而治疗一些疾病，如动静脉瘘、血管瘤和一些血管性肿瘤，也有人用此法对动脉导管未闭进行治疗。

9. 心血管腔内异物取出术

由于创伤或由于心导管检查，使心腔或大血管内残留异物时，可用特制的取异物钳或钢丝套圈心导管，送入心腔及血管内，取出异物。

三、介入心脏病学的基本技术

（一）心导管术的术前准备和术中、术后处理

1. 心导管术的术前准备

（1）适应证的选择。①复习并详细地采集病史明确术前诊断：术前应由主管医生、手术者或麻醉科、心脏外科医生参加进行术前讨论，依据我国指南确定手术适应证和分析可能发生的并发症。②制订具体的手术方案：根据术前讨论意见，制定出具体的手术方案，分工协作，分别由临床主管医生、手术者及心导管室进行准备。

（2）临床医生围绕患者方面的准备：①完成完整的病历及必需的实验室检查。②与患者或其家属谈话并履行知情同意书签字手续。③书写术前医嘱。

2. 术后处理

（1）补充液体。

（2）继续监护心电图、血压、脉搏 4 ～ 8 小时。

（3）卧床 4～24 小时，并嘱患者手术侧肢体取伸直位。

（4）穿刺或解剖血管局部置沙袋压迫 2～6 小时，防止出血或血肿形成。

（5）定时观察穿刺或解剖血管的远端搏动及皮肤温度和颜色等情况。

（6）如保留股动脉和（或）股静脉的血管穿刺外套管时，应定时以肝素液冲洗或以液体维持点滴。

（7）6 小时后拔出动脉外套管，局部充分压迫止血，消毒包扎。

（8）术后给抗生素 3 天。

（9）根据病情用抗心律失常、抗心绞痛和治疗心功不全的药物。

3. 术后并发症的观察及处理

（1）穿刺部位局部出血或血肿：多由于压迫止血不当或压迫时间过短，或患者活动过早，引起局部出血或血肿形成。一般应将血肿之血液从切口处挤出后，再持续加压，完全止血后，放置沙袋加压 6 小时。

（2）低血压：术后如无局部大量出血而表现为血压降低，心律偏快而有力，无颈静脉怒张和肺底湿啰音及肝脏大，提示有血容量不足，应补充血容量，纠正低血压。

（二）经皮穿刺血管技术

经皮穿刺血管送心导管至心脏或大血管的某一部位是目前应用最广泛的导管技术，它简便易行、安全、损伤小。1953 年，Seldinger 首先创用此法，故也称 Seldinger 方法。该方法不需解剖或切开血管，只需穿刺血管后即可插入导管。近年来，随着经皮穿刺血管技术的广泛应用和反复更换导管的需要，已设计并应用了一种经皮穿刺插入血管的导引导管鞘。该导管鞘末端具有一活瓣，可防止血液外漏，且可送入不同型号的各种导管。当要更换导管时可退出原有的导管而送入另一根导管，因而使用时方便而失血少，其侧旁有一个三通开关，可供输液、注射药物和冲洗导管用。

在熟悉解剖及穿刺用具的基础上，可以选用体表各个部位动脉或静脉进行穿刺插管。右心导管时常用的静脉有股静脉、锁骨下静脉、颈内静脉和贵要静脉等。左心导管时常用的动脉有股动脉、桡动脉、肱动脉等。

1. 静脉穿刺技术

（1）股静脉穿刺法：①穿刺点的定位。腹股沟区股静脉和股动脉的解剖关系，股静脉在股动脉的内侧。腹股沟韧带连接髂前上棘和耻骨结节，该韧带内侧半下方为卵圆窝。股动脉和股静脉经股三角达下肢。穿刺点一般在腹股沟韧带下方 2～3 cm 处，该处正位于腹股皱折线上。股动脉定位后，在其内侧一横指 0.5～2 cm 和腹股沟韧带下约 3 cm 处便为股静脉的穿刺点。②穿刺点的选定是经皮穿刺心导管术很重要的一环。只要定位正确，一般穿刺均很顺利，可以缩短心导管的操作时间，减少并发症的发生。如定位不准确则穿刺不易成功，或在局部形成血肿。如穿刺部位偏高，则穿刺针经过腹股沟韧带，不仅穿刺不易，术后压迫止血也困难，发生出血或血肿的机会也多。如穿刺部位偏低，股静脉已分支，穿刺成功的机会减少，并发症也增多。有时股动脉的分支从股静脉前方经过，故易损伤股动脉的分支，导致出血或动静脉瘘。

（2）锁骨下静脉穿刺法：锁骨下静脉为腋静脉的延续，属深静脉。起于第1肋骨外缘，呈弓形，于前斜角肌内侧缘与颈内静脉汇合成无名静脉。位于锁骨及第1肋骨之间，位置固定，后方有胸膜顶部及锁骨下动脉。

锁骨下静脉穿刺法有两种，即锁骨下穿刺法及锁骨上穿刺法。

（3）颈内静脉穿刺法：右侧颈内静脉下部与无名静脉、上腔静脉几乎在同一直线上，心导管易送入心脏，故一般选右侧颈内静脉。穿刺点定在锁骨内端上缘上 3 cm 与正中线旁开 3 cm 的交点处，或定在胸锁乳突肌锁骨头、胸骨头与锁骨形成的三角区的中点。

2. 股动脉穿刺技术

（1）穿刺点的选定和局部麻醉。

（2）股动脉穿刺：大致同股静脉穿刺方法。一般用左手的食、中、无名指触诊并沿股动脉长轴固定之。右手持穿刺针以大约 45° 的角度从已准备好的小口进针，针头抵动脉壁后常感到动脉的搏动，则迅速刺入血管腔，退出针芯后即有动脉血喷出。

3. 房间隔穿刺技术

经房间隔穿刺术应用于二尖瓣狭窄的球囊扩张术，电生理诊断和治疗等。

（三）右心导管术

右心导管术是应用于心内科、心外科和监护室患者的重要导管技术。

（四）左心导管术

左心导管术以冠状动脉造影、左心室造影和动脉大血管造影等为主要技术。

四、冠心病介入治疗的适应证

冠状动脉介入治疗是介入心脏病学中发展最快、最具挑战性的领域。对于冠心病患者，选择何种介入治疗常常取决于临床情况、术者经验和冠状动脉病变范围等多种因素。按美国心脏病学会和心脏病协会（ACC/AHA）的建议，临床适应证分为Ⅰ、Ⅱ、Ⅲ类，Ⅰ类适应证是指有充分的证据和（或）一致认为该种治疗对患者有益，Ⅱ类适应证指有反面证据和（或）对治疗的益处有分歧，Ⅱ类适应证又分为Ⅱa、Ⅱb两类，Ⅱa指证据和意见更倾向于获益，Ⅱb指还没有很充分的证据表明获益，Ⅲ类指有充分的证据和（或）一致认为该治疗无益而且对有些患者有害。各类证据的权重分为三级。A级：证据来自多个随机临床实验。B级：证据来自单个随机实验或非随机实验。C级：专家组的一致观点。

（一）Ⅰ类适应证

（1）有严重左主干病变的冠心病患者行 CABG 治疗。

（2）3 支血管病变行 CABG 治疗。左心室功能障碍的患者（EF＜0.50）存活受益更大。

（3）2 支病变伴左前降支近段冠状动脉病变以及左心室功能不全（EF＜0.50）或负荷

试验显示心肌缺血者，行 CABG 治疗。

（4）单支或两支冠状动脉病变，没有左前降支近段严重狭窄但有大面积存活心肌且负荷试验显示高危者，选择 PCI 或 CABG。

（5）多支冠状动脉病变并且冠状动脉解剖适合 PCI，左心室功能正常且无糖尿病者，做 PCI 治疗。

（二）Ⅱa 类适应证

（1）大隐静脉桥多处狭窄，尤其是到左前降支的桥血管有严重狭窄时，再次行 CABG 治疗。

（2）不适合再次行外科手术患者的局灶性桥血管病变或多处狭窄者，行 PCI。

（3）单支或双支血管病变但是没有左前降支近段严重狭窄，并且无创检查提示中等范围的存活心肌和缺血的患者，选择 PCI 或 CABG。

（4）单支血管病变伴左前降支近段严重狭窄患者行 PCI 或 CABG。

（5）多支血管病变并且有糖尿病者，行乳内动脉的 CABG。

（三）Ⅱb 类适应证

2 支或 3 支血管病变伴左前降支近段严重狭窄的患者，伴有糖尿病或左心室功能异常，冠状动脉解剖适合介入治疗的患者，选择 PCI。

（四）Ⅲ类适应证

（1）单支或两支冠状动脉病变，不伴左前降支近段严重狭窄，或有轻度症状，或症状不是心肌缺血所致，或接受强化药物治疗，或无创检查未显示心肌缺血的患者，做 PCI 或 CABG。

（2）非严重冠状动脉狭窄（狭窄直径 < 50%）的患者，做 PCI 或 CABG。

（3）适合做 CABG 的严重冠状动脉左主干狭窄患者，做 PCI。

五、冠心病介入治疗的方式

冠状动脉介入治疗的模式如表 9-1 所示。

表 9-1　冠状动脉介入治疗的模式

病变范围	治疗	资料分级
左主干病变，适合行 CABG	CABG	Ⅰ类 /A
	PCI	Ⅱ类 /C
左主干病变，不适合行 CABG	PCI	Ⅱb 类 /C
三支血管病变伴 LVEF < 0.50	CABG	Ⅰ类 /A
包括左前降支在的多支血管病变伴 LVEF < 0.50 或糖尿病	CABG 或 PCI	Ⅰ类 /A
多支血管病变 LVEF < 0.50 并且没有糖尿病	PCI	Ⅰ类 /A
左前降支以外的单支或双支血管病变但无创检查提示大面积心肌缺血或高危	CABG 或 PCI	Ⅰ类 /B
包括左前降支在内的单支或双支血管病变	CABG 或 PCI	Ⅱ类 /B
左前降支以外的单支或双支血管病变且无创检查提示没有或小面积心肌缺血	CABG 或 PCI	Ⅲ类 /C
非严重冠状动脉狭窄	CABG 或 PCI	Ⅲ类 /C

（一）PTCA 和冠状动脉内支架置入的基本技术

1. 术前准备

（1）患者的一般情况。①其他脏器的情况，一些其他脏器疾病可增加冠状动脉介入治疗的风险，如肺部疾患、糖尿病、肾功能障碍、脑血管意外史、出血倾向等。②冠状动脉搭桥术：冠状动脉搭桥术的次数、间隔时间及选择动脉桥和大隐静脉桥的情况。③有无活动性出血：由于冠状动脉介入手术需辅助抗血小板、抗凝治疗，因此必须注意患者有无活动性出血（如活动性消化性溃疡，眼底出血等）。④过敏史：需要了解过去药物过敏史，特别是造影剂过敏史及其治疗反应。⑤周围血管搏动：仔细检查周围血管搏动情况（是否存在、强弱、对称性、杂音）。除了准备穿刺插管一侧的肢体动脉搏动外，对侧上、下肢动脉搏动也应检查，以便必要时插置主动脉内气囊反搏或心肺辅助循环装置。特别是对有脑血管意外、一过性脑缺血或颈动脉杂音的患者，更应仔细检查。⑥实验室检查：包括血、尿、粪三常规，肝肾功，电解质，心电图，心脏三位片和血型等。

（2）临床因素分析：在行介入治疗之前，必须对手术的风险和效果进行认真分析，权衡利弊。包括患者能否耐受手术，手术可能的并发症，术后症状改善的程度，术后再狭窄的机会以及患者对再次介入治疗的耐受性如何等。

在冠状动脉解剖因素一定的情况下，一些合并存在的因素可增加介入治疗的并发症。它们包括高龄、女性、不稳定性心绞痛、糖尿病、肾功能障碍、一过性脑缺血、冠状动脉搭桥史、多支血管病变、C 型病变、LVEF < 50％等。

（3）冠状动脉解剖：病变血管解剖因素是支架前时代 PTCA 即刻结果的重要预测因子。这些解剖因素直接导致冠状动脉夹层和急性血管闭塞的发生率明显增加。因此，对复杂的多支血管患者，一般不主张在行诊断性冠状动脉造影后立即行 PTCA，以便在冠状动脉造影后有足够的时间分析冠状动脉病变情况，以及与患者及其家属讨论采用适当的治疗措施。同时，这样也可以给操作者提供足够的时间准备器材（如主动脉内气囊反搏或心肺辅助循环）和人员。但支架后时代，由于器械的改进及技术的提高，大多数医生和患者选择冠状动脉造影和介入治疗一次进行。

病变血管解剖因素包括：病变长度、偏心性、病变部位（例如开口或分叉部）、血管扭曲性（包括成角病变）、狭窄严重性和是否闭塞，血管僵硬度和钙化程度，有无血栓等。

（4）冠状动脉病变危险性记分：Califf 等将冠状动脉系统分为 6 个主要的节段，左前降支、对角支、第一间隔支、回旋支、钝缘支、后降支。上述部位存在 ≥ 75％ 狭窄，各记 2 分。左前降支近段病变计 6 分。最大总分为 12 分。该记分方法是估价多支血管病变患者高危心肌量的简单方法。对于多支血管病变，冠状动脉病变血管数并不能准确地反映高危心肌的数量，如左前降支近端病变与右冠状动脉远端病变尽管均为单支血管病变，但预后明显不同。冠状动脉病变危险性记分可以较客观地反映受累心肌的范围，已成为预测冠状动脉介入治疗风险性的重要指标。

（5）左心室功能：除患者的年龄、病变血管数、病变的部位和病变的特征之外，左心室射血分数≤30%是预测严重并发症的独立因素。而且，左心室功能障碍患者行介入治疗时，尚可能需用血流动力学支持（主动脉气囊反搏、心肺辅助循环）。

（6）患者咨询和家属签字：介入手术中患者的理解和充分配合十分重要，手术医生和护士应将主要操作过程、术中可能出现的不适向患者解释清楚，以消除顾虑，获得术中配合。对高危患者，术前应给患者及家属解释可能存在的风险，以取得谅解。

（7）检查术前准备情况：术前应仔细检查各项准备工作，包括药物治疗（尤其是阿司匹林和噻氯匹定）；血容量充足；患者及家属谈话；无抗血小板和抗凝治疗反指征；血型和配血；实验室检查结果、12 导联心电图；术前 12 小时禁食。

所有患者术前均需服用阿司匹林，噻氯匹定应服用 3 天以上，或者服用氯吡格雷。对对比剂有过敏史者，手术前晚联合应用皮质激素和 H_2 受体拮抗剂。同时 PTCA 术当天早上再给予皮质激素、H_2 受体拮抗剂和苯海拉明。极少数患者在术中仍有可能发生变态反应，因此必须做好必要的抢救准备。由于大多数患者术前心情紧张，术前给予镇静剂是必要的。

2. 操作技术

（1）消毒、铺巾：常规消毒双侧腹股沟上至脐部，下至大腿中部。铺巾于会阴部、耻区、腹外侧及双下肢，暴露腹股沟。经桡动脉途径者，一般消毒右侧手部及前臂，如拟行介入治疗的病变复杂或可能安置临时起搏器，则尚需消毒右侧腹股沟。

（2）Allen 试验：经桡动脉途径者，术前用 Allen 试验测定右手尺动脉的通常情况，即嘱患者右手握拳，用双拇指同时压迫桡和尺动脉，然后嘱患者伸开手掌。开放尺动脉供血，如果手掌很快红润，则说明尺动脉和掌浅、深弓正常，做同侧桡动脉插管是安全的。

（3）股动脉插管：经局部麻醉后，采用 Seldinger 法穿刺动脉并置入动脉鞘，注意尽量不要穿破股动脉后壁，以免血肿形成。必要时于股静脉预置静脉鞘，放临时起搏器。静脉或动脉内注入肝素 5000～10 000 U，以后每小时追加 2000 U。必要时可用活化凝血时间（ACT）调整肝素用量，保证 ACT > 300 s。

（4）选择导引导管和冠状动脉造影：根据不同情况可选择 6 F（2.00 mm）或 7 F（2.33 mm）导引导管。选择暴露狭窄病变最佳的体位进行冠状动脉造影，并将图像显示在参照荧光屏上。桡动脉途径时，一般选用 6 F 大腔左或右冠状动脉导引导管（Jukins，Amplatz 或 Voda 导引导管）。

导引导管为冠状动脉介入提供输送管道，在选择时需注意内径、支持力及与冠状动脉开口的同轴性。一般选择 Judkin 左、右冠状动脉导引导管。为了增强支持力，在某些特殊病变（慢性闭塞、迂曲血管、钙化等）可以选用其他构型的导引导管，如 Amplatz、XB、EBU、Qcurve 等。

（5）导引钢丝操作：自导引导管内插入 0.014 导引钢丝。如果球囊为快速交换系统，可单独先置入钢丝达病变血管远端，如为 overthe-wire 系统，则事先将钢丝插入球囊导管内，将球囊导管送至导引导管顶端 1 cm 处，然后固定球囊导管，将导引钢丝缓慢旋转地送至病变血管远端。

导引钢丝按照头端的软硬程度分为柔软、中等硬度和标准硬度 3 种类型。可根据血管形状和病变特点选择不同类型的导引钢丝。

（6）球囊到位：导引钢丝到达血管远端后，沿导引导丝将球囊送至狭窄处，注入对比剂并通过球囊上的标记，证实球囊位置正确与否。一旦球囊到位后即可用压力泵加压扩张。

一般以球囊 / 血管直径 ≈ 1 ~ 1.1 来选择球囊导管。对于准备置入支架的病变，可采用小于血管直径的球囊进行预扩张，然后置入支架，这样可减少球囊预扩张所致的内膜撕裂、夹层的发生率。对于严重狭窄、成角、不规则的病变，球囊有时不能顺利通过。此时可换用 XB，Amplatz 等导引导管，以增加支持力，或改用更小直径的球囊（1.5 ~ 2.0 mm）。图 9-1 和图 9-2 为 PTCA 术中常用的器械。

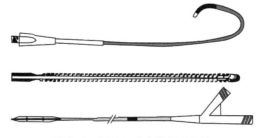

图 9-1　PTCA 术中的常用器械

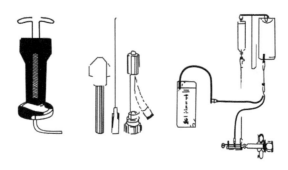

图 9-2　PTCA 术中应用的其他器械

（7）支架的置入：球囊扩张完成后，根据残余狭窄的情况、血管管径的大小、有无冠状动脉夹层并发症等情况，选择是否置入支架。在决定置入支架前，应于冠状动脉内注射硝酸甘油，然后按照给予硝酸甘油后的血管直径，根据支架 / 血管直径 ≈ 1/1 的原则选择相应大小的支架。图 9-3 为球囊扩张式支架。

一旦支架置于冠状动脉病变的最佳位置，即根据不同的支架用适当的压力充盈球囊。大多数支架用 6 ~ 8 atm［1 atm（大气压）=101 kPa］加压 30 ~ 60 s。大多数情况下，均主张用非顺应性球囊导管对支架做高压 14 ~ 16 atm 补充性扩张，以保证支架贴壁良好。

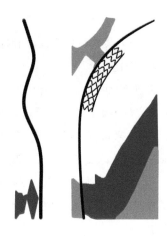

图 9-3　冠状动脉支架（左为张扩前，右为扩张后）

（8）术后观察：病变部位得到满意扩张后，可将导引钢丝留置数分钟，然后再造影观察血管情况。如无血管回缩或明显夹层现象，则可将导引钢丝退出，再根据原来的造影位置造影观察，评价介入治疗的疗效。

3. 疗效评定

（1）成功标准：术后冠状动脉残余狭窄 < 20%，无死亡、急性心肌梗死、急诊 CABG 等并发症。

（2）失败原因：①导引钢丝或球囊不能通过狭窄处。②扩张疗效不佳或发生并发症（急性冠状动脉闭塞等）。

4. 术后处理

（1）监护：术后所有患者均应密切监护，尤其是尚留置主动脉内气囊反搏、心肺辅助循环鞘、冠状动脉内输注尿激酶及严重左心室功能障碍和（或）大块高危心肌的患者，应在 CCU 内监护。

根据血管造影结果及抗凝程度，决定拔除血管鞘的时间。如血管造影示疗效佳，则在术后 4 ~ 6 小时当 ACT ≤ 150 s 时拔除血管鞘。在血管完全阻塞、旁路血管病变、病变处血栓、急性心肌梗死患者，拔管后仍需继续使用肝素。

PTCA 术后低血压的常见原因：①冠状动脉阻塞。②后腹膜出血是致死性低血压的一个重要而潜在原因。③血容量不足。④药物作用。⑤迷走神经反射。⑥心脏压塞。

（2）抗凝治疗：介入治疗后抗凝治疗时间的长短及抗凝剂的用量仍有争论。对于术前稳定性心绞痛和手术效果较好的患者（即没有冠状内膜撕裂和冠状内膜血栓）一般不需长时间的肝素治疗。这类患者离开导管室后即可停用肝素。

两周内心肌梗死、不稳定性心绞痛、术前或术后有血管内血栓或冠状动脉有内膜撕裂的患者，应持续静脉滴注肝素 24 小时以上。此外，急诊 PTCA 一般需持续静脉滴注肝素 3 天。对于维持静脉滴注肝素的患者，应每天查血细胞比容、尿、粪潜血及血小板计数。

（3）抗血小板治疗：常用的抗血小板制剂有阿司匹林、噻氯匹定、氯吡格雷和GP Ⅱ b/ Ⅲ a 受体拮抗剂。它们通过不同的作用机制发挥抗血小板功能。阿司匹林不可逆地抑制血小板内环氧化酶 –1 防止血栓烷 A_2 形成，因而阻断血小板聚集，常用量是始剂量 160 ~ 325 mg，然后 75 ~ 160 mg/d。噻氯匹定、氯吡格雷同为 ADP 受体拮抗剂，噻氯匹定用法为 250 mg，2 次 / 日，氯吡格雷为 75 mg/d，一般用至术后 2 ~ 4 周停药。引入GP Ⅱ b/ Ⅲ a 受体拮抗剂是冠心病介入治疗的一大进展，目前，FDA 根据临床试验的不同结果批准了 3 种血小板 GP Ⅱ b/ Ⅲ a 受体拮抗剂，它们是 ReoPro、Tirofiban 和 Eptifibatide，由于价格昂贵、给药方式的不便利，国内还没有常规应用。这些抗血小板制剂的共同不良反应是胃肠道反应、血小板计数减少、白细胞计数减少和出血等，因而在应用时要注意监测血常规、血小板计数和出凝血时间。

（4）出院后的药物治疗：出院后继续药物治疗的目的在于改善预后，控制缺血症状和治疗主要危险因素，例如高血压、吸烟、高脂血症和糖尿病。因此，选择药物治疗方案应根据患者的具体情况而个体化，其依据是住院期间的检查结果和事件、冠心病危险因素、对药物的耐受性和近期手术操作的类型。所谓 ABCDE 方案对于指导治疗有帮助。A：阿司匹林和抗心绞痛；B：β – 受体阻滞剂和控制血压；C：胆固醇和吸烟；D：饮食和糖尿病；E：教育和运动。

（5）随访：患者恢复到基线水平时，即住院后 6 ~ 8 周，应安排长期定期门诊随访。主张在下列情形时行心导管检查和冠状动脉造影：①心绞痛症状加重。②高危表现，即 ST 段下移 ≥ 2 mm，负荷实验时收缩压下降 ≥ 10 mmHg。③充血性心力衰竭。④轻度劳力就诱发心绞痛（因心绞痛不能完成 Bruce 方案 2 级）。⑤心脏猝死存活者。根据冠状动脉解剖和心室功能确定血管重建治疗。

（二）其他几种冠状动脉介入治疗方式

1. 定向冠状动脉内斑块旋切术

定向冠状动脉内斑块旋切术（directional coronary atherectomy，DCA）是一种依靠高速旋转的旋转导管，对硬化的斑块进行切割的方法。冠状动脉造影、血管内超声显像和血管镜检查发现，定向冠状动脉内斑块旋切术除了切除斑块部分的动脉内膜和硬化斑块组织之外，还包括部分动脉中层结构，使动脉壁变薄，顺应性增大；且在血压作用下，对动脉壁起进一步牵拉作用，管腔扩大，血流进一步增多。

1989 年，定向冠状动脉内斑块旋切术被用于临床，主要用于不易行 PTCA 的极其偏心性冠状动脉病变、复杂形态学狭窄、静脉旁路血管狭窄和冠状动脉分支或开口部位病变的患者。当 PTCA 失败时也可进行斑块旋切术。为此，该技术被认为安全可行、疗效较佳，也可用作 PTCA 急性冠状动脉阻塞并发症的非手术治疗。但由于其再狭窄率较高，近年来应用已较少。

2. 冠状动脉内斑块旋磨术

1981 年，Hanson 等首先提出高速旋磨血管成形术系统。冠状动脉内斑块旋磨术根据鉴别性切割原理，对无顺应性粥样硬化斑块组织做切割和清除。血管内超声显像发现，冠状动脉内斑块旋磨术尚能去除钙化斑块，使以后的 PTCA 操作更顺利地进行，并获得理想的疗效。同时，经冠状动脉内斑块旋磨术治疗后，冠壁光滑、管腔呈圆柱状且无夹层破裂。而且，管腔扩大并不伴动脉扩张，提示外弹力层截面积不变。管腔大小与旋磨头相同。

冠状动脉内斑块旋磨术，适用于单支或多支冠状动脉病变或 PTCA 再狭窄治疗。但主要用于冠状动脉弥漫性病变或钙化，以及复杂的冠状动脉病变（B 型或 C 型病变）。当普通 PTCA 遇到困难时，尤其是对血管分叉、开口处、钙化、偏心性、成角或长管状狭窄，更应优先考虑冠状动脉内斑块旋磨术。

3. 冠状动脉内斑块旋吸术

经皮冠状动脉内斑块旋吸术（TEC）是一种新的冠状动脉病变介入治疗方法，主要用于急性阻塞、高危复杂病变、慢性阻塞性和陈旧性静脉旁路血管病变。旋吸术时，冠状动脉内斑块被切除并经负压吸出，使阻塞解除。

经皮冠状动脉内斑块旋吸术即刻手术成功率约 90%，B 型和 C 型病变即刻手术成功率仍很高。在美国"经皮冠状动脉内斑块旋吸术登记"报道的 1141 例患者中手术成功率达 94%。"冠状动脉新介入性疗法登记"（NACI）指出，静脉旁路血管移植术 ≤ 36 个月的狭窄病变用斑块旋吸术治疗，成功率为 93%。但是，静脉旁路血管移植术 > 36 个月时，斑块旋吸术成功率为 86%。冠状动脉内斑块旋吸术附加球囊导管扩张可望达到更好的疗效。

4. 激光经皮冠状动脉成形术

随着介入心脏病学的迅速发展，PTCA 的指征不断扩大。但 PTCA 仍难解决完全闭塞、长狭窄、弥漫行病变、钙化斑块及冠状动脉开口处狭窄。对上述病变，PTCA 的成功率非但不高，且易出现急性冠状动脉闭塞，也不能保持冠状动脉的长期通畅。20 世纪 80 年代开始，激光冠状动脉成形术在短短的十几年中，从应用氩离子（Ar^+）激光、CO_2 激光、钇铝石榴石晶体（Nd：YAG）激光，发展到准分子激光冠状动脉成形术（ELCA）；从单光导纤维到多光导纤维，从治疗冠状动脉狭窄发展到完全阻塞的桥血管的血流重建。目前，ELCA 已成为介入心脏病学领域中的一项新技术。

ELCA 的指征：①冠状动脉狭窄超过 10 ~ 15 mm。②移植血管狭窄和闭塞。③僵硬的病变，不能被 PTCA 扩开。④冠状动脉开口处病变。⑤左前降支开口处病变。⑥冠状动脉弥漫性病变。⑦完全闭塞，但导引钢丝能通过。

ELCA 的禁忌证：①没有保护的左主干病变。②不能搭桥的患者。③激光导管直径 > 治疗冠状血管段直径的 60% ~ 70%。④导引钢丝不能通过的病变。⑤分叉处病变。⑥以往有夹层的病变。

5. 超声血管成形术

超声血管成形术（ultrasound angioplasty）是一种比较新颖和有希望取出斑块和血栓的技术。实验证明，高能低频超声具有下列特征：①去除纤维和钙化斑块，且能识别顺应性正常的动脉壁部分。②经超声消融后，纤维钙化血管的扩张性增加。③不管内膜是否完整，超声均引起血管扩张。④溶解血栓。

Siegel 等已成功地开展了经皮超声血管成形术，对 19 例心绞痛患者用超声消融治疗，使平均狭窄自（80±2）%降至（60±18）%（P < 0.001），最小冠状动脉内径自（0.6±0.3）mm 增至（1.1±0.5）mm。对所有病变均在超声消融后做球囊导管扩张，经扩张后，残余狭窄降至（26±11）%（P < 0.001）及最小冠状动脉内径增至 2.4 mm（P < 0.001）。无并发症发生，无一例产生心绞痛或需急症手术。这些提示超声冠状动脉血管成形术安全可行，去除斑块，有利于用球囊导管在低压下做冠状动脉腔内成形术。

六、PCI 治疗的主要并发症及防治

随着器械的不断革新和经验的积累，经皮冠状动脉介入治疗（PCI）的适应证不断拓宽，成功率也增加至 90% ~ 95% 以上，并发症逐渐减少。尽管如此，PCI 仍然存在一系列术中与术后并发症，积极防治这些并发症具有重要的现实意义。

（一）冠状动脉痉挛

1. 与球囊扩张相关的冠状动脉痉挛

见于 1% ~ 5% 的球囊成形术患者，多发生于非钙化病变、偏心性病变与年轻患者。据报道，旋磨的冠脉痉挛发生率为 4% ~ 36%，但导致急性闭塞并且需要再次行 PTCA 或 CABG 的严重痉挛少见（< 2%）。激光成形术血管痉挛的发生率为 1.2% ~ 16%，使用盐水灌注技术后已明显降低其发生率，该类患者冠状动脉内应用硝酸甘油有效。

2. 处理

（1）硝酸酯：冠状动脉内注射硝酸甘油（200 ~ 300μg）对多数患者有效，部分患者需要使用大剂量。

（2）钙拮抗剂：冠状动脉内注射维拉帕米（100μg/min，最大剂量 1.0 ~ 1.5 mg）、地尔硫䓬（0.5 ~ 2.5 mg 推注 1 分钟以上，最大剂量 5 ~ 10 mg）对于硝酸酯无效的患者可能有效。尽管传导阻滞、心动过缓与低血压的发生率较低，静脉注射前仍需准备临时起搏。

（3）再次球囊扩张：如果在使用硝酸酯与钙拮抗剂后病变内痉挛仍然存在，采用适当大小的球囊进行延时（2 ~ 5 分钟）低压（1 ~ 4 atm）扩张往往有效。绝大多数血管痉挛经硝酸酯与再次 PTCA 后能得到逆转，"顽固性"痉挛应考虑存在夹层，后者往往需要支架治疗。

（4）抗胆碱能药物：若冠状动脉痉挛伴有低血压和心动过缓，应注射阿托品（0.5 mg 静脉注射，每 5 分钟重复 1 次，总量 2.0 mg）。

（5）全身循环支持：若冠状动脉痉挛伴有缺血和低血压，使用硝酸酯和钙拮抗剂将使其恶化。必要时应考虑使用主动脉内气囊反搏（IABP），同时使用硝酸酯与钙拮抗剂。应避免使用加重血管痉挛的药物（如酚妥拉明等），必要时可以选用正性肌力药物（如多巴酚丁胺）。

（6）支架：支架能成功处理顽固性痉挛，但必须在其他措施无效时使用。多数顽固性痉挛和夹层，支架治疗有效。

（二）夹层与急性闭塞

在支架时代以前，夹层导致的急性冠状动脉闭塞是 PCI 后住院死亡、心肌梗死与急诊 CABG 的主要原因。目前，由于支架的广泛应用，夹层导致急性闭塞已较为少见。但是，支架导致的边缘夹层仍可引起缺血并发症，并易于发生支架内血栓。在支架时代以前，择期 PTCA 的急性闭塞发生率为 2%～11%，其中 50%～80% 发生在导管室，其余也多数发生在术后 6 小时以内。急性心肌梗死直接 PTCA 与完全闭塞病变 PTCA 患者发生迟发（> 24 小时）急性闭塞更为多见。支架的应用已使急性闭塞的发生率降低至 1% 以下。

1. 急性闭塞的分类

根据造影与血流情况分为 3 类：①急性闭塞：血管完全闭塞，TIMI 血流 0～Ⅰ级。②邻近闭塞：狭窄程度急性加重，TIMI 血流 Ⅱ级。③先兆闭塞：造影发现夹层或血栓，PCI 后残余狭窄 > 50%，TIMI 血流 Ⅲ级。

2. 夹层的分型

见表 9-2。

表 9-2　不同类型夹层的特点与急性闭塞的发生率

分型	特点	急性闭塞发生率 /%
A	管腔内有微小透 X 线区，无或仅有少量造影剂滞留	–
B	双管（腔）样改变，两腔之间有一透 X 线带，无或但有少量造影剂滞留	3
C	管腔外帽样改变，管腔外造影剂滞留	10
D	管腔内螺旋状充盈缺损	30
E	新出现的持续充盈缺损	9
F	非 A-E 型，导致血流障碍或血管完全闭塞	69

3. 发生夹层的危险因素

钙化病变、偏心病变、长病变、弥漫病变、复杂形状病变（B 型或 C 型）、血管弯曲等易发生夹层。

4. 急性闭塞的处理

一旦发生急性闭塞，应立即冠状动脉内注射硝酸甘油 100～200μg，逆转并存的冠状动脉痉挛。同时，应使 ACT 保持在 300 s 以上。直径小而柔软的支架问世取代了早期经常采用的灌注球囊延时（> 5 min）再扩张法。溶栓治疗可能阻止血管内膜与所在管壁的黏附，但不应常规使用。"补救性"给予阿昔单抗（abciximab）对于 PTCA 后夹层或血栓是否有益存在争议。对于小的内膜撕裂（残余狭窄 < 30%，长度 < 10 mm，血流正常），因其早期缺血与再狭窄的发生率较低，一般不需要进一步处理或特别药物治疗。

原发性血栓导致的血管闭塞较为少见，治疗方法包括冠状动脉内溶栓、局部给药、血栓切吸（thrombectomy）、再次 PTCA、支架、连续冠状动脉内超选择性输注尿激酶等，其最终治疗方式未明。

（三）无再流与慢血流

1. 定义

无再流（no-reflow）现象是指经过介入治疗，冠状动脉原狭窄病变处无夹层、血栓、痉挛和明显的残余狭窄，但血流明显减慢（TIMI 0 ~ Ⅰ级）的现象，若血流减慢为 TIMI 0 ~ Ⅱ级则被称为慢血流（slow flow）现象，发生率为 1% ~ 5%，多见于血栓性病变（如急性心肌梗死和不稳定性心绞痛）、退行性大隐静脉桥病变的介入和使用斑块旋磨、旋切吸引导管及人为误推入空气时。临床表现与冠状动脉急性闭塞相同。无血流现象的死亡率增高 10 倍。其产生机制尚不清楚，可能与微循环功能障碍有关，包括心肌微血管痉挛、栓塞（血栓、气栓或碎片）、氧自由基介导的血管内皮损伤、毛细血管被红细胞和中性粒细胞堵塞和因出血所致的心肌间质水肿。

2. 预防

预防主要针对病因，对血栓病变或退行性大隐静脉桥病变，应充分抗血小板和抗凝治疗并使用 GP Ⅱ b/ Ⅲ a 受体拮抗剂，术中使用远端保护装置。斑块旋磨时转速应足够，旋磨头的选择应由小到大递增和每一阵的时间不宜过长等，避免产生无再流现象。冠状动脉介入时应特别注意避免误推入空气。

3. 处理

（1）解除痉挛冠状动脉内注射硝酸甘油（200 ~ 800μg）尽管无显著疗效，但能逆转可能并存的血管痉挛，并且不耽误进一步治疗或增加危险，所有患者均应常规使用。

（2）排除冠状动脉夹层应进行多体位造影证实。对于无再流病变应慎用支架，因为远端血流不良能增加支架内血栓风险。

（3）冠状动脉内注射钙拮抗剂：冠状动脉内注射钙拮抗剂在无再流的处理中最为重要，冠状动脉内注射维拉帕米（100 ~ 200μg，总量 1.0 ~ 1.5 mg）或地尔硫䓬（0.5 ~ 2.5 mg 弹丸注射，总量 5 ~ 10 mg）能使 65% ~ 95% 的无再流得到逆转。注射必须通过球囊的中心管腔或输注导管给药，以保证药物有效灌注远端血管床，而使用导引导管给药则无法使药物到达远端血管。尽管传导阻滞发生率低，仍应备用临时起搏器。无再流导致的低血压不是冠状动脉内注射钙拮抗剂的禁忌证，必要时可采用药物（升压药、正性肌力药）或主动脉内气囊泵动法（IABP）维持全身循环。

（4）解除微血管阻塞：快速、中度用力地向冠状动脉内注射盐水或对比剂可能有助于解除由于受损内皮细胞、红细胞、中性粒细胞或血栓导致的血管阻塞。

（5）升高冠状动脉灌注压力：尽管 IABP 能提高冠状动脉灌注压，促进血管活性物质的清除，限制梗死面积，但并不能逆转无再流。

（四）冠状动脉穿孔

冠状动脉穿孔和此后的心脏压塞是冠状动脉介入治疗的严重并发症，处理不及时可危及患者生命。发生率在 PTCA 约 0.1%，在冠状动脉介入新技术（如斑块旋切、旋磨、激光成形等）约为 1%。冠状动脉穿孔常发生于小分支和末梢血管，其原因多数是钢丝（特别是亲水涂层和中等硬度以上的钢丝）直接损伤穿出血管，或球囊在闭塞病变的假腔内或桥状侧支内扩张，或介入新器械过硬而血管相对小且弯曲致直接损伤的结果。

1. 临床后果

17%～24% 的患者出现心包积血与填塞，部分患者出现冠状动脉左/右心室瘘、冠状动静脉瘘等。患者可发生心肌梗死甚至死亡，部分患者需要急症手术和输血。介入治疗期间使用 GP Ⅱ b/ Ⅲ a 抑制剂的患者死亡风险增加 2 倍。部分患者术中造影无明显穿孔，而在术后 8～24 小时内突然出现心脏压塞。桥血管穿孔时由于搭桥时部分心包切除和心包粘连往往导致胸腔或纵隔出血，而心脏压塞表现不明显。

2. 预防

（1）导丝放置：导丝操作应轻柔，保持导丝对扭力有反应。一旦发现导丝锁定并弯曲、尖端运动受限或推送导丝出现抵抗现象，应考虑到导丝钻入内膜下的可能，应立即回撤导丝，重新置放。一旦怀疑球囊导管进入假腔，应撤出导丝并经球囊中心腔轻轻注射对比剂证实。对比剂持续残留提示进入假腔，应回撤球囊和导丝重新置放。

（2）器械型号：对于高危病变（分叉、成角、完全闭塞）患者，球囊：血管应为 1.0；旋磨、激光成形等的器械：血管应为 0.5～0.6。

（3）其他：发生夹层时不应采用旋切治疗，远端夹层程度难以确定时不应采用支架治疗。

3. 处理

（1）延时球囊扩张：立即将球囊放置于对比剂外渗部位，球囊：血管为 0.8～1.0，2～6 atm，扩张时间 > 10 分钟。若经初次扩张后闭合仍不完全，应再次低压扩张 15～45 分钟，应尽可能使用灌注导管以保证远端心肌灌注。不宜再追加使用肝素。延时球囊扩张（必要时心包穿刺）能使 60%～70% 的患者避免外科手术。

（2）支架：现已使用支架同种静脉移植桥或 PTFE 带膜支架处理穿孔。前者技术要求较高，不适于伴有严重血流动力学障碍的患者；后者有望得到广泛应用。

（3）心包穿刺：若心包积血较多，应行心包穿刺，放置侧孔导管引流，引流导管应留置 6～24 小时。急性心脏压塞的患者往往表现为烦躁不安、心率减慢、血压下降、透视下心影扩大和搏动减弱。X 线透视下从剑突下途经穿刺心包迅速可靠，抽出血液后可注入

5 ~ 10 mL 对比剂证实穿刺在心包内后再送入导引钢丝、6 F 动脉鞘管，沿鞘管送入猪尾导管，以确保通畅引流。如出血量大，可在补充液体的基础上，将从心包抽出的部分血液直接经股静脉补入体内。多数心脏压塞仅以猪尾导管引流即可稳定，不需开胸处理，但要严密观察，并做好随时开胸止血的准备。

（4）逆转抗凝作用：多数学者建议使用鱼精蛋白部分逆转全身肝素化效果，若延时球囊扩张下仍然有对比剂外渗，应加大鱼精蛋白剂量（监测 ACT），再次延时扩张。使用阿昔单抗的患者可以考虑输注血小板（6 ~ 10 U）逆转其抗血小板作用。

（5）栓塞疗法：不适合外科修补的患者（小血管或远端血管、累及心肌较少、原为完全闭塞病变或临床不适于接受手术）可考虑线圈栓塞、注射明胶泡沫封闭穿孔。

（6）手术治疗：30% ~ 40% 的患者需要接受手术治疗。外科手术适于穿孔较大、合并严重缺血、血流动力学不稳定或经非手术处理无效的患者。如果可能，应在准备手术的同时放置灌注球囊导管并持续低压扩张，并间断通过中央孔用肝素盐水冲洗远端，防止凝血块产生，保持远端血管通畅。

（五）与血管穿刺有关的并发症

主要是因穿刺血管（包括动、静脉）损伤产生的夹层、血栓形成和栓塞，及穿刺动脉局部压迫止血不当产生的出血、血肿、假性动脉瘤和动 - 静脉瘘等并发症，处理不当也可引起严重后果。这些穿刺血管并发症的产生与穿刺部位过高或过低、操作过粗和压迫止血不当有关，也与联合使用溶栓、抗血小板和抗凝剂有关，尤其是在外周血管病变、女性、高血压患者和用肝素抗凝延迟拔除鞘管者更易发生。其预防的关键是准确熟练的穿刺技术、操作轻柔和正确的压迫止血方法。

（六）其他非血管并发症

包括低血压、脑卒中、心功能损伤和对比剂肾病等。

总之，随着经验的不断积累和新型器械与相关药物的临床应用，冠心病介入治疗的并发症得到了有效控制，其内容也在不断变化之中。及时了解并掌握冠心病介入治疗的并发症的原因与防治方法，对于提高介入治疗的安全性与疗效具有深远的现实意义。

七、PCI 术后再狭窄及防治进展

冠状动脉再狭窄是 PCI 治疗的主要远期并发症，也是目前开展冠心病介入治疗的重大障碍。根据 PCI 术后冠状动脉重新再狭窄 ≥ 50%，或较 PCI 术后即刻冠状动脉内径减少 30% 以上作为判断标准。PTCA 术后再狭窄发生率 30% ~ 40%，即使支架置入术后也达 15% ~ 20%。大多数再狭窄发生于术后 3 ~ 4 月，术后 6 个月再狭窄发生率明显减低。

（一）发生机制

1. 早期弹性回缩

发生于 PTCA 术后最初数小时至第 1 天。术后 24 小时冠状动脉造影发现，如被扩张的

冠状动脉内径减少 > 10%，则再狭窄发生率高达 73.6%，但如血管内径减少 < 10%，则再狭窄发生率仅为 9.8%。

2. 附壁血栓形成

局部血小板血栓的形成和溶解，伴发血流波动，促使内膜增生。局部血流减少和剪切力增高则增强该过程。附壁血栓成为平滑肌细胞移行和增生的基质。

3. 内膜增生

发生于 PTCA 术后最初 3 个月内，表现为平滑肌细胞增生和细胞外基质合成，使管腔狭窄。最初为平滑肌细胞被激活，伴附壁血栓形成和生长因子释放。血栓形成时，局部 PDGF 和凝血酶积聚，前者诱发平滑肌细胞从中层移行至内膜，同时在多种生长因子的作用下发生增生。后者吸引单核细胞和其他炎性细胞。最后，内膜平滑肌增生，细胞基质产生，导致管腔狭窄。

4. 动脉几何形态变化

PTCA 时，血管壁牵拉引起滋养血管的损伤和血管壁缺氧。中层压迫，导致平滑肌细胞损伤和 DNA 合成增加。Mintz 等发现，介入性治疗后残余斑块的性状是预测再狭窄的重要因素。

（二）影响再狭窄的因素

1. 血管损伤程度

某些冠状动脉形态可使 PTCA 时血管损伤增大，因而再狭窄率增高。如长病变和夹层破裂时，内皮细胞修复延缓。钙化病变行 PTCA 时，需较高的球囊充盈压力，因而更易产生损伤。冠状动脉开口部位狭窄通常发生钙化，其夹层破裂和弹性回缩发生率较高。对血管弯曲和分叉处狭窄行 PTCA 时，常常可引起夹层破裂，同时血流剪切力有利于血小板沉积。对明显偏心性狭窄行 PTCA 时，可在斑块与正常血管壁交界处发生较深的中层撕裂。严重狭窄和完全阻塞性病变 PTCA 时，会对血管的周壁产生较大的牵拉损伤。

2. PTCA

对于术后残余狭窄程度 Leimgruber 等发现，PTCA 后冠状动脉内径残余狭窄 < 30% 较残余内径狭窄 30% ~ 50% 的再狭窄率低。然而，最近有报道指出，为了使 PTCA 即刻冠状动脉残余狭窄减低，常常需用较大直径的球囊高压、多次和长时间扩张，这样也可使血管损伤加重，导致急性血管闭塞和后期再狭窄。

3. 临床因素

心绞痛的类型、大量吸烟、高血压、糖尿病和血脂增高等均是再狭窄的危险因素。

（三）再狭窄的防治进展

1. 药物涂层支架

药物涂层支架将抗血管重塑和抗增生作用集于一体，使用时不需额外的安全性评价，并且这种靶向性的局部药物释放可保证药物在病变局部的高浓度，而系统和循环中的浓度很低，这样保证了药物释放的可控性和低毒性，因而具有广阔的应用前景。

西罗莫司（sirolimus）涂层支架是最有应用前景的涂层支架之一。sirolimus 是 Wyeth-Ayerst 发现的一种抗生素，1999 年美国 FDA 批准 sirolimus 作为肾移植的免疫抑制剂用于临床。sirolimus 具有抑制细胞增生的作用，可使细胞停止在 G1 晚期，使细胞循环终止，但 sirolimus 不破坏健康的细胞。近年来的研究发现，sirolimus 可选择性抑制血管平滑肌细胞的迁移和增生，抑制内膜的过度增生，抑制 DNA 合成，抑制支架置入术后的炎症反应，促进血管损伤部位及支架置入部位重新内皮化。Cordis 公司成功地将 sirolimus 包被于 Bx Velocity™ 支架上 CYPHER TM 支架，在置入血管后，sirolimus 通过洗脱方式释放于病变局部起到抑制再狭窄的作用。该支架已获得美国 FDA 批准。

目前，有关 CYPHER TM 支架的许多研究正在进行中，所涉及的病变范围更为广泛，如冠状动脉开口处病变、血管分叉处病变、小血管病变及再狭窄病变等。

其他药物涂层支架还有紫杉醇（Paclitaxel）涂层、放线菌素 D（actinomycin-D）涂层支架等，有关这些涂层支架的研究也正在进行，但是迄今为止，药物涂层支架最长的临床观察期只有两年多时间，更长的时间是否有效，复杂病变、再狭窄病变、复杂的临床情况是否都有效，远期的不良反应如何，药物涂层支架的高额费用能否为患者接受等问题，都需要更深入的研究。

2. 血管内放射治疗

血管内放射治疗可以有效地抑制介入治疗特别是支架置入术后内膜的过度增生，防治血管的病理性重塑。近年来也已完成的多中心随机试验已经证实了血管内放射治疗对支架内再狭窄治疗的有效性和安全性。目前在临床上使用的放射源主要为 γ 源（^{192}Lr）和 β 源（^{90}sr/Y、^{90}Y 和 ^{32}p）。γ 源的穿透能力强，放射剂量均匀，但使用和防护问题大；β 源的穿透力弱，但已有的研究显示 β 源对支架内再狭窄同样具有良好的治疗效果，且使用方便，不易造成放射污染。一般认为，在治疗剂量范围内，γ 放射源和 β 放射源对人体冠状动脉血管壁及治疗支架术后再狭窄的放射剂量无明显差异，γ 放射源并不具有明显的剂量优势。

血管内放射治疗的主要问题是晚期血栓形成（术后 30 ~ 180 天），发生率为 5% ~ 10%；第 2 个问题是边缘效应或糖果现象，所谓边缘效应或糖果现象指放射治疗后在病变边缘出现明显的内膜增生，导致严重狭窄，8% ~ 18% 的放射治疗接受者发生这种现象；另外，血管内放射治疗也可导致晚期再狭窄和远期管腔损失。

3. 再狭窄的基因治疗

PTCA 术后再狭窄的发生与内皮细胞损伤、血小板的黏附、局部炎症反应、生长因子和细胞因子的作用及癌基因和抗癌基因的异常表达有关。随着基因治疗的发展和应用，在血管内导入基因，促进内皮细胞增生及血栓的溶解，抑制平滑肌细胞的增生有可能达到防治再狭窄的目的。基因治疗有两个重要的条件：一是治疗性基因的选择，二是基因转移的途径。目前用于防治再狭窄的基因类型有：抗血栓形成的基因，血管活性物质的基因，生长因子和细胞因子的基因，癌基因与抗癌基因，细胞周期调节基因等。

虽然，防治再狭窄的基因类型很多，前途广阔，但再狭窄的基因治疗和其他基因治疗一样，还有安全性、动物模型和临床试验等一系列问题尚待解决。

八、冠心病介入治疗临床试验评价

自 1967 年开展 CABG 和 1977 年创立 PTCA 以来，以 PTCA 为代表的经皮冠状动脉介入治疗（PCI）正被广泛用于急性心肌梗死、不稳定性心绞痛、稳定性心绞痛的再灌注或血运重建治疗。

近十年来，有关冠状动脉介入治疗的临床试验极大地改变了冠心病的治疗模式，除部分临床试验采用替代终点指标（如临床症状、血流动力学、影像学和生化指标）外，多数研究采用了预后终点指标（如总死亡率、主要心血管事件等）。

（一）急性心肌梗死（AMI）的介入治疗

AMI 的再灌注治疗主要有两种途径，即溶栓治疗和直接介入治疗（primary angioplasty）。直接介入治疗（特别是支架的应用）具有准确的"罪犯血管"定位、较高的再灌注率及极低的并发症发生率等优点，正日益成为 AMI 再灌注治疗的最有效手段。

1. 直接 PTCA

（1）直接 PTCA 不进行溶栓治疗，直接对梗死相关动脉（IRA）进行 PTCA 称为直接 PTCA。自 1983 年 Hartzler 首次报道 AMI 的直接 PTCA 以来，直接 PTCA 已得到深入研究。大量研究表明，AMI 直接 PTCA 安全有效，并能改善 AMI 的预后，其即刻操作成功率可达 83%～97%。在改善预后的机制中，TIMI Ⅲ级血流是决定存活和左室功能恢复的最重要决定因素。另外，直接 PTCA 时的急诊造影还可早期明确冠状动脉解剖与病变情况，从而有利于采取个体化治疗和更为有效治疗措施，有助于降低病死率。

多数试验显示，直接 PTCA 的疗效优于溶栓治疗。ZWOLLE 研究、Ribeiro 等和 Zijlstra 等比较了直接 PTCA 和链激酶溶栓的疗效。ZWOLLE 研究结果表明，直接 PTCA 组出院时再梗死、复发心肌缺血和不稳定性心绞痛发生率均明显低于链激酶组，直接 PTCA 组的左室射血分数和 IRA 开通率也优于链激酶。ZWOLLE 长期随访研究发现，直接 PTCA 组的死亡、再梗死和再次血运重建率均明显低于链激酶组。PAMI、MAYO、GUSTO-Ⅱb、MRMI-2、PAMI-Ⅰ等研究比较了组织纤溶酶原激活剂（t-PA）与直接 PTCA 的疗效。多数试验提示，直接 PTCA 的近期与远期（6 个月至 2 年）疗效优于 t-PA 溶栓治疗。与溶栓治疗相比，直接 PTCA 后的残余狭窄程度更轻，再狭窄率也更低。在直接 PTCA 水平较高的医院，AMI 直接 PTCA 的效果将优于溶栓治疗。

（2）直接置入支架：AMI 时既可直接置入支架又可在直接 PTCA 并发夹层或急性闭塞时补救性置入。大部分研究表明，直接支架可能优于直接 PTCA。与直接 PTCA 相比，直接支架安全有效，并可以减少住院期间心肌缺血再发和急性闭塞；提高无事件（靶血管重建、再狭窄和急性闭塞）生存率，而死亡率和再梗死率无明显变化。即使在高危病变患者，直接支架仍然存在，其即刻成功率为94% ~ 100%，而死亡率低于直接PTCA（0 ~ 9%）。

FRESCO试验共入选了150名患者，在直接PTCA后随机分为选择性置入支架和不再进一步介入治疗两组。结果发现，随机分入支架组的患者全部支架置入成功；支架组主要临床终点和再狭窄率均显著低于单纯PTCA。继PAMI Stent Pilot试验之后，Stent-PAMI试验将900名病变适合置入支架的AMI患者随机分入PTCA + 支架组（n=452）和单纯PTCA组（n=448）。主要复合终点指标包括死亡、再梗死、致残性卒中及再次靶血管重建。随访6个月后结果显示，支架组的主要复合终点指标低于单纯PTCA组（12.6% vs 20.1%，P < 0.01），支架组的再狭窄率也低于PTCA组（20.3% vs 33.5%，P < 0.001）。

总之，直接支架术由于术后最小冠腔直径更大、早期及晚期缺血复发率更低、再狭窄发生率更低、靶血管再次血运重建率更低，因而其疗效可能优于直接PTCA或溶栓治疗。然而，现有资料表明，直接支架并不能降低死亡率，也不能改善TIMI Ⅲ级血流和减少再梗死。基于现有资料，直接PCI时是否应该常规置入支架尚有争议；尽管支架得到广泛开展，直接PTCA仍然是目前公认的AMI最佳治疗选项之一。

直接PTCA可明显降低AMI并发心源性休克的病死率。AMI并发心源性休克内科治疗的病死率曾高达80% ~ 90%，静脉溶栓治疗不能显著降低其病死率。GISSI研究表明，Killip Ⅳ级的患者给予链激酶静脉溶栓治疗的病死率仍高达70%，冠状动脉内溶栓的病死率为67%，而直接PTCA可使其病死率降至50%以下。

（3）心源性休克的介入治疗：大量文献报道了有关心源性休克的非随机研究结果。多数研究显示，在不是由机械并发症（二尖瓣关闭不全、室间隔或心室游离壁破裂等）引起的心源性休克患者，PCI可显著改善预后，降低近期和远期病死率。对AMI并心源性休克的患者，直接PTCA的成功率达54% ~ 100%，患者生存率42% ~ 86%，其中PTCA成功患者的生存率58% ~ 100%，未成功患者为0 ~ 29%。SHOCK试验等还发现，年龄 < 75岁的患者，在AMI起病36小时以内或休克发生18小时以内接受血运重建治疗都有可能获益。

综上所述，AMI直接PTCA的效果优于溶栓治疗或保守治疗。在AMI急性期，一般仅对IRA进行扩张。合并血流动力学障碍及心源性休克时，冠状动脉造影及PTCA应在主动脉内气囊反搏的支持下进行。与溶栓治疗相似，直接PCI也应尽快尽早进行，"时间就是心肌，时间就是生命"。患者年龄、血流动力学状况、Killip分级、PCI前IRA开通情况及医疗单位的年手术量是预测直接PCI的相关因素。

2. 溶栓后PCI

根据习惯，一般将溶栓后PCI分为：①溶栓后立即PCI：溶栓成功后立即（< 3小时）行PC。②挽救性PCI：对溶栓失败（未能恢复TIMI Ⅲ级血流）后仍有持续或再发心肌缺血的患者马上（12 ~ 24小时）PCI。③延迟PCI：溶栓成功后数小时至数日（48小时 ~ 14天）再行PCI。使用减量溶栓剂和GP Ⅱb/ Ⅲa抑制剂后再行PCI的所谓药物辅助性PCI或

称"易化"PCI 也属于溶栓后 PCI 范畴。

（1）溶栓后立即 PCI：在 20 世纪 80 年代，3 个有关的临床试验（Topol 等，Simoons 等和 TIMI Ⅱ）一致证实，溶栓后立即 PTCA 能增加病死率，增加出血并发症，增加急诊 CABG，而且并不能减少再闭塞或增加左心室功能。其不良后果可能与出血性梗死和血管内出血有关。使用全量溶栓剂后立即行 PCI 已经被 ACC/AHA 列为Ⅲ类适应证，不宜采用。

（2）挽救性 PCI：溶栓失败后挽救性 PCI 的目的在于使血管再通、挽救心肌和促进梗死区的愈合。有关挽救性 PCI 的主要研究包括 TAMI-5、RESCUE、CORAMI、GUSTO-Ⅰ、GUSTO-Ⅲ等。目前一般认为，挽救性 PTCA 成功率低于直接 PTCA，但仍达到 70%～90%；其死亡率与再闭塞率可能高于直接 PTCA 或溶栓治疗。

部分学者建议，对溶栓后临床判断冠状动脉未再通且仍有缺血症状者，特别是发病时间较早及高危患者应行急诊冠状动脉造影，若 IRA 血流 TIMI 0～Ⅱ级，应尽快行挽救性 PCI。对溶栓治疗后无心肌缺血症状者则不易行 PCI。

（3）延迟 PCI：SWIFT 试验、TIMI Ⅱ B 试验比较了溶栓治疗后早期保守治疗和溶栓后 18～48 小时 PTCA（延迟 PTCA）的疗效，结果死亡、再梗死和 EF 均无改善。在溶栓治疗后，若无自发或可诱发的心肌缺血，常规进行延迟 PCI 缺乏科学依据。

（4）易化 PCI：为避免挽救性 PTCA 的缺点，现已设计出使用减量溶栓剂和 GP Ⅱ b/Ⅲ a 抑制剂后再行 PCI 的"易化"PCI。2000 年公布的 SPEED（GUSTO 4 Pilot）试验显示了易化 PCI 的安全性。323 例 AMI 患者在接受 abciximab 和不同剂量瑞替普酶（reteplase）溶栓治疗平均 63 分钟后行 PCI。结果发现，立即 PCI 的手术操作成功率为 88%，30 天不良心血管事件（死亡、再梗死、再次血运重建）为 5.6%；同时接受 abciximab 和小剂量 reteplase 治疗的患者立即行 PCI 能使 86% 的患者在 90 分钟内恢复 TIMI Ⅲ级血流。该研究结果表明，使用 abciximab 和小剂量 reteplase 与 PCI 联合治疗 AMI 安全有效。

易化 PCI 的优点为：①更优的价格－效应比。如果药物治疗已明显改善再灌注，可减少早期介入治疗之需。②如果早期再灌注成功，则到导管室更稳定。③改善远段血管的可视性，减少不必要的导管操作。④提高 TIMI 血流分级，改善微循环灌注。

（二）稳定性心绞痛和无 ST 段抬高心肌梗死的 PCI

TIMI Ⅲ B、ISIS-2 和 GISSI-1 等大规模临床试验均证实，静脉溶栓治疗不能改善无 ST 段抬高或束支传导阻滞的 AMI 的预后，不稳定性心绞痛（UA）和无 ST 段抬高的心肌梗死（NSTEMI）不主张溶栓治疗。近年来，由于技术进步、器材革新和 GP Ⅱ b/Ⅲ a 抑制剂的应用，PCI 在 UA/NSTEMI 患者中的应用有增加的趋势。多数文献报道的 PCI 治疗 UA/NSTEMI 的成功率较高。TIMI Ⅲ B 试验中，PCI 治疗 UA/NSTEMI 的成功率为 96%，围术期心梗的发生率为 2.7%，需急诊 CABG 的占 1.4%，手术死亡率为 0.5%。

根据 UA/NSTEMI 的治疗方向和血运重建治疗的应用情况，一般将 UA/NSTEMI 的治疗策略分为两种：早期侵入性策略和早期保守性策略。早期侵入性策略指早期（多数主张4～48小时）完成心导管检查并行血运重建（PCI或CABG）；早期保守性策略则首先进行药物治疗，同时根据无创检查结果判断有无心肌缺血，再根据检查结果和病情决定是否行血运重建治疗。

FRISCⅡ试验和TACTICS试验是支架与GPⅡb/Ⅲa抑制剂时代比较早期保守治疗和早期侵入性治疗的两大临床试验。试验结果表明，早期侵入性治疗和早期保守治疗相比，其不良心血管事件明显减低。基于这两大试验鼓舞人心的结果，对UA/NSTEMI患者采取早期侵入性治疗似乎更合理。

（三）稳定性心绞痛的介入治疗

ACME试验是第一个比较稳定性心绞痛患者PTCA与药物治疗的随机试验，该试验选择了212例运动能诱发心肌缺血的1支病变稳定性心绞痛患者，随机接受药物治疗或PTCA。与药物治疗组相比，PTCA组6个月后心绞痛发作次数减少（36% vs 54%，P < 0.01），运动时间、心肌血流灌注评分及心理状况的改善均优于药物治疗。两组死亡和心肌梗死发生率相近，但PTCA组随访期间CABG更多。

RITA-2试验是第2个比较稳定性心绞痛患者PTCA与药物治疗的随机试验。该试验在英国和爱尔兰共入选了1018例稳定性心绞痛患者，所有患者均有可用PTCA治疗的严重狭窄（60%为1支病变，80%伴有心绞痛），分别接受PTCA（504例）和药物治疗（514例），平均随访2.7年。结果表明，PTCA组6个月的心绞痛发作减少20%，运动时间延长1分钟，生活质量提高，但死亡与非致死性心肌梗死的发生率却高于药物治疗组，其中PTCA组的非致死性心肌梗死大部分与操作有关。RITA-2的结果显示，PTCA对症状和运动能力的改善是以增加死亡和非致死性心肌梗死作为代价的。

有限的几个比较药物治疗与PCI的试验多选择1支或2支病变的稳定性心绞痛患者。初步结果表明，与药物治疗相比，PTCA改善心绞痛症状和提高运动耐量更明显，但PTCA并不能降低心肌梗死与死亡的发生率。

（郭良才）

第二节　心律失常起搏器治疗

一、适应证

（一）病态窦房结综合征

1. Ⅰ类适应证

（1）记录到有症状的窦房结功能障碍，包括经常出现引起症状的窦性停搏。

（2）有症状的变时性功能不良。

（3）由于某些疾病必须使用某类药物，而这类药物又可引起窦性心动过缓并产生症状者。

2. Ⅱa类适应证

（1）自发或药物导致的窦房结功能障碍，心率＜40次/分，症状与心动过缓之间存在明确的证据，无论是否记录到心动过缓（即：医师听到或数脉搏心率＜40次/分，但心电没有记录到）。

（2）不明原因晕厥，临床上发现或电生理检查诱发窦房结功能不良者。

3. Ⅱb类适应证

清醒状态下心率＜40次/分，但症状轻微者。

4. Ⅲ类适应证

（1）无症状的患者，包括长期应用药物所致的窦性心动过缓（心率＜40次/分）。

（2）有类似心动过缓的症状，但证实该症状与心动过缓无关的窦房结功能不良的患者。

（3）非必须应用的药物治疗引起的症状性心动过缓的窦房结功能不良。

（二）成年人获得性房室传导阻滞的起搏治疗

1. Ⅰ类适应证

（1）任何阻滞部位的三度和高度房室传导阻滞，并发有症状的心动过缓（包括心力衰竭）或有继发于房室传导阻滞的室性心律失常。

（2）需要长期服用药物治疗其他心律失常或其他疾病，而所用药物治疗可导致任何阻滞部位的三度和高度房室传导阻滞，并发有症状的心动过缓。

（3）清醒状态时任何阻滞部位的三度和高度房室传导阻滞且无症状的患者，被记录到心室停搏＞3.0 s或更长的心脏停搏，或逸搏心律＜40次/分，或逸搏心律起源点在房室结以下者。

（4）清醒状态下任何阻滞部位的二度和高度房室传导阻滞，无症状的心房颤动和心动过缓者有一个或更多至少5 s的长间歇。

（5）射频消融房室结后出现的任何阻滞部位的三度和高度房室传导阻滞。

（6）心脏外科手术后发生的不可逆性的任何阻滞部位的三度和高度房室传导阻滞。

（7）神经肌源性疾病伴发的任何阻滞部位的三度和高度房室传导阻滞，无论是否有症状。

（8）任何阻滞部位和类型的二度房室传导阻滞产生的症状性心动过缓。

（9）任何阻滞部位的无症状的三度房室传导阻滞平均心室率＜40次/分，或＞40次/分但伴有心脏增大或左心室功能异常。

（10）无心肌缺血情况下，运动时出现的二度或三度房室传导阻滞。

2. Ⅱa类适应证

（1）成年人无症状的持续性三度房室传导阻滞，逸搏心律＜40次/分且不伴有心脏增大。

（2）电生理检查发现在希氏束内或以下水平的无症状性二度Ⅱ型房室传导阻滞。

（3）一度或二度房室传导阻滞伴有类似起搏器综合征的血流动力学表现。

（4）无症状的二度Ⅱ型房室传导阻滞，且为窄 QRS 波者。当二度Ⅱ型房室传导阻滞伴有宽 QRS 波者，包括右束支传导阻滞，则适应证升级为一类。

3．Ⅱb类适应证

（1）神经肌源性疾病伴发的任何程度的房室传导阻滞，无论是否有症状。

（2）某种药物或药物中毒导致的房室传导阻滞，但停药后可改善者。

4．Ⅲ类适应证

（1）无症状的一度房室传导阻滞。

（2）无症状的，发生于希氏束以上的二度Ⅰ型房室传导阻滞。

（3）预期可以恢复且不再复发的房室传导阻滞（如药物中毒等），或无缺氧症状的睡眠呼吸暂停综合征。

（三）慢性双分支和三分支传导阻滞的起搏治疗

1．Ⅰ类适应证

（1）伴有高度房室传导阻滞或间歇性三度房室传导阻滞。

（2）二度Ⅱ型房室传导阻滞。

（3）交替性束支传导阻滞。

2．Ⅱa类适应证

（1）虽未证实晕厥是由慢性房室传导阻滞引起，但可排除由于其他原因引起的晕厥，尤其是室性心动过速引起的晕厥。

（2）无临床症状的双分支或三分支传导阻滞，但电生理检查发现 HV 间期 ≥ 100 ms。

（3）电生理检查时，由心房起搏诱发的希氏束以下非生理性传导阻滞。

3．Ⅱb类适应证

神经肌源性疾病伴发任何程度的分支传导阻滞，无论是否有症状，因为传导阻滞随时会加重。

4．Ⅲ类适应证

（1）不伴有房室传导阻滞或症状的分支传导阻滞。

（2）无症状的伴有一度房室传导阻滞的分支传导阻滞。

（四）与急性心肌梗死相关的房室传导阻滞的起搏治疗

1．Ⅰ类适应证

（1）ST 段抬高型心肌梗死后持续存在希氏 – 浦肯野系统内的二度房室传导阻滞伴交替性束支传导阻滞或希氏束系统内或以下三度房室传导阻滞。

（2）房室结以下暂时性二度或三度房室传导阻滞伴束支传导阻滞。如果阻滞部位不清楚则应进行电生理检查。

（3）持续和有症状的二度或三度房室传导阻滞。

2. Ⅱa类适应证

无。

3. Ⅱb类适应证

即使没有症状的房室结水平的持续性二度或三度房室传导阻滞。

4. Ⅲ类适应证

（1）不伴心室内传导阻滞的短暂性房室传导阻滞。

（2）伴左前分支传导阻滞的短暂性房室传导阻滞。

（3）获得性分支或束支传导阻滞不伴房室传导阻滞。

（4）持续性一度房室传导阻滞伴有慢性或发病时间不明的束支传导阻滞。

（五）颈动脉窦过敏综合征及神经介导性晕厥的起搏治疗

1. Ⅰ类适应证

反复发作的颈动脉窦刺激和按压导致的 > 3 s 的心室停搏所致的晕厥。

2. Ⅱa类适应证

无明确颈动脉窦刺激事件，但存在高敏感的颈动脉窦心脏抑制反应引起的心脏停搏≥3 s。

3. Ⅱb类适应证

有明显症状的神经心源性晕厥，伴有自发的或直立倾斜试验时出现明显的心动过缓。

4. Ⅲ类适应证

（1）颈动脉窦刺激引起的高敏性心脏抑制反射，但无明显症状或仅有迷走刺激症状如头晕、眩晕。

（2）反复发作晕厥、眩晕或头晕，而缺乏颈动脉窦刺激引起的高敏的心脏抑制反射。

（3）场景性血管迷走性晕厥，回避场景刺激晕厥不再发生。

（六）儿童、青少年和先天性心脏病患者的起搏治疗

1. Ⅰ类适应证

（1）二度、三度房室传导阻滞合并有症状的心动过缓，心功能不全或低心排血量。

（2）窦房结功能不良的症状表现与年龄不相称的心动过缓。

（3）心脏手术后二度、三度房室传导阻滞，预计不能恢复，或持续时间 > 7 天。

（4）先天性三度房室传导阻滞合并宽 QRS 逸搏心律，复杂室性期前收缩或心功能不全。

（5）先天性三度房室传导阻滞患儿心室率 < 55 次 / 分，或合并先天性心脏疾病且心室率 < 70 次 / 分。

2. Ⅱa类适应证

（1）合并窦性心动过缓的先天性心脏病患者可置入起搏器，以预防房内折返性心动过

速反复发作；窦房结功能不全可固有或继发于抗心律失常的治疗。

（2）1岁后的先天性三度房室传导阻滞，若平均心率＜50次／分，或突然心室停搏，周长是基础心率的2倍或3倍，或有与变时功能不良相关的症状。

（3）复杂先天性心脏病合并窦性心动过缓，若静息心室率＜40次／分或心室停搏时间长于3 s。

（4）由于窦性心动过缓或房室失同步出现血流动力学异常的先天性心脏病。

（5）先天性心脏病患者外科术后发生的不明原因的晕厥，合并一过性完全心脏传导阻滞，除外其他原因。

3. Ⅱb类适应证

（1）先天性心脏病手术后一过性三度房室传导阻滞，恢复窦性心律后残留双分支传导阻滞。

（2）先天性三度房室传导阻滞婴儿和青少年患者无症状，其心率可接受，窄QRS波心功能正常。

（3）先天性心脏病修复后的窦性心动过缓，静息时心率＜40次／分或有＞3 s的长间歇但患者无症状。

4. Ⅲ类适应证

（1）先天性心脏病手术后暂时性房室传导阻滞，其传导已恢复。

（2）先天性心脏病手术后出现伴或不伴一度房室传导阻滞的、无症状的双分支阻滞，但无一过性完全性房室传导阻滞。

（3）无症状的一度房室传导阻滞。

（4）无症状的窦性心动过缓，最长间歇＜3 s，或最小心率＞40次／分。

（七）预防心动过速的起搏治疗

1. Ⅰ类适应证

伴或不伴有长Q-T间期的长间歇依赖性的持续性室性心动过速的患者，也已证实起搏治疗有效。

2. Ⅱa类适应证

先天性长Q-T间期综合征的高危患者。

3. Ⅱb类适应证

药物治疗无效的反复发作的有症状的房颤，伴有窦房结功能减低。

4. Ⅲ类适应证

（1）频发或复杂室性异位激动，不伴持续性室速，无长Q-T间期综合征。

（2）可逆转的尖端扭转型室速。

（八）肥厚梗阻型心肌病的起搏治疗

1. Ⅰ类适应证

窦房结功能不良和（或）房室阻滞中的Ⅰ类适应证的各种情况。

2. Ⅱa类适应证

无。

3. Ⅱb类适应证

药物治疗困难伴有症状的肥厚型心肌病，在静息或应激情况下有明显流出道梗阻者。

4. Ⅲ类适应证

（1）无症状或经药物治疗可以控制。

（2）虽有症状但无左心室流出道梗阻的证据。

二、绝对和相对禁忌证

对局部麻醉药过敏者、精神异常者、有凝血功能异常、有血管畸形者。通常Ⅱa类适应证可以理解为相对禁忌证，而Ⅲ类适应证即为绝对禁忌证。

三、并发症

1. 置入术中并发症

①麻醉意外；②穿刺损伤，如气胸、血气胸、空气栓塞、锁骨下静脉血栓形成；③导线置入并发症，如心律失常、冠状静脉窦损伤或穿孔、心包渗出及心脏压塞、电极导线损伤、脉冲发生器与导线连接不严或接错。

2. 置入术后早期并发症

①出血及血肿；②导线脱位；③术后起搏阈值增高；④膈肌刺激征。

3. 置入术后晚期并发症

①囊袋破溃及起搏系统感染；②导线断裂；③静脉血栓及阻塞；④起搏故障；⑤旋弄综合征；⑥起搏器综合征，如起搏器介导的心动过速、抑郁症等。

（林　杰）

第三节　心力衰竭起搏器治疗

早期几乎所有心脏起搏器均需开胸植入心包脏层电极导线，起搏器埋藏在腹部。随着经静脉心内膜电极导线的应用及起搏器体积的大大缩小，起搏器的安置已由心脏外科医生在手术室完成发展到由心脏内科医生在放射科或导管室就可完成，由全身麻醉改为局部麻醉，人工心脏起搏系统的安置越来越普及。

必需的设备包括 C 臂 X 线机、起搏分析仪、心电监护仪、除颤器及必要的抢救药品。

一、术前准备

（1）病史和体格检查：要注意可能影响起搏器植入途径和位置的事项，如患者的优势手（通常将起搏器放置在优势手的对侧）、先天性畸形（如是否存在永存左上腔静脉）、三尖瓣疾病和是否做过三尖瓣的手术。

（2）收集临床资料（后前位和侧位胸部 X 线片、心电图及相关血液检查等）。

（3）签署知情同意书（风险、益处和起搏模式选择等）。

（4）在手术前要停用华法林及阿司匹林 3～5 日。如果考虑患者停止抗凝后风险大，则应考虑静脉应用肝素，手术前 4～6 小时停用肝素。目前很多中心也采取不停用抗血栓药物，术中加强止血、术后加压等措施，未见出血明显增多。

（5）手术区域备皮。

（6）建立静脉通道。

（7）关于起搏器植入前是否需要预防应用抗生素问题一直存在争议。目前公认的建议为植入术前 1 小时开始静脉应用抗生素到手术结束。也有一些中心对易患心内膜炎的高危险人群，如人工瓣膜或复杂先天性心脏病患者、更换起搏器的患者、长时间手术患者及可能存在污染的临床情况者，预防应用抗生素数日。

目前绝大多数使用心内膜电极导线。技术要点包括静脉选择、电极导线固定和起搏器的埋置。

（一）静脉选择

通常可供电极导线插入的静脉左右各 4 条，浅静脉有头静脉、颈外静脉，深静脉有锁骨下静脉和颈内静脉。通常多首选习惯用手对侧的头静脉或锁骨下静脉（何者为首选依植入医生的习惯而定）。如不成功，再选择对侧头静脉或锁骨下静脉。最后选择颈内或颈外静脉。另外。近年来，推崇经腋静脉途径植入起搏电极导线。

1. 切开头静脉

头静脉在胸三角沟内的脂肪组织中找到胸三角沟由三角肌的中缘和胸大肌的外缘构成。头静脉在喙突水平于胸大肌下方终止于腋静脉。它通常伴有一条神经，分离时应避免将其损伤以免日后留下神经痛。有时头静脉很细，甚至缺如，如太细，可向近心端分离。暴露头静脉后，在近端和远端各放置一粗结扎线，结扎远心端，用眼科剪剪开静脉近心端后将电极导线送入。

（1）优点：安全，是所有静脉途径中并发症最少者。

（2）缺点：有时太细或走向畸形（多在进入腋静脉处）而不能插入电极导线或使其顺利进入锁骨下静脉，失败率为 10%～20%。另外，同时送入双根电极导线的成功率不高。

2. 锁骨下静脉穿刺

锁骨下静脉是腋静脉的延续，在颈底部两侧与颈内静脉汇合成无名静脉。穿刺点通常在锁骨中点与第一肋之间的间隙内，与皮肤呈 30°，针头指向胸骨上凹，进针同时缓慢负压抽吸注射器，直至抽到静脉血。成功后从针腔插入导引钢丝，在 X 线透视下送至下腔静脉处，再沿钢丝插入含有扩张管的可撕性长鞘，拔除钢丝及扩张管后快速送入起搏电极导线，随后撕弃鞘管。指引钢丝有时易进入颈内静脉，此时可回撤至两静脉交界处并转动钢丝，通常能顺利进入无名静脉。

（1）穿刺时应注意：①不宜太靠内侧以免肋间隙太窄引起日后出现电极导线"锁骨下挤压现象"导致电极导线绝缘层断裂等。穿刺过程中不应遇到任何阻力，否则应重新选择进针方向及穿刺点位置，通常此时穿刺点应外移或下移。不应强行顶着阻力进针，这将导致：送入扩张鞘困难或不能自由操纵导线（被局部软组织卡住使导线进退两难）；日后局部组织压迫导线，产生导线挤压综合征（导线磨损、断裂）。②如穿刺时患者有同侧上肢的放射性疼痛则是损伤臂丛的表现，必须重新寻找穿刺点，即或此时已穿刺成功。③插入扩张管和鞘管前一定要确定指引钢丝在静脉系统而非动脉系统，强烈推荐将指引钢丝送入下腔静脉以确定其在静脉系统内。④锁骨下动脉在锁骨下静脉的后上方，如穿刺到动脉后可适当将进针方向下移。

（2）优点：方法简便、快速、可靠，可同时送入多根电极导线。

（3）缺点：有一定的近、远期并发症。近期有锁骨下动脉损伤、气胸、空气栓塞、损伤臂丛神经等。远期主要为电极导线可能在锁骨下入口处发生磨损、断裂。

如需通过锁骨下静脉插入两条电极导线（心房和心室），可采用下述方法：①自一根套管（通常需要 UF）送入两条电极导线。优点是耗材减少、费用降低，同时避免了第二次静脉穿刺的风险。②保留钢丝技术：即放置第一根电极导线时只拔除扩张管而保留指引钢丝，撕弃鞘管后沿保留的原指引钢丝送入第二套可撕开鞘系统，退出导引钢丝并由此放入第二根电极导线。其优点是避免了第二次静脉穿刺的风险。方法①、②的缺点是穿刺部位易出血，且房、室导线在放置时常互相牵扯增加操作难度。③分别两次穿刺送入两套可撕开鞘系统。优点是双电极导线在放置时不会互相影响，穿刺部位出血发生概率减少。缺点是增加了第二次静脉穿刺的风险。

如手术需送入两条或两条以上电极导线（右心房和右心室或左心室），可采用下述方法：①锁骨下静脉同时送入两条电极导线。②自头静脉同时送入两条电极导线（如头静脉足够粗）。③一条在头静脉，另一条通过同侧锁骨下静脉送入。此方法占用了同侧常用的两条静脉，对日后更换电极导线不利，通常不建议采用。

3. 颈内静脉穿刺

颈内静脉位于颈动脉鞘内，在胸锁关节的后方与锁骨下静脉汇合成无名静脉。当患者头部向对侧转动 45° 时，颈内静脉自耳郭向下走行至胸锁关节外的 1 ~ 3 cm 处。最常用的穿刺定位方法有两个。①中位进针：自胸锁乳突肌胸骨头、锁骨头和锁骨构成的三角的顶端入路，进针方向与额面呈 30°，方向指向胸锁乳突肌锁骨端下方。②后位进针：在胸锁乳突肌外侧与颈外静脉交汇点的后方经胸锁乳突肌下方指向胸骨上窝进行穿刺。另外，亦有人习惯取患者正常头前位，先在颈部下 1/3 扪及颈总动脉搏动，颈内静脉总在颈总动脉的外侧并与之并行，如医生站在患者右侧判断右颈静脉途径，将中指放在右颈总动脉的走行上，则颈内静脉就在示指下。如穿刺到颈总动脉，则需再偏向外侧进针。穿刺成功后按上述锁骨下静脉穿刺方法一样分别送入指引钢丝、扩张管及可撕性鞘管和电极导线。

（1）优点：方法简便、快速、可靠，可同时送入多根电极导线。

（2）缺点：有颈内动脉损伤、空气栓塞等风险。皮下隧道长且要通过锁骨表面，后者与电极导线长期磨损容易产生电极导线故障，尤其是消瘦的患者。

4. 颈外静脉切开

颈外静脉位于颈部浅筋膜，在胸锁乳突肌表面向下后斜行，至该肌后缘锁骨上处进入深筋膜并汇入锁骨下静脉。通常在取头低位时就能看到颈外静脉的轮廓。于锁骨中点上2～3 cm在相对应静脉的皮肤上做一1～2 cm横切口，钝性分离浅筋膜后就可在颈阔肌下找到颈外静脉。静脉壁薄，须小心分离。

（1）优点：粗大，可同时送入双电极导线。

（2）缺点：皮下隧道长且要通过锁骨表面，与电极导线长期磨损容易产生电极导线故障，尤其是消瘦的患者。通常为其他静脉途径失败后的最后选择。

实际上颈内及颈外静脉很少用到。因为绝大多数情况下都能通过两侧的锁骨下静脉成功送入电极导线。由于锁骨上的皮下隧道容易使导线或皮肤发生磨损，因此宁可选择对侧血管也不宜在锁骨下静脉穿刺失败后直接选择同侧的颈内或颈外静脉。

5. 腋静脉穿刺

锁骨下静脉穿刺虽然比较成熟且成功率很高，但存在一定的近期及远期并发症。由于"锁骨下挤压现象"导致的电极导线绝缘层故障，甚至电极导线断裂屡有报道，因此近年来有人提倡采用腋静脉植入途径，既可避免锁骨下静脉穿刺导致的远期故障的可能性，又具有静脉粗大、能同时放置多根电极导线的优势，尤其是近年来 ICD 及 CRT 的逐渐广泛应用。

腋静脉实际上是锁骨下静脉的胸外段，是锁骨下静脉出上纵隔、横过第一肋时的延续。腋静脉前方有胸小肌、胸大肌和胸锁筋膜覆盖。平行于胸三角沟，在其内 1～2 cm 处与皮肤呈 45°进针，如未能穿刺到腋静脉，可在透视下找到第一肋，然后向外向后进针，直至进入静脉。腋静脉穿刺的并发症为由于进针太深导致气胸和骨膜损伤。

实际上，腋静脉与锁骨下静脉并无严格界限，靠外侧穿刺锁骨下静脉时实际上已经属于腋静脉的范畴。

临床上经常会遇到重新植入新导线的情况：①植入的 VVI 或 AAI 起搏器，日后需要再放置心房或心室导线已获得房室同步或心室起搏。②植入普通起搏器后因病情的发展需要升级为 ICD 或 CRT 或 CRTD。这些情况均需要重新植入新的电极导线。如果原电极导线是通过静脉切开置入的，则再分离该静脉作为第二条新电极导线植入的静脉入路是非常困难的，此时应选择静脉穿刺。反过来，如原电极导线是经皮穿刺植入的，则第二次经皮穿刺或静脉切开都是可行的，只是穿刺时要避免损伤原电极导线。有时血管内由于血栓形成，甚至阻塞，则不能再在同侧植入新的起搏电极导线。在这种情况下，电极导线需从对侧静脉植入，植入后通过皮下隧道（应估测电极导线的长度）拉回到原囊袋中与原电极导线共同连接于新的起搏器上。如原电极导线废弃不用的话，也可再在对侧重新制作新的起搏器囊袋以避免过长的皮下隧道对皮肤的磨损，尤其是对消瘦的患者。

（二）导线电极的放置

在自头静脉插送过程中，电极导线自头静脉进入腋静脉入口或自腋静脉进入锁骨下静脉入口处时常因成角明显而致使电极导线插入困难，此时可抬高和外展患者肩部，或将导引钢丝外撤 2～3 cm 使电极导线顶端变软，或改换头部带有弯曲的导引钢丝继续插送，往往可顺利进入腋静脉、锁骨下静脉和无名静脉。切忌强行插入。如上述操作仍未能使电极导线进入锁骨下静脉，可先将电极导线退出后做血管造影以明确血管走向及有无畸形，或直接改用同侧锁骨下静脉穿刺。偶尔会发现头静脉近端是盲端，此时只能改用其他静脉途径。

永久起搏电极导线的操作与其他右心导管或临时起搏电极导线的操作不同，因永久电极导线本身很软，不能靠扭转或旋转来操纵。采用弯钢丝（根据心脏大小和位置决定指引钢丝前段弯度的大小）或回撤指引钢丝等方法通常都能将电极导线到位。

1. 右心室电极导线

（1）右心室心尖部电极导线的植入：电极导线进入右心室后可先送入右心室流出道以确定未误入冠状静脉窦，亦可侧位透视，若电极导线头端指向前方则在右心室，如指向后向脊柱则进入冠状窦。另外，室性期前收缩也是判断电极进入右心室的简单、可靠的方法。电极导线送入流出道后回撤电极导线使其顶端下落，此时直接前送导线或改用直的指引钢丝前送电极导线多可将电极导线顺利固定在右心室心尖部肌小梁中。

（2）右心室间隔部起搏：由于较好的血流动力学效果，近年来右心室间隔起搏逐渐开展，尤其是在心功能不全但心室起搏依赖患者需植入心脏起搏器时。右心室形状近似锥体，室上嵴是右心室壁上的一较宽的弓形横行肌隆起，位于右心房室口与肺动脉口之间。它将右心室分为流入道和流出道。流出道是流入道向左上方延伸的部分，向上逐渐变细，形似倒置的漏斗，壁光滑无肉柱，称为动脉圆锥或漏斗部。流入道的左后上部分和流出道的左后部分构成室间隔。室间隔的中低位在流入道，而高位在流出道。流入道和流出道都可以分为间隔、前壁和游离壁。室间隔处无肌小梁，所以只能用主动固定电极间隔处的定位主要靠起搏心电图和 X 线影像学来判断：①起搏心电图表现为 Ⅱ、Ⅲ 和 aVF 导联主波向上，应调整位置，选择 Ⅰ、aVL 导联主波均向下的位置，因此时电极更加接近室间隔和左心室。② X 线影像拍摄选择 LAO 45°，这是 X 线的心脏四腔图，透视下调整电极头朝向脊柱方向。可用做成两个弯的指引钢丝，前端的弯朝后，易使电极朝向室间隔，后端的弯为进入三尖瓣用。测定各参数合格后顺时针旋转 8～10 圈，在 X 线下观察螺旋头是否已伸出。在重度三尖瓣反流患者，往往流出道是个容易固定的部位。

估测电极导线是否固定良好是右心室电极导线植入过程中非常重要、不可或缺的操作步骤，可以通过轻轻回拉电极导线感觉是否遇到阻力来判断，这是电极导线成功固定的可靠标志。如轻轻回撤电极导线就能使电极导线移位的话，建议重新更换电极导线位置以免术后发生脱位。当然，也可在透视下通过患者深呼吸、咳嗽等动作来判断电极导线顶端的固定情况，一旦判断电极导线到位且固定良好后，可描记心腔内心电图。方法为肢体导联按常规与心电图机相连，用鳄鱼夹把心电图 V_1 导联与电极导线尾端连接器相连，获得单极心腔内心电图。也可把双极起搏电极导线尾端连接器上的顶端电极和环状近端电极分别与心电图导联的右上肢和左上肢相连，记录的 I 导联心电图即代表两个起搏电极之间的心电活动。S-T 段抬高呈损伤电流表现。如出现典型的腔内心电图表现，通常提示电极导线位置和起搏参数良好，尤其是当 S-T 段抬高大于 5 分钟时提示主动导线固定可靠。但也有不少中心已不再记录腔内心电图。

要用起搏系统分析仪（PSA）测试下列起搏参数。①起搏阈值：以比自主心率高出 10 ~ 20 小时 pm 的刺激频率进行测试，将输出电压逐渐降低或逐渐增高的方法来判断夺获心室的最小电压。现在通用的激素电极导线的起搏阈值多在 0.3 ~ 0.5 V，要求起搏阈值 < 1 V。②R 波振幅 > 5 mV。③斜率 > 0.75 V/s。

一旦电极导线测试完毕，应当在电极导线进入静脉口或穿刺点处用非可吸收线结扎固定。注意不要用缝线直接结扎电极导线，而应结扎在电极导线固定保护套上或用周围组织包裹电极导线后结扎，以免对电极导线绝缘层造成永久性损伤。

2. 右心房电极导线

使用已塑形的 J 形翼状被动固定导线或带有 J 形塑形钢丝的主动导线。当 J 形翼状被动固定导线进入右心房近三尖瓣水平时，部分回撤指引钢丝，使其顶端靠自然张力向上成 J 形，旋转电极导线使 J 形头部向左向前朝向胸骨方向，继而向上轻轻回抽电极导线，J 形电极导线顶端多能比较容易地进入右心耳梳状肌中。后前位 X 线透视可见电极导线顶端指向左前上，电极头随心房收缩左右移动，随呼吸上下移动，深吸气时由 J 形变成 L 形，深呼气时由 L 形变成 J 形，则提示电极导线在右心耳固定牢固。也可顺时针或逆时针旋转电极导线使其产生自然力矩，用以观察电极导线顶端固定情况。可进一步采用各种呼吸动作和咳嗽来判断电极导线固定的程度。另外，由于心房结构的差异、起搏参数及需可靠固定的要求，不少患者右心房电极最终固定的部位不在 2 ~ 3 点的位置。

使用 PSA 检测起搏参数要求 P 波振幅 > 2 mV，起搏阈值 < 1.5 mV，斜率 > 0.5 V/s，系统阻抗在 500 ~ 1000 n。右心耳房壁腔内心电图 P 波高大，R 波很小，P-R 段抬高。由于双极电极导线的广泛应用及目前起搏器具有较高的感知灵敏度，P 波振幅的要求标准也可适当放宽。

双腔起搏时，通常先安置好心室电极导线后再安置心房电极导线。操作心房电极导线时避免钩住已植入的心室电极导线。

（三）起搏器的埋置

起搏器一般均埋于电极导线同侧的胸部皮下。囊袋的制作通常在电极导线放置前进行，这有利于囊袋的确切止血，且手术操作误损伤及移动已固定好的电极导线的风险减少。

局部麻醉下依起搏器大小做皮肤切口，分离皮下组织至深筋膜下，在肌膜表面钝性分离一皮下囊袋。囊袋可与静脉插管为同一切口或另外一个切口，如为后者，则需做一隧道将电极导线引入囊袋部位。要注意皮下隧道的深度，避免太浅以免日后电极导线磨损皮肤。将电极导线的尾端连接器与起搏器的终端插孔相连接，拧紧附有密封盖的固定螺丝。要注意止血。把多余的电极导线盘绕并压于起搏器下放入囊袋内（这样可避免多余电极导线因张力压迫表面皮肤及将来更换起搏器时损伤原电极导线）。要用缝线通过起搏器上的缝合孔固定起搏器，尤其是在老年人和肥胖女性，以免日后发生起搏器下坠。如伤口或囊袋渗血多，可放置引流条。逐层缝合皮下组织和皮肤。

二、临时性心脏起搏

根据病情可分为紧急和择期临时心脏起搏。

（一）紧急临时心脏起搏

有经皮起搏、经食管起搏、经胸壁穿刺起搏、开胸心包脏层起搏和经静脉起搏等5种方法。对同一个患者可能根据需要先后采用几种不同的起搏方法，比如情况紧急时可先选经皮起搏，一旦病情稳定后则改用经静脉起搏。

（1）经皮心脏起搏是所有紧急临时起搏方法中速度最快的一种。通过安置在胸部的电极片使电流通过心脏起搏心肌。通常脉宽 20 ~ 40 ms，输出电流为 40 ~ 70 mA，经皮起搏并发症发生率低，主要为胸部疼痛和咳嗽。最大的弊端是不能保证稳定、持续有效的可靠心脏起搏，尤其是当起搏的患者为循环衰竭终末期、心肌严重缺血缺氧或存在严重电解质紊乱时起搏更加困难。通常生命体征稳定后应立即改用经静脉起搏。

（2）经食管起搏：通常经食管起搏用于诊断和终止室上性折返性心动过速，也可进行心脏负荷试验（无法运动或正在服用负性变时作用药物的患者）和临时心脏起搏。可在床旁迅速实施，既不需穿刺静脉也不需透视检查。通常脉宽需要 10 ms，输出电流为 30 mA。主要是起搏心房，而起搏心室效果差。亦不推荐长期使用，条件允许时尽快改用经静脉起搏。

（3）胸壁穿刺起搏：在剑突下或胸骨旁用套管针穿刺到心室壁，回抽到血后沿套管内放入 J 形起搏电极导线，使电极与心室肌接触，然后拔除套管，并用另一皮下注射针作为无关电极即可进行临时起搏。由于可引起心肌或冠状动脉撕裂导致心脏压塞或血气胸，风险较大。另外，由于经皮起搏技术的出现和发展，经胸壁穿刺起搏现已废弃不用。

（4）心包脏层起搏：如已开胸做心脏按压或行心脏外科手术，可直接在心室表面缝上心包脏层电极进行心包脏层起搏。

（5）经静脉心内膜起搏是最常用的紧急临时心脏起搏方法。由于其可靠、稳定和易耐受的特点，目前临床上紧急心脏起搏几乎均采用经静脉途径。如患者情况允许应尽量移至能进行 X 线透视的放射科或导管室做经静脉临时心脏起搏。如情况紧急或不便搬动患者时也可在床旁进行。如心脏已停搏、无血流推动或无心电显示时，经静脉起搏则难以成功。

床旁进行的紧急临时心脏起搏注意事项：①静脉选择：多选用右侧颈内静脉或左侧锁骨下静脉穿刺，因其路径短且不宜进入静脉分支。②通常电极导线前送过程中（据体外实测长度尚未到达心室部位时）不应遇到明显阻力，否则可能是电极导线未进入上腔静脉而误入其他血管，此时应回撤电极导线并旋转后再送入。③在推送电极导线时应进行连续心电监测，如观察到室性期前收缩则提示进入右心室。或在持续保持起搏脉冲输出的情况下推送电极导线观察夺获心肌心电图的图形来判断电极导线的位置。④可直接用带球囊的漂浮起搏电极导线沿血流漂送到右心室。

（二）择期临时心脏起搏

多采用经静脉双极心内膜起搏。通常选用股静脉、锁骨下静脉或颈内静脉穿刺送入临时起搏电极导线。在选择静脉入路前应排除或纠正患者的出血倾向或凝血功能障碍，在不能确定时应首选股静脉入路，因该部位发生出血时容易压迫。另外，要考虑是否日后需要安置永久性心脏起搏器，如是，尽量不用锁骨下静脉，以免发生静脉血栓或感染，影响日后永久心脏起搏电极导线的植入。

通常选择右侧股静脉穿刺。穿刺点在右侧腹股沟韧带下 2 ~ 3 cm，股动脉搏动的内侧，通常位于腹股沟皱褶的下方，对于肥胖患者此位置可能更高些。由于在较低位置时股浅动脉常常位于股静脉之上，所以应避免穿刺位置太低以免损伤股浅动脉并造成动静脉瘘。穿刺成功后通过 seldinger 技术送入临时起搏双极导线至右心室心尖部。固定良好后测试腔内心电图和起搏参数。

为临时心脏起搏设计的起搏器的输出电刺激强度通常用电流来表示，要求起搏阈值应小于 2 mA，理想情况下小于 1 mA。当存在心肌梗死、心肌缺血、使用抗心律失常药物、高钾血症等代谢紊乱情况时起搏阈值会升高。感知阈值的测试应在低于自主心率为 10 ppm 时测试，逐渐降低感知灵敏度（增加灵敏度数值）直至起搏器不能感知自身心腔内电位而发放脉冲。通常要求感知灵敏度大于 5 mV，此时将起搏器的感知灵敏度设置为感知阈值的 1/2，输出电压应放在起搏阈值的 2 倍以保证在近期阈值升高时亦能夺获心室。一旦得到稳定的心室起搏和感知阈值，可将起搏电极导线用非可吸收线固定在皮肤上。体外起搏器通常为 VVI 临时起搏。

经静脉临时起搏电极导线电极头端呈柱状，没有主动或被动固定装置，故不如永久起搏电极导线固定稳定，发生电极导线移位的情况较永久心脏起搏常见。应加强术后心电监护，包括早期的起搏阈值升高、感知灵敏度改变及电极导线脱位等，尤其是起搏器依赖者。另外，由于电极导线通过穿刺点与外界相通，因此要注意局部清洁，避免感染，尤其是放置时间较长者。另外，经股静脉临时起搏后患者应保持平卧位，静脉穿刺侧下肢制动。

三、术后处理

随着起搏器、电极导线和植入技术的不断发展，手术创伤越来越小，并发症发生率已很低。因此，植入术后并不需要常规及严格的心电监护。通常术后的处理及注意事项包括：

（1）观察心律、血压、局部及全身反应。术后多会出现局部疼痛、低热等，通常不需特殊处理或只需对症治疗。

（2）常规术后记录12导联心电图。这对判断起搏系统的感知、起搏功能非常重要，并能作为资料保存以协助今后可能出现的诸如电极导线移位等并发症的判断。

（3）囊袋处沙袋加压6～8小时。

（4）拍摄后前位和侧位胸部X线片获得起搏器、电极导线位置和两者联结情况的资料，也可提供有无气胸、心包积液或胸腔积液的证据。

（5）不必平卧。平卧太长时间会导致诸如肺栓塞等严重并发症。应避免植入侧上肢的突然大幅度运动。

（6）逐渐恢复原有的抗血栓治疗。

（7）出院前做好宣教工作，包括如何识别起搏器囊袋的并发症如感染、出血和血肿的征象以及如何定期随访。通常建议患者植入起搏器的一侧上肢避免举重物或剧烈的活动（尤其是剧烈的外展动作）。应提供患者有关起搏器的资料，包括含有起搏器和电极导线制造商、型号和序列号的袋装卡片。

（林 杰）

第十章　心血管疾病中医治疗

第一节　心悸

心悸是指患者自觉心中悸动，惊惕不安，甚则不能自主的一种病症，临床一般多呈发作性，每因情志波动或劳累过度而发作，且常伴胸闷、气短、失眠、健忘、眩晕、耳鸣等症。病情较轻者为惊悸，病情较重者为怔忡，可呈持续性。根据本病的临床特点，西医学中各种原因引起的心律失常，如心动过速、心动过缓、期前收缩、心房颤动或扑动、房室传导阻滞、病态窦房结综合征、预激综合征以及心功能不全、心肌炎、一部分神经官能症等，如表现以心悸为主症者，均可参照本病症辨证论治，同时结合辨病处理。

《内经》虽无心悸或惊悸、怔忡之病名，但已认识到心悸的病因有宗气外泄，心脉不通，突受惊恐，复感外邪等。如《素问·平人气象论》曰："……左乳下，其动应衣，宗气泄也。"《素问·举痛论》云："惊则心无所倚，神无所归，虑无所定，故气乱矣。"《素问·痹论》亦云："脉痹不已，复感于邪，内舍于心""心痹者，脉不通，烦则心下鼓"。并对心悸脉象的变化有深刻认识，记载脉律不齐是本病的表现。《素问·平人气象论》说："脉绝不至日死，乍疏乍数日死。"这是认识到心悸时严重脉律失常与疾病预后关系的最早记载。心悸的病名，首见于汉代张仲景的《金匮要略》和《伤寒论》，称之为"心动悸""心下悸""心中悸"及"惊悸"等，并认为其主要病因有惊扰、水饮、虚劳及汗后受邪等，并记载了心悸时表现的结、代、促脉及其区别，提出基本治则，并以炙甘草汤等为治疗心悸的常用方剂。元代朱丹溪认为心悸的发病应责之虚与痰，《丹溪心法·惊悸怔忡》说："惊悸者血虚，惊悸有时，从朱砂安神丸。"亦曰："怔忡者血虚，怔忡无时，血少者多，有思虑便动属虚，时作时止者，痰因火动。"明代虞抟《医学正传·惊悸怔忡健忘症》对惊悸、怔忡的区别与联系有详尽的描述："怔忡者，心中惕惕然动摇而不得安静，无时而作者是也；惊悸者，蓦然而跳跃惊动，而有欲厥之状，有时而作者是也。"明代张介宾在《景岳全书·怔忡惊恐》中认为，怔忡由阴虚劳损所致，且"虚微动亦微，虚甚动亦甚"，在治疗与护理上主张"速宜节欲节劳，切戒酒色""速宜养气养精，滋培根本"。王清任重视瘀血内阻导致心悸怔忡，在《医林改错·血府逐瘀汤所治之症目》中有"心跳心慌，用归脾安神等方不效，用此方百发百中"的记述。

一、病因病机

心悸的发生多由体虚劳倦、七情所伤、感受外邪及药食不当等所致。其虚症者，多因气血阴阳亏损，引起心神失养，心主不安；实症者常见痰、饮、火、瘀阻滞心脉，以致扰乱心神。

（一）病因

1. 体虚劳倦

禀赋不足，素体亏虚，或久病伤正，耗损心之气阴，或劳倦太过伤脾，脾胃虚弱，生化之源不足，皆可使气血阴阳匮乏，脏腑功能失调，致心神失养，发为心悸。如《丹溪心法·惊悸怔忡》所言："人之所主者心，心之所养者血，心血一虚，神气不守，此惊悸之所肇端也。"

2. 七情所伤

惊则气乱，恐则气下，平素心虚胆怯，突遇惊恐，忤犯心神，易使心气不敛，心神动摇，不能自主而心悸，甚或外无所惊，时发怔忡。《济生方·惊悸论治》指出："惊悸者，心虚胆怯之所致也。"长期忧思不解，劳伤心脾，脾胃生化不足，气血两虚，心失所养，或心气郁结，阴血暗耗，心脉不畅，心神失养，引发心悸；或化火生痰，痰火扰心，心神失宁而心悸。此外，大怒伤肝，大恐伤肾，怒则气逆，恐则精却，阴虚于下，火逆于上，动撼心神亦可发为惊悸。

3. 感受外邪

风、寒、湿三气杂至，合而为痹。痹症日久，复感外邪，内舍于心，痹阻心脉，心血运行受阻，发为心悸。或风寒湿热之邪，由血脉内侵于心，耗伤心气心阴，亦可引起心悸。温病、疫毒均可灼伤营阴，心失所养，或邪毒内扰心神，如春温、风温、暑温、白喉、梅毒等病，往往伴见心悸。

4. 药食不当

嗜食醇酒厚味、煎炸炙博，蕴热化火生痰，痰火上扰心神，发为心悸。正如清代吴澄《不居集·怔忡惊悸健忘善怒善恐不眠》所谓："心者，身之主，神之舍也。心血不足，多为痰火扰动。"或饮食不节，损伤脾胃，运化失施，水液输布失常，滋生痰浊，痰阻心气，而致心悸。或因药物过量或毒性较剧，耗伤心气，损伤心阴，引起心悸。如中药附子、乌头、雄黄、蟾酥、麻黄等，西药锑剂、洋地黄、奎尼丁、阿托品、肾上腺素等用药过量或不当，或补液过快、过多等，均能引发心动悸、脉结代一类症候。

（二）病机

心悸的病位在心，其病机为气血阴阳亏虚，心失所养，或邪扰心神，心神不宁。其发病与肝、脾、肾、肺密切相关，如心之气血不足，心失滋养，搏动紊乱；气虚及阳或失治误治，或肾阳亏虚，心阳受损，失其温煦，阴寒凝滞心脉，可致心悸；阳气虚衰，无力鼓动血行，血脉瘀滞，亦致心悸；若虚及脾肾之阳，水湿不得运化，成痰成饮，上逆于心，亦成心悸；血虚日久，心阴损耗，或年老体弱，调摄不善，肝肾阴亏，均致心失滋养，而成心悸；或肝阴不足，失其条达，易致肝阳上亢，肝火内扰，或肾阴不足，水不济火，心肾不交，心火独亢，火扰心神，皆可扰乱心神而致心悸。或肝失疏泄，气滞血瘀，心气失畅；或脾胃虚弱，气血乏源，宗气不行，血脉凝留；或脾失健运，痰湿内生，扰动心神；或热毒犯肺，肺失宣肃，内舍于心，血运失常；或肺气亏虚，不能助心以治节，心脉运行不畅，均可引发心悸。

心悸为本虚标实之症，其本虚者因气、血、阴、阳亏损，心神失养而致心悸；其标实者，多由痰火扰心，水饮上凌或心血瘀阻，气血运行不畅所致。虚实之间可以相互夹杂或转化。实症日久，病邪伤正，可分别兼见气、血、阴、阳之亏损，而虚症也可因虚致实，兼见实症表现。如脾失健运，则痰浊内生，脾肾阳虚，则水饮内停，气虚则血瘀。临床上阴虚者常兼火盛或痰热；阳虚者易夹水饮、痰湿；气血不足者，易兼气血瘀滞。

心悸初起以心气虚为常见，可表现为心气不足，心血不足，心脾两虚，心虚胆怯，气阴两虚等症。病久阳虚者则表现为心阳不振，脾肾阳虚，甚或水饮凌心之症；阴血亏虚者多表现为肝肾阴虚，心肾不交等症。若阴损及阳，或阳损及阴，可出现阴阳俱损之候。若病情恶化，心阳暴脱，可出现厥脱等危候。

心悸预后转归主要取决于本虚标实的程度、邪实轻重、脏损多少、治疗当否及脉象变化情况，如患者气血阴阳虚损程度较轻，未见瘀血、痰饮之标症，病损脏腑单一，呈偶发、短暂、阵发，治疗及时得当，脉象变化不显著者，病症多能痊愈；反之，脉象过数、过迟、频繁结代或乍疏乍数，反复发作或长时间持续发作者，治疗颇为棘手，预后较差，甚至出现喘促、水肿、胸痹心痛、厥症、脱症等变症、坏病，若不及时抢救治疗，预后极差，甚至猝死。

二、诊断

（1）自觉心中悸动不安，心脏冲动异常，或快速，或缓慢，或跳动过重，或忽跳忽止，呈阵发性或持续不解，神情紧张，心慌不安，不能自主；听诊示心脏冲动或快速，或缓慢，或忽跳忽止，或伴有心音强弱不等；脉象可有数、促、结、代、涩、缓、沉、迟等变化。

（2）伴有胸闷不舒，易激动，心烦寐差，颤抖乏力，头晕等症。中老年患者，可伴有心胸疼痛，甚则喘促，汗出肢冷，或见晕厥。

（3）发作常由情志刺激如惊恐、紧张，及劳倦、饮酒、饱食等因素而诱发。

（4）测量血压、X线胸部摄片、心电图、超声心动图、动态心电图、食管心房调搏、阿托品试验等检查，有助于明确诊断。

三、鉴别诊断

1. 惊悸与怔忡

心悸可分为惊悸与怔忡。大多惊悸发病，多与情绪因素有关，可由骤遇惊恐、忧思恼怒、悲哀过极或过度紧张而诱发，多为阵发性，病来虽速，病情较轻，实症居多，可自行缓解，不发时如常人。怔忡多由久病体虚，心脏受损所致，无精神等因素亦可发生，常持续心悸，心中惕惕，不能自控，活动后加重，多属虚症，或虚中夹实。病来虽渐，病情较重，不发时亦可兼见脏腑虚损症状。惊悸日久不愈，亦可形成怔忡。

2. 心悸与奔豚

奔豚发作之时，亦觉心胸躁动不安。《难经·五十六难》载有"发于小腹，上至心下，若豚状，或上或下无时"，称之为肾积。《金匮要略·奔豚气病脉症治》曰："奔豚病从少腹起，上冲咽喉，发作欲死，复还止，皆从惊恐得之。"故本病与心悸的鉴别要点为：心悸为心中剧烈跳动，发自于心；奔豚乃上下冲逆，发自少腹。

四、辨证论治

（一）辨证要点

心悸的症候特点多为虚实相兼，故心悸者首应分辨虚实，虚者系指脏腑气血阴阳亏虚，实者多指痰饮、瘀血、火邪上扰。其次，当分清虚实之程度，正虚程度与脏腑虚损情况有关，即一脏虚损者轻，多脏虚损者重。在邪实方面，一般来说，单见一种夹杂者轻，多种合并夹杂者重。

心悸的病位在心，心脏病变可以导致其他脏腑功能失调或亏损，其他脏腑病变亦可以直接或间接影响心脏。故临床亦应分清心脏与他脏的病变情况，有利于决定治疗的先后缓急。

（二）治则治法

心悸以虚实错杂为多见，且虚实的主次、缓急各有不同，故治当相应兼顾，且心悸均有心神不宁的病理特点，应分虚实论治。由脏腑气血阴阳亏虚、心神失养所致虚症者，治当补气、养血、滋阴、温阳，以求气血调畅，阴平阳秘，同时配合应用养心安神之品，促进脏腑功能的恢复；因于痰浊、水饮、瘀血等实邪所致实症者，治当祛痰、化饮、清火、行瘀，同时配合应用重镇安神之品，以求邪去正安，心神得宁。

临床上心律失常变化往往比较迅速。在猝死患者中有相当患者是由于心律失常所致。一般地说，室性期前收缩较房性期前收缩病情严重，室性期前收缩中多源性室早、频发室早、两个室早联发以及期前收缩的 R 波落在前一个心动周期的 T 波上，均被认为是危险征象，必须严密观察，及时处理。室性心动过速及室性扑动是严重的心律失常，必须立即处理以防室颤。室颤是快速性心律失常中最为严重的情况，心脏已经失去泵血作用，必须争分夺秒给予除颤。对重症心律失常患者，应采用综合疗法，中西医结合，取长补短，协同作用，有助于疗效的提高。

（三）分症论治

1. 心虚胆怯症

临床表现：心悸不宁，善惊易恐，坐卧不安，不寐多梦而易惊醒，恶闻声响，食少纳呆，苔薄白，脉细略数或细弦。

治法：镇惊定志，养心安神。

代表方：安神定志丸。

本方益气养心、镇惊安神，由龙齿、琥珀、酸枣仁、远志、茯神、人参、茯苓、山药、天冬、生地黄、熟地黄、肉桂、五味子组成。若气短乏力，头晕目眩，动则为甚，静则悸缓，为心气虚损明显，可加黄芪，重用人参；若见心阳不振，可用肉桂易桂枝，加附子；若心血不足，加阿胶、首乌、龙眼肉；若心气郁结，心悸烦闷，精神抑郁，加柴胡、郁金、合欢皮、绿萼梅；若气虚夹湿，加泽泻，重用白术、茯苓；若气虚夹瘀，加丹参、川芎、红花、郁金。

2. 心血不足症

临床表现：心悸气短，头晕目眩，失眠健忘，面色无华，倦怠乏力，纳呆食少，舌淡红，脉细弱。

治法：补血养心，益气安神。

代表方：归脾汤去白茯苓加熟地黄、茯神。

归脾汤益气补血，健脾养心，由黄芪、人参、白术、炙甘草、当归、龙眼肉、远志、酸枣仁、木香组成。若五心烦热，自汗盗汗，胸闷心烦，舌淡红少津，苔少或无，脉细数或结代，为气阴两虚，治以益气养血，滋阴安神，可用炙甘草汤加减；若兼阳虚而汗出肢冷，加附子、黄芪、煅龙骨、煅牡蛎；若阳虚兼阴虚，重用麦冬、熟地黄、阿胶，加沙参、玉竹、石斛；若纳呆腹胀，加陈皮、谷芽、麦芽、神曲、山楂、鸡内金、枳壳；若失眠多梦，加合欢皮、夜交藤、五味子、柏子仁、莲子心等；若热病后期损及心阴而心悸者，可用生脉散加减。

3. 阴虚火旺症

临床表现：心悸易惊，心烦失眠，五心烦热，口干，盗汗，思虑劳心则症状加重，伴耳鸣腰酸，头晕目眩，急躁易怒，舌红少津，苔少或无，脉象细数。

治法：滋阴清火，养心安神。

代表方：天王补心丹合朱砂安神丸。

天王补心丹滋阴养血、补心安神，由生地黄、玄参、麦冬、天冬、当归、丹参、人参、茯苓、远志、酸枣仁、柏子仁、五味子、桔梗组成；朱砂安神丸清心降火、重镇安神，由朱砂、黄连、炙甘草、当归、生地黄组成。若肾阴亏虚，虚火妄动，遗精腰酸者，加龟板、熟地黄、知母、黄檗，或加服知柏地黄丸；若阴虚而火热不明显者，可单用天王补心丹；若阴虚兼有瘀热者，加赤芍、丹皮、桃仁、红花、郁金等。

4. 心阳不振症

临床表现：心悸不安，胸闷气短，动则尤甚，面色苍白，形寒肢冷，舌淡苔白，脉象虚弱或沉细无力。

治法：温补心阳，安神定悸。

代表方：桂枝甘草龙骨牡蛎汤合参附汤加黄芪、麦冬、枸杞子。

桂枝甘草龙骨牡蛎汤温补心阳、安神定悸，由桂枝、炙甘草、龙骨、牡蛎组成。参附汤益心气、温心阳，由附子、人参组成。若形寒肢冷者，重用人参、黄芪、附子、肉桂；若大汗出者，重用人参、黄芪、煅龙骨、煅牡蛎、山萸肉，或用独参汤煎服；若兼见水饮内停者，加葶苈子、五加皮、车前子、泽泻等；若夹瘀血者，加丹参、赤芍、川芎、桃仁、红花；若兼见阴伤者，加麦冬、枸杞子、玉竹、五味子；若心阳不振，以致心动过缓者，酌加麻黄、补骨脂，重用桂枝。

5. 水饮凌心症

临床表现：心悸眩晕，胸闷痞满，渴不欲饮，小便短少，或下肢浮肿，形寒肢冷，伴恶心，欲吐，流涎，舌淡胖，苔白滑，脉象弦滑或沉细而滑。

治法：振奋心阳，化气行水，宁心安神。

代表方：苓桂术甘汤。

苓桂术甘汤温阳化饮、健脾利湿，由茯苓、桂枝、白术、炙甘草组成。若见恶心呕吐，加半夏、陈皮、生姜；若见肺气不宣，肺有水湿者，咳喘，胸闷，加杏仁、前胡、桔梗、葶苈子、五加皮、防己；若见瘀血者，加当归、川芎、刘寄奴、泽兰、益母草；若见因心功能不全而致浮肿、尿少、阵发性夜间咳喘或端坐呼吸者，当重用温阳利水之品，以真武汤加减。

6. 瘀阻心脉症

临床表现：心悸不安，胸闷不舒，心痛时作，痛如针刺，唇甲青紫，舌质紫暗或有瘀斑，脉涩或结或代。

治法：活血化瘀，理气通络。

代表方：桃仁红花煎合桂枝甘草龙骨牡蛎汤。

桃仁红花煎养血活血、理气通脉止痛，由桃仁、红花、丹参、赤芍、川芎、乳香、延胡索、香附、青皮、生地黄、当归组成；桂枝甘草龙骨牡蛎汤温通心阳、镇心安神，方名即是药物组成。若气滞血瘀，加用柴胡、枳壳；若兼气虚加黄芪、党参、黄精；若兼血虚加何首乌、枸杞子、熟地黄；若兼阴虚加麦冬、玉竹、女贞子；若兼阳虚加附子、肉桂、淫羊藿；若络脉痹阻，胸部室闷，加沉香、檀香、降香；若夹痰浊，胸满闷痛，苔浊腻，加瓜蒌、薤白、半夏、广陈皮；若胸痛甚，加乳香、没药、五灵脂、蒲黄、三七粉。

7. 痰火扰心症

临床表现：心悸时发时止，受惊易作，胸闷烦躁，失眠多梦，口干口苦，大便秘结，小便短赤，舌红，苔黄腻，脉弦滑。

治法：清热化痰，宁心安神。

代表方：黄连温胆汤。

黄连温胆汤清热燥湿、化痰和中，由陈皮、半夏、茯苓、甘草、枳实、竹茹、黄连、大枣组成。若痰热互结，大便秘结者，加生大黄；若心悸重者，加珍珠母、石决明、磁石；若火郁伤阴，加麦冬、玉竹、天冬、生地黄；若兼见脾虚者加党参、白术、谷麦芽、砂仁。

五、预防调护

心悸每因情志内伤、恐惧而诱发，故患者应经常保持心情愉快，精神乐观，情绪稳定，避免情志为害，减少发病。尤其心虚胆怯、心火内动及痰火扰心等引起的心悸，应避免惊恐及忧思恼怒等不良刺激。饮食方面宜进食营养丰富而易消化吸收的食物，平素饮食忌过饱、过饥，戒烟酒、浓茶，宜低脂低盐饮食。心气阳虚者忌过食生冷，心气阴虚者忌辛辣炙博，痰浊、瘀血者忌过食肥甘，水饮凌心者宜少食盐。生活规律方面注意寒暑变化，避免外邪侵袭而诱发或加重心悸。注意劳逸结合，轻症患者，可进行适当体力活动，以不觉疲劳、不加重症状为度，应避免剧烈活动及强体力劳动；重症患者，平时即有心悸、气短等症状，应卧床休息，待症状消失后，也应循序渐进地增加活动量。心悸病势缠绵，应坚持长期治疗，获效后亦应注意巩固治疗，可服人参等补气药，改善心气虚症状，增强抗病能力。积极治疗原发症，如胸痹、痰饮、肺胀、喘症、痹症等，对预防心悸发作具有重要意义。此外，还应及早发现变症、坏病的先兆症状，结合心电监护，积极准备并做好急救治疗。

六、小结

心悸由禀赋不足，劳欲过度，久病失养，情志所伤，导致心、脾、肺、肾、肝气血阴阳不足，心神失养，或痰浊、血瘀、水饮、气郁扰动心神而发病。其病位在心，根据病症的临床表现，应分辨病变有无涉及肝、脾、肺、肾，是病及一脏，抑或病及多脏。心悸病机有虚实之分，虚为气、血、阴、阳亏损，心神失养；实为气滞、血瘀、痰浊、火郁、水饮扰动心神。二者常相互夹杂，虚症之中，常兼痰浊、水饮或血瘀为患；实症之中，则多有脏腑虚弱的表现。治疗上，其虚症者，或补气血之不足，或调阴阳之盛衰，以求气血调和，阴平阳秘，心神得养；其实症者，或行气祛瘀，或清心泻火，或化痰逐饮，使邪去正安，心神得宁。因心中动悸不安为本病的主要临床特点，故可配合安神之品，因虚者，常配以养血安神之品；因实者，则多配用重镇安神药物。心悸在一定的阶段表现相对稳定，但在疾病的发展演变过程中则病位、病性变化复杂，而形成症候的交叉或转化。因此，临床上必须因人、因时、因症而异，采用不同的治疗方法。

（赵　亮）

第二节　心瘅

心瘅又名心热病，指因外感温热病邪，或因手术等创伤，温毒之邪乘虚侵入，内舍于心，损伤心之肌肉、内膜，以发热、心悸、胸闷等为主要表现的内脏瘅（热）病类疾病。日久可致心肌收缩力日益减弱，导致心脏扩大，可并发心悸，严重时可发展为心衰。本病大致相当于西医学所说的急性病毒性心肌炎或感染性心内膜炎。

一、病因病机

本病的病因为素体虚弱，毒邪由表入里，内舍于心而致心肌损伤，气阴两虚，肺失滋润，脾胃失于运化传导。病机关键为气阴两虚，但瘀阻心脉的病机却贯穿疾病的始终，不容忽视。心瘅用药主要以益气养阴、清热解毒、活血化瘀、燥湿化痰为主。

1. 风热外袭症

临床表现：发热恶风，或低热不退，胸闷心悸，或咳嗽，汗出微渴，舌红苔薄黄，脉浮数或结代。

治法：解表清热。

代表方：银翘散加减。

银翘散具有辛凉透表、清热解毒的功效，由银花、连翘、竹叶、荆芥穗、薄荷（后下）、牛蒡子、桔梗、淡豆豉、甘草组成。若热毒明显者，加板蓝根、炒栀子、芦根；若咳嗽较重者，加杏仁、前胡；若胸闷明显者，加柴胡、郁金，酌去寒凉药物；若心悸严重者，加苦参、党参、万年青根、珍珠粉（冲服）；若肌肉酸痛明显者，加羌活。

2. 气分热盛症

临床表现：身壮热，不恶寒，但恶热，口渴欲饮，汗多，心悸心烦，气粗，大便秘结，小便短黄，面赤，舌红，苔黄少许，脉洪数。

治法：辛寒清热。

代表方：白虎汤加大青叶、银花、连翘、黄连。

白虎汤具有清气分热、清热生津之功效，由生石膏、知母、粳米、甘草组成。若口渴甚者，加花粉；若心慌气促者，脉洪大重按无力，加人参（另煎）；若热盛伤阴者，可用清瘟败毒散以清热养心。

3. 热入心营症

临床表现：身热夜甚，心烦不寐或神志模糊，渴不多饮，斑疹隐隐，或见出血，尿黄便结，舌绛无苔，脉细数。

治法：清心凉营。

代表方：清营汤加紫草、大青叶。

本方清营解毒、透热养阴之功效，由元参、竹叶、银花、连翘、黄连、麦冬、生地黄、丹参组成。若见有皮肤黏膜出血点或吐血、咯血者，加水牛角、赤芍、丹皮；若神昏谵语，高热不退，可加清热解毒、芳香开窍之品。

4. 正虚邪恋症

临床表现：发热之后，余热尚存，神疲乏力，气短懒言，咽干口燥，尿少便结，舌瘦而红，苔少或有裂纹，脉细弱而数。

治法：益气养阴，清泄余热。

代表方：竹叶石膏汤加生地黄、玉竹、青蒿。

本方清热生津，益气和胃，由竹叶、石膏、半夏、麦冬、人参（另煎）、甘草、粳米组成。若属气阴两虚者，可用生脉饮合天王补心丹以益气养阴，宁心安神；若属阴虚内热者，可用青蒿鳖甲汤以滋阴透热，凉血活血。

二、中西合参

（一）中医脉象变化与心律失常的关系

脉象的异常是心悸病症的重要表现。临床常见脉象有：迟脉，见于窦性心动过缓、完全性房室传导阻滞；结脉，见于Ⅱ度以上窦房、房室传导阻滞，室内传导阻滞，及多数过早期前收缩；代脉，多见于Ⅱ度窦房、房室传导阻滞。迟脉、结脉、代脉多见于气血阴阳不足。数脉，见于窦性心动过速；疾脉，见于阵发性以及非阵发性室上性心动过速、房扑或房颤伴 2：1 房室传导等；促脉，多见于过早期前收缩。数脉、促脉多见于正虚邪实之症。

（二）心悸应辨病辨证相结合

功能性心律失常多由自主神经功能失常所致，临床以快速型多见。辨证多为气阴两虚，心神不安，以益气养阴、重镇安神为法。器质性心律失常，临床以风心病、冠心病、病毒性心肌炎为多见。冠心病伴心律失常者以气虚血瘀为主，常用益气活血之法，兼有痰瘀者，配以豁痰化瘀之剂；风心病伴心律失常者，以"通"为主要治则，常以桂枝配赤芍加活血化瘀通络之品；病毒性心肌炎伴心律失常者，治疗不可忽视"病毒"因素，在益气养阴、活血通阳基础上加用清热解毒之剂，如大青叶、地丁草、苦参、黄连等。缓慢型心律失常病机主要为心气虚弱，推动气血运行无力；肾阳不足，不能助心阳搏动。治疗应以补心气、温肾阳为法，方以麻黄附子细辛汤、保元汤合生脉散加减为主。

（三）心律失常的辨证用药研究

心律失常是由于窦房结异常或激动产生于窦房结以外，引起心脏冲动的节律或频率异常。心律失常可单独发生，也可伴随其他心血管疾病而发作。心律失常属中医"心悸""眩晕"等范围，现代医学表明，中医药具有抗心律失常的作用。焦华琛等研究发现，青蒿中的有效成分通过减少房颤大鼠心肌 β_2 受体与核转录因子 κB 的表达减少心律失常的发生。韦祎等通过观察苦参碱对豚鼠心室肌细胞钠离子通道电流的影响，得出苦参碱具有持续动作电位和维持离子通道的作用，可有效缩短心肌细胞动作电位，减少梗死后室性心律失常的发生。甘草具有持续钠电流、浓度依赖性的抑制钠电流峰值、抑制 Ik［快速激活成分（Ikr），缓慢激活成分（Iks）］及 HERGK$^+$通道，延长心肌细胞动作电位时程（APD）及有效不应期（ERP），从而发挥抗心律失常的作用。吴茱萸味苦辛，可散寒止痛，降逆止呕。Lohsh 等研究显示，吴茱萸中的吴茱萸碱通过显著减少钠离子及钙离子内流而发挥抗心律失常的作用。延胡索的生物碱 – 罗通定通过有效阻滞钾离子外流和钙离子内流，延长心肌细胞 APD 及 ERP，从而发挥治疗心律失常的作用。甘松抗心律失常的机制尚不明确，推断其机制主要是阻滞快速钠通道，延迟整流钾通道等改变动作电位时长而发挥作用。唐其柱等研究发现，甘松有效成分可以延长离体心脏的有效不应期，用于治疗肾上腺素引起的心律失常。人参皂苷 RE 作用与胺碘酮相似，可有效降低儿茶酚胺类药物对心脏产生的不良反应。三七总皂苷的有效成分可有效拮抗心律失常，具有降压、减慢心率、抑制钙离子通道的作用。

现代研究表明，稳心颗粒能够通过调控 K$^+$、Na$^+$ 及 Ca^{2+} 等离子通道，进行多靶点、多途径有效治疗房颤、室性心律失常等快速性心律失常。李平等将 42 例老年冠心病患者随机分为实验组和对照组，对照组 21 例予美托洛尔片，实验组 21 例予稳心颗粒，两组均联合瑞舒伐他汀，治疗 28 天后实验组有效率为 95.2%，显著高于对照组的 81.0%（P < 0.05）。结果显示，稳心颗粒联合瑞舒伐他汀治疗老年冠心病患者可有效降低血脂，缓解患者胸闷、心悸等症状，对肝脏及肾脏功能损伤小，且安全性高。亢文生等将 70 例心脏神经官能症患者随机分成试验组和对照组各 35 例，对照组给予美托洛尔等常规西药治疗，试验组再给予安神定志丸治疗。结果显示，试验组的症状改善的总有效率均显著性高于对照组；试验组治疗 2 周、4 周后的焦虑评分、抑郁评分均显著性低于对照组。简鹏等通过实验表明，甘松新酮可通过影响 cAMP-PKA 细胞信号转导通路，促进心功能的恢复，抑制心肌细胞钙超载，能够明显改善快速性心律失常大鼠心律。王中原等实验症明，黄松胶囊对心肌损伤有保护作用，提高耐缺氧能力，清除超氧阴离子自由基，保护心肌细胞膜，减少经非特异性通路（膜损伤部位）Ca^{2+} 大量内流，防止细胞内 Ca^{2+} 超负荷及所触发的迟后除极；并能减慢心率，抑制交感神经兴奋，减少儿茶酚胺释放，从而达到抗心律失常的作用。蔡小军等通过实验症明通脉养心丸能显著缩短盐酸肾上腺素所致心律失常潜伏期及持续时间，降低心律失常发生率，并能提高血清 SOD 活力，降低 MDA 含量。刘春燕等选取 90 例气阴两虚型或心血亏虚型心悸患者，随机选取治疗组与对照组各 45 例，治疗组给予复律宁颗粒，对照组给予普罗帕酮，结果治疗组中医症候表现程度改善明显优于对照组（P < 0.05）。曹国军等采用参松养心胶囊治疗单纯频发室性期前收缩患者 32 例，治疗 3 个月后发现长期口服参松养心胶囊对频发室性期前收缩有明显疗效。杨苓等将 104 例室性期前收缩患者分为两组，每组 52 例，对照组患者给予酒石酸美托洛尔片 25 mg，观察组患者在对照组治疗的基础上给予参松养心胶囊 1.2 g，结果显示，观察组患者总有效率为 92.30%，显著高于对照组的 76.92%（P < 0.05）。研究表明美托洛尔联合参松养心胶囊治疗室性期

前收缩疗效显著，可减少期前收缩次数，且未增加不良反应的发生。张红生采用加减复脉汤治疗频发室性期前收缩患者 52 例，治疗半年后随访发现其总有效率达 100%。程煜等将确诊为心律失常的 72 例患者分为两组，每组各 36 例。治疗组患者口服归脾益心膏治疗；对照组予酒石酸美托洛尔片合参松养心胶囊，或合稳心颗粒。结果显示，治疗组总有效率为 88.89%，对照组总有效率为 72.22%（P < 0.05）。杨颖等通过研究益心定悸方对近似冠心病快速心律失常大鼠的影响，发现益心定悸方可能通过增强 Na^+-K^+-AT Pase 活性，起到防治冠心病快速型心律失常的作用。孙静等将 90 例缓慢性心律失常患者（中医辨证为心血瘀阻型）分为中医组（口服养心止痛汤）和西医组（口服硫酸阿托品），治疗 3 个月后，养心止痛汤组的临床有效率为 97.8%，高于西医组的 84.5%（P < 0.05），结果表明养心止痛汤治疗可以有效降低其用药后的不良反应，促进心率的上升，提高临床疗效。

（四）病毒性心肌炎的辨证用药研究

病毒性心肌炎（viral myocarditis，VMC）是由病毒侵犯心脏引起的心肌实质或间质的局限性或弥漫性病变。而目前已知的导致该病的最主要来源是柯萨奇 B 族病毒。其发病机制目前尚不完全清楚，也无特殊治疗方法。病毒性心肌炎在《中医临床诊疗术语》中被称为"心瘅"。

现代医学研究表明，黄芪可以减轻心肌损伤，同时，相关实验研究也证明其具有抵抗心肌纤维化、抗氧化应激、调节免疫、改善血流动力学及诱生干扰素等作用。相关研究结果显示，贯叶连翘提取物在小鼠模型实验中可减轻小鼠的心肌内淋巴细胞浸润，对小鼠心肌炎具有治疗作用。金银花能够减轻小鼠的心肌病理，在提高心肌歧化酶活性的同时，还可以减少丙二醛的含量，最终可以有效地抑制氧自由基对心肌细胞的损伤，对心肌炎的治疗是非常有益的。丹参酮 ⅡA 磺酸钠可以使 VMC 小鼠心室肌细胞内质网伴侣蛋白 GRP78 的表达量降低，P < 0.05。同时，丹参酮 ⅡA 磺酸钠与黄芪总黄酮联合应用，二者均可改善心肌损伤。

马娜等将 90 例病毒性心肌炎患者，随机分对照组 45 例，采用抗生素、营养心肌等常规药物进行治疗及护理；实验组 45 例，在对照组的基础上，采取清热利湿法联合中医辨证施护。结果显示，实验组总有效率为 90.28%，优于对照组的 70.83%（P < 0.05）；实验组中医症状积分改善情况、心肌酶谱 AST、LDH、CK 各指标下降程度均优于对照组（P < 0.05）。张芯等以参芍宁心饮治疗气阴两虚型病毒性心肌炎患者 30 例，发现其能够有效缓解临床症状，改善心电图期前收缩，ST-T 段能够恢复，心肌损伤标志物 cTNT、LDH、CK 和 CK-MB 均可有一定程度的恢复。王蓓等以柴胡桂枝汤加减方治疗 43 例病毒性心肌炎患者，发现治疗前后中医症候积分、症候疗效及心电图疗效的变化方面治疗组均优于对照组，结果显示，柴胡桂枝汤能够提高患者的免疫力，减轻心肌损伤。左明晏等将 61 例病毒性心肌炎患者随机分为两组，观察组 31 例采用葛根黄芩黄连汤加减治疗为主，对照组 30 例采用营养心肌等药物治疗为主。结果显示，实验组总有效率为 87.10%，高于对照组

的 66.67%（P < 0.05）；实验组患者的心悸、胸闷、发热、腹泻等症候和理化指标方面如心肌酶、心电图指标较对照组有明显改善（P < 0.05）。研究发现，葛根芩连汤还可以增强心肌供血，降低心肌酶，减慢心率。范帅等将 280 例儿童病毒性心肌炎（气阴两虚或兼心脉瘀阻症）患者按 3：1 比例分为试验组 210 例、对照组 70 例。试验组口服荣心丸每次4.5 ~ 9 g，每日 3 次；对照组口服辅酶 Q$_{10}$ 胶囊每次 10 ~ 20 mg，每日 2 次。结果显示，荣心丸疗效优于辅酶 Q$_{10}$，并且未提示更高临床应用风险。郭莉娟等应用小柴胡汤加味治疗病毒性心肌炎患者 34 例，结果显示，在治愈率、总有效率、中医症候及患者主要临床症状表现方面，观察组疗效优于对照组（P < 0.05）。研究表明小柴胡汤可以加强病毒性心肌炎患者的心肌收缩力，缓解胸闷乏力、心悸等症状，且副作用少，效力持久。李文等用银翘散加减治疗急性病毒性心肌炎患者 60 例，结果显示，治疗组总有效率为 85.00%，高于对照组的 70.00%（P < 0.05）。银翘散加减治疗可改善急性病毒性心肌炎患者中医症候、室性期前收缩、左心室收缩功能，调节心脏自主神经功能。

（赵　亮）

第三节　心痛

心痛为胸痹心痛之简称，是指因胸阳不振，阴寒、痰浊留居胸廓，或心气不足，鼓动乏力，使气血痹阻，心失所养致病，以发作性或持续性心胸闷痛为主要表现的内脏痹症类疾病。轻者仅感胸闷、短气，心前区、膺背肩胛间隐痛、刺痛、绞痛，历时数秒钟至数分钟，经休息或治疗后症状可迅速缓解，但多反复发作；重者胸膺室闷，痛如锥刺，痛彻肩背，持续不能缓解，伴心悸、短气、喘不得卧；甚至大汗淋漓，唇青肢厥，脉微欲绝。病位在"两乳之间，鸠尾之间"，即膻中部及左胸部。

据历代文献所载，心痛有广义、狭义之不同。广义胸痹心痛，有"九心痛"等多种分类法，范围甚广，可涉及胃脘痛等许多疾病。同时，又有将胸痹心痛作为胸痛加以论述者。鉴于广义胸痛所涉及的许多疾病在有关篇章中已有论述，故均不列入本节讨论范围。本节专论由心脏病损引起疼痛的辨证论治。

"心痛"病名最早见于马王堆古汉墓出土的《五十二病方》，《内经》对之有明确的论述。如《素问·标本病传论篇》有"心病先心痛"之谓，《素问·缪刺论篇》又有"猝心痛""厥心痛"之称；《灵枢·厥病》把心痛严重，并迅速造成死亡者称之为"真心痛"，谓："真心痛，手足青至节，心痛甚，旦发夕死，夕发旦死。"对于本症的临床表现和病因，《内经》中也有较为明确的记载。如《素问·厥论篇》云："手心主少阴厥逆，心痛引喉，身热，死不可治。"《素问·脏气法时论篇》云："心病者，胸中痛，胁支满，胁下痛，膺背肩胛间痛，两臂内痛。"《素问·痹论篇》云："心痹者，脉不通，烦则心下鼓，暴上气而喘。"《灵枢·厥病》把厥心痛分为肾心痛、肺心痛、肝心痛、脾心痛，而其中如"心痛间，动作痛益甚""色苍苍如死状，终日不得太息""痛如以锥针刺其心"

等描述，与临床表现颇相符合。至于本症的病因，《素问·举痛论篇》指出："经脉流行不止，环周不休。寒气入经而稽迟，泣而不行。客于脉外则血少，客于脉中则气不通，故猝然而痛。"此虽非专指心痛而论，但若结合《素问·痹论篇》"心痹者，脉不通"之说，显然可以认为本症与寒凝、气滞、血瘀有关。此外，《素问·刺热篇》又有"心热病者，先不乐，数日乃热，热争则猝心痛"之说，提示本症与热邪也有关系。在治疗方面，《内经》则较少药物治疗，而对针刺治疗有较系统的论述。总之，《内经》有关本症的记述，为后世对心痛的辨证论治奠定了基础。"痛，是为厥心痛"之说以后，明清医家也多有论述，如《医学入门·心痛》主以七情，曰："厥心痛……或因七情者，始终是火。"清代潘楫《医灯续焰·心腹脉症》则认为是由寒邪乘虚内袭，荣脉凝泣所致；《医门法律·卷二》则强调"寒逆心包"等。真心痛的病因，明代之前有因于寒，因于气、血、痰、水之论，而明代虞搏《医学正传》又指出与"污缸冲心"（即瘀血）有关；清代陈士铎《辨证录·心痛门》则补充"火邪犯心"这一病因。值得重视的是明清时期不少医家，如方隅《医林绳墨》、陈士铎《辨证录》、虞搏《医学正传》、林佩琴《类症治裁》等，皆摆脱了真心痛不能救治的成说，结合他们的经验，提出"亦未尝不可生"的卓见，且列出救治方药。显然，这是本病治疗上的一大进步。

根据本症的临床特点，可见于西医学冠状动脉粥样硬化性心脏病之心绞痛及心肌梗死，其他如心包炎等疾病引起的心前区疼痛，其临床表现与本症的特点相符者，均可参照本节辨证论治。

一、病因病机

胸痹心痛的病位在心，但其发病与心、肾、肝、脾诸脏的盛衰有关，可在心气、心阳、心血、心阴不足，或肝、肾、脾失调的基础上，兼有痰浊、血瘀、气滞、寒凝等病变，总属本虚标实之病症。其病因病机可归纳如下。

（一）寒邪犯心

气候骤变，风寒暑湿燥火六淫邪气均可诱发或加重心之脉络损伤，发生本病。然尤以风寒邪气最为常见。素体心气不足或心阳不振，复因寒邪侵袭，"两虚相得"，寒凝胸中，胸阳失展，心脉痹阻。《素问·调经论篇》曰："寒气积于胸中而不泻，不泻则温气去，寒独留则血凝泣，凝则脉不通。"故患者常易于气候突变，特别是遇寒冷，则易猝然发生心痛。

（二）七情内伤

清代沈金鳌《杂病源流犀烛·心病源流》认为七情"除喜之气能散外，余皆足令心气郁结而为痛也"。由于忧恩情恼怒，心肝之气郁滞，血脉运行不畅，而致心痛。《灵枢·口问》谓："忧思则心系急，心系急则气道约，约则不利。"《薛氏医案》认为肝气通于心气，肝气滞则心气乏。所以，七情太过，是引发心痛的常见原因。

（三）饮食失节

恣食膏粱厚味，或饥饱无常，日久损伤脾胃，运化失司，饮食不能生化气血，聚湿生痰，上犯心胸清旷之区，清阳不展，气机不畅，心脉闭阻，遂致心痛。痰浊留恋日久，则可成痰瘀交阻之症，病情转顽，故明代龚信《古今医鉴》亦云："心脾痛者，亦有顽痰死血……种种不同。"

（四）气血不足

劳倦内伤或久病之后脾胃虚弱，气血乏生化之源，以致心脏气血不足，即所谓心脾两虚之症；或失血之后，血脉不充，心失所养。心气虚可进而导致心阳不足，阳气亏虚，鼓动无力，清阳失展，血气行滞，发为心痛。心脏阴血亏乏，心脉失于濡养，拘急而痛。此外，心气心血不足也可由七情所致，"喜伤心"、思虑过度、劳伤心脾等，皆属此例。

（五）肾阳不足

不能鼓舞心阳，心阳不振，血脉失于温运，痹阻不畅，发为心痛；肾阴不足，则水不涵木，又不能上济于心，因而心肝火旺，更致阴血耗伤，心脉失于濡养，而致心痛，而心阴不足，心火燔炽下汲肾水，又可进一步耗伤肾阴。同时心肾阳虚，阴寒痰饮乘于阳位，阻滞心脉，而作心痹，即仲景"阳微阴弦"之谓，这也是心痛的重要病机之一。

总之，胸痹心痛的主要病机为心脉痹阻，其病位以心为主，然其发病多与肝、脾、肾三脏功能失调有关，表现为本虚标实，虚实夹杂。其本虚可有阳虚、气虚、阴虚、血虚，且又多阴损及阳，阳损及阴，而见气阴不足、气血两亏、阴阳两虚，甚或阳微阴竭，心阳外越；其标实有痰、饮、气滞、血瘀之不同，同时又有兼寒、兼热的区别。而痰浊可以引起或加重气滞、血瘀，痰瘀可以互结；阴虚与痰热常常互见，痰热也易于伤阴；阳虚与寒痰、寒饮常常互见，寒痰、寒饮又易损伤阳气等等，复杂多变，临床必须根据症候变化，详察细辨。

二、诊断

1. 发病特点

本症每猝然发生，或发作有时，经久不瘥。且常兼见胸闷、气短、心悸等症。七情过极、气候变化、饮食劳倦等因素常可诱发本症。

2. 临床表现

左侧胸膺或膻中处突发憋闷而痛，疼痛性质表现为压榨样痛、绞痛、刺痛或隐痛等不同。疼痛常可引至肩背、前臂、胃脘部等，甚至可沿手少阴、手厥阴经循行部放射至中指或小指，并兼心悸。疼痛移时缓解，或痛彻肩背，持续不解。

心电图应列为必备的常规检查，必要时可做 24 小时动态心电图、运动试验心电图、标测心电图和心功能测定等。静息时心电图明显心肌缺血（R 波占优势的导联上有缺血型 ST 段下降超过 0.05 mV 或正常，不出现 T 波倒置的导联上倒置超过 2 mm，心电图运动试验阳性）。

参考检查项目有血压、心率、心律、白细胞计数总数、血沉、血脂分析、空腹血糖。必要时可做血清酶学、血黏度、血小板功能、睾酮、雌二醇、血管紧张素测定。

三、鉴别诊断

1. 胃脘痛

多因长期饮食失节，饥饱劳倦，情志郁结，或外感寒邪，或素体阳虚，脾胃虚寒所致。但其疼痛的发生，多在食后或饥饿之时，部位主要在胃脘部，多有胃脘或闷或胀，或呕吐吞酸，或不食，或便难，或泻痢，或面浮黄、四肢倦怠等症，与胃经本病掺杂而见。而心痛则少有此类症状，多兼见胸闷、气短、心悸等症。

2. 胁痛

胁痛部位主要在两胁部，且少有引及后背者，其疼痛特点或刺痛不移，或胀痛不休，或隐痛悠悠，鲜有短暂即逝者；其疼痛诱因常由情绪激动；而缘于劳累者多属气血亏损，病久体弱者。常兼见胁满不舒，善太息，善嗳气，纳呆腹胀或口干、咽干、目赤等肝胆经症状及肝郁气结乘脾之症状，这些都是心痛少见的伴随症状。

3. 胸痛

凡岐骨之上的疼痛称为胸痛，可由心肺两脏的病变所引起。胸痛之因于肺者，其疼痛特点多呈持续不解，常与咳嗽或呼吸有关，而且多有咳唾、发热或吐痰等。心痛的范围较局限，且短气、心悸多与心痛同时出现，心痛缓解，短气、心悸等亦随之而减。

4. 结胸

《伤寒论·辨太阳病脉症并治》："病有结胸，有藏结，其状何如；答曰：按之痛，寸脉浮，关脉沉，名曰结胸也。"指邪气结于胸中，胸胁部有触痛，颈项强硬，大便秘结或从心下到少腹硬满而痛。发病原因多由太阳病攻下太早，以致表热内陷，与胸中原有水饮互结而成。胸胁有触痛者为"水结胸"；心下至少腹硬痛拒按，便秘，午后微热者为"实热结胸"。结胸虽有痛，但其特点为触痛，或疼痛拒按，与心痛不同，且其伴随症亦与心痛有异。

5. 胸痞

《杂病源流犀烛·胸膈脊背乳病源流》："至如胸痞与结胸有别……大约胸满不痛者为痞。"指胸中满闷而不痛。多由湿浊上壅，痰凝气滞，胸阳不展所致。心痛亦有胸闷，但因胸痞无痛，故易于鉴别。

四、辨证论治

心痛一症多突然发生，忽作忽止，迁延反复。日久之后，正气益虚，加之失治或治疗不当，或不善调摄，每致病情加重，甚至受某种因素刺激而猝然发生真心痛，严重者可危及生命。治疗应根据患者的不同临床表现，把握病情，分别进行处理，以求病情缓解，杜其发展。

（一）辨证

1. 辨证要点

（1）辨心痛性质。心痛有闷痛、灼痛、刺痛、绞痛之别，临床中须结合伴随症状，辨明心痛的属性。①闷痛：是临床最常见的一种心痛。闷重而痛轻，无定处，兼见胁胀痛，善太息者属气滞者多；若兼见多唾痰涎，阴天易作，苔腻者，属痰浊为患；心胸隐痛而闷，由劳引发，伴气短心慌者，多属心气不足之症。②灼痛：总由火热所致。若伴有烦躁，气粗，舌红苔黄，脉数，而虚象不明显者，由火邪犯心所致；痰火者，多胸闷而灼痛阵作，痰稠，苔黄腻；灼痛也可见于心阴不足、虚火内炽的患者，多伴有心悸、眩晕、升火、舌红少津等阴虚内热之症。③刺痛：《素问·脉要精微论篇》云"夫脉者，血之府也……涩则心痛"。由血脉瘀涩所致的心痛，多为刺痛，固定不移，或伴舌色紫暗、瘀斑。但是，由于引起血瘀心脉的原因很多，病因不同，心痛的性质也常有不同，故血瘀之心痛又不限于刺痛。④绞痛：疼痛如绞，遇寒则发，得冷则剧，多伴畏寒肢冷，为寒凝心脉所致；若兼有阳虚见症，则为阳虚，乃阴寒内盛，乘于阳位。另外，这种剧烈的心痛也常因劳累过度、七情过极、过食饮酒等等因素而诱发，所以临床见心胸绞痛，又不可为"寒"所囿。

（2）辨心痛轻重顺逆。一般情况下，心痛病情轻重的判别，大致可根据以下几点。①心痛发作次数：发作频繁者重，偶尔发作者轻。②每次心痛发作的持续时间：瞬息即逝者轻，持续时间长者重，若心痛持续数小时或数目不止者更重。③心痛发作部位固定与否：疼痛部位固定，病情较深、较重；不固定者，病情较浅、较轻。④心痛症候的虚实：症候属实者较轻，症候虚象明显者较重。⑤病程长短：一般说来，初发者较轻；病程迁延日久者较重。

总之，判断心痛一症病情的轻重，应把心痛的局部表现与全身状况结合起来进行综合分析，才能得出正确的结论。

心痛一旦发展成为"真心痛"，属于重症，临床须辨其顺逆，以便及时掌握病情发展变化的趋势，采取有效的救治措施。有以下情况出现时，须警惕是真心痛：心胸疼痛持续不止，达数小时乃至数日，有的疼痛剧烈，可引及肩背、左臂、腮、咽喉、脘腹等处，可伴有气短，喘息，心悸慌乱，手足欠温或冷，自汗出，精神委顿，或有恶心呕吐，烦躁，脉细或沉细，或有结代。追溯既往，大多有心痛反复发作的病史。同时，常有过度疲劳、情志刺激、饱食、寒温不调以及患其他疾病，如外感热病、失血、肝胆胃肠疾病等诱发因素。

辨真心痛的顺逆，关键在防厥、防脱，重点应注意以下几个方面：①无论阴虚或阳虚的真心痛都可有厥脱之变；但阳虚者比阴虚者更容易发生厥脱变化。②神委和烦躁是真心痛常见的精神表现。如果精神委顿逐渐有所发展，或烦躁不安渐见加重，应引起充分注意。如出现神志模糊或不清，则病已危重。③真心痛患者大多有气短见症，要注意观察其变化。若气短之症逐渐有加重趋势，应提高警惕，迨见喘促之症，则病情严重。④动辄汗出或自汗也是真心痛的常见症。如果汗出增多，须防止其发生厥脱之变。⑤剧烈的疼痛可以致厥，于真心痛尤其如此。所以，若见心胸疼痛较剧烈而持续不缓解者，应谨防其变。⑥手足温度有逐渐下降趋势者，应充分重视，若四肢逆冷过肘而青紫者，表明病已垂危。正如方隅《医林绳墨》中说："或真心痛者，手足青不至节，或冷未至厥，此病未深，犹有可救……"⑦舌苔变化可帮助我们分析正邪两方面的发展情况。不少真心痛患者，在发生厥脱之前，先有舌质越变越胖，舌苔越来越腻或越滑等变化，也有的变得越来越光红而干，对于这些舌苔变化，都应仔细观察。相反，这些舌象逐渐好转，则往往提示病情在向好的方面发展。⑧在真心痛中，下列脉象变化应引起高度重视：脉象变大或越来越细，越来越无力，或越变越速，越变越迟，或脉象由匀变不匀，由没有结代脉变为有结代脉等，都表示正气越来越弱，心气越来越不足。

以上这几方面，如果观察细致，则能帮助我们及时掌握病情发展的顺逆趋势，也有利于及时发现厥脱的征象，以便及时用药，这对防脱防厥是有益的。

2. 症候

根据心痛的临床表现，按标本虚实大致可分为如下几种症候。

（1）寒凝心脉：猝然心痛如绞，形寒，天气寒冷或迎寒风则心痛易作或加剧，甚则手足不温，冷汗出，短气心悸，心痛彻背，背痛彻心。苔薄白，脉紧。

病机分析：诸阳受气于胸中，心阳不振，复受寒邪，以致阴寒盛于心胸，阳气失展，寒凝心脉，营血运行失畅，发为本症。心脉不通故心痛彻背；寒为阴邪，本已心阳不振，感寒则阴寒益盛，故易作心痛；阳气失展，营血运行不畅，故见心悸气短，手足不温，冷汗出等症。苔白脉紧为阴寒之候。本症候的辨证关键在于心痛较剧，遇寒易作，苔白脉紧。

（2）气滞心胸：心胸满闷，隐痛阵阵，痛无定处，善太息，遇情志不畅则诱发、加剧，或可兼有脘胀，得嗳气、矢气则舒等症。苔薄或薄腻，脉细弦。

病机分析：情志抑郁，气滞上焦，胸阳失展，血脉不和，故胸闷隐痛，善太息；气走无着，故痛无定处；肝气郁结，木失条达，每易横逆犯及中焦，故有时可兼有脾胃气滞之症。本症候的主症是胸闷隐痛，痛无定处，脉弦，为临床所常见，正如清代沈金鳌《杂病源流犀烛·心病源流》云："心痛之不同如此，总之七情之由作心痛。"

（3）痰浊闭阻：可分为痰饮、痰浊、痰火、风痰等不同症候。痰饮者，胸闷重而心痛轻，遇阴天易作，咳唾痰涎，苔白腻或白滑，脉滑；兼湿者，则可见口黏，恶心，纳呆，倦怠，或便软等症。痰浊者，胸闷而兼心痛时作，痰黏，苔白腻而干，或淡黄腻，脉滑；若痰稠，色黄，大便偏干，苔腻或干，或黄腻，则为痰热。痰火者，胸闷，心胸时作灼痛，痰黄稠厚，心烦，口干，大便干或秘，苔黄腻，脉滑数。风痰者，胸闷时痛，并见舌謇偏瘫，眩晕，手足震颤麻木之症，苔腻，脉弦滑。

病机分析：痰为阴邪，其性黏滞，停于心胸，则窒塞阳气，络脉阻滞，酿成是症。痰饮多兼寒，故其痰清稀，遇阴天易作；"脾为生痰之源"，脾虚运化无权，既能生痰，又多兼湿。浊者，厚浊之义，故病痰浊者，其胸闷心痛可比痰饮者重。痰浊蕴久，则可生热，见痰稠、便干、苔黄腻等痰热之象。痰之兼有郁火或阴虚火旺者，可为痰火之症，伤于络脉则灼痛，扰乱神明则心烦，热伤津液则口干、便秘。阳亢风动，与痰相并而为风痰，闭阻络脉而为偏瘫、麻木，风邪入络而见舌謇、震颤，扰于心胸则为闷痛。此外，痰之为患，也常可因恼怒气逆，而致痰浊气结互阻胸中，猝然而作心胸剧痛。痰浊闭阻一症，变化多端，必须据症详析。

（4）瘀血痹阻：心胸疼痛较剧，如刺如绞，痛有定处，伴有胸闷，日久不愈，或可由暴怒而致心胸剧痛。苔薄，舌暗红、紫暗或有瘀斑，或舌下血脉青紫，脉弦涩或结代。

病机分析：因子寒凝、热结、痰阻、气滞、气虚等因素，皆可致血脉郁滞而为瘀血。血瘀停着不散，心脉不通，故作疼痛如刺如绞，而痛处不移。故《素问·脉要精微论篇》云："夫脉者，血之府也……涩则心痛。"血为气母，瘀血痹阻，则气机不运，而见胸闷；暴怒则肝气上逆，气与瘀交阻，闭塞心脉，故作猝然剧痛；痛则脉弦，舌紫暗、瘀斑，均瘀血之候，瘀血蓄积，心阳阻遏则脉涩或结代。由于致瘀原因有别，故又有寒凝血瘀、热结血瘀、气滞血瘀、痰瘀互结、气虚血瘀等等不同，临床辨证应将各有关症候与本症候，互相参照，以资鉴别。此外，尚须提及的是，无论何因所引起之心痛，即使临床上血瘀的症候不明显，但由于"心主血脉"，《素问·痹论篇》云："心痹者，脉不通。"故总与"心脉痹阻"的病机攸关，在辨证时，对病程短者，应考虑其伴有血脉涩滞的一面；对病程长者，则应顾及其伴有瘀痹心脉的一面。

（5）心气不足：心胸阵阵隐痛，胸闷气短，动则喘息，心悸且慌，倦怠乏力，或懒言，面色㿠白，或易汗出。舌淡红胖，有齿痕，苔薄，脉虚细缓或结代。

病机分析：思虑伤神，劳心过度，损伤心气。盖气为血帅，心气不足，胸阳不振，则运血无力，血滞心脉，即《灵枢·经脉》谓："手少阴气绝则脉不通，脉不通则血不流。"故发心痛、胸闷、短气、喘息；心气鼓动无力，则心悸且慌，脉虚细缓结代；汗为心之液，气虚不摄，故易自汗；劳则气耗，故心气不足诸症，易由劳而诱发。若兼见食少乏力，腹胀便溏，或食后易作心痛且慌、气短等，为心脾气虚之症。

（6）心阴不足：心胸疼痛时作，或灼痛，或兼胸闷，心悸怔忡，心烦不寐，头晕，盗汗，口干，大便不爽，或有面红升火之象。舌红少津，苔薄或剥，脉细数，或结代。

病机分析：素体阴虚，或思虑劳心过度，耗伤营阴，或火热、痰火灼伤心阴，以致心阴亏虚，心失所养，虚火内炽，营阴涸涩，心脉不畅，故心胸灼痛，心悸怔忡，脉细数或结代；阴不敛阳，心神不宁，故心烦不寐，或有面红升火之象；心火伤津，则口干，大便不爽，舌红而剥；汗为心液，阴虚火劫，迫津外泄而盗汗；虚火上扰，则为眩晕。若素有肝肾阴亏，或心阴亏虚日久，下汲肾阴，以致肾阴不足，不能上济于心，阴虚火旺加重，可更见眩晕耳鸣，五心烦热，颧红升火，舌光绛少苔等症；若心肾真阴亏竭，阴阳之气不相顺接，则可发生心痛增剧，烦躁不安，气短喘息，手足不温，脉微细等厥逆之症。

此外，临床又多见阴伤与气及气阴两虚之症，若本症兼见嗜睡、乏力等症，为阴伤及气；若见胸闷闷痛，心悸心慌，气短乏力，心烦口干，舌红胖苔薄，或淡胖少苔，脉虚细数，内热不甚明显，则为气阴两虚。另有心脾血虚症，由失血之后，心血不足，或思虑伤脾，脾乏生化之能所致，可见心悸不安，心胸隐痛阵作，头晕目眩，多梦健忘，面色不华，饮食无味，体倦神疲，舌淡苔薄，脉象细弱，皆血虚失荣之故。血为阴类，常称阴血，然心阴虚与心血不足的临床表现尚有区别，不可不辨。

（7）心阳亏虚：心悸动而痛，胸闷，神倦怯寒，遇冷则心痛加剧，气短，动则更甚，四肢欠温，自汗。舌质淡胖，苔白或腻，脉虚细迟或结代。

病机分析：素体阳气不足，或心气不足发展，为阳气亏虚，或寒湿饮邪损伤心阳，均可罹致本症。心阳亏虚，失于温振鼓动，故心悸动而胸闷，神倦气短，脉虚细迟或结代；阳虚则生内寒，寒凝小脉，不通则痛，故见心痛，遇冷加剧；阳气不达于四末，不充于肌表，故四肢欠温而畏寒；舌淡胖，苔白或腻，为阳虚寒盛之象。若肾阳素亏，不能温煦心阳，或一心阳不能下交于肾，日久均可成为心肾阳虚之症。心肾阳虚，命门火衰，阳不化阴，阴寒弥漫胸中，饮邪痹阻心脉，以致心胸剧痛，胸脘满闷，四肢不温而汗出；肾不纳气，肺气上逆，或阳虚水泛饮邪上凌心肺，则见喘息不得卧，甚则可出现气喘，鼻翼翕动，张口抬肩，四肢逆冷青紫，大汗淋漓，尿少，水肿，烦躁或神志不清，唇舌紫黯，脉微细欲绝等阳气外脱的危重症候。

此外，若本症候兼见腹胀便溏、食少乏力、夜尿频多、腰膝酸软等症，为心阳不足兼脾肾阳虚，其舌苔淡白，脉多沉细无力。

由上可见，心痛的临床表现十分复杂而多变。且上述各种症候也不是孤立的，常可几种虚实症候相兼出现，而各症候之间也可相互转化，临床辨证须灵活掌握，不可拘泥。

（二）治疗

1. 治疗原则

基于本症的病机是本虚而标实，故治疗原则总不外"补""通"二法。然而具体运用时，则又须根据症情的虚实缓急而灵活掌握。实症者，当以"通脉"为主。当审其寒凝、热结、气滞、痰阻、血瘀等不同而分别给予温通、清热、疏利、化痰、祛瘀等法虚症者，权衡心脏阴阳气血之不足，有否兼肝、脾、肾等脏之亏虚，调阴阳，补不足，纠正有关脏腑之偏衰。本症多虚实夹杂，故在治疗上无须审度症候之虚实偏重，抑或虚实并重，而予补中寓通、通中寓补、通补兼施等法，此时不可一味浪补，或一味猛攻，总以祛邪而不伤正，扶正而不留邪为要务。如张璐在《张氏医通·诸血门》中所云："但症有虚中挟实，治有补中寓泻，从少从多之治法，贵于临床处裁。"同时，在心痛特别是真心痛的治疗中，防脱防厥是减少死亡的关键。必须辨清症情的顺逆，一旦见到有厥脱迹象者，即应投以防治厥脱的药物，以防止其进一步恶化。若俟厥脱见症明显，始治其厥脱，则必然被动，颇难应手。

2. 治法方药

（1）寒凝心脉。①治法：祛寒活血，宣痹通阳。②方药：以当归四逆汤为主方。本方以桂枝、细辛温散寒邪，通阳止痛；当归、芍药养血活血，芍药与甘草相配，能缓急止痛；通草入经通脉；大枣健脾和营，共奏祛寒活血，通阳止痛之功。若疼痛发作较剧而彻背者，可用乌头赤石脂丸。方以乌头雄烈刚燥，散寒通络止痛；附子、干姜温阳以逐寒；蜀椒温经下气而折其郁，因恐过于辛散，故用赤石脂入心经固涩而收阳气也；若痛剧而见四肢不温、冷汗出等症者，可给予含化苏合香丸，以芳香化浊，温开通窍，每能获瞬息止痛之效。同时，由于寒邪易伤阳，而阳虚又易生阴寒之邪，故临床如见有阳虚之象，宜与温补阳气之剂合用，以取温阳散寒之功，若一味辛散寒邪，则有耗伤阳气之虞。

（2）气滞心胸。①治法：疏调气机，理脾和血。②方药：用柴胡疏肝散。本方由四逆散（枳实改枳壳）加香附、川芎组成。四逆散能疏肝理气而解胸胁气机郁滞，其中柴胡与枳壳相配可调畅气机；白芍与甘草同用可缓急舒挛止痛；加香附以增强理气解郁之功；川芎为气中血药，盖载气者血也，故以活血而助调气。如胸闷心痛较明显，为气滞血瘀之象，可合失笑散，以增强活血行瘀、散结止痛之功；若兼有脾胃气滞之症，可予逍遥散，疏肝行气，理脾和血；苔腻者为兼脾湿，合丹参饮，调气行瘀、化湿畅中。二方共奏疏调气机、理脾止痛之效；气郁日久而化热者，可与丹栀逍遥散以疏肝清热，见有大便秘结者，可适当配合应用当归龙荟丸，以泻郁火。至如芳香理气及破气之品，只可根据病情的需要，权宜而用，不宜久用，以免耗散正气。

（3）痰浊闭阻。①治法：温化痰饮，或化痰清热，或泻火逐痰，或息风化痰等法为主，佐以宣痹通阳。②方药：痰饮者以瓜蒌薤白半夏汤或枳实薤白桂枝汤，合苓甘五味姜辛汤去五味子治疗。瓜蒌、薤白化痰通阳，行气止痛；半夏、厚朴、枳实辛苦温行气而破痰结；桂枝温阳化气通脉；茯苓、甘草健脾利水化饮；干姜、细辛温阳化饮，散寒止痛。痰饮之为心痛，常兼有心肾阳虚，治疗亦须顾及。痰浊者，用温胆汤，方以二陈汤的半夏、茯苓、橘红、甘草化痰理气；竹茹、枳实清泄痰热，可加入瓜蒌以助通阳宣痹之力。痰浊化热者，可用黄连温胆汤加郁金，清热而解痰郁血滞；痰火为患，则加海浮石、海蛤壳化痰火之胶结；若心烦不寐，可合朱砂安神丸清心宁神；痰火耗伤阴津则加生地、麦门冬、元参之属；大便秘结加生大黄或礞石滚痰丸。症属风痰者，选用涤痰汤，方在温胆汤的基础上加胆南星、石菖蒲化痰息风通窍；人参益气补虚，斟酌而用；其他如天竺黄、竹沥、生姜汁、僵蚕、地龙、天麻等清热化痰息风之品也可选用。

由于痰性黏腻，阻于心胸，易于窒阳气，滞血运，甚至痰瘀互结，故于祛痰的同时，还宜适当配合应用活血行瘀之品，如丹参、当归、益母草、桃仁、泽兰叶、红花、赤芍、丹皮等。若痰闭心脉，猝然剧痛，因于痰浊者用苏合香丸；因于痰热、痰火、风痰者用行军散，以取即刻启闭、化浊、止痛之效。

（4）瘀血痹阻。①治法：活血化瘀，通脉止痛。②方药：可选用血府逐瘀汤。本方由桃红四物汤合四逆散加牛膝、桔梗而成。当归、川芎、桃仁、红花、赤芍活血祛瘀而通血脉；柴胡、桔梗与枳壳、牛膝同伍，一升一降，调畅气机，开胸通阳，行气而助活血；生地一味，《神农本草经》谓其能"逐血痹"，《本草求真》认为有"凉血消瘀"之功，且又能养阴而润血燥。诸药共成祛瘀通脉、行气止痛之剂。若心痛较剧，可加乳香、没药，或合失笑散，以增强祛瘀定痛的效果。由于瘀血这一病机变化，又可在其他有关症候中相兼而出现，故活血化瘀药的选择，应随临床症候表现的不同而有所区别，如寒凝或阳气亏虚兼血瘀，宜选温性活血之品；热结、阴虚火旺兼血瘀，宜选凉性活血药；气血不足而兼血瘀，宜选养血活血之品；痰瘀互结者，又需根据寒痰、痰热（火）、风痰等不同而分别选用不同性味的活血药，凡此，均应仔细斟酌。此外，心痛与真心痛，标实而本虚，且心痛一症常迁延难愈，故破血之品应慎用，以免多用、久用耗伤正气。瘀血较重须用破血药时，一俟症情有所减轻，即应改用其他活血化瘀的药物。

（5）心气不足。①治法：补养心气而振胸阳。②方药：用保元汤合甘麦大枣汤加减。方以人参、黄芪大补元气，以扶心气；甘草炙用，甘温益气，通经脉，利血气而治心悸；肉桂辛热补阳，散寒而治心痛，又能纳气归肾，而缓短气、喘息之症，或可以桂枝易肉桂，《本经疏症》谓桂枝有通阳、行瘀之功，故可用以治疗心气不足、血滞心脉之症；生姜可以除去不用，加丹参或当归，养血行瘀；甘麦大枣汤益心气，宁心神，甘润缓急。若胸闷明显而伴心痛者，可加旋覆花、桔梗、红花，以补中下气，宽胸活血。凡心气不足，兼有气滞、血瘀、痰浊者，补心气的药应先择和平轻补之品，视服药后的反应，再考虑是否加重补气之力，而活血理气化痰总应以不伤心气为准绳，破气、破血、泄痰之品应慎用或不用。心脾气虚之症，可用养心汤。此方在保元汤（去生姜）的基础上，加茯苓、茯神、远志、半夏曲，健脾和胃，补心安神；柏子仁、酸枣仁、五味子，养心而敛心气；当归、川芎，行气活血，全方有补养心脾以生气血之功。

（6）心阴不足。①治法：滋阴养心，活血清热。②方药：用天王补心丹。本方以生地、玄参、天门冬、麦门冬，滋水养阴而泻虚火；人参、炙甘草、茯苓益心气，也寓有从阳引阴之意；柏子仁、酸枣仁、远志、五味子养心安神，化阴敛汗；丹参、当归身养心活血而通心脉；桔梗、辰砂为佐使之品，全方能使心阴复，虚火平，血脉利而使心胸灼痛得解。若阴不敛阳，虚火内扰心神，心烦不寐，舌光红少津者，可予酸枣仁汤清热除烦安神。不效者，可再予黄连阿胶汤，滋阴清火宁神。若脉结代、心悸怔忡之症明显者，用炙甘草汤，方中惟地用量独重，配以阿胶、麦门冬、火麻仁滋阴补血，以养心阴；人参、大枣补气益胃，资脉之本源；桂枝、生姜以行心阳；入酒煎煮，与生地相得，其滋阴活血复脉之力益著，即"地黄得酒良"之谓。诸药同用，使阴血得充，阴阳调和，心脉通畅，则心悸、脉结代得以纠正。心肾阴虚者，可合左归饮补益肾阴，或河车大造丸滋肾养阴清热；眩晕心悸明显者，加镇潜之品，如珍珠母、灵磁石之类。如心肾真阴欲竭，亟宜救阴，用大剂西洋参、鲜生地、石斛、麦门冬、山茱萸，参以生牡蛎、五味子、甘草酸甘化阴而敛真阴；心痛甚者，宜兼行血通脉，应择丹皮、芍药、丹参、益母草、郁金、凌霄花等性凉、微寒的活血之品。心胸痛剧不止者，可选用至宝丹。在阴液有渐复之机时，又应及时结合针对病因的治疗，如有火热实邪者，结合清热泻火凉血；有痰火、痰热者，结合清热化痰或泻火逐痰等，方药参见有关症候。心阴不足若夹有气滞者，理气忌用温燥之品，瓜蒌、郁金、枳实、绿萼梅、玫瑰花、合欢花、金铃子、延胡索等，可供选用。

临床见到阴伤及气者，于养阴之剂中加人参，或天王补心丹中加重人参的用量。气阴两虚者，治当益气养阴并施，可用生脉散，症状较重者可在天王补心丹的基础上，加黄芪、黄精之类。

心脾两虚之症，可用归脾汤，益气补血，心脾双调；或可合用四物汤，以增强归脾汤补血之功。

（7）心阳亏虚。①治法：补益阳气，温振心阳。②方药：方用人参汤。本方由人参、甘草、干姜、白术四味组成，《金匮要略》用本方治胸中阳微，正气虚寒之胸痹，以温补其阳而逐其寒，正如魏念庭《金匮要略方论本义》谓："以温补其阳，使正气旺而邪气自消，又治胸痹从本治之一法也。"尤在泾《金匮要略心典》亦云："养阳之虚，即以逐阴。"另可加桂枝、茯苓，温阳化气，助逐阴散寒之力，振奋心阳。若心肾阳虚，可合肾气丸，以附子、桂枝（后世多用肉桂）补水中之火；以六味地黄丸壮水之主，从阴引阳，合为温补肾阳之剂，两方合用则温补心肾而消阴翳。若心肾阳虚而兼水饮上凌心肺、喘促水肿者，可与真武汤合用。真武汤以附子之辛热，温补肾阳而驱寒邪，且与芍药同用，能入阴破结，敛阴和阳；茯苓、白术健脾利水；生姜温散水气。两方合用则可温补心肾而化寒饮。阳虚寒凝心脉、心痛较明显者，可选择加入鹿角片、川椒、吴茱萸、荜茇、良姜、细辛、川乌、赤石脂等品。若因寒凝而兼气血滞涩者，可选用薤白、沉香、檀香、降香、香附、鸡血藤、泽兰、川芎、桃仁、红花、延胡索、乳香、没药等偏于温性的理气活血药。如突然心胸剧痛，四肢不温而汗出者，宜即含服苏合香丸，温开心脉，痛减即止，不宜多服久服，以免耗散阳气。至如心肾阳虚而见虚阳欲脱的厥逆之症时，则当回阳救逆，用参附汤或四逆加人参汤回阳救逆；或予六味回阳饮（炮姜改干姜）。此方用四逆加人参汤回阳救逆，熟地从阴引阳，当归和血活血，为救治厥逆的有效之剂；若兼大汗淋漓，脉微细欲绝等亡阳之症，应予同阳固脱，用参附龙牡汤，重加山茱萸。

此外，对心阳不足兼脾肾阳虚者，可用人参汤合右归饮治疗，兼补心脾肾之阳气。

3. 其他治法

（1）中成药。①复方丹参滴丸：每次3粒，每日3次。功效：活血化瘀，理气止痛。适用于心绞痛发作，辨证属气滞血瘀者。②麝香保心丸：每次1～2粒，每日3次。功效：芳香温通，益气强心。适用于心绞痛发作，辨证属寒凝血瘀者。③冠心苏合丸：嚼碎服，1次1丸，每日1～3次。功效：理气，宽胸，止痛。适用于心痛有寒者。④速效救心丸：含服每次4～6粒，每日3次。功效：行气活血，祛瘀止痛。适用于心痛有瘀者。

（2）针刺。①针刺膻中、内关，每日1次。留针20～30分钟，捻转3～5分钟。②心包经及心经两经俞穴（厥阴俞透心俞）及募穴（膻中透巨阙）为主穴，心包经的经穴内关为配穴。③主穴：华佗夹脊，第4、第5胸椎，内关；配穴：膻中，三阴交。④主穴：膻中透鸠尾，内关，足三里；配穴：通里，神门，曲池，间使，乳根，命门。⑤主穴：心俞，厥阴俞；配穴：内关，足三里，间使。⑥针刺内关、膻中，或内关、间使。⑦针刺心俞，厥阴俞配神门、后溪、大陵。⑧耳针。主穴：心，神门，皮质下；配穴：交感，内分泌，肾，胃。⑨耳针。主穴：心，皮质下，神门，肾；配穴：肾上腺等。

（3）膏药穴位敷贴：通心膏（徐长卿、当归、丹参、王不留行、鸡血藤、葛根、延胡索、红花、川芎、桃仁、姜黄、郁金、参三七、血竭、椿皮、穿山甲、乳香、没药、樟脑、冰片、木香、人工麝香、硫酸镁、透骨草），敷心俞、厥阴俞或膻中。

（4）推拿疗法：据报道，按摩腹部上脘、中脘、下脘、神阙、关元、心俞、厥阴俞或华佗夹脊压痛点等治疗心痛有效。

总之，胸痹心痛发作时均要立即口服速效治疗药物，待病情缓解后再按具体病情，辨证论治。真心痛亦称心厥，属临床危急重症，需要及时诊断及救治。病情严重者常合并心脱、心衰等危候，可参考相关篇章进行辨证论治。

五、转归及预后

胸痹心痛一症，以膻中或左胸部反复发作疼痛为特点。可分为虚、实两端，但实症可转为虚症，虚症也可兼有邪实，以致虚实夹杂，变化多端。尽管如此，只要辨证论治正确、及时，克服一方一药统治胸痹心痛的倾向，一般都能使病情得到控制或缓解。有些患者可因各种因素导致心胸剧痛，持续不解，伴见气短喘息、四肢不温或逆冷青紫、烦躁、神志不清、尿少水肿、脉微细等阳虚阴竭之症，古代医家称为"真心痛"，为胸痹心痛中的危重不治症候。但是随着医疗经验的不断丰富，早有医家对此提出异议，如陈士铎《辨证录·心痛门》曰："人有真正心痛，法在不救。然用药得宜，亦未尝不可生也。"虞搏《医学正传》也云："有真心痛者……医者宜区别诸症而治之，无有不理也。"中华人民共和国成立以后，特别是近20年来，加强了中医药治疗真心痛的研究，使治疗方法日趋完善，因此病死率明显下降。但真心痛病情危急，临床诊治必须仔细、果断、正确，稍有疏忽，则易于贻误生命。

六、预防

（一）预防

根据胸痹心痛一症的发病特点，在预防方面应注意以下几个方面。

1. 注意调摄精神，避免情绪波动

中医学历来重视摄生养神，《素问·上古天真论篇》谓："恬淡虚无，真气从之，精神内守，病安从来。"情志异常可导致脏腑病变，特别是与心的关系最为密切，所以《灵枢·口问》又云："心者，五脏六腑之主也……故悲哀愁忧则心动。"说明精神情志变化可直接影响于心，导致心脏损伤，即沈金鳌指出的"七情之由作心痛"。因此，注意精神的调摄，避免过于激动或思虑过度，保持心情愉快，这对预防胸痹心痛的发生、发展是很重要的。

2. 注意生活起居，寒温适宜

气候的寒暑晴雨变化，对胸痹心痛的发生、发展也有明显的影响。如，《诸病源候论·心病诸候》所载："心痛者，风冷邪气乘于心也。"以及《杂病源流犀烛》等书所述之"大寒触犯心君"发生真心痛等认识，均指出了本病的发生与气候异常变化有关。一些单位所做的发病因素调查报告中，亦指出因阴雨寒凉等诱发胸痹心痛者约占 1/2 以上，因此，平素注意生活起居，做到寒暖适宜十分必要。

3. 注意饮食调节，避免膏粱厚味，并注意纠正偏食

中医学认为，"过食肥甘""膏粱厚味"易于产生痰浊，阻塞经络，同时进食肥甘亦可生湿，致使湿浊困脾，影响脾的运化功能，致令食物中厚浊部分壅遏脉中，"脉道不通，气不往来"，影响气的正常运行，而发生胸痹心痛。近年来，病因调查中也显示喜食肥甘者其发病率高于一般人。同时，饮食有所偏嗜，尤其是咸食，亦可导致胸痹心痛的发生，《素问·五脏生成篇》指出："多食咸，则脉凝泣而变色。"脉涩则气血不通，胸痹心痛可以发生。因此，平素饮食注意调节是十分重要的。另外，烟酒等刺激之品对于脏腑功能亦有影响，应予禁烟节酒。

4. 注意劳逸结合，坚持适当的体育锻炼

在中医学摄生理论中，不仅主张"饮食有节""起居有常"，而且还主张"不妄作劳"。所谓"不妄作劳"表达了"要劳"，但不要"过劳"的劳逸结合的思想。《素问·宣明五气篇》所说的"久视伤血，久卧伤气，久坐伤肉，久立伤骨，久行伤筋"，就是说明劳逸失宜会给人体带来损害，这对于胸痹心痛同样是重要的。过劳易耗伤心及其他脏腑的气血阴阳；好逸则易导致气血停滞，对于胸痹心痛都是不利的。因此，必须强调在患者体力许可范围内的适当活动锻炼，也就是朱丹溪所强调的所谓"动而中节"。

(二) 管理

对于胸痹心痛的管理主要有以下几点。

（1）使患者情志舒畅，建立战胜疾病的信心，减轻思想负担，舒缓工作生活压力，不致过于紧张，以利于气血畅达，脏腑功能协调。

（2）改变静息为主的生活方式，逐步引导患者循序渐进地做适当活动，根据不同的病情采取打太极拳、散步、快走等方式，并持之以恒，逐渐锻炼身体的适应能力，以达到"气血流通"，利于康复。

（3）建立良好的生活习惯，戒烟，饮食上避免过食肥甘厚腻，少食多餐，禁烟远酒，避免脾胃大伤、湿浊内阻，以配合药物治疗。

（4）系统诊治，规律复诊，积极配合治疗以控制血压、血脂及血糖；胸痹心痛发作时应保持心情平静，及时休息，立即给予速效止痛药物，避免加重病情，防止发生意外。

（5）疼痛缓解后亦不能过饱过劳，陈士铎在《辨证录》中所主张的"但痛止后，必须忍饥一日"（指减量）是有一定道理的。

七、现代研究

随着社会的发展、生活方式的改变，冠心病已成为我国常见、多发疾病。据卫生部统计信息显示，我国冠心病每年新发 75 万人，心血管病已成为我国城市居民的第一位死因。患病年龄构成中 55% 是 45 ~ 64 岁人口，23% 是 15 ~ 44 岁人口，严重威胁劳动力人口健康。人们为寻求救治和预防这一常见疾病的有效疗法做出了不懈的努力。近数十年来，中医药工作者在冠心病的诊断、治疗方面进行了大量的研究，现分述如下。

（一）老中医辨证治疗胸痹心痛经验的研究

对于胸痹心痛的治疗，许多老中医积累了丰富的宝贵经验。归纳他们的治疗经验，主要在于如何运用好通、补两法。

有老中医主张先通后补，常用利膈通络消癥散结法（全瓜蒌、京半夏、枳实、黄连、制乳没、当归须、石菖蒲、郁金、琥珀末、制鳖甲），后期好转时加丹参、当归益血，并重其制，分阶段论治。

有老中医治疗胸痹心痛重在活血顺气，反对破血攻气。推崇两和汤〔人参、丹参、没药、琥珀粉、石菖蒲、鸡血藤膏、远志、血竭（或藏红花）、香附、茯苓〕，通补兼施。

有老中医治疗胸痹心痛主张以阳药及通药廓清阴邪，不可掺杂阴柔滋敛之品，因症选方。如枳实薤白桂枝汤、变通血府逐瘀汤（归尾、川芎、桂心、瓜蒌、薤白、桔梗、枳壳、红花、桃仁、怀牛膝、柴胡）、苏合香丸等，并强调辨证论治，曾以清暑益气汤有效治疗一名每逢夏季胸痹心痛即加重之患者。

有老中医治疗胸痹心痛以补为通，以通为补，通补兼施，补而不助其阻塞，通而不损其正气，治疗多用宣痹通阳，心胃同治，扶阳抑阴，补气益血，活血利水为法，宗栝楼薤白半夏汤为主方随症加减；有血瘀水肿者，加当归芍药散；阳虚水肿时加真武汤及活血之品（当归、桃仁、红花、藕节）。

有老中医治疗胸痹心痛主张用通法以活血、通瘀、行气、豁痰，体壮者早用，体弱者减量用，当补虚者，分别温阳或滋阴，务求温而不燥，滋而不腻，通而不伤其正，正复而瘀浊除。常用补阳还五汤、失笑散、丹参饮、活血通瘀膏、人参汤、炙甘草汤、栝楼薤白半夏汤等合方化裁，并根据病情运用"逆者正治，从者反治"的治疗原则。

有中医治疗胸痹心痛以"益气扶阳，养血和营，宣痹涤饮，通窍宁神"16 字来概括其治疗大法。具体运用：心气不足症用黄芪桂枝五物汤加味，阳虚阴厥用乌头赤石脂丸加减，营阴失养症用人参养营汤加减，心悸脉数者用酸枣仁汤加减，阴虚阳亢症用知柏地黄汤化裁，痰饮阻塞症用栝楼薤白半夏汤、苓桂术甘汤、二陈汤合方。总之，关键在以扶阳通营为先务。

有中医认为急性心肌梗死应包括在"胸痹""真心痛"这两个病症之中。在辨证上主张抓住"阴"（阴虚）、"阳"（阳虚）、"痰"（分寒、热）、"瘀"（因气或因邪）

四字及"心脏虚弱…心脉痹阻""胸阳不展"等基本病机。在治疗方面主要有 3 条经验：一是处理好补和通的关系，认为通法是治疗本病的基本法则，但据病情的标本虚实、轻重缓急，掌握好以通为主，抑或以补为主，还是通补兼施，强调"祛实通脉不伤正，扶正补虚不碍邪"；二是要注意防脱防厥，并提出从神、气息、汗、疼痛、四末及窍谬的温度、舌苔、脉象等方面的细微变化，及时采取措施，认为要防脱防厥，用药宜用于厥脱之先；三是要注意及时通便，但必须根据阴结、阳结的不同，采取不同的通便方法，认为正确运用通便方法，解除便秘，是有利于正气恢复和缓解病情的。

有中医认为治疗胸痹，应溯本求源，从导致胸阳痹阻的根本——脾胃功能失调入手。调脾胃治胸痹的辨证要点是：既有纳化失常，又有心系症状者。气虚不运者，当健脾胃，补中气，中气盛则宗气自旺。血亏不荣者，当调脾胃，助运化，脾运健则营血丰而心血足。湿蕴者，当健脾运湿，湿祛则胸阳自展。痰阻者，当健脾化痰，痰消则血脉自通。中焦虚寒者，当温中散寒，寒散则胸阳自运而痹除。

有中医认为冠心病是本虚标实之症。一般的冠心病以气虚（阳虚）而兼痰浊者为多见，当疾病到了中后期，或心肌梗死的患者，则以心阳（阴）虚兼血瘀或兼痰瘀为多见。认为岭南土卑地薄，气候潮湿，冠心病患者以气虚痰浊型多见。治疗重视调脾护心，益气活血祛痰。自拟冠心方用于临床，疗效显著。该方为温胆汤加减。具体运用：脾气虚弱可合四君子汤；气虚明显加黄芪、五爪龙，或吉林参 6 g 另炖，或嚼服人参 5 分；兼阴虚不足可合生脉散；如心痛明显，可合失笑散或三七末冲服。

有中医治疗胸痹心痛的原则是：以扶正为主，强调整体治疗。组方原则："补阴颐阳，补阳护阴""补中兼通，通而勿耗"。

（二）胸痹心痛辨证规律研究现状

1. 冠心病（CHD）的中医病名及症候规范

胸痹心痛、真心痛病名首见于《内经》。1987 年 8 月，中华全国中医学会内科学会确定了《心痹诊断及疗效评定标准》，统一 CHD 病名为心痹，轻者命名为厥心痛，重者为真心痛；1987 年 8 月，全国中医急症研讨会确定了胸痹心痛（冠心病心绞痛）诊疗规范，病名沿用《金匮要略》"胸痹心痛"之病名（中华人民共和国卫生部颁发的《中药新药临床研究指导原则》亦沿用此病名）。这两个全国性会议的召开，使 CHD 中医病名之诊断趋向标准化、规范化。根据《1997 年 - 中医临床诊断术语》，胸痹（心痛）及厥（真）心痛的定义，基本上概括了 CHD 的基本病机及主要临床表现，可作为 CHD 的规范命名。1980年、1985 年两次全国 CHD 辨证论治研究座谈会，确定了《冠心病心绞痛中医辨证标准》，分为本虚标实 2 大类 13 型，1990 年中国中西医结合学会心血管学会再次修订，仍分 2 类 13 症：标实症即痰浊（偏寒、偏热）、血瘀、气滞、寒凝 5 症，本虚症包括气虚（心气虚、脾气虚、肾气虚）、阳虚（心阳虚、肾阳虚）、阴虚（心阴虚、肝肾阴虚）、阳脱症共 8 症。1987 年 8 月，全国中医急症会议确定的胸痹心痛（冠心病心绞痛）症类诊断标准为 6 症，1993 年，《中药新药治疗胸痹（冠心病心绞痛）的临床研究指导原则》也分为 6 症，2002 年第 3 版《中药新药临床研究指导原则（试行）》将胸痹分为 8 症：心血瘀阻症、气虚血瘀症、气滞血瘀症、痰阻心脉症、阴寒凝滞症、气阴两虚症、心肾阴虚症、阳气虚衰症。

2. 症候临床研究

胸痹心痛的症候辨证分型、分布规律以及标准的研究是胸痹心痛研究的重点之一。旷氏等分析 2432 例 CHD 心绞痛症型，常见 6 种，实症多于虚症，主要症型依次为心血瘀阻型、寒凝心脉型、气阴两虚型；其余 3 种为心阳不振、痰浊闭塞、气滞心胸，难分主次。吴氏等探讨 37 例 CHD 冠状动脉搭桥术围手术期的辨证规律，结果：心气阴两虚症占 64.9%，兼痰浊壅肺症者 67.6%，兼瘀血内阻症者 62.2%，提示搭桥术后气虚痰瘀是基本病机；还发现围术期症候演变与术前冠状动脉病变程度、术前心功能、术前肺功能、术中体外循环时间等因素有关。韦氏研究发现 CHD 虚症大于痰或瘀有关的标实；症型以气阴两虚为主，其次是气虚血瘀及痰浊闭阻型；CHD 与非 CHD 脉象比较仅滑脉和沉脉有明显差异，但 CHD 脉象中滑脉占 31.1%，与痰症分布相符，同时也症明瘀的脉象是多样化的，可有弦、细、结、沉、缓、涩等不同，所以单凭脉象判断瘀症不符合临床实际；舌质方面淡白舌（血虚）在 CHD 中出现率少于非 CHD 组，而黯或紫斑舌 CHD 出现率最高；舌苔方面 CHD 以少苔或无苔较为多见，高于非 CHD 组，说明阴虚症在 CHD 组出现率较高。

3. 辨证与客观指标的研究

观察客观指标与辨证分型的关系，有助于发现新的辨证指标，提高中医学的辨证水平。不少对冠状动脉造影结果与中医症型关系的研究表明，冠状动脉血管病变支数、狭窄程度与症型有一定的关系。血瘀、痰浊、寒凝、阳虚症患者的冠状动脉病变程度多较气滞、气虚、阴虚症患者为重。心电图指标与症型亦有一定的相关性。赵氏等发现冠心病心电图阳性检出率以心血瘀阻为最高，其他依次为气阴两虚、寒凝、痰浊壅塞、阳虚、心肾阴虚。不同中医症型的生化检查有一定的区别。冠心病血瘀症与血液流变学、血流动力学、微循环、血管内皮功能、血小板功能、纤溶系统、抗凝血酶系统、LPO/SOD 以及炎症反应、免疫功能、脂质代谢以及氧自由基的异常状态等微观指标的相关性研究有大量的文献报道，亦逐渐受到研究者的关注。对血瘀症中高凝血和低纤溶状态的研究表明，CHD 血瘀症患者中，反映凝血功能的血浆 TXA_2 和 PGI_2 的稳定代谢产物 TXB_2 和 $6-keto-PGF_1$ 改变明显，TXB_2 的升高尤为显著。血小板体积（MPV）及宽度分布（PDW）、血小板颗粒膜蛋白（GMP-140）水平、$\beta-$ 血小板球蛋白（$\beta-PG$）、血小板第 4 因子（PF4）值 $\alpha-$ 颗粒蛋白（CD62P）、溶酶体完整膜蛋白（CD63）及凝血酶敏感蛋白（TSP）的表达、抗凝血酶 Ⅲ（AT Ⅲ）、蛋白 C、蛋白 S（PS）、组织型纤溶酶原激活物（t-PA）活性、纤溶酶原激活物抑制物（PAI）活性等凝血功能相关指标在血瘀症患者中均被观察到有明显的改变。同时，血瘀症中血脂代谢的紊乱已得到症实，如毛氏等对 CHD 患者血脂研究发现，血瘀症患者的 TG、TC、LDL-C 的水平均较其他症型 CHD 为高，对心血瘀阻、痰浊壅盛和气阴亏虚症型临床研究发现，心血瘀阻和痰浊壅盛存在胰岛素抵抗（IR），但代偿性高胰岛素血症（Ins）仅存在于心血瘀阻型 CHD，且脂质紊乱也以心血瘀阻型最为显著。血浆同型半胱氨酸等物质与症候的关系亦得到研究。严氏等发现冠状动脉造影阳性者血浆同型半胱氨酸水平显著高于冠状动脉造影阴性者，冠状动脉病变支数越多，血浆同型半胱氨酸水平越高。在非重度狭窄者、重度狭窄者中心血瘀阻型血浆同型半胱氨酸水平均显著高于痰浊壅塞、气阴两虚两型。

（三）缓解胸痹心痛发作的中药研究现状

胸痹心痛以血脉不通为重要病机，标实的祛除有利于缓解胸痹症状，因此有部分治疗胸痹心痛药物的研究侧重于迅速缓解胸痹心痛发作时的症状，其中以活血化瘀为重点。对速效救心丸治疗冠心病心绞痛的临床疗效观察，结果表明速效救心丸治疗冠心病心绞痛临床疗效确切；其机制有钙的拮抗，抗血液黏、稠、凝、滞的作用，避免心肌细胞损伤坏死。惠氏等以复方丹参滴丸治疗冠心病劳力型心绞痛，结果在心绞痛缓解率、降低心绞痛发作率、持续时间、减少硝酸甘油用量、改善心电图心肌缺血情况、改善血流变学指标、降低血脂等方面均优于常规抗心绞痛西药治疗组。

胸痹心痛发展为真心痛时的用药，中药静脉制剂得到了很好的开发。川芎嗪注射液、丹参注射液、葛根素注射液、灯盏细辛注射液、疏血通注射液等用治冠心病不稳定型心绞痛、心肌梗死的临床研究均观察到较好的效果。秦氏等在使用尿激酶溶栓的同时加用复方丹参注射液治疗急性心肌梗死（AMI）63 例（治疗组），对照组仅用尿激酶及西医常规治疗，结果治疗组梗死血管再通率为 76.19%，对照组为 63.49%，且治疗组在减少心肌耗氧量、缩小梗死面积、减少心肌酶释放、提高左室射血功能及减轻疼痛等方面都显著优于对照组。韩氏等在静脉溶栓的同时输入参芪扶正注射液 250 mL，每日 1 次，连用 3 周治疗 AMI 38 例，结果患者再灌注心律失常发生率为 55.56%，明显低于单用溶栓疗法的对照组的 82.56%，心力衰竭及梗死后心绞痛发生率、休克及总病死率均低于对照组，表明参芪扶正注射液不仅为补气要药，同时对心脏缺血再灌注损伤有保护作用。

（四）中医药提高冠心病患者生活质量研究

近年来，由于医学模式的转变，临床上日益重视通过治疗干预提高患者的生活质量，并将之作为评价心血管药物临床价值的一个重要方面，这对于反映具有整体调整特色的中医药的临床疗效更为有利。生活质量亦被用作胸痹心痛的疗效评价指标。

作为定位于胸痹心痛长期维持治疗的药物，其组方原则有治本及标本兼治的不同。纯以治本法治疗胸痹心痛的药物研究所占比例较少，有关于黄芪制剂、生脉散制剂用治胸痹心痛的报道。而以标本兼治法治疗冠心病心绞痛的研究最多，尤以益气活血法为主流，亦是近 5 年来我国中医界冠心病心绞痛临床研究的热点。补阳还五汤、黄芪注射液合复方丹参片、通心络胶囊、益气通脉口服液、心脉通胶囊、舒心胶囊、参芪通脉胶囊等药物或治疗方案用治冠心病心绞痛均取得较好的疗效，与西药合用的治疗组在缓解临床症状、减少心绞痛发作、改善心电图及血流变、降低血脂等方面均有优于单纯西药对照组的报道。标本兼治、痰瘀同治的药物，如邓老冠心胶囊、愈心络脉平胶囊、克心痛滴鼻剂对冠心病心绞痛治疗取得了满意疗效。吴氏等观察了冠心胶囊在提高冠心病心绞痛气虚痰瘀型患者生存质量方面的临床疗效，选择符合 WHO 标准，至少有 4 个月典型劳力型心绞痛患者共 93例，随机分组，分别用冠心胶囊、硝酸异山梨酯及复方丹参滴丸治疗，疗程 6 个月，观察对心绞痛症状、生活质量等的疗效。结果表明冠心胶囊治疗组能显著提高患者在一般健康状况、精力、情感职能、精神健康及健康变化方面的得分（P < 0.05），而在生理功能、生理职能、躯体疼痛方面，3 组间无明显差异；冠心胶囊组在治疗满意程度方面得分与硝酸异梨酯、复方丹参滴丸组相比有显著差异（P < 0.05）。试验亦认为 SF-36 量表及 SAQ量表可以作为评价中成药治疗冠心病心绞痛疗效的有效手段。芳香温通类药物如麝香保心丸亦被广泛用治冠心病心绞痛，疗效显著。

纵观近 5 年来中医药治疗冠心病心绞痛的临床研究，总体上各家认同冠心病本虚标实的基本病机，在本多偏向于气虚阳虚，在标多偏向于血瘀，尤以对益气活血化瘀治法的研究为多。补气多投以人参、黄芪；活血化瘀多用三七、丹参。益气化痰法治疗冠心病心绞痛的研究亦开始逐渐受到重视。

（五）冠状动脉旁路移植术围术期中医药干预

阮氏等运用调脾护心法对冠状动脉搭桥术后患者进行中医药治疗干预，纳入 106 例拟行冠状动脉搭桥手术的患者，对照组（51 例）采用常规西医学治疗，试验组（55 例）在西医学治疗的基础上，采用调脾护心法，以护心方为主方加减治疗，观察两组患者临床症状、心功能的改善情况，并应用 SF-36 量表评价患者生存质量的改善情况。结果治疗 3 个月后，试验组症候积分总分较对照组明显降低（P < 0.01），中医症候疗效显著优于对照组（P < 0.05），心功能较对照组显著提高（P < 0.05）；SF-36 量表积分，试验组患者在"身体疼痛""活力""情感职能""精神健康""健康变化"等维度积分明显高于对照组（P < 0.05 或 P < 0.01）。复方丹参注射液对非体外循环下冠状动脉旁路移植术（OPCAB）中胃肠道的保护作用亦见研究。

（六）中医药降低血管再通术后再狭窄率研究

1984 年，我国开展首例经皮冠状血管再通术（PTCA）后，许多医院相继开展了这一技术。传统医学（中医药）与西医学相比，对介入治疗（PCI）术后再狭窄的研究起步较晚，但是目前的研究显示，中医药在防治 PCI 术后再狭窄中确实取得了一定成效。有学者认为冠心病患者接受 PCI 术归于中医金刃外源性创伤，属血瘀症范畴，结合 PCI 术后再狭窄的冠心病患者的临床表现，参考动物实验结果以及使用具有活血化瘀作用的药物后可明显改善 PCI 术后再狭窄的病理过程和临床表现，同时考虑接受 PCI 手术治疗的多为患有胸痹心痛之人，气阴两虚为常见症型，气虚则无力行血，阴虚则络脉不充，而 PCI 术更加重了血瘀的征象，还有部分患者因长期过食肥甘厚味，形体肥胖，伴糖尿病或有烟酒等不良嗜好而多有痰阻之症，从而将PCI术后出现的再狭窄之基本症型归属于血瘀痰阻、气阴两虚症的范畴之内。基于这种认识，中医药降低血管再通术后再狭窄率的基本治法以活血化瘀、益气养阴、化痰通脉为主，结合现代医学的诸多先进实验技术和检查手段，如分子生物学技术、基因芯片技术、冠状动脉造影等，进行了大量的基础医学和临床医学方面的研究。对血府逐瘀汤的研究最多。陈氏等首次采用活血化瘀中药芎芍胶囊进行西医学治疗基础上多中心、双盲随机、安慰对照的预防PCI术后RS的6个月临床观察，分别从冠状动脉造影（GAG）、心绞痛复发、血瘀症候计分及肝肾功能等方向评价芎芍胶囊结合西医学常规治疗干预RS的安全性和疗效。结果如下。①本研究CAG随访率为47.08%，接近国际GAG随访水平。治疗组GAG再狭窄率（20.03%）较对照组（47.22%）明显降低（P < 0.05），治疗组病变血管狭窄程度、管腔直径较对照组有明显改善（P < 0.05）。②PCI术后3个月和6个月，治疗组心绞痛复发率（7.14%和11.04%）较对照组（19.48%和42.6%）明显降低（P < 0.01）。③PCI术后6个月，治疗组临床终点事件发生率为10.39%，对照组为22.73%，治疗组明显低于对照组（P < 0.05）。④两组治疗6个月，血瘀症计分皆明显改善，但治疗组明显低于对照组（P < 0.01）。⑤证明血瘀症的轻重和RS形成及冠状动脉的病变程度明显相关。⑥临床观察过程中，未发现明显和本药有关的不良反应。针对血管重塑这一PCI术后RS和动脉粥样硬化（AS）的主要病理环节，研究芎芍胶囊干预RS的作用机制。临床超声观察表明，本药可改善AS的病理性血管重构，消减颈AS斑块，并能改善内皮细胞功能，调节血管活性物质水平；实验研究证明，单纯内皮损伤是病理血管重塑的重要因素，内膜增厚和病理性血管重构共同参与内皮损伤后血管管腔狭窄的形成，芎芍胶囊具有调脂、抗血小板聚集、影响血管活性物质水平、调控血管平滑肌细胞（SMC）增生凋亡、改善内皮细胞结构功能、调节胶原代谢、抑制内膜增厚、消减AS斑块及改善病理性血管重构等作用，可作用于RS形成的多个病理环节。此外，亦观察心脉通胶囊、舒心益脉胶囊、通冠胶囊、复方水蛭精胶囊以及四逆汤等药物具有降低血管再通术后再狭窄发生率的作用。

（七）血脂异常的中医认识及治疗

1. 病因病机的认识

中医学文献中尚无血脂异常和脂蛋白异常血症及一些并发症的病名，但有其相关的论述。如《素问·通评虚实论篇》："凡治消瘅仆击，偏枯痿厥，气满发逆，甘肥贵人，则高粱之疾也。"《素问·经脉别论篇》："食气入胃，散精于肝，淫气于筋。食气入胃，浊气归心，淫精于脉，脉气流经，经气归于肺，肺朝百脉，输精于皮毛。毛脉合精，行气于府，府精神明，留于四脏，气归于权衡""饮入于胃，游溢精气，上输于脾，脾气散精，上归于肺，通调水道，下输膀胱，水精四布，五经并行"。《灵枢·营卫生会》："人受气于谷，谷人于胃，以传于肺，五脏六腑，皆以受气，其清者为营，浊者为卫，营在脉中，卫在脉外。"《灵枢·五癃津液别》："五谷之津液和合而为膏者，内渗入于骨空，补益脑髓而下流于阴股。"《类经·藏象类》："故通于土气，虽若指脾而言，而实总结六腑者，皆仓廪之本，无非统于脾气。"因此，多数中医学者认为：本病属于中医"痰浊""血瘀""胸痹""眩晕""肥胖"范畴。其产生与肝脾肾三脏关系最为密切，而尤以脾肾为要。其病机是在脏腑之气虚衰基础上，过食肥甘，好坐好静，七情劳伤等形成正虚邪实之症，并以正虚为本，痰瘀为标，属本虚标实之症。

2. 血脂异常与痰瘀症的关系

脂质代谢紊乱多属中医学"痰浊"范畴。不少研究表明，血脂异常与痰浊及血瘀症均有关系。如毛威等发现痰浊壅塞型患者有脂质代谢紊乱。冠心病痰浊型患者血清 T-CH、TC、LDL-C、VLDL-C 水平及动脉硬化指数、apoB/apoA 比值被报道认为明显高于非痰浊型患者及正常人组，而血清 HDL-C、HDL2-C 水平及 HDL-C/T-CH、HDL-C/LDL-C、HDL2-C/T-CH 比值明显降低，认为冠心病痰浊型与脂质代谢紊乱密切相关，载脂蛋白及脂蛋白组分的异常变化被认为是痰浊病的病变基础之一。利用药物疗效反证方法的研究亦发现，化痰健脾中药能明显地降低实验性高脂血症动物血清 TO、TC、LDL 水平，并能升高 HDL/LDL 之比值和降低动脉硬化指数。张氏等对确诊的冠心病老年患者 171 例（行冠状动脉造影术者 81 例）进行痰瘀辨证，结果：血清脂蛋白谱异常指数顺序是痰瘀型 > 气滞血瘀型 > 血瘀型 > 痰浊型 > 无兼夹症型。

3. 降脂中药研究

我国在降血脂中药的研究方面进行了大量的工作，发现了若干有降脂活性的天然成分。除了辨证论治研究以外，认为有一定效用的药物大体归纳如下。

（1）抑制胆固醇在体内合成：一些中药通过影响脂肪的分解，减少合成胆固醇的原料乙酰辅酶 A 的生成来抑制内源性脂质的合成。如泽泻含三萜类化合物，可减少合成胆固醇原料乙酰 CoA 的生成；山楂水煎剂可增加肝细胞微粒体及小肠黏膜匀浆中胆固醇生物合成限速酶活力；西洋参茎叶皂苷 PQS 可降低血中脂质、抑制过氧化脂质生成；首乌可降低肝细胞中三磷酸腺苷酶活性，降低琥珀酸脱氢酶（SDH）、葡萄糖 –6– 磷酸酶活性，影响胆固醇合成；阿魏酸浓度依赖性抑制大鼠肝脏甲戊酸 –5– 焦磷酸脱羟酶，从而抑制肝脏合成胆固醇。绞股蓝总苷可使脂肪组织细胞合成分解产生的游离脂肪酸减少 28% 左右，使进入细胞合成中性脂肪的葡萄糖降低 50% 左右。

（2）抑制胆固醇在肠道吸收：中药主要通过以下途径抑制脂类吸收入体内。一是某些中药含有蒽醌类化合物，蒽醌类成分能够刺激胃肠道蠕动，促进肠内胆固醇等脂质的排泄，以减少其吸收。如大黄、草决明、生何首乌、决明子等。二是利用植物胆固醇抑制肠腔内固醇的水解和肠壁内游离固醇的再酯化，竞争性地占据微胶粒内胆固醇的位置，影响胆固醇与肠黏膜接触的机会，以妨碍其吸收。如蒲黄、藻类等，蒲黄含植物固醇，其固醇类物质和胆固醇结构相似，可在肠道竞争性抑制外源性胆固醇的吸收，使胆固醇经肠道排出增加。金银花可降低肠内胆固醇吸收；茵陈蒿可使内脏脂肪沉着减少，主动脉壁胆固醇减少；槐花可有效降低肝、主动脉、血液中胆固醇含量，增加胆固醇 – 蛋白复合物稳定性；三七可阻止胆固醇的吸收；酸枣仁可抑制胆固醇在血管壁堆积，苜蓿籽纤维在肠内与胆固醇的有关胆盐结合有利于血脂降低。三是通过不能利用的多糖类和胆盐结合形成复合物，阻碍微胶粒的吸收而减少胆固醇的吸收。枸杞总多糖有显著降低高脂血症家兔血清 TC、TG 和升高 HDL 的作用。

（3）促进体内脂质的转运和排泄：由于脂类不溶于水，必须与载脂蛋白结合成溶解度较大的脂蛋白复合体才能在血液中循环、运转，所以脂蛋白、载脂蛋白在脂类代谢中具有重要作用。研究发现许多中药能影响血脂分布、转运和清除。如：甘草酸能使 TC 的代谢和排泄增加，血 TC 中水平下降；泽泻有阻止类脂质在血清内滞留或渗透到动脉内壁的能力，促进血浆中 TC 的运输和清除。采用放射性示踪法证明，人参皂苷可促进高脂血症大鼠血中 ^{14}C- 胆固醇放射性能下降，粪中 ^{14}C- 胆汁酸和 ^{14}C- 胆固醇的排泄增加 2 倍，有利于胆固醇的转化、分解和排泄；柴胡皂苷可使大鼠粪便中胆汁酸及胆固醇增加，并可促进血中胆固醇的转运；而老山云芝多糖通过刺激清道夫受体途径而整体发挥降脂作用；月见草子通过增加血清卵磷脂胆固醇酰基转移酶活性，促进高密度脂蛋白胆固醇亚类 HDL3-C 使 HDL2-C 转化，加速胆固醇消除，改善血脂代谢紊乱；茶叶可降低脂肪酶活性，促进肾上腺素诱致的脂解酶活性，促进不饱和脂肪酸的氧化，从而促进脂质的分解和消除；加喂大蒜素的高胆固醇血症家兔主动脉含量维持在正常水平，在局部组织中调节脂质代谢；茶叶多糖能与脂蛋白脂酶结合，提高活力，并能促进动脉壁的脂蛋白脂酶入血，及降低该酶对抑制剂如 NaCl 的敏感性，而调节脂质代谢；黄芩对乙醇诱导的高血脂具有降低血中 TG 的作用，黄芩苷元能提高 HDL-C 水平，黄酮成分可以抑制肾上腺素、去甲肾上腺素和多巴胺诱导的脂肪细胞的脂解作用。

我国各地在这方面作了观察的药物还有橡胶种子油、荷叶、桐叶、三七、白僵蚕、桑寄生、茶树根、海藻、明矾、绿豆、龙井绿茶、蘑菇等单味药，以及多种复方。有的实验还观察到带鱼鳞油及蜂胶有降脂作用。

国外证明，香菇、姜黄、洋葱、大蒜和其他含磺胺酸、果胶及其多糖、豆类及大豆蛋白、褐藻等具有降脂作用。我国有关科研实验证明了姜黄的作用，南京九七医院及重庆医学院分别从临床和动物实验证实大蒜精油的降脂作用。日本观察到防风通圣散和防己黄芪汤分别对实症及印症肥胖人有减肥和降脂效果。

降脂中成药的研究有较大的进展，其中以血脂康为代表。血脂康是我国开发研制的具有他汀类降脂作用的中药，是以大米为原料，用现代科技手段模拟古代红曲生产工艺，经红曲霉发酵而得到的特制红曲的提取物，富含羟甲基戊二酰辅酶 A（HMG-CoA）还原酶抑制剂（洛伐他汀）、多种不饱和脂肪酸和人体必需氨基酸以及甾醇和少量黄酮等多种有效成分，是一种有效成分明确、作用机制清楚、疗效稳定、安全有效、不良反应小的纯天然中药。动物实验表明血脂康能降低高胆固醇饮食家兔血清 TC 与低密度脂蛋白胆固醇（LDL-C）水平及中度降低血清 TG 水平，降低主动脉粥样硬化斑块面积与主动脉总面积比值，减少高胆固醇饮食家兔血管内皮细胞超微结构损伤，抑制高胆固醇饮食家兔主动脉弓

VSMC 由收缩型向合成型转变，抑制其向内膜迁移的趋势以及抑制脂质在肝脏沉积等。

血脂康的临床研究亦有较多的报道。有学者报道了 243 例高脂血症患者，随机分为 2 组，血脂康组（150 例）给予血脂康每晚 2 粒，普伐他汀组每晚 5 mg，治疗 24 星期时各组血脂值变化：降 TC 血脂康组百分比为 16%，普伐他汀组为 17%；降 TG 两组为 14%；降 LDL 百分比血脂康组为 24%，普伐他汀组为 21%；降 LDL、HDL 百分比血脂康组为 27%，普伐他汀组为 28%；升 HDL 百分比血脂康组为 4%，普伐他汀组为 10%。两组间差异无显著性（P > 0.05），但血脂康更经济。

（赵　亮）

第四节　心衰

心衰是由不同病因引起心脉气力衰竭，心体受损，心动无力，血流不畅，逐渐引起诸脏腑功能失调，以心悸、喘促、尿少、水肿等为主要临床表现的危重病症。心衰在临床有急慢之分。其急者表现怔忡，气急，不能平卧，呈坐位，面色苍白，汗出如雨，口唇青紫，阵咳，咯出粉色泡沫样痰，脉多疾数。慢者表现心悸，短气不足以息，夜间尤甚，不能平卧或睡中憋醒，胸中如塞，口唇、爪甲青紫，烦躁，腹胀，右肋下症块，下肢水肿。

心衰的病位在心，但与肺、脾、肝、肾有关。其发生可源于心脏本身，也可源于其他四脏，其病机关键为心肾阳虚，肺肝血瘀，为本虚标实之疾，其本虚有气虚、阳损、阴伤，或气阴两虚，或阴阳俱损。标实为气滞、血瘀、水结。治疗当标本兼治，急则治标，缓则治本。治本不外益气温阳敛阴，治标为血瘀、利水、逐饮。中医治疗在改善症状、提高生命质量、减少再住院率、降低病死率等方面具有优势。

西医学中称为心功能不全，据国外统计，人群中心衰的患病率为 1.5% ~ 2.0%，65 岁以上可达 6% ~ 10%，且在过去的 40 年中，心衰导致的死亡人数增加了 3 ~ 6 倍。我国对 35 ~ 74 岁城市居民共 15 518 人随机抽样调查的结果：心衰患病率为 0.9%，按计算约有 400 万名心衰患者，其中男性为 0.7%，女性为 1.0%，女性高于男性。随着年龄增高，心衰的患病率显著上升，城市高于农村，北方明显高于南方。心功能不全具备上述临床表现者，均可以参考本节辨证论治。

一、诊断标准

（一）中医学诊断标准

病史：原有心脏疾患，如心痛，心悸，肺心同病等，多因外感、过劳而复发或加重。

主症：心悸气短，活动后加重，乏力。

次症：咳喘不能平卧，尿少，水肿、下肢肿甚，腹胀纳呆，面色晦暗或颧紫，口唇紫黯，颈静脉怒张，胁下症块。急者咯吐粉红色泡沫样痰，面色苍白，汗出如雨，四肢厥冷，更甚者昏厥。脉象数疾、雀啄、麻促、结代、屋漏、虾游。

具备病史、主症，可诊断为心衰之轻症。若在病史、主症的基础上，兼有次症 2 项者，可明确诊断。

（二）西医学诊断标准

目前诊断标准尚不统一，也无特异性检查指标。但根据临床表现、呼吸困难和心源性水肿的特点，以及无创性和（或）有创性辅助检查及心功能测定，一般即可做出诊断。临床诊断应包括心脏病的病因、病理解剖、病理生理、心律及心功能分级等诊断。

1. 心衰的定性诊断指标

主要标准：①夜间阵发性呼吸困难或端坐呼吸；②劳累时呼吸困难和咳嗽；③颈静脉怒张；④肺部啰音；⑤心脏肥大；⑥急性肺水肿；⑦第三心音奔马律；⑧静脉压升高 >1.57 kPa（16 cmH$_2$O）；⑨肺循环时间 >25 s；⑩肝颈静脉回流征阳性。

次要标准：①踝部水肿；②夜间咳嗽；③活动后呼吸困难；④肝大；⑤胸腔积液；⑥肺活量降低到最大肺活量的 1/3；⑦心动过速（心率 >120 次／分）。

主要或次要标准：治疗中 5 d 内体重下降 ≥ 4.5 kg。

确诊必须同时具有以上 2 项主要标准，或者具有 1 项主要或 2 项次要标准。

2. 心功能的分级标准

参照美国纽约心脏病学会 NYHA 1994 年第 9 次修订心脏病心分级而制定。

（1）心功能 Ⅰ 级：患有心脏病，但体力活动不受限制。一般体力活动不引起过度的疲乏、心悸、呼吸困难或心绞痛，通常称心功能代偿期。

（2）心功能 Ⅱ 级：患有心脏病，体力活动轻度限制。静息时无不适，但一般体力活动可出现疲乏、心悸、呼吸困难或心绞痛，也称 Ⅰ 度或轻度心力衰竭。

（3）心功能 Ⅲ 级：患有心脏病，体力活动明显受限。休息时尚感舒适，但稍有体力活动就会引起疲乏、心悸、呼吸困难或心绞痛，也称 Ⅱ 度或中度心力衰竭。

（4）心功能 Ⅳ 级：患有心脏病，体力活动能力完全丧失。休息状态下也可有心力衰竭或心绞痛症状，任何体力活动后均可加重不适，也称 Ⅲ 度或重度心力衰竭。

二、鉴别诊断

（一）哮病

急性左心衰者，原有心脏之疾，如心悸（心肌炎）、真心痛等，由某种诱因引发（如过劳、情绪激动、外感等）。临床以猝然心悸，喘急不能平卧，汗出烦躁，常伴咯吐粉红色血沫痰为特征。而哮病患者多无心脏病史，多有过敏史，以反复发作为特征，发作时喉间哮鸣有声，咯出大量痰涎后则喘止。

（二）喘病

慢性心衰在活动后往往见呼吸急促，但多以短气不足以息为特征，休息可减轻或缓解。而喘病患者多有肺病史，多因外感而诱发，多伴咳嗽、咳痰。

（三）肾性水肿

慢性心衰重症阶段出现尿少、水肿，而水肿呈下垂性，卧位时腰骶部水肿，兼有纳呆、腹胀、右下腹胀痛等胃肠道症状。而肾性水肿多与外感风寒、风热有关，起病较急，面目先肿，兼有尿少、腰痛，或兼头胀头痛。借助尿常规检查可发现蛋白尿或血尿，血中尿素氮、肌酐增高。

三、症候诊断

（一）心气（阳）虚症

心悸，气短，乏力，活动后明显，休息后可减轻。纳少，头晕，自汗，畏寒。舌质淡，苔薄白，脉细弱无力。

（二）气阴两虚症

心悸气喘，动则加重，甚则倚息不得卧，疲乏无力，头晕，自汗盗汗，两颧发红，五心烦热，口干咽燥，失眠多梦。舌红，脉细数。

（三）阳虚水泛症

心悸气喘，畏寒肢冷，腰酸，尿少水肿，腹部膨胀，纳少脘闷，恶心欲吐。舌体淡胖有齿痕，脉沉细或结代。

（四）气虚血瘀症

心悸气短，活动后加重，左胸憋闷或疼痛，夜间痛甚，两颧黯红，口唇青紫，胁下症块。舌紫黯，苔薄白，脉沉涩或结代。

（五）阳衰气脱症

喘悸不休，烦躁不安，汗出如雨或如油，四肢厥冷，尿少水肿，面色苍白。舌淡苔白，脉微细欲绝或疾数无力。

四、病因

（一）原发病因

1. 源于心

久患心脏之疾，如心悸、心痹、心痛、克山病、心肌炎及先天性心脏病等，导致心气内虚，日久心体肿胀。若再遇外邪侵袭，或情绪刺激，或因过劳，进一步损伤心体，侵蚀心阳，心阳不振，心力乏竭，不能鼓动血液运行，使瘀血阻滞，心脉不通。一则脏腑、肌腠缺血而失养，二则迫使血中水津外渗，进而出现脏腑功能失调，水饮凌心射肺或停积局部及水湿泛溢肌肤之症候，发为心衰。

2. 源于肺

久咳、久喘、久哮等肺系慢性疾病反复发作，迁延或失治，痰浊潴留，伏着于肺，肺气壅塞不畅，痰瘀阻于肺管气道，使肺气胀满不能敛降，导致肺之体用俱损。病变首先在肺，继则影响脾、肾，后期病及于心。因肺朝百脉，肺气辅佐心脏运行血脉，肺伤则不能助心主治节，致使血行不畅，血瘀肺脉，肺气更加壅塞，造成气虚血滞、血滞气郁，由肺及心，心血瘀阻不通，日久心力乏竭，心体受损，发为心衰。

3. 源于肝

久患肝脏之疾，或暴怒伤肝，导致肝失疏泄之机和条达之性。肝所藏之血不能施泄于外，血结于内，引起肝气滞心气乏，鼓动无力，血循不畅，瘀阻于心，引发血中水津外渗而致水肿、喘咳等症候，发为心衰。

4. 源于肾

肾为精血之源，又为水火既济之脏。肾脉上络于心，久患肾脏之疾，则肾体受损，肾阳受伤，命火不足，相火不发，不能蒸精化液生髓，髓少不能生血，血虚不能上奉于心，心体失养，心阳亏乏，心气内脱，心动无力，则血行不畅，瘀结于心，导致心体胀大，发为心衰。

5. 源于脾胃

脾胃之脉络于心，心气之源受之于脾，脾又为统血之脏。食气入胃，浊气归心。因此久患脾胃之疾，或思虑过度，或饮食不节（肥甘滋腻及长期饮酒、咸食），损伤脾胃，致使中气虚衰，中轴升降无力，引起水谷精微不能奉养于心主。元气不能上充于心，则心气内乏，鼓动无力，血瘀在心，日久心体胀大，或津血不足，心体失养，体用俱损，发为心衰。

（二）诱因

1. 外感

多由外感六淫之邪，袭卫束表，内迫于肺，肺失宣降，痰浊内蕴，影响辅心以治节功能，使心不主血脉，加重心衰。

2. 过劳

劳则气耗，心气受损，发为心衰。

3. 药物

某些药物如过于苦寒，过于辛温，或输液过速等均导致心气耗散，诱发心衰。

五、病机

（一）发病

多以起病缓慢，逐渐加重为特点。初起见劳累后心悸，气短，疲乏无力，休息后可缓解，逐渐发展为休息时仍觉心悸不宁，喘促难卧，尿少，水肿，口唇爪甲青紫等。少数发病急，突然气急，端坐呼吸，不得卧，面色苍白，汗出如雨，口唇青黑，阵咳，咯吐粉红色泡沫样痰，脉多疾数。

（二）病位

在心，为心之体用俱病，与肺、脾、肝、肾密切相关。

（三）病性

为本虚标实之疾。虚者，以气虚、阳虚为本。病初多为气虚，病久则见阳虚，根据患者体质及原发疾病不同，少数患者可见血虚或阴虚。病变过程中，逐渐形成病理产物，为饮、为痰、为瘀、为浊，阻滞气机，发展为气滞血瘀水结之标实之疾。最终为心肾阳虚，肺肝血瘀，虚实夹杂。

（四）病势

缓慢发病者，初起时症状较轻，仅见劳累后心悸，气短，乏力，休息后症状可减轻或消失。随病情加重，出现休息状态下仍觉心悸不宁，喘促难卧，腹胀尿少，水肿，甚至神昏等。发病急骤者，突然气急呈端坐呼吸，面色苍白，汗出如雨，咯吐血色泡沫痰，唇青肢冷。救治及时，尚可转安，稍有延误，则昏厥死亡。

（五）病机转化

多种原因导致心气虚，心动无力，久之则心力内乏，乏久必竭。心气虚衰而竭，则血行不畅，引起机体内外血虚和血瘀的病理状态。血行不畅则五脏六腑失其濡养，心失所养则心气更虚，瘀阻更甚，日久则心体胀大；子盗母气，心体胀大日久则累及于肝，血瘀在肝，则肝体肿大，失其疏泄之职，气机不畅，影响脾胃升降之机，见腹胀、纳呆、便溏或便秘；瘀血在肾，则水道不通，开阖不利，形成水肿；瘀血在肺，则上焦不宣，肺气郁闭，壅塞不畅，故见咳喘，呼吸困难。

津血同源，血瘀日久导致阴津不足，出现气阴两虚，故患者表现口干，心烦。由于心气不足，血不能行全身以濡养诸脏，肾失所养而导致肾虚，肾阳虚则膀胱失其气化，水渎失司。另外，心肾阳虚，不能温煦脾胃，可使中焦运化无权，湿浊内蕴。同时"血不利则为水"，水邪内泛外溢，凌心射肺，则悸喘不宁。心阳根于肾阳，阳气衰竭，心气外脱，心液随气外泄，故见喘悸不宁，烦躁不安，汗出如雨如油，四肢厥冷，尿少水肿等症。

总之，心衰是全身性疾患，病初以气虚阳虚为主，偶见阴虚；病变过程中，因气虚无力运血或阴虚脉道不充，则成血瘀；阳气不足，水津失于气化，形成水肿；病延日久者，正气日衰，五脏俱败，正不胜邪，最终可致心气衰微，心阳欲脱之险症。虚和瘀贯穿疾病的始终，虚有气虚、阴虚、阳虚。瘀有因虚致瘀，因实致瘀，虚越甚，瘀越重。水是疾病发展过程中的病理产物，病越重，水越盛。

所以心肾阳虚为病之本，血瘀水停为病之标，本虚标实。又因心衰患者内脏俱病，正气虚衰，每易罹受外邪，新感引动宿疾，使心衰反复而逐年加重。

（六）症类病机

心衰过程是因虚致实，实又可致更虚的恶性循环，以气虚阳虚为本，发展为气阴两虚、气虚血瘀、阴阳两虚、阳虚水泛、阳衰气脱等不同病理过程。

1. 心气（阳）虚症

由于年老体弱，久患心脏之疾或他脏之疾累于心，使心气亏耗。心气内乏，无力帅血，心神涣散而不藏，故见心悸不安；动则气耗，故见乏力，气短不足以息，动则益甚。汗为心之液，气不固护，见汗液自出。脉道鼓动无力，则见脉弱或结或代。此候为心衰早期表现。

2. 气阴两虚症

心居胸中，为宗气所聚，心气亏虚，气不生津，津随气耗，出现阴虚；或心气亏乏，不能固护，营阴不能内守；或气（阳）虚日久，阳损及阴，出现气阴两虚。也可见于急性或慢性心衰反复发作之人久用温阳利水之剂，耗竭阴津，致心之气阴两虚。由于心气不足，气不布津，津液不能上承，故出现口干；心阴亏虚，虚火内生，蒸津外泄，故见盗汗；扰动心神，则心烦，少寐多梦。舌红少津，脉细弱。

3. 气虚血瘀症

心气虚无力推动血液运行，导致血行迟滞而形成瘀；因心肺气血不畅，上焦不宣，引起中焦枢机不转，脾失运化之力，胃失腐熟水谷之能，致使升降功能呆滞，肝之疏泄功能受阻，水渎功能不畅，而致气滞血瘀水泛。此候为心衰发展的中晚期阶段，由心及于肺、脾（胃）、肾、肝、三焦，气血阴阳亏虚，瘀、水、气（滞）、痰互结。血行不利，脉络瘀滞，见口唇爪甲青紫，胁下积块；脾不运化，则纳呆，腹胀，水渎不利，则尿少水肿；水饮凌心则怔忡；射肺则咳喘不宁。本愈虚标愈实，心阳、脾阳、肾阳皆虚，患者表现畏寒肢冷，汗多，易外感；津血不行，阴液枯竭，虚热内生，则见口干不欲饮或欲饮冷，烦躁不安。舌红少津或舌淡胖，脉细涩。

4. 阳虚水泛症

由于心阳不振，无力温运水湿，可致湿浊内蕴；随疾病进展，脾阳受损，不能健运，复加肺气亏虚，水道失其通调，水湿内停；后期肾阳虚衰，膀胱气化不利，水饮内泛；心阳根于肾阳，心肾阳虚，肾不纳气，心阳外越，故见心悸气喘，动则益甚；母病及子，脾失阳助，则脾不制水而反侮，中轴不运，见腹部膨胀，纳少脘闷，恶心欲吐；膀胱气化失司，津不化气而为水，见尿少水肿。阳虚不能温于四末，故见四肢厥冷。

5. 阳衰气脱症

疾病发展末期，诸脏之阳皆亏，阴盛于内，阳脱于外，虚阳外越，故见喘急而悸；动荡心神，则见烦躁不安；阳虚则寒，见四肢厥冷，且逆而难复；汗为心之液，心阳衰竭，不能固守营阴，真津外泄，故见汗出如珠如油。舌脉均见阴阳离绝之象。

六、分症论治

（一）辨证思路

1. 辨急性与慢性

心衰在临床上有急慢之分。急者可见怔忡，气急，不能平卧，呈坐状，面色苍白，汗出如雨，口唇青黑，阵咳，咯吐粉红泡沫样痰，脉多疾数。慢者可见心悸，短气不足以息，夜间尤甚，不能平卧或夜间憋醒，胸中如塞，口唇、爪甲青紫，烦躁，腹胀，右胁下症块，下肢水肿。

2. 辨原发病症

既往有无能引发心衰之病，如胸痹心痛、心痹、肺心同病、心悸、瘿病、肾脏之疾、消渴等。

原有胸痹心痛者，在心衰症候基础上常伴有胸闷，左胸膺部疼痛，向左肩背部放射，疼痛多短暂，但反复发作。多发于年老之人，平素经常胸闷，时有左胸膺部疼痛，持续时间较短，服用芳香开窍药物可缓解，多因过劳、情绪激动、饱食或寒冷刺激而诱发。或伴心悸，逐渐出现喘促不能平卧，尿少水肿，夜间憋醒，舌质青紫、苔腻、脉沉弦。

原有肺胀病者，有长期反复咳喘的病史，心衰加重多与感受外邪有关。颜面、口唇、爪甲青紫黯明显，稍有外感则咳喘发作，痰多，胸满，心悸，尿少水肿，腹胀，纳呆，口唇、颜面及爪甲紫黑，苔厚腻、脉滑数。本病病变早期在肺，继则影响脾、肾。

3. 辨诱因

心衰最常见诱因为感受外邪。如出现恶寒发热，咳嗽，咯白痰者，多外感寒邪；如发热重，咯黄痰者，多感受热邪。有些药物可诱发心衰，如抗心律失常药、药物过敏、输液反应、输液速度过快等。另外，过劳及情绪刺激也可诱发心衰。

4. 辨标本虚实

本虚有气虚、阳损、阴伤，或气阴两虚，或阴阳俱损之分。气虚者，多为心衰之初期，症见气短，乏力，活动后心悸加重；阳损者，在气虚的基础上见畏寒，肢冷，面色青灰，下肢水肿，多为心衰中期表现；阴伤者，可见形体消瘦，两颧黯红，口干，手足心热，心烦等；气阴两虚者为气虚症与阴伤症并见，多见于心肌炎之心衰；阴阳俱损为阴伤与阳损并见，为心衰之重症。标实为气滞、血瘀、水结。气滞者，症见胸闷，胁腹胀满，脘胀纳呆；血瘀者，症见面色晦黯，口唇、爪甲及舌质青紫，脉促、结、代，或涩；水结者，症见面浮水肿，呕恶脘痞，喘悸难卧，舌体胖大，边有齿痕。另外，患者反复心衰或经常应用利尿剂，使阴阳俱损，阳虚水泛，阴虚生热，水热互结，出现尿赤少、水肿、心烦、口渴、喜冷饮等寒热错杂症。

5. 辨病位

心衰病位虽然在心，但常见二脏或数脏同病，虚实错杂。不论先为心病而后及于他脏，或先有肺、肾、肝、脾之病而后及心，病至心衰，多见五脏俱病，但仍以心为主，因"心为五脏六腑之大主"。心肺气虚，肾不纳气，则见心悸，咳嗽，气喘，倚息不得卧等症状；心肾阳虚，则见畏寒肢冷，水肿，心悸，短气，喘促，动则更甚等症候；心肺阴虚可见心悸，咳嗽，咯吐血痰，口干，盗汗等症候；心脾两虚可见心悸，乏力，血虚，腹胀，纳呆，不寐，便溏等症候；若肺肝脾肾同病，则形成气滞血瘀水结症候。

6. 辨病情

心衰以悸、喘、肿为三大主症，其中以心悸、怔忡贯穿始终。如果单纯表现为心悸、乏力、气短者，病情相对较轻；如见有咳嗽、咯白痰者，或外邪引动内饮，或有水邪射肺，如咯粉红泡沫样痰，多为急性左心衰，病情危重；心衰出现喘或喘不能平卧者，源于病久及肺作喘或肾虚不能纳气作喘，属心衰发展至中晚期；如喘与水肿同时出现，多为心衰晚期，三焦同病，五脏受损，病情较重。

7. 辨舌脉

舌体胖大或有齿痕者，多为阳虚兼水湿内蕴；舌体瘦小，质干或有裂纹，为阳衰阴竭；舌紫黯或隐青，为阳气虚衰，血行瘀阻；如兼有热象，可见红绛舌；舌苔一般为薄白苔，兼有痰饮者多为白腻苔，肺有痰热者多见黄腻或灰黄腻苔，痰湿重者可见灰腻苔。脉象沉细数或结代，为气阴两虚；脉沉数而疾无力，或涩而沉，或结或促或代，或雀啄、鱼翔，为气（阳）虚血瘀；脉微细而数，或结代、雀啄，为阳衰气脱；脉微欲绝散涩，或浮大无根，为阴竭阳绝危症。

因此治疗当标本兼顾，急则治标，缓则治本。治本不外益气温阳敛阴，治标为血瘀、利水、逐饮。

（二）分症论治

1. 心气（阳）虚

症舌脉：心悸，气短，乏力，活动时明显，休息后可减轻，纳少，头晕，自汗，畏寒。舌质淡、苔薄白、脉细弱无力。

病机分析：此症型常见于各种心脏之疾导致心衰之早期，或中重度心衰经过治疗之恢复阶段，相当于心功能Ⅰ、Ⅱ级。本症主要临床表现为心悸、气短，无论是各种心脏病本身，还是他脏之疾，如肺系之疾，饮食伤脾；肝脏或肾脏之疾，首先损伤心气，使心气力不足。心气帅血以动，营运周身，今气虚不能帅血，使周身失其血之濡养，故见乏力、头晕等症。病位主要在心，可及于肺、脾。

治法：补心益气。

常用方：保元汤（《博爱心鉴》）加减。黄芪、人参、肉桂、甘草、淫羊藿、补骨脂、茯苓。

加减：出现胸闷胸痛者，多由于气虚血行不畅，心脉不通所致，加丹参、川芎、赤芍或加桃红四物汤（《医宗金鉴》）、黄芪桂枝五物汤、补阳还五汤（《医林改错》）等；

形寒肢冷，胸痛者，为心阳不足，加附子、干姜、桂枝、薤白；胸胁胀满者，为气虚气滞，加醋柴胡、醋青皮；患者除心悸、气短，还见有头晕、健忘者，用归脾汤（《济生方》）；心悸重，脉结代者，用炙甘草汤；动则心悸汗多者，加桂枝甘草龙骨牡蛎汤。

常用中成药：补心气口服液每次 10 mL，每日 3 次：补益心气，活血理气止痛，适用于心气心阳不足又兼血瘀、痰浊之心衰。福王黄芪口服液每次 10～20 mL，每日 2 次。益气固表，利水消肿，补中益气，适用于心气亏虚之心衰。人参片每次 4 片，每日 2 次，大补元气，补益肺脾，适用于以心气不足为主要症状的心衰。黄芪注射液 20 mL 加入 5% 葡萄糖注射液或 0.9% 氯化钠注射液 250 mL 中，静脉滴注，每日 1 次，补益肺脾，益气升阳，用于症见气短、乏力等气虚之象者。

体针：常取心俞、神门、内关、间使、胆俞、阳陵泉、足三里、曲池等穴，每次取穴 3～5 个，每日 1 次，7 d 为 1 个疗程。以补法为主。

耳针：常取心、定喘、肺、肾、神门、交感、内分泌等穴，可用针刺、按压、埋针等方法，每次 3～4 个穴位。

临症参考：心气虚贯穿于心衰的全过程，因此补益心气是此症型的主要治疗大法，补气药物首推参、芪。《万病回春》言人参"扶元气，健脾胃，进饮食，润肌肤，生精脉，补虚羸，固真气，救危急"。不同品种的人参制品，如红参、西洋参、生晒参均具强心的作用，其中红参的效果最好，一般调理每天可用 3～5 g，病情明显可用 10 g，严重者可用 15～20 g，危重患者可用到 30 g。如气虚血瘀时，黄芪与活血药同用，可起到活血而不伤血，并有养血之功。此外，白术不单健脾益气，还可化痰、燥湿、行水，因此在气虚为主的心衰患者中也是常用中药。此症型常见于心衰初期或慢性心衰经治疗病情相对稳定，相当于心功能Ⅰ、Ⅱ级患者。若不伴有反复心动过速或心房纤颤，可不使用洋地黄类药物，以中药益气活血为主，可改善心功能，提高患者生活质量。

2. 气阴两虚

症舌脉：心悸气喘，动则加重，其则倚息不得卧，疲乏无力，头晕，自汗盗汗，两颧发红，五心烦热，口干咽燥，失眠多梦。舌红、少苔，脉细数或沉细。

病机分析：此症型多见于慢性反复发作之心衰患者，长期应用利尿剂或抗生素治疗，利尿剂直伤阴津，抗生素乃苦寒之品。由于阴阳相互依存，心衰日久，由气虚而损及于阴；或久用、过用温燥而伤阴；或水肿患者应用利尿之剂，使阴液亏耗。两颧红，五心烦热为阴亏虚阳上扰之症。有些患者其则出现口干渴，渴而喜冷饮，此非实热，乃心衰日久，多脏虚损，脾不能为胃行其津液，阴虚燥热所致；津伤肠燥，还可出现大便秘结不行。

治法：益气养阴。

常用方：生脉散加减。生晒参、麦冬、五味子、黄芪、黄精、玉竹、生地黄、阿胶、白芍。

加减：若见阴阳两虚，畏寒、肢冷者，加附子、干姜、桂枝；气虚重者，重用黄芪；水肿者加泽泻、车前子、白术；腹胀者加厚朴、大腹皮、莱菔子、砂仁；心烦者加黄连；

脉结代者，用炙甘草汤。

常用中成药：参麦注射液 40 ~ 60 mL 加入 5% 葡萄糖注射液 250 mL 中，静脉滴注，每日 1 次，益气固脱，滋阴生津，养心复脉，用于气阴两虚之心衰。生脉注射液 40 mL 加入 5% 葡萄糖注射液 250 mL 中，静脉滴注，每日 1 次，补气养阴，生津复脉，益气强心，用于气虚津伤，脉微欲绝之心衰。补心气口服液、滋心阴口服液：每次各 10 mL，每日 3 次，两者合用益气养阴，活血通脉，用于气阴两虚之心衰。

体针：常取心俞、神门、内关、间使、厥阴俞、阳陵泉、足三里、三阴交等穴，每次取穴 3 ~ 5 个，每日 1 次，7 d 为 1 个疗程。以补法为主。慢性肺心病，常取肺俞、肾俞、膻中、气海、足三里。心慌加内关。

耳针：常取心、定喘、肺、肾、神门、交感、内分泌等穴，每次 3 ~ 4 个穴位，可用针刺、按压、埋针等方法。慢性肺心病，常取心、神门、交感、肾、肾上腺等穴。

临症参考：益气养阴多用参、麦，所以人参、麦冬是本症型必不可缺的常用药物。《日华子本草》言麦冬"治五劳七伤，安魂定魄"，《本草汇言》言其"主心气不足，惊悸怔忡，健忘恍惚，精神失守"。

本症型虽为气阴两虚，但气虚为始，阴虚为渐，气虚为本，故治疗上，即使阴虚较重，也不能舍其气而单补阴，益气温阳贯彻始终。此外，心阳失敛更易外散，故益气养阴之中应配以酸收，常用麦冬、五味子，一使阳气内守，温运心脉，二可防止温阳化气药物辛温伤阴散气。阴虚生热，患者常见心烦，可加黄连、生地黄。大量或长期应用利尿剂的患者，常出现口干渴而喜冷饮，可用白虎加人参汤以清热益气生津，生石膏用量可加大。大便干结者，可加大黄、元明粉急下存阴。养阴多以甘寒之品，不可过于滋腻。

3. 阳虚水泛

症舌脉：心悸气喘，畏寒肢冷，腰酸，尿少水肿，咳逆倚息不得卧，腹部膨胀，或胁下积块，纳少脘闷，恶心欲吐，颈脉动，口唇爪甲青紫。舌体淡胖有齿痕、脉沉细或结代。

病机分析：本症型属本虚标实，为疾病发展至中晚期之征，相当于临床上心功能Ⅲ、Ⅳ级。心居胸中，为阳中之阳，心气心阳亏虚，出现心悸、怔忡，动则气喘。在此阳虚不单心阳虚，脾阳、肾阳皆虚，土不制水而反克，肾不制水而妄行，水邪泛滥，内蓄外溢，外溢肌肤则面浮肢肿；上凌心肺则加重心悸、喘促，甚则咳逆倚息；聚留胸腹则出现胸腹腔积液。诸脏皆病，三焦气化不利，津聚不行，瘀血内停，瘀于心脉则见胸中隐痛、咳唾血痰，唇甲紫黯，颈部及舌下青筋显露；瘀于肺，则短气喘促、呼吸困难；瘀于肝，则胁下积块。瘀血水饮虽继发于心气亏虚，但一旦形成又可进一步损伤阳气，形成由虚致实、由实致虚的恶性病理循环。

治法：温阳利水。

常用方：五苓散合真武汤加减。桂枝、制附子、茯苓、白术、白芍、生姜、泽泻、猪苓、车前子、丹参、红花、益母草。

加减：喘促甚者加葶苈子、桑白皮、地龙或加葶苈大枣泻肺汤；中阳不足兼痰饮者，可用苓桂术甘汤；腹胀者加大腹皮、莱菔子、厚朴；恶心呕吐者加生姜汁、半夏、旋覆花。

常用中成药：参附注射液 10 ～ 20 mL 加入 5% 葡萄糖注射液 250 ～ 500 mL 中，静脉滴注，每日 1 次，回阳救逆，益气固脱，用于心阳不振，症见四肢不温，尿少水肿者。福寿草片每次 1 片，每日 2 次。强心，利尿，镇静，用于治疗心衰水肿患者。补益强心片每次 4 片，每日 3 次，益气养阴，血瘀利水，用于治疗气阴两虚，血瘀水停所致心衰。强心力胶囊每次 4 粒，每日 3 次，温阳益气，血瘀利水，用于治疗阳气虚乏，血瘀水停所致心衰。

针灸：取心俞、神门、内关、间使、通里、少府、足三里、膻中、气海、中脘等穴，每次取穴 3 ～ 5 个，每日 1 次，7 d 为 1 个疗程。以补法为主。水肿者配太溪、三阴交。

临症参考：在此症型中，阳虚是其病机关键，喘促、水肿是其主要的临床表现，温阳是本症的主要治法。温阳药中首推刚燥之附子，因附子性温有小毒，含乌头碱，故应炙用，用时先煎 30 分钟。肺心病心衰时，因为心肌纤维肥大、间质水肿，对乌头碱比较敏感，临床易出现中毒，故用量宜小，但风湿性心脏病患者剂量可加大。附子温阳，大多与干姜配伍，"附子无姜不热"，但如果心动过速，阴虚有热者不用干姜。附子可与桂枝相配，可以宣通阳气，以利于化水气。阳虚不单心阳不振，脾阳、肾阳也衰，但不同患者的病理转归不同，又各有偏倚。阳虚水盛而兼腹胀明显者，偏于脾阳虚，应选苓桂术甘汤，桂枝不仅能宣通阳气、利水，还能活血，用量一般 10 ～ 15 g。水肿且咳逆者，可宣肺利水，加用葶苈子。此症候虽以"水"为标实之象，但利水之法各有不同，根据不同症状表现，可以配合血瘀以利水，可以行气以利水。

此症型多相当于心功能为 Ⅲ、Ⅳ 级的心衰患者，当水肿较重时，可配合西药强心、利尿之品治疗，当病情减轻后，再逐渐减少利尿剂用量，直至停药。现代药理研究表明很多中药具强心功效，如枳实、葶苈子、万年青、北五加皮、福寿草等，可在辨证的基础上酌情加用。但北五加皮具有强心苷作用，易出现洋地黄中毒，使用时剂量宜小。

4. 气虚血瘀

症舌脉：心悸气短，活动后加重，左胸憋闷或疼痛，夜间痛甚，两颧潮红，口唇青紫，胁下症块，或有小便少，下肢微肿。舌紫黯、苔薄白、脉沉涩或结代。

病机分析：心主血脉，血脉运行全赖心中阳气之推动，诚如《医学入门》所说："血随气行，气行而行，气止则止，气温则滑，气寒则凝。"气为血之帅，血为气之母，因此心衰患者自出现之始，即也存在着血行不畅，脉道不利，因虚致瘀是心衰出现瘀象的主要病机，但也可由于津液亏虚致瘀或水不行而为瘀或气滞血瘀。随病情进展，心衰反复发作，诸脏失血之濡润，首先肝血不藏，肝体不柔，出现胁下积块；心气亏虚，络脉失充，心脏失养，心脉不通，不通则痛，见胸痛；瘀血阻络，肺失宣降，则可出现胸闷、咳喘。瘀血阻碍气机，进一步加重脏腑之虚，表现为本虚标实。

治法：益气血瘀。

常用方：补阳还五汤（《医林改错》）加减。黄芪、当归、赤芍、地龙、桃仁、川芎、红花、泽兰、益母草。

加减：瘀象较重者，可合用桂枝茯苓丸；心痛甚者加全瓜蒌、薤白、郁金，或合用芳香血瘀类药物，如速效救心丸、心可舒、银杏叶片等；胁下症块，加三棱、莪术。

常用中成药：冠心安口服液每次 10 mL，每日 2 ~ 3 次。宽胸散结，活血行气，用于治疗冠心病气滞血瘀型心衰。舒心口服液每次 20 mL，每日 2 次。补益心气，活血化瘀，用于治疗气虚血瘀心衰患者。丹红注射液 20 mL 加入 5% 葡萄糖注射液 250 mL 中，静脉滴注，每日 1 次。益气血瘀止痛，用于治疗心血瘀阻症型各种心脏病。疏血通注射液 6 mL 加入 5% 葡萄糖注射液 250 mL 中，静脉滴注，每日 1 次。活血化瘀通络，用于治疗各种血瘀型心脏病。苦碟子注射液 40 mL 加入 5% 葡萄糖注射液 250 mL 中，静脉滴注，每日 1 次。血瘀止痛，用于治疗血瘀型冠心病。

针灸：取心俞、神门、内关、间使、厥阴俞、膈俞、膻中、太冲等穴，每次取穴 3 ~ 5 个，每日 1 次，7 d 为 1 个疗程。以泻法为主。

临症参考：心力衰竭的患者均存在微循环改变及红细胞变形、血浆黏稠、血管外周阻力明显增高等现象，而现代研究已症实活血化瘀类中药能改善上述状况，常用药物有丹参、川芎、红花、益母草、赤芍、三七、鸡血藤等。而配伍应用具有活血化瘀功效的注射剂能明显改善心功能，如丹参注射液、川芎嗪注射液、碟脉灵注射液、银杏叶提取物注射液等。但对于血瘀较重，见胁下积块的患者，不宜用大量破瘀之品，以免络破血溢，出现咯血、便血等变症。

5. 阳衰气脱

症舌脉：喘悸不休，烦躁不安，汗出如雨或如油，四肢厥冷，尿少水肿，面色苍白，舌淡苔白、脉微细欲绝，或疾数无力。

病机分析：此症型多见心衰患者发展至终末阶段，也可见于暴受温邪、心脉闭塞等导致心阳暴脱，如急性感染性心肌炎、急性大面积心肌梗死等。患者不单阳衰，阴亦竭，故常表现躁动不安，乃阴不敛阳，虚阳外越之象。

治法：回阳救逆，益气固脱。

常用方：急救回阳汤（《医林改错》）加减。人参、附子、炮姜、白术、炙甘草、桃仁、红花。

加减：阴竭阳绝，兼舌干而萎，口渴者，可改用阴阳两救汤，病情转安后，可用生脉散调治；肢冷，汗多，喘而脉微欲绝者，选参附龙牡汤或加麻黄根、浮小麦、山萸肉。

常用中成药：参附注射液 20 ~ 50 mL 加入 5% 葡萄糖注射液 100 mL 中，静脉滴注，每日 1 ~ 2 次，肢冷汗出脉微者，可直接静脉推注。益气回阳固脱。用于治疗阳衰气脱型心衰患者。

针灸：取心俞、神门、内关、三阴交、足三里、膻中、气海、关元等穴，每次取穴 3 ~ 5 个，每日 1 次，7 d 为 1 个疗程。以补法并灸为主。

临症参考：此症型多属各种急慢性心衰发展至终末阶段，病情危笃，需立即急救。中西医结合治疗，优于单纯西医治疗。在强心药的应用上，虽然许多中药含有强心苷，如北五加皮等，但此时患者对上述强心药的耐受程度差异很大，不易掌握剂量，容易引起中毒，故强心剂的应用不如西药洋地黄类。在利尿剂的应用上，虽然中药利尿效果不如西药见效快，但此时由于患者心功能衰竭，心排血量下降，肾血流量不足，单纯西药利尿已无效，如果配合大剂量通阳利水或血瘀利水之品，则明显增强利尿效果。阳衰气脱，出现汗出肢冷，患者往往进入休克阶段，少尿或无尿，血压下降，单纯应用西药升压药，如多巴胺、间羟胺，大剂量应用使肾血管收缩，出现尿少，四肢厥冷，长期应用还存在药物依赖。此时如配合中药参附注射液，回阳救逆，其升压作用明显增强，可减少西药升压药用量，减轻药物依赖，且增加末梢血循环，使四肢变暖，尿量增加。

七、按主症辨证论治

（一）心悸

心悸是心衰患者始终存在的症状，往往与气短并见。听诊时心率可增快，可闻及奔马律，可有心律不齐。脉诊可见促、结、代、疾、数等脉象。初期多以心气亏虚为主，疾病恢复期多以阴虚、阳浮或痰火、水饮为主。

1. 心气（阳）虚

临床表现：心中悸动不安，气短，动则加剧，乏力，自汗。舌质淡或隐青、苔白滑、脉多沉细而结或代或涩。上述表现为心气不足之象，如见形寒不足，面色苍白，脉见沉迟，则为心阳不足之象。心电图多见心律不齐，各种期前收缩或传导阻滞。

辨证要点：心悸，气短，乏力，形寒。

治法：益气温阳止悸。

常用方：桂枝甘草龙骨牡蛎汤。桂枝、炙甘草、生龙骨、生牡蛎。

加减：乏力、气短明显者，可加人参、黄芪；心中空虚而悸，脉沉迟，形寒肢冷甚者，可用麻黄附子细辛汤；心虚胆怯，神不自主而悸者，可用安神定志丸。

常用中成药：灵宝护心丹每次 3 ～ 4 丸，每日 3 ～ 4 次。强心益气、通阳复脉、芳香开窍、活血镇痛，用于缓慢型心律失常及心功能不全。

针灸：主穴内关、通里、郄门、三阴交，心神不宁加神门、间使，心阳虚衰灸关元、神阙。

临症参考：心悸是伴随心衰始终之症状，有虚实之分。言其虚，多因心气、心阴、心血之不足。心悸，乏力，气短者，属心气不足，重用参、芪。人参入脾肺二经，有大补元气、固脱生津及安神之功效。现代药理研究症实人参有强心作用，对心脏病患者，人参可通过改善心肌营养代谢而使心功能改善。黄芪入肺、脾二经，不但可以补气固表，还可利水消肿，对于心衰出现自汗、水肿者尤宜。现代药理研究证明黄芪可加强心肌收缩力，增加心排血量，减慢心率，还可直接扩张血管，利尿，减轻心脏负荷，故为救治心衰不可缺少的药物。

2. 阴虚火旺

临床表现：心中悸动不安，心烦，少寐多梦，口干，脉多疾数。心电图表现多为快速型心律失常。

辨证要点：心悸，心烦，脉细数。

治法：滋阴清热，宁心安神。

常用方：天王补心丹加减。生地黄、五味子、当归、天冬、麦冬、柏子仁、酸枣仁、人参、玄参、丹参、白茯苓、远志、桔梗、朱砂。

加减：若热象明显者，可加黄连；心烦重者，加栀子；若阴不敛阳者，可用三甲复脉汤。

常用中成药：稳心颗粒每次1包，每日3次。益气养阴，定悸复脉，活血化瘀。适用于各种快速性心律失常。利心丸每次3g，每日2次。养心安神。用于快速性心律失常。

针灸：体针取穴内关、迎香、厥阴俞，强刺激。耳针取心、神门、交感，中等至强刺激。

临症参考：心衰患者在疾病发展过程中常伴有心悸不宁，临床查体时发现各种心律不齐。心阴不足患者以室性期前收缩及快速心律失常多见，此时治疗仍以纠正心衰为主，在辨证的基础上佐以安神之品。因心衰患者之阴虚多先源于气虚，故治疗时当气阴双补，以生脉散或炙甘草汤为主方。心烦少寐者，加酸枣仁、苦参或黄连之类，可泻心火，除湿热。现代药理研究认为黄连、苦参均有良好的抗期前收缩作用。

3. 水饮凌心

临床表现：心悸而喘咳，眩晕，胸脘痞满，尿少或水肿，舌苔白滑，脉多弦滑。听诊双肺可闻及水泡音，心率多快，可闻及奔马律。

辨证要点：心悸，咳喘不得卧，尿少水肿。

治法：振奋心阳，化气行水。

常用方：葶苈大枣泻肺汤。葶苈子、大枣。

加减：如水饮上逆，恶心呕吐者，加半夏、陈皮、生姜以和胃降逆；如肾阳虚衰，不能制水，水气凌心，症见心悸喘咳，不能平卧，四肢不温者，选真武汤；头晕，小便不利，水肿甚者，选苓桂术甘汤。

针灸：肺俞、合谷、三焦俞、肾俞、水分、足三里、三阴交、复溜等穴，补泻兼施。

临症参考：此症型多为心衰之重症，心悸乃由于阳虚水邪上犯于心，心阳不振，营阴内虚，水在心下，阳不归根，故头眩身动。可采用苓桂术甘汤纳气宁心的治法。温阳同时不忘利水，可加防己、车前草、木通；宗气无根，则气不归原，故应加龙骨以镇浮阳，牡蛎以抑上逆之水气；阳虚寒水所困，使血凝滞，则加泽兰、茺蔚子血瘀行水，但不宜用血瘀重剂。

（二）喘促

心衰往往伴有气促，甚则短气不足以息，故首先要辨虚实。《素问·调经论》提出："气有余则喘咳上气，不足则息不利少气。"《景岳全书－杂症谟－喘促》说："实喘者有邪，邪气实也；虚喘者无邪，元气虚也。实喘者长而有余，虚喘者气短而不续。实喘者胸胀气粗，声高息涌，膨膨然若不能容，唯呼出为快也；虚喘者慌张气怯，声低息短，惶惶然若气欲断，提之若不能升，吞之若不相及，劳动则甚，而唯急促似喘，但得引长一息为快也。"从以上论述看，心衰之气喘当属虚喘，乃责于肺肾，但也有由于水饮凌心射肺使肺实作喘者。

1. 痰饮上凌于肺

临床表现：咳喘不能平卧，喉中痰鸣，胸高息粗，咳嗽大量黏痰或涎液，尿少水肿，舌苔多腻，脉滑数。查体双肺可闻及干湿啰音。

辨证要点：咳喘不能平卧，喉中痰鸣，咳嗽大量黏痰或涎液。

治法：祛痰利气化饮。

常用方：二陈汤合葶苈大枣泻肺汤加减。半夏、陈皮、茯苓、甘草、葶苈子、瓜蒌、款冬花。

加减：若痰黄者加黄芩、黄连、栀子、川贝；痰有腥味者加鱼腥草、金荞麦；痰白清稀，形寒肢冷者可合真武汤。

针灸：定喘、列缺、尺泽、合谷、膻中、中脘、丰隆、肾俞、太溪等穴，可用泻法。

临症参考：本症型多见于慢性心衰合并肺内感染患者或急性左心衰患者，最常见于肺心病心衰患者。外邪犯肺，肺失宣降，痰浊内蓄，或久病脾虚失运，聚湿生痰，上渍于肺，或肾阳虚衰，水无所主，上凌于肺。总之，痰与饮皆为有形之实邪，故治疗当急则治标，治痰治水。

2. 肺肾气虚

临床表现：喘促，气不得续，动则益甚，汗多，心悸，形寒肢冷，或尿少水肿。舌质淡、苔薄或滑，脉沉弱。

辨证要点：喘促，气不得续，动则益甚。

治法：补肾纳气。

常用方：金匮肾气丸合生脉饮。制附子、桂枝、熟地黄、山萸肉、怀山药、茯苓、牡丹皮、泽泻、人参、麦冬、五味子。

加减：若尿少水肿明显者，可加牛膝、车前子；若咳喘者，可加葶苈子、生龙骨、生牡蛎；若腹胀者，加厚朴、枳实。

针灸：肺俞、定喘、膏肓俞、太渊、足三里、肾俞、气海、太溪等穴，多用补法，并灸。

临症参考：此症型多见慢性心衰患者经过治疗，病情相对稳定，但心功能较差，动则喘促，甚则尿量减少，双下肢水肿。从其脉症分析，当属虚喘范畴，治从其肾，可酌用淫羊藿、胡桃肉、补骨脂、紫石英、沉香等温肾纳气，镇摄平喘之品。心肺肾气已亏极，血行多不畅，故本症多兼瘀，可酌加桃仁、红花、川芎、泽兰、丹参等以活血。另外，病情发展至此，多属顽疾，用药宜久，故可根据病情配制成丸散之剂服用。

（三）水肿

临床表现：尿少，水肿，从下而上，多与心悸、喘促并见，形寒肢冷。苔白滑，脉沉滑。

辨证要点：悸、喘、肿，形寒肢冷。

治法：温阳利水。

常用方：五苓散合真武汤。桂枝、制附子、茯苓、白术、泽泻、猪苓、白芍、干姜。

加减：腹胀者，加冬瓜皮、大腹皮；水肿较甚，有胸腹腔积液者，可加牵牛子或商陆以攻逐水邪。

针灸：腰以上肿取肺俞、三焦俞、列缺、合谷、阴陵泉，用泻法；腰以下肿取肾俞、脾俞、水分、复溜、足三里、三阴交，用补法。

临症参考：水肿的基本病机是阳气虚衰不能化水，故通阳利水是基本治法，用药宜动不宜静，宜走不宜守，宜辛温不宜阴柔。通阳利水之品首推桂枝，桂枝可宣通全身之阳气，常与茯苓配伍，代表方为五苓散。健脾通阳应选苓桂术甘汤，白术不仅能健脾益气，还能化痰、燥湿、行水。如心衰因感受外邪而引发水肿者，应宣通肺卫以利水，选防己茯苓汤。气虚明显而水肿者，可选春泽汤（《医方集结》）。血瘀水结者，可选桂枝茯苓丸血瘀利水。利水药物常选利水而不伤阴之品，如茯苓、泽泻、芍药、白术等。如水邪上犯，凌于心肺者，当泻水逐饮，选葶苈大枣泻肺汤或己椒苈黄丸。葶苈子可化痰、平喘、泻肺，防己有显著的利水作用。"血不行则为水"，无论气虚还是阳虚，瘀象伴随始终，血瘀可利水，常用药物如益母草、泽兰。

心衰长期应用利水药包括西药利尿剂，导致阴津枯竭，此时水肿与伤阴并见，水热互结，利尿剂已无效，滋阴有助水邪之弊，利水又恐伤阴，治疗当育阴清热利水，可用猪苓汤。心衰后期，五脏功能均受损，水瘀互结，使三焦气机不畅，故配以行气之品，调畅三焦气机，行气以利水，可酌情加厚朴、枳壳等。

（四）多汗

临床表现：心衰患者自汗多见，在活动后如进食、排便等，大汗淋漓；也可见盗汗或冷汗。

辨证要点：汗自出或盗汗。

治法：调和营卫。

常用方：①气虚自汗者，可加用玉屏风散（《丹溪心法》）：黄芪、白术、防风；②心阳虚者，可加用桂枝加附子汤：桂枝、附子、芍药、甘草、生姜、大枣；③阴虚盗汗者，可加用当归六黄汤（《兰室秘藏》）：当归、生地黄、熟地黄、黄芪、黄芩、黄连、黄柏。

加减：自汗多者，可加用浮小麦、麻黄根；阳虚明显，大汗淋漓，汗出欲脱者，用大剂参附龙牡汤；阴虚明显者，可重用山萸肉，加五味子、五倍子、乌梅等以酸收。

临症参考：心衰患者汗多，乃由于心气阳虚，汗液不能自敛之故，或心阳暴脱，真津外泄所致。如出现额部冷汗如珠，四肢不温，多为脱症（心源性休克）先兆，应密切监测血压、脉搏变化。

（五）腹胀

临床表现：腹胀，食则加剧，按之较硬或按之柔软，大便干结或无。

辨证要点：腹胀，食则加剧。

治法：实则通利，虚则健运。

常用方：①实症用己椒苈黄汤：防己、椒目、葶苈子、大黄；或中满分消丸（《兰室秘藏》）：厚朴、枳实、黄连、黄芩、知母、半夏、陈皮、茯苓、猪苓、泽泻、砂仁、干姜、姜黄、人参、白术、炙甘草。②虚症者用甘草泻心汤：甘草、半夏、黄芩、干姜、黄连、大枣。

针灸：膻中、内关、气海、阳陵泉、足三里、太冲等穴，补泻兼施。

临症参考：心衰患者多伴腹胀，当辨虚实。实则多因于中焦气机不畅，痰饮、水湿、瘀血内阻，患者表现"心下痞坚"，临诊多见肋下肝大或腹腔积液等；虚则由于中阳不足，脾不健运，自觉腹胀大，但按之柔软，相当于虚痞症。故在治疗时不要一见腹胀，就用大量行气消导之品，以免破气耗气。

八、辨证治疗

心衰患者常出现咯血变症，依其临床表现可见下列 3 种症型。

（一）心肾阳虚

症舌脉：咯稀血痰，心悸胸闷，咳喘，肢冷自汗，水肿。舌淡苔白、脉沉细或结代。

病机分析：由于心肾阳虚，阴阳不相为守，卫气虚散，阴血妄行，即"阳虚阴必走"。

治法：温通阳气，收敛止血。

常用方：桂枝甘草龙骨牡蛎汤加白及、仙鹤草、白茅根。

桂枝、甘草、龙骨、牡蛎、白及、白茅根、仙鹤草。

（二）阴虚火旺

症舌脉：咯血鲜红，心悸心烦不得眠，口干咽燥，头晕耳鸣，腰膝酸软。舌红少苔、脉细数。

病机分析：心衰日久，阳衰阴竭，阴虚于下，火亢于上，灼伤血络，故出现咯血。

治法：滋阴降火，凉血止血。

常用方：黄连阿胶汤加侧柏叶、茜草、白茅根。

黄连、阿胶、白芍、鸡子黄、侧柏叶、茜草、白茅根。

（三）瘀血阻络

症舌脉：咯血紫黯或血块，心悸气喘，胸闷胸痛，口干，两颧潮红，唇甲发绀。舌红、脉涩。

病机分析：心衰患者因虚致瘀，瘀血阻塞脉道，血流不通，溢于脉外，则引起咯血。

治法：活血降逆止血。

常用方：血府逐瘀汤（《医林改错》）加三七、花蕊石、藕节、旋覆花。

生地黄、桃仁、红花、枳壳、赤芍、柴胡、川芎、桔梗、牛膝、甘草、三七、花蕊石、藕节、旋覆花。

（赵　亮）

第五节　不寐

不寐是以经常不能获得正常睡眠为特征的一类病症。主要表现为睡眠时间、深度的不足。轻者入睡困难，或寐而不酣，时寐时醒，或醒后不能再寐；重者彻夜不眠。西医学的神经官能症、更年期综合征、抑郁症及焦虑症等疾病，临床上以失眠为主要表现时均可参考本节内容辨证论治。

《内经》中有"目不瞑""不得卧"等关于不寐病的描述，认为其是由于邪气客于脏腑，卫气行于阳，不能入阴所致。如《素问·逆调论》中有"胃不和则卧不安"的记载。《难经·四十六难》最早提出"不寐"这一病名，《难经·四十六难》认为老人不寐的病机为"血气衰，肌肉不滑，荣卫之道涩，故昼日不能精，夜不得寐也"。针对不寐病的病机，汉代张仲景在《伤寒论》及《金匮要略》提出"虚劳虚烦不得眠"的论述，并记载了黄连阿胶汤、酸枣仁汤等治疗不寐的方剂，至今临床仍有应用价值。明代张景岳在《景岳全书·不寐》中提出其病机为"寐本乎阴，神其主也，神安则寐，神不安则不寐。其所以不安者，一由邪气之扰，广由营气之不足耳"，还认为"饮浓茶则不寐，心有事亦不寐者，以心气之被伐也"。而针对不寐的病机，又提出"无邪而不寐者，……宜以养营气为主治……即有微痰微火皆不必顾，只宜培养气血，血气复则诸症自退，若兼顾而杂治之，则十曝一寒，病必难愈，渐至元神俱竭而不可救者有矣""有邪而不寐者，去其邪而神自安也"的治法，为后世不寐病的辨证治疗提供一定思路。明代戴元礼《症治要诀·虚损门》又提出"年高人阳衰不寐"之论。明代李中梓结合自己的临床经验对不寐症的病因及治疗提出了卓有见识的论述，其在《医宗必读·不得眠不得食》提出："不寐之故，大约有五；一曰气虚，六君子汤加酸枣仁、黄芪；一曰阴虚，血少心烦，酸枣仁一两，生地黄五钱，米二合，煮粥食之；一曰痰滞，温胆汤加南星、酸枣仁、雄黄末；一曰水停，轻者六君子汤加菖蒲、远志、苍术，重者控涎丹；一曰胃不和，橘红、甘草、石斛、茯苓、半夏、神曲、山楂之类。

大端虽五，虚实寒热，互有不齐，神而明之，存乎其人耳。"清代《冯氏锦囊·卷十二》亦提出："壮年人肾阴强盛，则睡沉熟而长，老年人阴气衰弱，则睡轻微易知。"说明不寐的病因与肾阴盛衰及阳虚有关。

一、病因病机

（一）病因

不寐的发生多因情志失常，饮食不节，劳逸失调，病后或年迈体虚等，以致气血阴阳亏损，心神失养，心主不安，或痰、饮、火、瘀阻滞心脉，扰乱心神。

1. 情志失常

情志不遂，肝气郁结，肝郁化火，邪火扰动心神，心神不安而不寐。或由五志过极，心火内炽，心神扰动而不寐。或由暴受惊恐，导致心虚胆怯，神魂不安，夜不能寐。

2. 饮食不节

暴饮暴食，脾胃受损，宿食停滞，壅遏于中，胃气失和，阳气浮越于外而卧寐不安。或由过食肥甘厚味，酿生痰热，扰动心神而不眠，如《张氏医通·不得卧》云："脉滑数有力不得卧者，中有宿滞痰火，此为胃不和则卧不安也。"或由饮食不节，脾胃受伤，脾失健运，气血生化不足，心血不足，心失所养而失眠。

3. 劳逸失调

思虑劳倦太过伤脾，过逸少动亦耗气，脾气虚弱，生化乏源，营血亏虚，不能奉养心神。

4. 病后或年迈体虚

久病血虚，产后失血，年迈血少等，引起心血不足，心失所养，心神不安而不寐。若素体阴虚，或房劳过度，肾阴耗伤，不能上奉于心，心肾不交，心火独亢，扰乱心神，如《景岳全书·不寐》所说："总属其阴精血之不足，阴阳不交，而神有不安其室耳。"

（二）病机

不寐的病因虽多，但其病机总属阴阳失交。一是阴虚不能纳阳，二是阳盛不得入阴。其病位在心，与肝、胆、脾、胃、肾关系密切。如心之气血不足，心失滋养，搏动紊乱；或心阳虚衰，血脉瘀滞，心神失养；或肾阳不足，不能上制心火，水火失济，心肾不交；或肾阳亏虚，心阳失于温煦，阴寒凝滞心脉；或肝失疏泄，气滞血瘀，心气失畅；或脾胃虚弱，气血乏源，宗气不行，血脉凝滞；或脾失健运，痰湿内生，扰动心神；或热毒犯肺，肺失宣肃，内舍于心，血运失常等均可引发心悸。

不寐的病理性质主要有虚实两方面。虚者为气、血、阴、阳，使心失滋养，心神失养而致不寐；实者多由痰火扰心，水饮上凌或心血瘀阻，气血运行不畅所致。不寐久病可表现为虚实兼夹。

二、诊断

（1）轻者入睡困难，或寐而不酣，时寐时醒，或醒后不能再寐，重则彻夜不寐。

（2）常伴有头痛头昏、心悸健忘、神疲乏力、心神不宁、多梦等。

（3）经各系统及实验室检查，未发现有妨碍睡眠的其他器质性病变。

三、鉴别诊断

不寐应与一时性失眠、生理性少寐、他病痛苦引起的失眠相区别。不寐单纯以失眠为主症，表现为持续的、严重的睡眠困难。一时性失眠是因一时性情志影响或生活环境改变引起的暂时性失眠，不属病态。老年人少寐早醒，多属生理状态。他病痛苦引起的失眠者，则应以祛除有关病因为主。

四、辨证论治

（一）辨证要点

1. 辨虚实

不寐虚症，多属阴血不足，心失所养，临床特点为体质瘦弱，面色无华，神疲懒言，心悸健忘，多因脾失运化，肝失藏血，肾失藏精所致。实症为火盛扰心，临床特点为心烦易怒，口苦咽干，便秘溲赤，多因心火亢盛或肝郁化火所致。

2. 辨脏腑

不寐的主要病位在心，由于心神失养或不安，神不守舍而不寐，但与肝、胆、脾、胃、肾的阴阳气血失调相关。如急躁易怒而不寐，多为肝火内扰；遇事易惊，多梦易醒，多为心胆气虚；面色少华，肢倦神疲而不寐，多为脾虚不运，心神失养；嗳腐吞酸，脘腹胀满而不寐，多为胃腑宿食，心神被扰；胸闷，头重目眩，多为痰热内扰心神；心烦心悸，头晕健忘而不寐，多为阴虚火旺，心肾不交，心神不安等。

（二）治则治法

在补虚泻实、调整脏腑气血阴阳的基础上辅以安神定志是本病的基本治疗方法。虚症宜补其不足，如益气养血，健脾、补肝、益肾。实症宜泻其有余，如疏肝解郁、降火涤痰、消导和中。实症日久，气血耗伤，亦可转为虚症，虚实夹杂者，治宜攻补兼施。安神定志法的使用要结合临床，分别选用养血安神、清心安神、育阴安神、益气安神、镇惊安神、安神定志等具体治法。

（三）分症论治

1. 肝火扰心症

临床表现：不寐多梦，甚则彻夜不眠，急躁易怒，伴有头晕头胀，目赤耳鸣，口干而苦，便秘溲赤，舌红苔黄，脉弦而数。

治法：疏肝泻火，镇心安神。

代表方：龙胆泻肝汤。

本方有泻肝胆实火、清下焦湿热之功效，由龙胆草、黄芩、栀子、泽泻、车前子、当归、生地黄、柴胡、甘草组成。胸闷胁胀，善太息者，加香附、郁金、佛手等疏肝解郁；若头晕目眩，头痛欲裂，不寐躁怒，大便秘结者，可用当归龙荟丸。

2. 痰热扰心症

临床表现：心烦不寐，胸闷脘痞，泛恶嗳气，口苦，头重，目眩，舌偏红，苔黄腻，脉滑数。

治法：清化痰热，和中安神。

代表方：黄连温胆汤。

本方有清热除湿化痰之功效，由黄连、竹茹、枳实、半夏、陈皮、甘草、生姜、茯苓组成。若饮食停滞，嗳腐吞酸者，可加用神曲、焦山楂、莱菔子等消导和中；胸闷嗳气，脘腹胀满，大便不爽，苔腻脉滑者，可加用半夏秫米汤和胃健脾。

3. 心脾两虚症

临床表现：不寐，多梦易醒，心悸健忘，神疲食少，头晕目眩，四肢倦怠，腹胀便溏，面色少华，舌淡苔薄，脉细无力。

治法：补益心脾，养血安神。

代表方：归脾汤。

本方益气补血、健脾安神，由炒白术、当归、白茯苓、黄芪、龙眼肉、远志、酸枣仁、人参、木香、炙甘草、生姜、大枣组成。心血不足较甚者，加熟地黄、阿胶以养心血；脘闷纳呆，苔腻者，重用白术，加用苍术、半夏、陈皮、茯苓等健脾燥湿，理气化痰。

4. 心肾不交症

临床表现：心烦不寐，入睡困难，心悸多梦，伴头晕耳鸣，腰膝酸软，潮热盗汗，五心烦热，咽干少津，男子遗精，女子月经不调，舌红少苔，脉细数。

治法：滋阴降火，交通心肾。

代表方：六味地黄丸合交泰丸。

六味地黄丸以滋补肾阴为主，由熟地黄、山萸肉、山药、泽泻、茯苓、丹皮组成；交泰丸重在清心降火、引火归原，由黄连、肉桂组成。心阴不足为主者，可用天王补心丹以滋阴养血，补心安神；心烦不寐，彻夜难眠者，加朱砂、磁石、龙骨、龙齿重镇安神。

5. 心胆气虚症

临床表现：不寐，多噩梦，易于惊醒，触事易惊，终日惕惕，胆怯心悸，伴气短自汗，倦怠乏力，舌淡，脉弦细。

治法：益气镇惊，安神定志。

代表方：安神定志丸合酸枣仁汤。

安神定志丸有安神定志、益气镇惊之效，由人参、茯苓、茯神、远志、龙齿、石菖蒲组成；酸枣仁汤清热除烦、养血安神，由酸枣仁、炙甘草、知母、茯苓、川芎组成。心肝血虚，惊悸不安者，重用人参，加白芍、当归、黄芪以补养肝血；心悸甚，惊惕不安者，加生龙骨、生牡蛎、朱砂以重镇安神。

五、预防

养成良好的生活习惯，如按时睡觉，不经常熬夜，睡前不饮浓茶、咖啡和吸烟等，保持心情愉快及加强体质锻炼等对失眠的防治有重要作用。

本病因属心神病变，故尤应注意精神调摄，做到喜恶有节，解除忧思焦虑，保持精神舒畅；养成良好的生活习惯，并改善睡眠环境；劳逸结合等对提高治疗失眠的效果均有促进作用。

六、小结

不寐多为情志所伤、饮食不节、劳逸失度、久病体虚等引起脏腑功能紊乱，阴阳失调，阳不入阴而发病。病位主要在心，涉及肝、胆、脾、胃、肾。病性有虚实之分，且虚多实少。其实症者，多因心火偏亢，肝郁化火，痰热内扰，胃气失和，引起心神不安，治当清心泻火，清肝泻火，清化痰热，和中导滞，佐以安神宁心，常用朱砂安神丸、龙胆泻肝汤、黄连温胆汤、保和丸等。其虚症者，多由阴虚火旺，心脾两虚，心胆气虚引起心神失养所致，治当滋阴降火，补益心脾，益气镇惊，佐以养心安神，常用六味地黄丸合黄连阿胶汤、归脾汤、安神定志丸合酸枣仁汤等。

（赵　亮）

第六节　多寐

多寐是指不分昼夜，时时欲睡，呼之能醒，醒后复睡的病症。西医的发作性睡病、神经官能症、精神病的某些患者，其症状与多寐类似者，可参考本症辨证论治。

一、诊断

（一）诊断

（1）不论白天黑夜，不分场合地点，随时可以入睡，但呼之能醒，但未几又已入睡。

（2）某些热性或慢性疾病过程中出现嗜睡，每为病程严重的预兆，不属本症范围。

（3）应与昏迷、厥症等相鉴别。昏迷是神志不清，意识丧失；厥症是呼之不应，四肢厥冷等。

（二）辨证分析

多寐主要是由于脾虚湿胜、阳衰、瘀血阻窍所致，其病理主要是由于阴盛阳虚。因阳主动，阴主静，阴盛故多寐。临床辨证主要是区分虚实，脾虚、阳衰为虚症，湿胜、瘀阻者为实症。治疗以健脾、温肾、祛湿、化瘀为主要治法。

二、辨证论治

（一）湿胜

1. 症见

多发于雨湿之季，或丰肥之人。胸闷纳少，身重嗜睡，苔白腻，脉濡缓。

2. 治法

燥湿健脾。

3. 方药

（1）主方：平胃散加味。

处方：苍术 15 g，厚朴 12 g，陈皮 6 g，藿香 12 g，薏苡仁 18 g，法半夏 12 g，布渣叶 12 g，甘草 6 g。水煎服。

（2）单方验方：藿香佩兰合剂。

处方：藿香、佩兰、苍术、川朴各 10 g，陈皮 6 g，法半夏、茯苓、石菖蒲各 10 g。水煎服。

（二）脾虚型

1. 症见

精神倦怠，嗜睡，饭后尤甚，肢怠乏力，面色萎黄，纳少便溏。舌淡胖苔薄白，脉虚弱。

2. 治法

健脾益气。

3. 方药

（1）主方：六君子汤加减。

处方：党参 15 g，白术 12 g，茯苓 12 g，法半夏 12 g，陈皮 6 g，黄芪 15 g，神曲 10 g，麦芽 20 g，甘草 6 g。水煎服。

（2）中成药：补中益气丸，每次 9 g，每日 3 次。

（3）单方验方：黄芪升蒲汤。

处方：黄芪 30 g，升麻 9 g，茯苓 15 g，白术 12 g，石菖蒲 12 g。水煎服。

（三）阳虚型

1. 症见

精神疲惫，整日嗜睡懒言，畏寒肢冷，健忘。舌淡苔薄，脉沉细无力。

2. 治法

益气温阳。

3. 方药

（1）主方：附子理中丸加减。

处方：熟附子 12 g，干姜 10 g，党参 20 g，黄芪 18 g，巴戟天 12 g，升麻 6 g，淫羊藿 15 g，炙甘草 6 g。水煎服。

（2）中成药：附桂八味丸，每次 9 g，每日 3 次。

（3）单方验方：①附子细辛汤。处方：熟附子 15 g（先煎 1 小时），细辛、苍术、厚朴、陈皮各 10 g，麻黄 6 g。加水煎沸 15 分钟，滤出药液，再加水煎 20 分钟，去渣，两煎药液兑匀，分服，每日 1 剂。②嗜睡方。处方：红参 6 g（另煎），干姜、补骨脂各 10 g，附子 9 g，桂枝 8 g，吴茱萸 6 g，焦白术、炙甘草各 12 g。水煎服。

（四）瘀阻型

1. 症见

头昏头痛，神倦嗜睡，病情较久，或有头部外伤病史。舌质紫暗或有瘀斑，脉涩。

2. 治法

活血通络。

3. 方药

（1）主方：通窍活血汤加减。

处方：赤芍 15 g，川芎 10 g，桃仁 12 g，红花 10 g，白芷 10 g，丹参 20 g，生姜 10 g，葱白 3 条，大枣 5 枚。水煎服。

兼有气滞者，选加青皮 10 g，陈皮 6 g，枳壳 12 g，香附 10 g。兼有阴虚者，可选加生地黄 15 g，牡丹皮 10 g，麦冬 12 g。兼有气虚者，可选加黄芪 18 g，党参 15 g。兼有阳虚者，选加肉桂 6 g，熟附子 10 g。兼有痰浊者，选加法半夏 12 g，陈皮 6 g，白芥子 12 g。兼有热象者，可加黄芩、山栀各 12 g。

（2）中成药：①盐酸川芎嗪片，每次 2 片，每日 3 次。②复方丹参片，每次 3 片，每日 3 次。

（3）单方验方：当归五灵脂合剂。

处方：当归、五灵脂、茺蔚子各 12 g，黄芪 20 g，蒲黄、赤芍、延胡索、没药各 10 g，干姜 8 g，小茴香、升麻、甘草各 6 g。水煎服。

（赵　亮）

第七节　支饮

心脏外面有脏层和壁层两层心包膜，如它们发生炎症改变即为心包炎，可使心脏受压而舒张受限制。心包炎可分为急性和慢性两类，慢性心包炎较严重的类型是缩窄性心包炎。本病男性多于女性。中医学称其为"支饮"。

一、病因病机

本病多由先天不足或后天失养，正气亏虚，御外无力，易感染痨虫或热毒，郁而不解，痨虫侵袭心包而发病。温热或湿热之邪入侵，正邪相搏而见发热；邪客于心，心脉瘀阻而胸部刺痛、痛有定处，心悸；毒邪犯肺，使肺气失宣而气促咳喘；毒伤及脾胃，脾失运化，水湿内停而肢体水肿，腹大如鼓，胃气上逆而呃逆；心气亏虚不能下交于肾，肾虚难以化气行水，加上肺失宣降，脾失运化，水溢肌肤发为水肿。肾气衰竭，气化失司，湿浊水毒不得下泄，逆犯心包而发病。本病病位主要在心及心包，涉及肺、脾、肝、肾等脏。病性本虚标实、体虚邪盛。本虚为心肺脾肾亏虚，是发病的关键。标实为风、热、湿、毒、瘀血、水饮、痰浊、气滞为主。

二、辨证要点

1. 辨标本缓急

心包炎的病因多样，病性方面有本虚标实，本在于气阴亏损，或心肾阳虚，其标多为风热、热毒等交互为患，病程急性期、早期以标实为主，后期则多以本虚或本虚标实为主。

2. 辨风热与湿热

发热恶寒，烦躁汗出，咳嗽，心悸气短，胸闷胸痛，脉浮数或结代属风热之邪内舍心包；发热面赤，烦躁不安，胸闷胸痛，心悸，脉数有力属热毒蕴结心包。

3. 辨阴虚与阳虚

五心烦热，心悸气短，胸闷心痛，脉细数或结代属阴虚饮停症；气喘胸痛，面色无华，腰酸腿软，畏寒肢冷，下肢水肿，口有尿味，少尿无尿，舌质淡胖有齿痕，苔薄白，脉沉弱属阳虚水泛症。

三、诊断

1. 症状

心前区疼痛，常于体位改变、深呼吸、咳嗽、卧位，尤其当抬腿或左侧卧位时加剧，坐位或前倾位时减轻，常位于胸骨下或心前区，常放射至左肩、背部。后期因大量胸腔积液而出现呼吸困难，甚至出现端坐呼吸。

2. 体征

心包摩擦音是急性纤维蛋白性心包炎的典型体征。心包积液在 200 mL 以上或渗液迅速积聚时则产生心浊音界向两侧扩大，相对浊音界消失，心尖冲动减弱、消失或出现于心浊音界左缘内侧处，心率增快，肝-颈静脉反流征阳性，肝大伴触痛，腹腔积液，皮下水肿，出现奇脉。

3. 实验室及其他检查

（1）心电图检查：主要表现为除 aVR 和 V_1 导联外，所有导联 ST 段呈弓背向下抬高，

T波高耸直立，一至数日后，ST段回到基线，T波低平及倒置，数周后逐渐恢复正常；心包积液时QRS波群低电压，大量积液时可见电交替；无病理性Q波，常有窦性心动过速。

（2）超声心动图：是诊断心包积液简便、安全、灵敏和可靠的无创方法。可观察有无心包粘连，若有大量纤维素样物质对预测心包缩窄有意义，可确定穿刺部位，指导心包穿刺。

（3）X线胸片：当心包积液超过250 mL时，可出现心影增大呈烧瓶状，心影随体位改变而变动；对结核性心包炎或肿瘤性心包疾病也可提供病因学诊断线索。

（4）心包穿刺：当有心包积液时做心包穿刺，将渗液作涂片、培养和找病理细胞，有助于确定病原。

（5）心包镜检：凡有心包积液需手术引流者，可先行心包镜检查直接观察心包，在可疑区域做心包活检，从而提高病因诊断的准确性。

四、治疗原则

本病形成原因复杂多样，因此首先针对病因治疗，根据不同的病因给予不同的治疗。对症治疗也是心包炎的重要治疗，对于积液量不多者，可以单独中医辨证治疗，效果满意且不会发生激素的不良反应，无积液渗出反跳现象。

五、辨证论治

1. 风热袭表，内舍心包症

症状：发热恶寒，口渴咽干，烦躁汗出，咳嗽，心悸气短，胸闷胸痛，舌质红，苔薄黄，脉浮数或结代。

治法：疏风清热，宣肺开胸。

方药：银翘散。

加减举例：热毒盛者，加黄芩、大青叶、板蓝根；风热偏盛者，加桑叶、菊花。

中成药：益心丸益气强心、芳香开窍、活血化瘀；或维C银翘片清热解毒；或参苏宣肺丸解表散寒、宣肺化痰；或杞果止咳片宣肺化痰、止咳平喘；或川贝枇杷颗粒清热宣肺、化痰止咳。

2. 阴虚饮停症

症状：潮热盗汗，五心烦热，心悸气短，胸闷心痛，干咳少痰，痰中带血，咽喉干燥，舌红少津，脉细数或促、结代。

治法：养阴清热，逐饮除蒸。

方药：百合固金汤合泻白散。

加减举例：低热者，加知母、黄檗、银柴胡、地骨皮；痰中带血者，加仙鹤草、侧柏叶、白及。

中成药：青蒿鳖甲片养阴清热；或清骨散清虚热、退骨蒸；或秦艽鳖甲散滋阴养血、退热除蒸；或当归六黄散滋阴泻火、固表止汗；或滋心阴口服液以滋补心阴。

3. 热毒侵袭，壅结心包症

症状：发热面赤，咳嗽气急，烦躁不安，胸闷胸痛，心悸，舌红苔黄，脉数有力。

治法：清热解毒，活血止痛。

方药：仙方活命饮。

加减举例：热毒盛者，加黄芩、黄连、黄檗；热伤阴津，口干烦热者，加生地黄、玄参、麦冬。

中成药：犀角地黄丸清热凉血；或神犀丹清热开窍、凉血解毒；或荣心丸活血化瘀、清热解毒、强心复脉；或蟾麝救心丸扩张冠状动脉、改善心肌供氧、增强心脏功能。

4. 阳虚饮泛症

症状：气喘胸痛，精神萎靡，面色无华，腰酸腿软，畏寒肢冷，下肢水肿，口有尿味，少尿无尿，舌质淡，胖有齿痕，苔薄白，脉沉弱。

治法：温补肾阳，利水排毒。

方药：真武汤。

加减举例：胸痛明显者，加延胡索、香附；泛恶呕吐者，加藿香、法半夏。

中成药：参附强心丸益气助阳、强心利水；或芪苈强心胶囊益气温阳、活血通络、利水消肿；或人参北芪片扶正固本、补气壮阳、强心固脱、补虚生津；或活心丸活血化瘀、益气强心；或海龙胶囊（丸）温补肾阳、补髓填精；或葶苈强心丸利水补心。

六、特色治疗

1. 单味中药

（1）清热解毒：桑叶、菊花、金银花、连翘、紫花地丁等。

（2）活血止痛：冰片、苏合香、麝香等。

2. 针灸疗法

（1）刺灸：针灸治疗能改善心包炎疼痛、发热等临床症状，具有一定的辅助治疗作用。

治法：清热解毒，凉血活血；益气养阴，滋阴清热；活血化瘀，行气定痛。取手厥阴、手阳明、足少阴经腧穴为主。

针灸处方：内关、神门、郄门、合谷、膻中。

刺灸方法：只针不灸，用泻法或平补平泻；每次选用 4 ~ 6 穴，诸穴常规针刺，中等强度刺激，留针 30 分钟。

随症配穴：热毒炽盛、血瘀阻脉者，加大椎、膈俞、委中、血海；气阴两虚、热毒内结者，加足三里、复溜；阴虚火旺者，加心俞、肾俞、太溪、劳宫。高热者，加大椎、商阳；大便秘结者，加天枢、支沟；气急、喘息者，加天突、平喘；胸闷者，加间使、巨阙。

（2）耳针疗法：取耳穴心、神门、皮质下、交感、肾上腺等穴，配穴取内分泌、肾、胃，毫针轻刺激，1次／天。亦可采用王不留行贴压耳穴。

（3）艾灸疗法：取中脘、足三里、心俞、厥阴俞、膻中。施以温和灸或温针灸或者艾条悬灸，适用于慢性心包炎气血不足、气虚血瘀，无明显阳亢或热象者。取腹部关元、气海、神阙大炷重灸，用于急性心包炎的救治。

（4）皮肤针法：用皮肤针在病变部位沿经脉叩刺，以局部潮红为度。后期反复叩刺脾俞、胃俞、膈俞、肺俞和手足阳明经，隔日1次。

（5）刺血疗法：在肢体末端用三棱针循经轻点刺，以出血为度，隔日1次。

3. 推拿疗法

推拿适合于心包炎辅助治疗。横擦前胸部2～3遍；横擦肩背、腰部往返2～3遍。斜擦两肋1分钟。振百会、大椎、命门穴各1分钟；按揉心俞、脾俞、肾俞、足三里、气海、关元。1次／天。

4. 其他疗法

（1）穴位敷贴：以地黄玄参膏贴心前区，适用于阴虚内热型患者，1次／天。地黄玄参膏组成：熟地黄、生地黄、当归、栀子、黄檗、黄芩、知母、山茱萸、白芍、玄参、麦冬、天冬、肉苁蓉、天花粉各20 g，五味子、红花、生甘草各15 g。用麻油煎熬后，黄丹收膏，石膏120 g搅匀即成。或将大黄、丹参、乳香、没药、当归、川芎、细辛、法半夏、白芷、干姜等制止痛膏，贴在内关、膻中、心俞、厥阴俞及心前区。每次24小时，隔日1次，15次为1个疗程。有缓解疼痛作用。

（2）中药喷雾：细辛气雾剂由细辛挥发油、冰片组成。将气雾剂对准口腔喷雾2～3次。有止痛效果。

（3）敷脐疗法：紫雪丹1粒捣碎，鸡蛋清调糊，置于麝香追风膏中心，外敷神阙穴。连续治疗3～5次。适用于高热的患者。

（4）穴位涂擦：薄荷、硼砂、青黛各10 g，牛黄、冰片各1.5 g。研末，姜汁调膏，先用生姜蘸蜜搽舌，药涂擦膻中、巨阙两穴，以皮肤透热为度。1次／天，30次为1个疗程。具有祛风通络、活血化瘀的功效。

（5）经典食疗：新鲜芹菜500 g，麦冬15 g，天冬15 g。将新鲜芹菜择洗干净切碎放入家用榨汁机中榨约500 mL，将麦冬、天冬去杂质洗净加500 mL。水煮沸浓缩至200 mL，与芹菜汁混匀，早、晚服食。

（赵　亮）

第八节　心胀

扩张型心肌病是指以左心室、右心室或双侧心室腔扩大和心脏收缩功能障碍为特征的疾病。常伴心力衰竭和心律失常，病死率较高。《中华人民共和国中医药行业标准·中医病症诊断疗效标准》称本病为"心胀"。

一、病因病机

本病病因主要为先天不足，后天失调，属本虚标实、因虚致实之病；病机以脾肾阳虚、心阳不振为本，外邪、瘀血、痰浊、水饮为标。外邪毒气乘虚而入，侵犯心肺则发咳喘、心悸。若有心阳不足，心脉痹阻则为胸闷心痛。脾阳不运，运化失权，水湿停聚发为水肿；肺有通调水道，下输膀胱的功能，若肺气不降，通调失利，可导致水液潴留，而发为水肿；肾主五液以维持体内水液平衡，如肾阳虚衰，气不行水，水湿内聚，或泛溢肌肤，则为水肿，或上凌心肺而见咳喘心悸。其病位主要在心，涉及脾、肺、肾诸脏。病情严重可发展为心阳暴脱，甚至阴阳离决而猝死。

二、辨证要点

1. 辨虚实

本病的病变以虚为本，但亦有夹实者，其虚为心气虚、心阴虚、心血虚、心阳虚；实则以痰饮、水饮、血瘀为主。本病起病之初症状不著，或症状轻微，病性以邪实为主。中期以正虚邪恋为主，病性多虚实并见，以心气亏虚、心脉瘀阻、心阳虚衰、水饮留聚之心衰为多见。后期则以正气虚损为主，从中期发展而来，正气进而虚衰，水饮、痰阻加重，且损及肺、脾、肾等诸脏。

2. 辨脏腑

本病初期，以单脏虚损为主，脏腑亏损主要以心为主，表现为心之气、血、阴、阳之不足，久病则重，多为数脏同病，根据其病情进步发展而引起其他脏腑功能失调，导致肺、脾、肾等脏的虚损，而出现水饮凌心，血脉瘀阻而致心悸、胸闷、水肿等症。应分清心脏与他脏的病变情况，有利于判断疾病程度。

三、诊断

1. 症状

心脏扩大，心室收缩功能减低伴或不伴有充血性心力衰竭，常有心律失常，可发生栓塞和猝死等并发症。

2. 辅助检查

X线检查示心、胸比例 > 0.5；超声心动图示全心扩大，尤以左心室扩大明显，左室舒张末期容积 $\geq 80 \ mL/m^2$，心脏可呈球形，室壁运动呈弥漫性减弱，射血分数小于正常值。

四、治疗原则

由于本病病因未明，目前尚无特殊治疗方法。中医治疗原则是扶正祛邪，扶正以心为主，兼顾肺、脾、肾等脏；祛邪以活血化瘀、除痰利水为主，兼除外感表邪。

五、辨证论治

1. 心气不足症

症状：心悸气短，神疲乏力，倦怠懒言，动则较甚，易出汗，面色㿠白，舌质淡红，苔薄白，脉虚细或结代。

治法：养心益气。

方药：保元汤合茯苓皮汤。

加减举例：胸闷痛者，加乳香、没药、瓜蒌皮、丹参、桃仁；脉结代者，加苦参、丹参、玄参、人参。

中成药：宁心宝胶囊提高窦性心律，改善窦房结、房室传导与心脏功能；或十一味参芪胶囊补中益气、养血生津、扶正祛邪、化瘀止痛；或心安胶囊扩张冠状血管、改善心肌供血量、降低血脂；或补心气口服液补益心气。

2. 气虚血瘀症

症状：心悸气短，神疲乏力，动则较著，或有自汗，夜寐梦扰，舌暗淡或有瘀点，脉细、涩或结代。

治法：补益心气，活血化瘀。

方药：圣愈汤合桃红四物汤。

加减举例：痰浊痹阻者，加瓜蒌皮、薤白、法半夏；脉象参差不齐者，加桂枝、炙甘草、苦参、水蛭、冬虫夏草。

中成药：红花注射液活血化瘀；或黄杨宁片行气活血、通络止痛；或舒胸胶囊（颗粒）活血、祛瘀、止痛；或心可舒胶囊活血化瘀、行气止痛；或三七通舒胶囊活血化瘀、活络通脉；或血塞通滴丸（片、分散片、胶囊）活血化瘀、通脉活络；或血络通胶囊益气活血。

3. 气阴两虚症

症状：心悸气短，活动后症状加重，头晕乏力，颧红，自汗或盗汗。失眠，口干，舌质红或淡红，苔薄白，脉细数无力或结代。

治法：益气养阴，养心安神。

方药：炙甘草汤合天王补心丹。

加减举例：面色苍白，汗出甚者，加人参、黄芪。

中成药：生脉注射液理气开窍、益气强心、生津复脉；或炙甘草合剂益气、养血、温阳复脉；或天狮滋心阴胶囊滋养心阴、活血止痛；或滋心阴颗粒（口服液）滋养心阴、活血止痛；或补益强心片益气养阴、活血利水。

4. 阳虚水泛症

症状心悸自汗，形寒肢冷，神疲尿少，下肢水肿，咳喘难以平卧，唇甲青紫，舌质淡暗或紫暗，苔白滑，脉沉细。

治法：温阳利水。

方药：真武汤。

加减举例：唇舌紫暗者，加丹参、三七、红花。

中成药：十八味诃子利尿胶囊益肾固精、利尿；或芪苈强心胶囊（丸）益气温阳、活血通络、利水消肿；或活心丸活血化瘀、益气强心。

5. 心阳虚脱症

症状：心悸喘促，不能平卧，大汗淋漓，精神萎靡，唇甲青紫，四肢厥冷，舌质淡，苔白，脉细微欲绝。

治法：回阳固脱。

方药：四逆汤合参附龙牡汤。

加减举例：痰多气壅者，加葶苈子、牵牛子、大枣。

中成药：参附注射液益气温阳、回阳救逆、固脱；或参附强心丸益气助阳、强心利水；或人参北芪片扶正固本、补气壮阳、强心固脱、补虚生津；或深海龙胶囊（丸）温补肾阳、补髓填精。

六、特色治疗

1. 单味中药

现代药理研究表明，多种中药具有治疗扩张型心肌病的作用。

（1）增强心肌收缩力：如人参、附子、桂枝、黄芪、党参、灵芝、刺五加、何首乌、黄精、刺蒺藜、毛冬青、牡丹皮、全蝎、蟾酥、水蛭、青皮、枳实、郁金、罗布麻、香附、钩藤、益母草、大蓟、小蓟、瓜蒌、肉桂等。

（2）利水消肿：减轻心脏负荷，如茯苓、泽泻、猪苓、葶苈子、紫苏子、黄芪、车前草、桑白皮等。

2. 针灸疗法

（1）刺灸：针灸具有改善心脏功能的作用，对扩张型心肌病有一定的辅助治疗作用。

治法心气不足者，补益心气、养心安神；气阴两虚者，益气滋阴、养血安神；心血瘀阻者，理气活血、化瘀通络；心肾阳虚者，补益心肾、温阳利水；心阳虚脱者，回阳救逆。取手足少阴、手厥阴经腧穴和相应俞、募穴为主。

针灸处方：内关、大陵、神门、间使、通里、太渊、心俞、巨阙、厥阴俞、膻中、足三里、阴陵泉、三阴交、太溪。

刺灸方法：交替取穴，针灸并用，多用补法或平补平泻；背部穴位当注意针刺的角度、方向和深度。留针30分钟，1次/天。

随症配穴：心气不足、心阳虚脱者加灸气海、关元、心俞；心肾阳虚加肾俞、命门；心血瘀阻加曲泽、膈俞。

（2）耳针疗法：取耳穴心、肾、交感、神门、皮质下、内分泌、肾上腺等穴。毫针轻刺激或皮内针埋置，或采用王不留行贴压耳穴。1次/天。

3. 推拿疗法

推拿适合于治疗无严重并发症的扩张型心肌病。主要以推揉手法为主，任脉从神阙到天突；督脉从长强到大椎以捏脊手法为主；直擦膀胱经至透热为度，1次/天。

4. 其他疗法

（1）气功疗法：心衰体弱者，宜练养功、放松功等静功，亦可配合保健功。稳定期可练太极拳、鹤翔桩等。应避免体力活动过度，以免增加心脏负担。

（2）穴位敷贴：通心膏（徐长卿、当归、丹参、王不留行、鸡血藤、一葛根、延胡索、红花、川芎、桃仁、姜黄、郁金、三七、血竭、椿皮、穿山甲、乳香、没药、樟脑、冰片、木香、人工麝香、硫酸镁、透骨草）外敷心俞、厥阴俞等以通脉止痛。回阳玉龙膏外敷膻中以温经回阳，活血止痛。

（3）经典食疗：①浮小麦30 g，炙甘草10 g，大枣10枚，共煎代茶频饮。②黄芪20～30 g，大米100 g，先用水煎黄芪，取汁与大米共煮成粥，随意服食。③白参10 g，莲子10枚，冰糖适量。用水疱发白参、莲子，入冰糖隔水炖烂服食。

（赵　亮）

第九节　郁症

心血管神经症是神经症的一种，是由于神经功能失调而致的循环功能紊乱，属于以心血管症状为主的神经症，亦称心脏血管性神经衰弱，属中医学"郁症"范畴。

一、病因病机

中医学认为，本病的发生与情志的关系最为密切，体质禀赋不足，阴虚血少，虚火内扰，心失所养，神不守舍；或因情志不畅，忧郁过度，阻滞气机，肝气郁结，肝气通于心，肝气滞则心气乏，气血不和，血行不畅，心血瘀阻；或因思虑过度，劳伤心脾，气血亏虚，心失所养；或因肝郁化火，传于心则心肝火旺，扰动心神。

二、辨证要点

1. 辨虚实

心血管神经症的病因或责于实，求诸于气郁、火扰诸因；或归于虚，缘由气阴之不足。

2. 辨病位

七情郁滞，起源于心，肝脾首当其冲；六淫抑郁脾肺，寒与湿居多；饮食停郁，中气先伤。因郁致悸，不得从心脏而论治，而以肝、脾、肺三者为气血郁结之常处。肝藏血，喜条达而恶抑郁；脾为气血生化之源，主升清降浊；肺为气之主，通调水道。

三、诊断要点

1. 症状

多发生于青壮年女性。精神忧郁或情绪焦虑，主诉繁多，症状多样，典型临床症状为：心悸、呼吸困难、胸闷、心前区部位不固定的一过性的隐痛或持久性的隐痛、多汗、疲乏无力、注意力不集中、记忆力减退、易兴奋、烦躁易怒、失眠、多梦等症状。

2. 体征

许多患者检查时缺乏阳性体征，有些患者心率较快，窦性心律不齐，心尖冲动有力，心音增强，心尖区闻及 1～2 级柔和收缩期杂音，或胸骨左缘第 2～第 3 肋间 2 级收缩期杂音；患者多有疲倦、紧张、焦虑不安，思维、言谈正常，有时叹息样呼吸，手指可有轻微的颤抖；神经检查可出现腱反射亢进，划痕试验阳性。

3. 心电图

大多数患者心电图无特异性改变，有些表现为窦性心动过速，窦性心律不齐，房性或室性期前收缩，偶可见 ST 段轻度压低及 T 波低平倒置。

四、治疗原则

本病多因情志或者禀赋不足导致气血失调，脏腑功能紊乱，气滞血瘀，心脉闭阻，因此，按照"气行则血行，气滞则血瘀"的原则，本病的治疗应以行气解郁，活血化瘀通络为主，兼益气、养血、疏肝、滋阴、一化痰等法。同时，应避免精神因素的刺激，加强心理辅导。

五、辨证论治

1. 气滞心胸症

症状：胸胁胀满、隐痛阵发，痛无定处，情志忧郁，时欲叹息，舌淡红，苔薄白，脉弦。

治法：疏肝解郁，行气止痛。

方药：柴胡疏肝散。

加减举例：痛甚者，加当归、郁金、乌药；郁而化火者，加栀子、川楝子。

中成药：乌灵胶囊疏肝理气、解郁安神；或舒肝理气丸理气宽胸；或舒肝健胃丸疏肝开郁、导滞和中；或加味逍遥丸疏肝清热、健脾养血。

2. 气郁化火症

症状：心悸阵作，胸胁胀痛阵发，烦躁，口苦，头痛目赤，失眠，舌质红，苔薄黄，脉弦数。

治法：疏肝解郁清火。

方药：丹栀逍遥散。

加减举例：烦躁较甚者，加淡竹叶；失眠者，加酸枣仁、首乌藤。

中成药：解郁安神颗粒疏肝解郁、安神定志；或越鞠丸行气解郁；或蒲郁胶囊清心化痰、疏肝解郁。

3. 心脾两虚症

症状：心悸气短，头晕目眩，失眠健忘，面色无华，纳呆腹胀，神疲乏力，舌质淡，苔薄白，脉细弱。

治法：益气补血，健脾养心。

方药：归脾汤。

加减举例：失眠较重者，加生龙骨、煅牡蛎。

中成药：二夏清心片健脾祛痰、清心除烦；或刺五加片扶正祛邪养心安神；或补心气口服液补益心气；或归脾丸益气健脾、养血安神。

4. 气阴两虚症

症状：心悸气短，低热口干，五心烦热，失眠健忘，舌红苔少，脉细数。

治法：益气养阴，补心安神。

方药：天王补心丹。

加减举例：心气虚甚者，加黄芪、炙甘草。

中成药：滋肾补脑液益气滋肾、养心安神；或枣仁安神液补心安神；或琥珀安神丸育阴养血、补心安神；或天王补心丸滋阴养血、补心安神；或炙甘草合剂益气、养血、温阳复脉。

六、特色治疗

1. 单味中药

现代药理研究表明，多种中药具有治疗心血管神经症的作用。

（1）镇静，抗焦虑：如黄连、莲子心、柏子仁、朱砂、磁石、龙骨、琥珀、远志、酸枣仁、茯苓、合欢皮、珍珠母、大枣、浙贝母、石菖蒲、丹参、郁金等。

（2）强心，改善体循环：如当归、党参、生姜、郁金、香附、陈皮、青皮、木香、沙参、熟地黄等。

（3）改善冠状动脉循环：如人参、川芎、枳壳、黄芪、党参、当归、白芍、何首乌、麦冬、女贞子、冬虫夏草等。

2. 针灸疗法

（1）刺灸：针灸具有通经脉，调气血，改善心身功能状态，调整阴阳平衡，调和脏腑功能的作用。

治法：补血养心，理气化痰，疏肝解郁，活血通脉。取手少阴、手足厥阴经腧穴和相应俞、募穴为主。

针灸处方：内关、神门、足三里、三阴交、后溪、丰隆、风池、百会、心俞、巨阙、厥阴俞、膻中、合谷、太冲、行间、太溪。

刺灸方法：交替取穴，针、灸并用，多用补法或平补平泻；背部穴位应注意针刺的角度、方向和深度。留针30分钟，1次/天。

随症配穴：气血不足者，加灸气海、关元、足三里；瘀血阻脉者，加曲泽、膈俞、血海；气郁痰阻者，加中脘、期门、阴陵泉；阴虚火旺者，加然谷、行间、肝俞、肾俞。

（2）耳针疗法：取耳穴心、肾、交感、神门、皮质下、内分泌等穴。毫针轻刺激或皮内针埋置，或采用王不留行贴压耳穴。1次/天。

（3）皮肤针法：循后项，背部膀胱经第一、第二侧线叩刺，以及叩刺内关、膻中、三阴交，中度刺激至局部皮肤潮红为度。治疗1～2次/天。

（4）穴位注射：按常规选穴，每次选用2～4穴，用维生素B_1注射液、维生素B_{12}注射液、丹参注射液，每穴注射0.5 mL。1次/天。

3. 推拿疗法

一指禅推脊柱两侧膀胱经，时间约5分钟。用按揉法在肝俞、脾俞、胃俞施术，每穴约2分钟。患者仰卧位，医者按揉章门、期门各2分钟左右。用摩法摩胁肋、腹部各约5分钟。

4. 其他疗法

（1）气功疗法：循序渐进，先练养生功、放松功等静功，后练保健功、太极拳、鹤翔桩等。

（2）吸入法：胸闷不舒者，可用宽胸气雾剂等口腔喷雾以宽胸理气止痛。

（3）经典食疗：①猪腰500 g，山药30 g，当归10 g，党参20 g，油、盐、酱、醋、葱、姜各适量。将猪腰对半剖开，取去网膜及导管，洗净，加入山药等三味中药清炖至熟。将猪腰取出晾凉，切成腰花装盘，浇上各调料即成。分次食用。②猪心1个，洗净，加朱砂末1 g、红枣10枚炖服，吃肉饮汤。

（赵　亮）

病例01　心悸

一、病历摘要

姓名：×××　　　性别：女　　　年龄：61岁

过敏史：青霉素及磺胺类药物过敏。

主诉：发作性心慌、胸闷，伴头晕1+年，加重1天。

现病史：就诊前1年，患者于情绪波动后突发心慌、胸闷及头晕，初症状较轻，休息后缓解，未予重视；然之后上症间断发作，自诉"情绪波动、精神紧张、夜眠不佳"等情况时尤甚，于当地医院就诊，动态心电图提示"窦性心动过缓（24小时心搏总数84 179

次）"，后就诊于外院，诊断为"心律失常 窦性心动过缓"，建议其定期复查，必要时进一步行"永久心脏起搏器"植入治疗；就诊前 1 天，患者再次感心慌及胸前区憋闷不适，且一日内多次发作，故前来我院门诊就诊，后收出入院；入院症见：神清，精神欠佳，发作性心慌、胸闷，时有头晕，饮食、睡眠如常，二便调；舌质暗，苔薄白，脉弦、涩。

二、查体

体格检查：T 36.2℃，HR 49 次 / 分，R 20 次 / 分，BP 106/64 mmHg；双肺呼吸音清，双肺未闻及明显干、湿性啰音；心律尚齐，各瓣膜听诊区未闻及明显病理性杂音；双下肢无浮肿。

专科检查：心前区无隆起，心尖冲动正常，位于左侧锁骨中线第五肋间内 0.5 cm 处，心界不大，心率 49 次 / 分，律齐，心音正常，各瓣膜听诊区未闻及明显病理性杂音。

辅助检查：入院心电图，窦性心动过缓，III、aVF、V_1 导联 T 波倒置；血细胞分析（五分类），白细胞（WBC）3.7×10⁹/L，红细胞（RBC）4.89×10¹²/L，血红蛋白（HGB）153.0 g/L ↑，血小板（PLT）178.0×10⁹/L；生化检查，总蛋白（TP）75.3 g/L，白蛋白（ALB）44.6 g/L，球蛋白（GLO）30.7 g/L，丙氨酸转移酶（ALT）21.0 U/L，谷草转氨酶（AST）22.9 U/L，尿素氮（BUN）4.23 mmol/L，肌酐（Cr）81.0μmol/L，URIC 316.0μmol/L，血清总胆固醇（TCH）5.42 mmol/L ↑，甘油三酯（TG）1.38 mmol/L，高密度脂蛋白胆固醇（HDL-C）1.39 mmol/L，低密度脂蛋白胆固醇（LDL-C）3.72 mmol/L ↑，钾（K）4.63 mmol/L，钠（Na）140.3 mmol/L，氯（Cl）108.1 mmol/L，餐后血糖（GLUm）5.08 mmol/L；尿常规未见明显异常；胸部 DR 检查未见明显异常。

三、诊断

鉴别诊断：

本病当与"胸痹"相鉴别，"胸痹"者，以"胸闷、憋气"为主症，或伴心慌，但程度轻，可自行缓解，持续时间一般较短；而"心悸"者，以"心慌不适反复发作"为主症，不能自行缓解者，一般持续时间较长。

最终中医诊断：1．心悸

2．气滞血瘀

最终西医诊断：1．心律失常，窦性心动过缓

2．混合型高脂血症

四、诊疗经过

入院后予其心宝丸 6 粒 po Tid 以提高心率；中医治以"行气活血，化瘀通络"，具体方药如下；同时配以耳穴压丸（双耳心、脾、肾、三焦、交感反射区）以调理气血，提高心率；入院治疗第 2 天，患者自觉"心慌、胸闷及头晕"等症状较入院前改善，自测心率 57 次 / 分，继服中药治疗；入院治疗 5 天，患者自诉"心慌、胸闷及头晕"等症状基本

消失，复查"24 小时动态心电图"检查，提示：窦性心律，阵发性窦性心动过缓，心搏总数 91 473 次，平均心率 62 bpm，最慢心率 41 bpm，最快心率 114 bpm，室性早搏 56 个，4 阵成对室上早，ST-T 未见明显异常，心率变异性分析 SDNN = 185 ms；继服中药治疗；入院治疗 8 天，患者诸症状改善，无明显不适，病情平稳，予以出院，并嘱其出院后继服中药治疗。方药：柴胡 12 g、郁金 12 g、香附 12 g、枳实 15 g、麦冬 12 g、川芎 12 g、麻黄 6 g、制附子 3 g、细辛 2 g、红参 3 g、黄芩 15 g、五味子 12 g、赤芍 12 g、地龙 10 g、红花 6 g、桃仁 6 g。

五、出院情况

患者神清，精神良好，心慌、胸闷未再发作，无明显头晕，饮食一般，睡眠如常，二便调。

六、讨论

患者中、老年女性，61 岁，主因"发作性心慌、胸闷，伴头晕 1+ 年，加重 1 天"入院，当属祖国医学之"心悸"范畴；"心悸"的中医诊治，源远流长，秦汉时期就有记载，但系统论述其病因病机则出自《黄帝内经》，虽该书未能明确提出"心悸"一词；至东汉时期，名医"张仲景"于《伤寒杂病论》分"心动悸""心下悸""心中悸"，方明确"心悸"一说，并奠定了该病中医诊治的基础；《肘后备急方·治狰得惊邪恍惚方》记载"治惊忧怖迫逐，或惊恐失财，或激愤惆怅，致志气错越，心行违僻不得安定者"，则提出"精神因素"致"惊悸"可能；本病患者中、老年女性，平素操劳，家庭琐事繁多，精神压抑，久则气郁不舒，血运不利，则内生瘀血，瘀血阻络，心神失养，故发"心慌"；结合其舌苔脉象，本病当辨证为"气滞血瘀"之症，治疗当以"行气活血，化瘀通络"为法，方中"柴胡、郁金、香附、枳实、川芎"疏肝理气；"赤芍、地龙、红花、桃仁"化瘀通络；"麻黄、制附子、细辛、红参"鼓动心阳；"黄芩"性寒，"麦冬、五味子"味甘，共与温药相佐，使药温而不燥；诸药配伍，共奏"行气、活血、祛瘀、定悸"之效。

（赵 亮）

病例 02 胸痹

一、病历摘要

姓名：×××　　　性别：女　　　年龄：53 岁

过敏史：无。

主诉：间断胸闷、憋气 3 年，加重 1 天。

现病史：就诊前 3 年，患者无明显诱因开始出现胸闷、憋气，休息后缓解，约持续数分钟，未予重视；之后上症多次发作，程度或轻或重，持续时间或长或短，休息或含服药物（丹参滴丸）可缓解，但未系统诊治；就诊当年 6 月份，患者因病情复发加重就诊于北京安贞医院，行冠脉造影检查，提示：冠心病，双支病变，累及前降支、右冠，后行 PCI 治疗，于前降支病变处植入支架 2 枚；出院后，患者于家中长期服药治疗，病情平稳；就诊前 1 天，患者于活动后再次感胸前区憋闷不适，持续时间较长，故于今日前来我院门诊就诊，后收住入院；入院症见：神清，精神尚可，活动后略感胸闷，无明显心慌，食欲欠佳，睡眠差，难以入睡，小便正常，大便干；舌质暗，苔黄偏腻，脉滑、涩。

二、查体

体格检查：T 36.3℃，HR 56 次 / 分，R 20 次 / 分，BP 120/70 mmHg；双肺呼吸音清，双肺未闻及明显干、湿性啰音；心率 56 次 / 分，心律齐，各瓣膜听诊区未闻及明显病理性杂音；双下肢无浮肿。

专科检查：心前区无隆起，心尖冲动正常，位于左侧锁骨中线第五肋间内 0.5 cm 处，心界不大，心率 56 次 / 分，心律齐，各瓣膜听诊区未闻及明显病理性杂音。

辅助检查：入院心电图示窦性心动过缓，ST 段未见明显异常；即刻血糖：6.7 mmol/L。

血细胞分析（五分类），白细胞（WBC）$3.6×10^9$/L，红细胞（RBC）$4.72×10^{12}$/L，血红蛋白（HGB）123.0 g/L，血小板（PLT）$214.0×10^9$/L；C-反应蛋白，CRP 1.31 mg/L；血凝检查 1＋D-二聚体，凝血酶原时间（PT）10.7 s，PT% 116.0%，国际标准化比值（INR）0.99，活化部分凝血活酶时间（APTT）35.7 s，血浆凝血酶时间（TT）15.9 s，纤维蛋白原（纤维蛋白原）2.3 g/L ↓，血浆 D 二聚体 96.0μg/L。生化检查，总蛋白（TP）73.2 g/L，白蛋白（ALB）42.6 g/L，丙氨酸转移酶（ALT）22 U/L，谷草转氨酶（AST）25 U/L，肌酐（Cr）76.3μmol/L，尿素（URIC）269.7μmol/L，血清总胆固醇（TCH）4.50 mmol/L，甘油三酯（TG）1.53 mmol/L，高密度脂蛋白胆固醇（HDL-C）0.97 mmol/L，低密度脂蛋白胆固醇（LDL-C）2.17 mmol/L，钾（K）3.82 mmol/L，钠（Na）137.5 mmol/L，氯（Cl）101.4 mmol/L，餐后血糖（GLUm）5.21 mmol/L；尿常规：未见明显异常。

三、诊断

鉴别诊断：

本病当与"真心痛"相鉴别，"真心痛"者，猝然胸痛彻背、背痛彻胸，持续不缓解，伴大汗出，四肢厥冷，起病急，病情重；而"胸痹"者，胸闷、憋气，或伴胸痛，但程度轻，多可自行缓解。

最终中医诊断：1. 胸痹
2. 痰瘀互结
最终西医诊断：1. 冠状动脉性心脏病
不稳定型心绞痛

PCI 术后

2．高脂血症

四、诊疗经过

入院后西医予其阿司匹林肠溶片：100 mg po Qd、硫酸氢氯吡格雷片：75 mg po Qd、单硝酸异山梨酯片：20 mg po Bid、瑞舒伐他汀钙片：10 mg po Qd、兰索拉唑肠溶胶囊：30 mg po Qd。

中医治以"化痰通络，活血祛瘀"，具体方药如下；同时配以耳穴压丸（双耳心、肾、三焦、小肠、交感反射区）以调理气血，改善心脏功能。方药：陈皮 12 g、姜半夏 9 g、柴胡 12 g、郁金 12 g、白芍 20 g、赤芍 20 g、枳实 15 g、川芎 12 g、瓜蒌 15 g、薤白 15 g、玄参 20 g、大黄 6 g。

入院治疗 2 天，患者自觉胸闷、憋气较入院前减轻，继服中药治疗。

入院治疗 5 天，患者诉胸闷、憋气基本消失，但间断出现胃脘部胀满不适，伴反酸、胃灼热，故调整中医治法为"理气消胀，抑酸止呕"，具体方药如下： 陈皮 12 g、姜半夏 9 g、柴胡 12 g、郁金 12 g、茯苓 15 g、桃仁 9 g、瓜蒌 15 g、薤白 15 g、前胡 15 g、瓦楞子 30 g、黄连 12 g、大黄 6 g。

入院治疗 7 天，患者诉胸闷、憋气未再发作，胃脘部胀满及反酸、胃灼热亦较前减轻，无其他不适，继服中药治疗。

入院治疗 10 天，患者胸闷、憋气未再发作，胃脘部胀满及反酸、胃灼热基本消失，病情平稳，故予以出院，并嘱其院外继服中药治疗。

五、出院情况

患者神清，精神良好，无明显胸闷、憋气，偶有胃脘部胀满，饮食一般，睡眠如常，二便调。

六、讨论

患者中年女性，53 岁，主因"间断胸闷、憋气 3 年，加重 1 天"入院，当属祖国医学之"胸痹"范畴；"胸痹"者，胸部闷痛，甚则胸痛彻背，气短喘息不得卧，其病因多与寒邪内侵，饮食不当，情志波动，年老体虚等有关；《金匮要略·胸痹心痛短气病脉症并治》曰"胸痹不得卧，心痛彻背者，栝蒌薤白半夏汤主之"，亦曰"胸痹心中痞气结在胸，胸满，胁下逆抢心，枳实薤白桂枝汤主之，人参汤亦主之"；本病患者中年女性，平素家庭琐事繁多，劳久伤脾，脾失健运，水谷不化精微，聚湿成痰，阻碍经络，则内生瘀血，痰瘀互结于胸中，气机不利，故发"胸闷、憋气"； 结合其舌苔脉象，本病当辨证为"痰瘀互结"之症，治疗当以"化痰通络，活血祛瘀"为法，方中"陈皮、姜半夏"健脾化痰；"瓜蒌、薤白"宽胸、通阳、散结；"柴胡、郁金、川芎、枳实"理气健脾，以助气血生化；"赤芍"活血，"白芍"补血，相佐则祛瘀不伤正；"玄参、大黄"滋阴、清热、通便，以利邪出；诸药配伍，共奏"化痰、活血、祛瘀"之效。

（赵 亮）

病例 03　真心痛

一、病历摘要

姓名：×××　　　性别：男　　　年龄：39 岁

过敏史：无。

主诉：持续胸前区憋闷、疼痛 7 小时。

现病史：就诊当日上午 11 点，患者突发胸前区憋闷、疼痛，持续不缓解，伴大汗出，下午 15 点，患者于本院门诊就诊，心电图检查提示 Ⅱ、Ⅲ、aVF 导联 ST 段抬高 0.1～0.2 mV，Ⅲ 导联异常 Q 波，肌钙蛋白检查示 0.05 μg/L ↑，心脏彩超提示左房稍大，考虑急性下壁心肌梗死，故收住入院；入院症见：神清，精神欠佳，持续胸前区憋闷、疼痛，伴汗出，无明显心慌，饮食一般，睡眠如常，二便调；舌质暗，苔黄偏腻，脉涩。

二、查体

体格检查：T 36.1℃，HR 70 次/分，R 17 次/分，BP 118/77 mmHg；双肺呼吸音清，双肺未闻及明显干、湿性啰音；心律齐，各瓣膜听诊区未闻及明显病理性杂音；双下肢无浮肿。

专科检查：心前区无隆起，心尖冲动正常，位于左侧锁骨中线第五肋间内 0.5 cm 处，心界不大，心率 70 次/分，律齐，心音正常，各瓣膜听诊区未闻及明显病理性杂音。

辅助检查：入院心电图，窦性心律，Ⅱ、Ⅲ、aVF 导联 ST 段抬高约 0.1 mV，Ⅲ 导联异常 Q 波，Ⅰ、aVL 导联 ST 段下移约 0.05～0.1 mV；入院当天床旁 NT-ProBNP ＜ 100 pg/mL；即刻血糖：5.9 mmol/L；入院心梗三项，CK-MB 28.17 ng/mL ↑，cTnI 0.37 μg/L，Myo 240.1 μg/L ↑；血细胞分析（五分类），白细胞（WBC）10.5×10^9/L ↑，红细胞（RBC）5.52×10^{12}/L，血红蛋白（HGB）160.0 g/L，血小板（PLT）224.0×10^9/L，NE% 86.7 % ↑，LY% 10.8 % ↓，NE# 9.1×10^9/L ↑，LY# 1.1×10^9/L；C-反应蛋白 CRP 1.04 mg/L ↑；生化检查，总蛋白（TP）67 g/L，白蛋白（ALB）42.0 g/L，GLO 25.0 g/L，丙氨酸转移酶（ALT）60.4 U/L ↑，谷草转氨酶（AST）231.0 U/L ↑，肌酐（Cr）71.4 μmol/L，尿素（URIC）360.2 μmol/L，UREA 7.3 mmol/L，血清总胆固醇（TCH）4.80 mmol/L，甘油三酯（TG）1.03 mmol/L，高密度脂蛋白胆固醇（HDL-C）0.91 mmol/L，密度脂蛋白胆固醇（LDL-C）3.44 mmol/L ↑，钾（K）4.27 mmol/L，钠（Na）139.6 mmol/L，氯（Cl）106.8 mmol/L，GLUm 6.04 mmol/L。尿微量白蛋白，m 白蛋白（ALB）6.42 mg/L。

三、诊断

初步中医诊断：1．真心痛

　　　　　　　2．痰瘀互结

初步西医诊断：1．冠状动脉性心脏病

　　　　　　　急性心肌梗死（下壁）

　　　　　　　Killip Ⅰ 级

　　　　　　　2．高血压病 3 级（极高危险组）

　　　　　　　3．高脂血症

　　　　　　　4．高尿酸血症

鉴别诊断：

本病当与"胸痹"相鉴别，"胸痹"者，胸闷、憋气，或伴胸痛，然程度轻，多可自行缓解；而"真心痛"者，猝然胸痛彻背、背痛彻胸，持续不缓解，伴大汗出，四肢厥冷，起病急，病情重。

最终中医诊断：1．真心痛

　　　　　　　2．痰瘀互结

最终西医诊断：1．冠状动脉性心脏病

　　　　　　　急性心肌梗死（下壁）

　　　　　　　Killip Ⅰ 级

　　　　　　　PCI 术后

　　　　　　　2．高血压病 3 级（极高危险组）

　　　　　　　3．高脂血症

　　　　　　　4．脂肪肝

四、诊疗经过

入院后西医予其阿司匹林肠溶片：100 mg po Qd、替格瑞洛片：90 mg po Bid、酒石酸美托洛尔片：12.5 mg po Bid、替米沙坦片 40 mg po Qd、瑞舒伐他汀钙片：10 mg po Qd、泮托拉唑钠肠溶胶囊：40 mg po Qd。

中医治以"化痰通络、活血祛瘀"，具体方药如下；同时配以耳穴压丸（双耳心、肾、三焦、小肠、交感反射区）以调理气血，改善心脏功能。方药：陈皮 12 g、清半夏 9 g、茯苓 15 g、白术 15 g、赤芍 12 g 、川芎 12 g、红花 9 g、桃仁 9 g、瓜蒌 15 g 、薤白 15 g、桂枝 9 g、枳壳 15 g、泽泻 12 g 、地龙 10 g、丹参 20 g、车前子 30 g。

入院当天行急诊冠脉造影检查，提示：前降支近－中段斑块，右冠近－中段斑块，远段 90% ～ 99% 狭窄；后行 PCI 治疗，于右冠病变处植入支架 1 枚。

入院治疗第二天，复查 cTnI 8.05 ng/mL ↑，NT-proBNP 279 pg/mL，患者自觉胸前区

憋闷、疼痛明显减轻，继服中药治疗。

入院治疗 8 天后，患者自诉胸憋、胸痛基本消失，查心脏彩超示：二尖瓣少量反流，左室舒张期内径 48 mm，左室收缩期内径 32 mm，EF 62 %，CO 5.0 L/min，CI 2.6 L/（min·m^2），E/A = 1.0，继服中药治疗。

入院治疗 11 天后，患者诸症状改善，病情平稳，准予出院，出院后继服中药治疗。

五、出院情况

患者神清，精神良好，无明显胸前区憋闷，饮食、睡眠一般，二便正常。

六、讨论

患者中年男性，39 岁，主因"持续胸前区憋闷、疼痛 7 小时"入院，当属祖国医学之"真心痛"范畴；"真心痛"名出《黄帝内经》，《灵枢·厥病》"真心痛，手足青至节，心痛甚，旦发夕死，夕发旦死"；汉代张仲景所著《金匮要略·胸痹心痛短气病脉症并治》曰"夫脉当取太过不及，阳微阴弦，即胸痹而痛，所以然者，责其极虚也。今阳虚知在上焦，所以胸痹、心痛者，以其阴弦故也"，认为"阳微阴弦"为其主要病机，并提出"瓜蒌薤白白酒汤"等 9 首处方，奠定了胸痹心痛的辨证基础；《诸病源候论·心病诸候》曰"心为诸脏主而藏神，其正经不可伤，伤之而痛为真心痛"；本病发病原因与年老体衰、阳气不足、七情内伤、气滞血瘀、过食肥甘或劳倦伤脾、痰浊化生、寒邪侵袭、血脉凝滞等因素有关，本虚是发病基础，标实是发病条件；本病患者中年男性，平素操劳，吸烟饮酒，以致脾伤，痰浊内生，阻碍经络，血液运行不畅，瘀血内生，痰瘀互结，经络不通，不通则痛，故"胸痛"不得缓解，结合舌苔脉象，本病当辨证为"痰瘀互结"之症，治疗当以"化痰通络、活血祛瘀"为法，方用"陈皮、清半夏、茯苓、白术"健脾化痰，"赤芍、桃仁、红花、丹参、地龙"化瘀通络，"川芎、枳壳"行气助运，"瓜蒌、薤白、桂枝"宽胸、温通、散寒，"泽泻、车前子"泻浊通俯；诸药配伍，共奏"化痰、活血、祛瘀"之效。

（赵 亮）

病例 04 心衰

一、病历摘要

姓名：×××　　　性别：男　　　年龄：54 岁

过敏史：无。

主诉：发作性胸憋、气喘 2 年半，加重伴心慌 20+ 天。

现病史：就诊前 2 年半，患者于车祸后开始出现胸闷、气喘，初症状较轻，休息后缓解，未予重视；然之后上症间断发作，且程度逐渐加重，于当地医院就诊，心脏彩超提示"全心扩大，尤以左心增大为著，左室壁运动弥漫性减低，二尖瓣、三尖瓣反流（少量），肺动脉高压（轻度），左室收缩及舒张功能减低"；考虑"扩心病　心衰"，予其相关治疗（具体不详），但病情未见明显缓解；2015 年 4 月下旬，患者入住本院，经"扩管、利尿、改善心脏功能、抗感染"等治疗，病情缓解明显；出院后，患者长期口服"琥珀酸美托洛尔缓释片、厄贝沙坦片、曲美他嗪片、呋塞米片、螺内酯片及氯化钾缓释片"等药物，病情虽有反复，但均不甚严重；近 20 天来，患者家中琐事繁多，操劳过度，"胸憋、气喘"再次加重，自行服药，症状缓解不明显，于当地医院治疗，但疗效欠佳，故再次前来我院就诊，后收住入院；入院症见：神清，精神差，动则胸憋、气喘，发作性心慌，颜面及双下肢浮肿，无食欲，睡眠不佳，小便少，大便干；舌质暗，苔薄白，脉涩。

二、查体

体格检查：T 36.3 ℃，HR 79 次 / 分，R 25 次 / 分，BP 106/67 mmHg；双肺呼吸音稍粗，双下肺可闻及湿性啰音；心律不齐，可闻及早搏，各瓣膜听诊区未闻及明显病理性杂音；颜面及双下肢浮肿。

专科检查：心前区无隆起，心尖冲动正常，位于左侧锁骨中线第五肋间内 0.5 cm 处，心界向左下扩大，心率 79 次 / 分，律不齐，可闻及早搏，心音正常，各瓣膜听诊区未闻及明显病理性杂音。

辅助检查：入院心电图，窦性心律，频发室早，短阵室速；入院当天床旁 NT-ProBNP：4915 pg/mL↑；即刻血糖 7.6 mmol/L；血细胞分析（五分类），白细胞（WBC）4.4×10⁹/L，红细胞（RBC）$3.55×10^{12}$/L↓，血红蛋白（HGB）129.0 g/L↓，血小板（PLT）149.0×10⁹/L，NE%79.6%↑，LY% 13.1 %↓，NE# 3.5×10⁹/L，LY# 0.6×10⁹/L；血凝检查 1 + D- 二聚体：凝血酶原时间（PT）12.3 s，PT% 90.0 %，INR 1.1；生化检查示总蛋白（TP）67.6 g/L，白蛋白（ALB）41.8 g/L，丙氨酸转移酶（ALT）79 U/L，谷草转氨酶（AST）45 U/L，BUN 11.78 mmol/L↑，肌酐（Cr）154.6μmol/L↑，尿素（URIC）739.0μmol/L↑，血清总胆固醇（TCH）4.16 mmol/L，密度脂蛋白胆固醇（LDL-C）3.06 mmol/L，钾（K）4.41 mmol/L，钠（Na）141.0 mmol/L，氯（Cl）108.0 mmol/L，GLUm 5.35 mmol/L；尿常规：未见明显异常。

三、诊断

初步中医诊断：

    1. 心衰病

    2. 气虚血瘀

初步西医诊断：1. 扩张型心肌病

    急性左心衰

心功能 Ⅳ 级

心律失常

频发室性期前收缩

短阵室性心动过速

2．高血压病 2 级（极高危险组）

3．慢性肾小球肾炎

鉴别诊断：

本病当与"胸痹"相鉴别，"胸痹"者，胸闷、憋气，运动或情绪激动时诱发，休息时缓解，一般持续数分钟，一般不伴下肢浮肿；而"心衰病"者，胸闷、喘憋，持续不缓解，甚则喘憋不能平卧，伴下肢浮肿。

最终中医诊断：1．心衰病

2．气虚血瘀

最终西医诊断：1．扩张型心肌病

急性左心衰

心功能 Ⅳ 级

心律失常

频发室性期前收缩

短阵室性心动过速

2．高血压病 2 级（极高危险组）

3．慢性肾小球肾炎肾功能不全

4．脂肪肝

5．胆结石（多发）

四、诊疗经过

入院后西医予其琥珀酸美托洛尔缓释片：47.5 mg po Qd、厄贝沙坦片：150 mg po Qd、曲美他嗪片：20 mg po tid、呋塞米片：20 mg po Qd、螺内酯片：10 mg po Qd、氯化钾缓释片：1 g po Bid、硝酸甘油注射液 + 盐酸多巴胺注射液 持续泵入、盐酸胺碘酮注射液 持续泵入；中医治以"益气活血、化瘀通络，利水消肿"，具体方药如下；同时配以耳穴压丸（双耳心、脾、肾、三焦、小肠）以调理气血，改善心脏功能；方药：黄芪 30 g、党参 30 g、茯苓 10 g、白术 10 g、葶苈子 20 g、猪苓 15 g、泽兰 15 g、益母草 30 g、桃仁 10 g、五加皮 10 g、知母 15 g、桂枝 10 g。

入院治疗 1 天，复查"NT-proBNP"水平下降至"4367 pg/mL ↑"，患者自觉胸憋、气喘较前减轻，继服中药治疗。

入院治疗 3 天，患者自觉"胸憋、气喘"继续减轻，行胸部 DR 检查，提示"双肺纹理增重、模糊，炎症不除外，心影增大，符合扩心病改变，双侧肋膈角变钝，考虑少量胸腔积液可能"；因心电监护提示心率低于 60 次 / 分，且"室早、室速"减少，故暂停"盐酸胺碘酮注射液"泵入，改予其盐酸胺碘酮片 200 mg po tid 以继续抗心律失常。

入院治疗 4 天，心电监护提示患者心率继续下降，最慢时 45 次 / 分左右，故暂停琥珀酸美托洛尔缓释片及盐酸胺碘酮片，患者无其他特殊不适，继服中药治疗。

入院治疗 5 天，复查"NT-proBNP"水平下降至"1907 pg/mL ↑"，患者无明显心慌，活动后略感胸憋，无其他不适主诉，继服中药治疗。

入院治疗 7 天，患者再次诉活动后气短，阵发性心慌，行心脏彩超检查，提示"左心扩大，左室壁运动弥漫性减低，左室舒张功能正常，左室收缩功能减低（LVEF 30 %），二尖瓣中量反流，右房稍大，三尖瓣少量反流"，考虑患者"EF"值较低，故加予其托拉塞米片 10 mg po Qd 以进一步减轻心脏负荷，改善心脏功能；同时，患者诉"阵发性心慌"，心脏听诊可闻及早搏，且其心率波动于 70 次 / 分上下，故再次加予其盐酸胺碘酮片 200 mg Qd 口服以调整心律；继服中药治疗。

入院治疗 9 天，调整治疗方案后，患者觉"活动后胸憋、气短"再次减轻，"心慌"亦有缓解，行腹部彩超检查，提示"脂肪肝，胆囊多发结石，双肾大小正常"；继服中药治疗。

入院治疗 10 天，患者心率波动于 70～75 次 / 分，心率偏快，加予其琥珀酸美托洛尔缓释片 23.75 mg Qd 口服以进一步控制心率；继服中药治疗。

入院治疗 12 天，患者诸症状改善，无明显胸憋、气短及心慌，病情平稳，故予以出院，并嘱其出院后继服中药治疗。

五、出院情况

患者神清，精神一般，无明显活动后胸憋、气喘，偶有心慌，饮食、睡眠如常，二便调。

六、讨论

患者中年男性，54 岁，主因"发作性胸憋、气喘 2 年半，加重伴心慌 20+ 天"入院，当属祖国医学之"心衰病"范畴；"心衰病"，或称心之"气力衰竭"，《医方考》曰"气盛即物壮，气弱即物衰，气正即物和"，《医门法律》亦云"五脏六腑，大经小络，昼夜循环不息，必赖胸中大气斡旋其间，大气一衰，则出入废，升降息，神机化灭，气血孤危矣"，故心气虚衰而竭，则血行不畅，机体内外局部易显血瘀之病理状态；本病患者中年男性，久病体弱，元气耗伤，血运不利，久则内生瘀血，瘀血阻络，结于胸中，气机不利，故发"胸闷"；气机逆上，则发"喘憋"；结合其舌苔脉象，本病当辨证为"气虚血瘀"之症，治疗当以"益气活血、化瘀通络、利水消肿"为法，方中"黄芪、党参"大补元气，"茯苓、白术"健脾益气，"桃仁"活血，"葶苈子、猪苓、益母草、五加皮"利水消肿，"泽兰"活血祛瘀，利水消肿，"知母"滋阴、润燥、通便，"桂枝"温通以助气化，诸药配伍，共奏"益气，活血、通络、利水"之效。

（赵　亮）

参考文献

［1］董雪花，应文琪，郭希伟. 心血管病基础与临床［M］. 青岛：中国海洋大学出版社，2020.

［2］禚修洁. 临床内科诊疗技术［M］. 昆明：云南科技出版社，2017.

［3］陈韵岱，董蔚. 心血管内科临床路径［M］. 北京：人民军医出版社，2018.

［4］马凯. 新编心血管疾病诊疗新进展［M］. 武汉：湖北科学技术出版社，2020.

［5］倪青，王祥生. 实用现代中医内科学［M］. 北京：中国科学技术出版社，2019.

［6］王青雷. 心血管内科疾病临床诊治［M］. 武汉：湖北科学技术出版社，2018.

［7］潘慧. 临床心血管内科疾病诊疗新进展［M］. 福州：福建科学技术出版社，2019.

［8］朱坤. 心血管内科学［M］. 北京：科学技术文献出版社，2016.

［9］冯培宏. 心血管内科诊疗精要［M］. 天津：天津科技翻译出版公司，2017.

［10］姜铁超. 心血管内科简明诊疗学［M］. 武汉：湖北科学技术出版社，2019.

［11］杨志丽. 心血管疾病诊疗技术［M］. 北京：世界图书出版公司，2017.

［12］李成君. 中医临床诊疗辑要［M］. 昆明：云南科技出版社，2020.

［13］王睿，沈小梅，李朝晖. 心血管疾病现代诊疗观点［M］. 上海：上海交通大学出版社，2015.

［14］郭忠秀，聂鹏，李倩，等. 常见心血管疾病诊治［M］. 北京：世界图书出版公司，2019.

［15］唐海莲. 现代心血管内科诊疗新进展［M］. 上海：上海交通大学出版社，2019.

［16］郭继鸿，王志鹏，张海澄，等. 临床实用心血管病学［M］. 北京：北京大学医学出版社，2015.

［17］赵勇，彭杰成，林锐，等. 心血管内科基础与临床［M］. 福州：福建科学技术出版社，2018.

［18］张蕊. 精编心内科常见病诊疗常规［M］. 上海：上海交通大学出版社，2019.

［19］于海亮. 心血管内科诊疗精要［M］. 乌鲁木齐：新疆人民卫生出版社，2016.

［20］肖娜. 临床心血管内科诊疗学［M］. 北京：科学技术文献出版社，2016.